"十四五"职业教育国家规划教材

高等职业教育药学类与食品药品类专业第四轮教材

药物分析 第4版

（供药学类、药品与医疗器械类专业用）

主　编　欧阳卉　唐　倩

副主编　孙春艳　马晓茜　陈明刚　姜　俊

编　者　（以姓氏笔画为序）

丁宇翔（益阳医学高等专科学校）　　　　马晓茜（山东医学高等专科学校）

王　莹（通辽职业学院）　　　　　　　　王　燕（福建卫生职业技术学院）

冯媛娇（重庆医药高等专科学校）　　　　孙春艳（山东药品食品职业学院）

吴晓青（福建生物工程职业技术学院）　　张天超（山东医学高等专科学校）

张颖熠（长沙卫生职业学院）　　　　　　陈明刚（哈尔滨医科大学大庆校区）

欧阳卉（湖南食品药品职业学院）　　　　姜　俊（山东省食品药品检验研究院）

郑　冲（湖南食品药品职业学院）　　　　唐　倩（重庆医药高等专科学校）

宾　婕（红河卫生职业学院）　　　　　　蓝华英（天津生物工程职业技术学院）

中国健康传媒集团

中国医药科技出版社

内容提要

　　本书是高等职业教育药学类与食品药品类专业第四轮教材之一，是根据本套教材的编写指导思想和原则要求，结合专业培养目标和本课程的教学目标、内容与任务要求编写而成。本教材具有针对性强，紧密结合新时代要求和社会用人需求、与药物检验员技能鉴定相对接；为理论实践一体化教材，共分为16章、18个实训及6个附录。内容主要包括绪论、药品质量标准、药物的性状、鉴别、杂质检查、含量测定方法及计算，八大类型典型药物的质量分析，制剂分析、中药制剂分析、药品生物检定技术和体内药物分析等。本书为书网融合教材，即纸质教材有机融合电子教材、教学配套资源（PPT、微课、视频、图片等）、题库系统、数字化教学服务（在线教学、在线作业、在线考试）。

　　本书供高职高专药学类、药品与医疗器械类专业，还可作为生产企业相关人员的培训教材或相关专业人员参考用书。

图书在版编目（CIP）数据

　　药物分析/欧阳卉，唐倩主编 . — 4 版 . —北京：中国医药科技出版社，2021.8（2025.1重印）.
　　高等职业教育药学类与食品药品类专业第四轮教材
　　ISBN 978 - 7 - 5214 - 2567 - 3

　　Ⅰ. ①药…　Ⅱ. ①欧… ②唐…　Ⅲ. ①药物分析 - 高等职业教育 - 教材　Ⅳ. ①R917

　　中国版本图书馆 CIP 数据核字（2021）第 143048 号

美术编辑　陈君杞
版式设计　友全图文

出版　**中国健康传媒集团** | 中国医药科技出版社
地址　北京市海淀区文慧园北路甲 22 号
邮编　100082
电话　发行：010 - 62227427　邮购：010 - 62236938
网址　www.cmstp.com
规格　889 × 1194mm $^1/_{16}$
印张　21 $^3/_4$
字数　612 千字
初版　2008 年 1 月第 1 版
版次　2021 年 8 月第 4 版
印次　2025 年 1 月第 7 次印刷
印刷　北京印刷集团有限责任公司
经销　全国各地新华书店
书号　ISBN 978 - 7 - 5214 - 2567 - 3
定价　59.00 元

获取新书信息、投稿、为图书纠错，请扫码联系我们。

出 版 说 明

　　"全国高职高专院校药学类与食品药品类专业'十三五'规划教材"于 2017 年初由中国医药科技出版社出版，是针对全国高等职业教育药学类、食品药品类专业教学需求和人才培养目标要求而编写的第三轮教材，自出版以来得到了广大教师和学生的好评。为了贯彻党的十九大精神，落实国务院《国家职业教育改革实施方案》，将"落实立德树人根本任务，发展素质教育"的战略部署要求贯穿教材编写全过程，中国医药科技出版社在院校调研的基础上，广泛征求各有关院校及专家的意见，于 2020 年 9 月正式启动第四轮教材的修订编写工作。

　　党的二十大报告指出，要办好人民满意的教育，全面贯彻党的教育方针，落实立德树人根本任务，培养德智体美劳全面发展的社会主义建设者和接班人。教材是教学的载体，高质量教材在传播知识和技能的同时，对于践行社会主义核心价值观，深化爱国主义、集体主义、社会主义教育，着力培养担当民族复兴大任的时代新人发挥巨大作用。在教育部、国家药品监督管理局的领导和指导下，在本套教材建设指导委员会专家的指导和顶层设计下，依据教育部《职业教育专业目录（2021 年）》要求，中国医药科技出版社组织全国高职高专院校及相关单位和企业具有丰富教学与实践经验的专家、教师进行了精心编撰。

　　本套教材共计 66 种，全部配套"医药大学堂"在线学习平台，主要供高职高专院校药学类、药品与医疗器械类、食品类及相关专业（即药学、中药学、中药制药、中药材生产与加工、制药设备应用技术、药品生产技术、化学制药、药品质量与安全、药品经营与管理、生物制药专业等）师生教学使用，也可供医药卫生行业从业人员继续教育和培训使用。

　　本套教材定位清晰，特点鲜明，主要体现在如下几个方面。

　　1. 落实立德树人，体现课程思政

　　教材内容将价值塑造、知识传授和能力培养三者融为一体，在教材专业内容中渗透我国药学事业人才必备的职业素养要求，潜移默化，让学生能够在学习知识同时养成优秀的职业素养。进一步优化"实例分析/岗位情景模拟"内容，同时保持"学习引导""知识链接""目标检测"或"思考题"模块的先进性，体现课程思政。

　　2. 坚持职教精神，明确教材定位

　　坚持现代职教改革方向，体现高职教育特点，根据《高等职业学校专业教学标准》要求，以岗位需求为目标，以就业为导向，以能力培养为核心，培养满足岗位需求、教学需求和社会需求的高素质技能型人才，做到科学规划、有序衔接、准确定位。

　　3. 体现行业发展，更新教材内容

　　紧密结合《中国药典》（2020 年版）和我国《药品管理法》（2019 年修订）、《疫苗管理法》（2019

年）、《药品生产监督管理办法》（2020年版）、《药品注册管理办法》（2020年版）以及现行相关法规与标准，根据行业发展要求调整结构、更新内容。构建教材内容紧密结合当前国家药品监督管理法规、标准要求，体现全国卫生类（药学）专业技术资格考试、国家执业药师职业资格考试的有关新精神、新动向和新要求，保证教育教学适应医药卫生事业发展要求。

4.体现工学结合，强化技能培养

专业核心课程吸纳具有丰富经验的医疗机构、药品监管部门、药品生产企业、经营企业人员参与编写，保证教材内容能体现行业的新技术、新方法，体现岗位用人的素质要求，与岗位紧密衔接。

5.建设立体教材，丰富教学资源

搭建与教材配套的"医药大学堂"（包括数字教材、教学课件、图片、视频、动画及习题库等），丰富多样化、立体化教学资源，并提升教学手段，促进师生互动，满足教学管理需要，为提高教育教学水平和质量提供支撑。

6.体现教材创新，鼓励活页教材

新型活页式、工作手册式教材全流程体现产教融合、校企合作，实现理论知识与企业岗位标准、技能要求的高度融合，为培养技术技能型人才提供支撑。本套教材部分建设为活页式、工作手册式教材。

编写出版本套高质量教材，得到了全国药品职业教育教学指导委员会和全国卫生职业教育教学指导委员会有关专家以及全国各相关院校领导与编者的大力支持，在此一并表示衷心感谢。出版发行本套教材，希望得到广大师生的欢迎，对促进我国高等职业教育药学类与食品药品类相关专业教学改革和人才培养作出积极贡献。希望广大师生在教学中积极使用本套教材并提出宝贵意见，以便修订完善，共同打造精品教材。

数字化教材编委会

》前言

药物分析是高职高专药学类、药品与医疗器械类专业的专业必修课程。通过本课程的学习，使学生树立比较完整的药品质量观念和意识，熟悉《中国药典》基本结构，能熟练查阅《中国药典》，完成药物分析工作任务，具备对药品进行全面质量控制的能力，为将来胜任药品生产企业、研发部门及营销单位的相关技术工作或药物质量管理工作，保证用药安全、合理、有效奠定基础。

本版教材是在上版教材的基础上，由全国 13 所院校从事教学和生产一线的专家学者编写而成，内容上增加了巴比妥类药物的分析、增加了"高效液相色谱法测定阿莫西林胶囊的含量"的实训，调整了实训四的测定对象。全书内容根据《中国药典》（2020 年版）更新。在教材编写中始终贯彻基本知识、基本理论、基本技能的要求，力求更具先进性、实践性、职业性、实用性、针对性和前瞻性。本教材为理实一体化教材，全书共分为 16 章、18 个实训及 6 个附录。模块新颖别致，设有【学习引导】【学习目标】【实例分析】【即学即练】【知识链接】【应用实例】【目标检测】等。教材内容的调整、增加、更新和完善，有利于提高学生学习兴趣，强化学生全面控制药品质量的意识，有助于培养出既具有一定的理论知识又有较强的操作技能的全面综合职业素质好的药学技术技能人才。

本教材可供全国高职高专药学类、药品与医疗器械类专业使用，也可供生物制药技术、食品质量与安全等专业选用。

参加本教材编写的人员有湖南食品药品职业学院欧阳卉（第一章、第三章、实训二至五、附录一至四）、郑冲（第六章、实训七、八）、重庆医药高等专科学校唐倩（第四章、实训六、十四）、冯媛娇（第十五章、实训十五、十六、附录五、六）、哈尔滨医科大学大庆校区陈明刚（第二章、实训一）、山东药品食品职业学院孙春艳（第七章、第十二章第四、五、六节、实训九）、山东医学高等专科学校马晓茜（第八章、实训十、十一、十二）、山东医学高等专科学校张天超（第五章）、长沙卫生职业学院张颖熠（第九章、实训十三）、福建卫生职业技术学院王燕（第十二章第一节至第三节）、福建生物工程职业技术学院吴晓青（第十三章、实训十七、十八）、红河卫生职业学院宾婕（第十章）、益阳医学高等专科学校丁宇翔（第十一章）、通辽职业学院王莹（第十四章）、天津生物工程职业技术学院蓝华英（第十六章）。全书由欧阳卉整理统稿。

在编写过程中各位编委所在的院校领导、湖南食品药品职业学院虢剑波校长、张雪昀副校长及有关同事、重庆医药高等专科学校领导给予了大力支持和帮助，湖南省药品检验研究院（湖南药用辅料检验检测中心）中药检验所副所长罗艳、西安正大制药有限公司董明芝研究员给予了热情帮助，谨此一并致谢。

由于编者水平所限，疏漏和不妥之处，敬请使用本教材的师生和各位读者批评指正。

编　者

2021 年 5 月

目录

CONTENTS

1　第一章　绪论

1　第一节　药物分析的性质和任务

1　一、药物分析的性质

2　二、药物分析的任务

3　第二节　药物分析的基本内容与要求

3　一、药物分析的基本内容

3　二、药物分析的学习要求

4　第三节　药品检验工作的依据和程序

4　一、药品检验工作的依据

4　二、药品检验工作的程序

7　第四节　药品质量管理规范

7　一、《药物非临床研究质量管理规范》

7　二、《药物临床试验质量管理规范》

7　三、《药品生产质量管理规范》

8　四、《药品经营质量管理规范》

10　第二章　药品质量标准

10　第一节　药品质量标准概述

10　一、制定药品质量标准的目的和意义

11　二、制定药品质量标准的原则

11　三、药品质量标准的主要内容

12　第二节　《中国药典》简介

12　一、《中国药典》的沿革

13　二、《中国药典》的基本结构和主要内容

18　实训一　《中国药典》的查阅

21　第三章　药物分析基础知识

21　第一节　药物的性状

21　一、外观与臭味

22　二、溶解度

23　三、物理常数测定法

30　第二节　药物的鉴别

31　一、常用鉴别方法

36　二、一般鉴别试验

39　三、专属鉴别试验

40　第三节　药物含量测定方法及计算

40　一、容量分析法

42　二、紫外–可见分光光度法

44　三、色谱法

50　第四节　药物分析方法验证

50　一、验证目的

50　二、验证项目

50　三、验证指标

54　实训二　容量仪器的洗涤、使用及校正

57　实训三　葡萄糖的比旋度测定

60　实训四　葡萄糖注射液pH值测定

62　实训五　药物的鉴别试验

68　第四章　药物的杂质检查

68　第一节　药物中杂质的来源及其种类

68　一、药物中的杂质及其来源

69　二、杂质的分类

70　三、药物的纯度及化学试剂的纯度

70　第二节　药物的杂质检查方法

70　一、杂质限量

71　二、杂质限量的计算

71　三、杂质的检查方法

72　第三节　一般杂质检查

72　一、氯化物检查法

73　二、硫酸盐检查法

74　三、铁盐检查法

75　四、重金属检查法

77　五、砷盐检查法

79　六、酸碱度检查法

80　七、溶液颜色检查法

81　八、溶液的澄清度检查法

82　九、干燥失重测定法

82　十、炽灼残渣检查法

83　十一、易炭化物检查法

84　十二、水分测定法

85　十三、残留溶剂测定法

87　第四节　特殊杂质检查

87　一、利用药物与杂质在物理性质上的差异检查

88　二、利用药物与杂质在化学性质上的差异检查

89　三、利用药物与杂质光吸收性质的差异检查

89　四、利用药物与杂质在色谱行为上的差异检查

91　实训六　葡萄糖的杂质检查

97　第五章　巴比妥类药物的分析

97　第一节　巴比妥类药物的结构与性质

97　一、化学结构

98　二、理化性质

101　第二节　巴比妥类药物的鉴别

101　一、丙二酰脲类鉴别反应

101　二、特征取代基或元素的鉴别

103　三、测定熔点

103　四、显微结晶

104　五、红外分光光度法

104　第三节　巴比妥类药物的特殊杂质检查

104　一、苯巴比妥的特殊杂质检查

105　二、司可巴比妥钠的特殊杂质检查

105　第四节　巴比妥类药物的含量测定

105　一、银量法

106　二、溴量法

107　三、紫外 - 可见分光光度法

107　四、高效液相色谱法

110　第六章　芳酸类药物的分析

110　第一节　水杨酸类药物的分析

110　一、结构与性质

111　二、鉴别试验

113　三、杂质检查

115　四、含量测定

117　第二节　苯甲酸类药物的分析

117　一、结构与性质

118　二、鉴别试验

119　三、杂质检查

120　四、含量测定

122　第三节　其他芳酸类药物的分析

122　一、结构与性质

123　二、鉴别试验

124　三、杂质检查

124　四、含量测定

126　实训七　氢氧化钠滴定液的配制与标定

128　实训八　水杨酸的含量测定

132　第七章　芳胺及芳烃胺类药物的分析

132　第一节　酰苯胺类药物的分析

132　一、结构与性质

133　二、鉴别试验

135　三、杂质检查

136　四、含量测定

138　第二节　对氨基苯甲酸酯类药物的分析

138　一、结构与性质

139　二、鉴别试验

142　三、杂质检查

143　四、含量测定

145　第三节　苯乙胺类药物的分析

146　一、结构与性质

147　二、鉴别试验

148 三、杂质检查
148 四、含量测定
151 实训九　注射用盐酸普鲁卡因的含量测定

156 **第八章　维生素类药物的分析**
156 **第一节　维生素 A 的分析**
157 一、结构与性质
158 二、鉴别试验
159 三、杂质检查
159 四、含量测定
162 **第二节　维生素 E 的分析**
163 一、结构与性质
163 二、鉴别试验
164 三、杂质检查
165 四、含量测定
165 **第三节　维生素 B_1 的分析**
165 一、结构与性质
166 二、鉴别试验
167 三、杂质检查
167 四、含量测定
168 **第四节　维生素 C 的分析**
168 一、结构与性质
169 二、鉴别试验
171 三、杂质检查
172 四、含量测定
173 实训十　碘滴定液的标定
175 实训十一　维生素 C 片的含量测定
176 实训十二　维生素 E 的含量测定

181 **第九章　杂环类药物的分析**
181 **第一节　吡啶类药物的分析**
181 一、结构与性质
182 二、鉴别试验
183 三、杂质检查
184 四、含量测定
186 **第二节　苯并噻嗪类药物的分析**
186 一、结构与性质
188 二、质量检查
189 三、盐酸氯丙嗪的分析

190 **第三节　苯二氮䓬类药物的分析**
190 一、结构与性质
192 二、质量检查
193 三、地西泮的分析
195 实训十三　紫外 – 可见分光光度法测定盐酸氯丙嗪片的含量

198 **第十章　生物碱类药物的分析**
198 **第一节　概述**
198 一、通性
199 二、结构与性质
202 **第二节　鉴别试验**
202 一、化学鉴别法
205 二、光谱鉴别法
205 三、色谱鉴别法
206 **第三节　特殊杂质检查**
206 一、利用药物与杂质在物理性质上的差异检查
207 二、利用药物与杂质在化学性质上的差异检查
207 三、利用药物与杂质色谱行为的差异检查
208 **第四节　含量测定**
208 一、非水溶液滴定法
210 二、提取酸碱滴定法
211 三、酸性染料比色法
212 四、紫外 – 可见分光光度法
213 五、高效液相色谱法

215 **第十一章　甾体激素类药物的分析**
215 **第一节　概述**
215 一、结构与分类
218 二、结构特征与分析方法的关系
219 **第二节　鉴别**
219 一、化学鉴别法
221 二、光谱鉴别法
221 三、色谱鉴别法
222 **第三节　特殊杂质检查**
222 一、有关物质

223　二、游离磷酸盐

223　三、硒

224　四、残留溶剂

224　**第四节　含量测定**

224　一、高效液相色谱法

225　二、紫外－可见分光光度法

225　三、比色法

228　实训十四　高效液相色谱法测定氢化可的松的含量

232　**第十二章　抗菌类药物的分析**

232　**第一节　概述**

232　一、抗生素的特点

233　二、抗生素的质量控制方法

234　**第二节　β－内酰胺类抗生素的分析**

234　一、结构与性质

236　二、鉴别试验

238　三、杂质检查

240　四、含量测定

241　**第三节　氨基糖苷类抗生素的分析**

241　一、结构与性质

242　二、鉴别试验

244　三、杂质检查

246　四、含量测定

246　**第四节　四环素类抗生素的分析**

246　一、结构与性质

248　二、鉴别试验

249　三、杂质检查

250　四、含量测定

250　**第五节　喹诺酮类药物的分析**

250　一、结构与性质

251　二、鉴别试验

252　三、杂质检查

253　四、含量测定

254　**第六节　磺胺类药物的分析**

254　一、结构与性质

255　二、鉴别试验

256　三、含量测定

257　实训十五　高效液相色谱法测定阿莫西林胶囊的含量

261　**第十三章　制剂分析**

261　**第一节　制剂分析的特点**

261　一、制剂分析的复杂性

262　二、分析项目和要求与原料药不同

263　三、含量测定结果的表示及限度与原料药要求不同

263　**第二节　片剂的分析**

263　一、片剂的组成及分析步骤

263　二、常规检查项目

265　三、含量均匀度检查法和溶出度测定法

268　四、片剂的含量测定

269　**第三节　注射剂的分析**

269　一、注射剂的组成及分析步骤

269　二、常规检查项目

273　三、注射剂的含量测定

275　**第四节　复方制剂的分析**

275　一、复方制剂分析的特点

276　二、复方制剂分析实例

278　实训十六　配位滴定法测定葡萄糖酸钙片的含量

279　实训十七　对乙酰氨基酚片的质量检测

282　实训十八　维生素 C 注射液的质量检测

287　**第十四章　中药制剂分析**

287　**第一节　概述**

287　一、中药制剂分析的目的和意义

288　二、中药制剂分类

288　三、中药制剂分析的特点

289　**第二节　中药制剂分析的基本程序**

289　一、取样

289　二、供试品溶液的制备

291　三、鉴别

293　四、检查

294　五、含量测定

294 六、检验记录与检验报告书

295 **第三节 中药制剂分析实例**

295 一、六味地黄丸的质量分析

296 二、板蓝根颗粒的质量分析

298 三、牛黄解毒片的质量分析

301 **第十五章 药品生物检定技术**

301 **第一节 概述**

301 一、药品污染

301 二、药品中污染的微生物类型

302 **第二节 药品生物检定的一般程序**

302 一、检验前准备

302 二、样品的采集

302 三、样品的处理

303 四、样品的检验

303 五、检验记录和检验报告

303 **第三节 无菌检查**

303 一、常规技术要求

303 二、培养基

304 三、方法适用性试验

304 四、供试品的无菌检查

306 **第四节 微生物限度检查**

306 一、需氧菌总数、霉菌和酵母菌总数检查

309 二、控制菌检查

312 **第五节 热原与细菌内毒素检查**

312 一、热原的检查

313 二、细菌内毒素的检查

315 **第十六章 体内药物分析**

315 **第一节 概述**

315 一、体内药物分析的性质与任务

316 二、体内药物分析的特点与发展趋势

317 **第二节 体内样品的种类、采集与储存**

317 一、体内样品的种类

317 二、常用体内样品的采集与制备

319 三、体内样品的储存与处理

319 **第三节 体内样品的预处理**

319 一、体内样品预处理的目的与原则

320 二、样品预处理的方法

323 **第四节 体内药物分析的应用**

323 一、药物动力学参数测定

324 二、生物利用度与生物等效性评价

327 **附录**

327 附录一 有关样品和取样的规定

327 附录二 标准操作规程示例

329 附录三 试液的制备

330 附录四 滴定液制备与标定记录示例

331 附录五 药品检验原始记录示例

332 附录六 药品检验报告示例

333 **参考文献**

第一章　绪　论

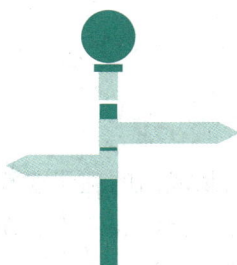

学习引导

2012 年 4 月，央视报道多个企业生产的空心胶囊壳铬严重超标；原国家食品药品监督管理局和各地方食品药品监管局迅速全面部署药用胶囊质量安全专项监督检查行动。某药检院也参与这次专项行动，要在 1 个星期内完成数百批样品的检验。检验小组分为囊壳刷取及称定、样品前处理、原子吸收仪器使用及样品测定、消解罐清洗等四个小组，各组分工明确，紧密配合。终于在规定时间内完成 500 余批次的铬检测，保证了当地胶囊剂药品的使用安全。药品的质量至关重要，如何才能具有药品质量控制能力呢？相信你通过认真学习药物分析课程，一定可以掌握控制药品质量的基本知识和基本技能。

本章重点介绍药物分析的性质和任务、药物分析的基本内容和要求、药品检验工作的依据和程序；简要介绍药品质量管理规范。

学习目标

1. **掌握**　药物分析的性质与任务；药品检验工作的依据和程序。
2. **熟悉**　药物分析的基本内容和要求。
3. **了解**　药品质量管理规范。

第一节　药物分析的性质和任务 📱微课1

PPT

一、药物分析的性质

药物分析是我国高等职业教育药学类、药品与医疗器械类及生物制药技术等专业教学计划中的一门重要的专业课，也是整个药学科学领域中一个重要的组成部分。

药物分析是一门研究与发展药品全面质量控制的"方法学科"，是运用物理、化学、物理化学或生物学的方法和技术研究结构已经明确的化学合成药物或天然药物及其制剂的质量控制方法，也研究有代表性的中药制剂和生化药物及其制剂的质量控制方法。药品是特殊商品。药品是指用于预防、治疗、诊断人的疾病，有目的地调节人的生理机能并规定有适应证或者功能主治、用法和用量的物质，包括中药、化学药和生物制品等。药品的质量关系到人民群众的身体健康和生命安全。因此，全面控制药品质量，保证用药的安全有效，保证人民群众能使用高质、安全有效的药品是每一个药学工作者的神圣职责。药品的全面质量控制涉及药品的研制、生产、经营、使用和监督管理等多个方面，它不是某一个单位或部门的工作，涉及到的整个内容也不是某一门课程可以单独完成的，而是一项涉及多方面、多学科的综合性工作。药物分析是药品质量控制、药品监督管理等的重要手段和工具，对全面控制药品质量起着十分重要的作用。

二、药物分析的任务

药物分析的主要任务是依据药品质量标准的规定及药品生产质量管理规范的有关规定，全面控制药品质量，保证人体用药安全有效。其基本任务有以下 5 个方面。

（1）药物成品的化学检验工作。
（2）药物生产过程的质量控制。
（3）药物贮存过程的质量考察。
（4）临床药物分析工作。
（5）新药研究中药品质量标准的制订。

药物分析的首要任务是药品的质量检验，这也是其常规工作内容。通过对药物成品的理化检验，判断药品是否符合药品质量标准的要求，合格的药品方能允许生产、允许出厂、允许销售和使用。在药物的生产过程中，为保证产品的质量，需要对原料（原料药材）、辅料、包装材料、中间体、副产物、中药提取物、生产过程、炮制加工过程等进行分析监控。对贮存过程中的药品需要定期进行质量考察，以便采用合理的贮存条件和管理方法，保证药品在贮存和使用过程中的质量稳定可靠。在医院调配制剂的快速分析检验中同样需要药物分析的手段，以保证其制剂的质量。其次，在新药的研制开发中，除对新药的合成路线、药理毒理试验、制剂处方及工艺等进行研究外，还需进行药品稳定性研究、药品质量标准的研究和制订。即根据药物的化学结构、理化性质和可能影响质量的因素，设计出药品真伪鉴别、纯度检查和含量测定的方法，并建立新药的质量标准。此外，在药物代谢动力学、药物制剂生物利用度及生物等效性评价、临床药理学以及临床血药浓度监测中，同样需要药物分析的方法和手段对血液、组织、器官中的药物进行定性、定量分析，了解药物在体内的吸收、分布、代谢、排泄等一系列变化过程，研究药物的作用特性和作用机制，为临床合理用药，寻找活性代谢物，发现先导化合物提供必要的信息。

由此可见，从药物的研制、生产、贮藏、供应、使用到药物的生物体内分析方法学研究和临床治疗药物监测等一系列过程都离不开药物分析的方法和手段。所以，药物分析不再仅仅是静态的常规检验，而且要深入到生物体内、代谢过程、工艺流程、反应历程和综合评价上进行动态的分析监控；分析方法朝着更加准确、专属、灵敏、快速、多种分析方法联用，以及连续化、自动化、最优化和智能化方向发展。从而要求药物分析工作者应及时掌握新方法和新技术，不断学习，不断探索，适时选用恰当的分析方法和技术，进一步提高药物分析工作的质量和效率，促使药物质量研究达到新的水平。

知识链接

药品检验机构简介

《中华人民共和国药品管理法》第十一条规定：药品监督管理部门设置或者指定的药品专业技术机构，承担依法实施药品监督管理所需的审评、检验、核查、监测与评价等工作。各级食品药品检验所是国家药品监督保证体系的重要组成部分，是国家对药品质量实施技术监督检验的法定机构。国家依法设置的药品检验机构分为四级，依次是：中国食品药品检定研究院（简称中检院）；省、自治区、直辖市药品检验所；市（地）、自治州、盟药品检验所；县、市、旗药品检验所。中检院是全国药品检验的最高技术仲裁机构，是全国药品检验所业务技术指导中心。其他各级药品检验所业务技术受上一级药品检验所指导。

第二节　药物分析的基本内容与要求

PPT

一、药物分析的基本内容

药物分析是在基础化学（无机化学＋分析化学）、有机化学、生物化学、药物化学等课程的基础上开设的，学生通过学习本课程，应该树立完整的药品质量观念和意识，熟悉《中国药典》基本结构，能熟练查阅《中国药典》，完成药物分析工作任务，初步具备对药物进行全面质量控制的能力，培养"实事求是""科学严谨"的工作作风和务实的工作态度，为将来胜任药品生产企业、研发部门以及营销单位的相关技术工作或药物质量管理工作，保证用药安全、合理、有效奠定基础。为此，药物分析课程基本内容包括以下八个方面。

（1）药品质量标准概况。

（2）药物的性状观测与鉴别。

（3）药物的杂质检查法。

（4）药物制剂分析特点及基本方法。

（5）中药制剂分析特点及基本方法。

（6）药品生物检定的一般程序及基本方法。

（7）体内药物分析概念及基本方法。

（8）典型药物的分析　以八大类典型药物的分析为例，讲授常用的、结构已经明确的化学合成药物、天然药物、抗生素及其制剂的鉴别、检查及含量测定的原理和方法。紧紧围绕药品质量的全面控制，讨论药物的结构、理化性质、存在情况与分析方法之间的关系，探讨药物质量分析检测的基本规律、基本途径和基本方法。

二、药物分析的学习要求

在药物分析的学习过程中，要求学生学会自学，善于独立思考，勤于归纳总结。药物分析是一门实践性很强的课程，要求不但要重视药物分析理论的学习，而且要特别注意在学习中理论联系实践，要重视实验实训，通过实验实训加深对各种分析方法原理的理解，能运用所学理论知识解释实验现象，解决实验中出现的问题；养成实事求是、严肃认真的科学态度，严谨的科学作风；具备规范、熟练的实验操作技能。熟练掌握容量分析方法技术，熟悉常用仪器分析方法在药品检验中的应用。熟悉药品质量标准，能根据现行《中国药典》、局（部）标准或企业标准对药物进行性状观测、鉴别、检查、含量测定，及时正确记录实验数据，处理实验结果，填写检验报告，独立完成药品检验任务。通过本课程的学习，高职学生应该达到药物检验员高级工的要求。

📱 **知识链接**

安全小知识

1. 硫酸、硝酸、盐酸、冰醋酸和氢氟酸 硫酸、硝酸、盐酸、冰醋酸和氢氟酸都具有很强的腐蚀性，能烧坏衣物、烫伤皮肤，甚至引发炎症、腐烂，使用时应注意。倾倒硝酸、盐酸和氢氟酸应在通风柜中进行或戴上经水（或苏打溶液）浸湿的口罩及防护眼镜，防止硝酸、盐酸和氢氟酸的蒸气刺激人体呼吸道黏膜及眼睛，引起炎症甚至溃疡。稀释硫酸时，应小心地将浓硫酸慢慢注入水中，切不可将水倒入浓硫酸中。万一被酸灼伤时，可用大量水冲洗，然后用5%碳酸氢钠溶液洗拭；被氢氟酸灼伤时先用大量冷水冲洗，再用5%碳酸氢钠溶液洗拭，最后用甘油 – 氧化镁糊（2∶1）的湿纱布包扎。

2. 氢氧化钠和氢氧化钾等碱性物质 氢氧化钠和氢氧化钾等强碱性物质也具有强烈的腐蚀性，能腐蚀皮肤和衣物；浓氨水的蒸气能强烈刺激黏膜和伤害眼睛，使人流泪并患上各种眼疾。被碱类物质灼伤时，应立即用大量的水冲洗，然后用5%硼酸或稀醋酸溶液冲洗。

3. 苯酚 苯酚具有腐蚀性，能使皮肤灼伤呈白色，引起局部糜烂，治愈极慢。若被苯酚灼伤，可用大量水冲洗，然后用70%乙醇 – 1mol/L三氯化铁（4∶1）的混合液冲洗。

4. 氯气和溴 氯气具有毒性和刺激性，强烈刺激眼、呼吸道等黏膜，进行与氯气有关的实验应在通风柜中进行操作。溴能严重刺激呼吸道、眼睛及烧伤皮肤。被溴烧伤时，用25%氨溶液 – 松节油 – 95%乙醇（1∶1∶10）的混合液处理伤处。

第三节　药品检验工作的依据和程序 📱微课2

PPT

一、药品检验工作的依据

国内生产的药品进行常规检验以现行《中国药典》、局（部）标准为依据。药品生产企业为了保证出厂的药品符合《中国药典》，往往以自订内控质量标准为依据。企业制订的内控质量标准常常高于《中国药典》要求。医疗机构自制的制剂按药品监督管理部门批准的质量标准进行检验。进出口药品由口岸药检所按有关质量标准或合同规定进行检验。

二、药品检验工作的程序

药品检验是药品质量控制的重要组成部分，其检验程序一般分为取样、性状观测、鉴别、检查、含量测定，并填写检验结果和检验报告书。

1. 取样 取样是药品检验工作的第一步，是从一批产品中，按照取样规则抽取一定数量具有代表性的样品。取样直接关系到后面药品检验的有效性，取样时要考虑方法的科学性，样品的真实性和代表性。取样的原则是均匀、合理。取样应遵照《中国药品检验标准操作规范》中有关规定（详见附录一）。如对于固体原料药须采用取样探子，在每个包装容器的不同部位分别取样后混合。取样时对取样的件数也有一定的要求：按批取样。设一批的总件数（桶、袋、箱）为 n，$n \leqslant 3$ 时，逐件取样；$3 < n \leqslant 300$，按 $\sqrt{n} + 1$ 取样件数随机取样；$n > 300$，按 $\sqrt{n}/2 + 1$ 取样件数随机取样。取样时为使样品具有代表性，应该全批取样、分部位取样，一般取样量至少为一次全检量的3倍。取样时应先检查品名、批号、数量及包装情况等，确认无误后方可取样，并填写取样记录，内容应包括品名、规格、批号、数量、来源、编号、取样日期，必要的取样说明和取样人签名等。取样虽然简单，但是十分重要。药品生产企业依据《药品生产质量管理规范》的有关规定，对原辅料、中间产品、待包品及成品均制订取样操作规程（参见附录二）。

▶▶ 实例分析

实例　某企业生产葡萄糖大输液，灭菌锅10个，其中一个管路堵塞，正常灭菌后，质量部检验也没有取到样，药品流入市场后，病人使用后出现发热，高烧不退。

问题　取样时要考虑哪些方面？取样的原则是什么？

答案解析

即学即练

某药品企业生产了一批药品共900件，应随机抽取多少件检验？（　　）

答案解析

A. 15件　　　　　B. 16件　　　　　C. 17件　　　　　D. 30件

2. 性状观测　根据药品质量标准中有关性状项下的规定，仔细观察记录供试品的外观、颜色、臭、味、溶解度以及有关物理常数（如熔点、沸点、相对密度、比旋度、折光率、吸收系数等）。性状观测结果不仅对药品具有鉴别意义，也能反映药品的纯度，是评价药品质量的主要指标之一。

3. 鉴别　根据药品质量标准中有关鉴别项下规定的试验方法逐项进行检验，再结合性状观测结果对药品的真伪作出结论。只有在鉴别无误的情况下，进行杂质检查和含量测定等分析才有意义。有关药物的性状和鉴别将在第三章详细介绍。

4. 检查　供试品经性状观测、鉴别均符合规定后，按照药品质量标准中检查项下的规定，逐项进行检查，并根据检查结果作出结论。《中国药典》中的检查包括有效性、安全性、均一性和纯度要求（杂质检查）等四个方面。杂质检查是检查药物中的杂质限量，关于药物中的杂质检查将在第四章详细介绍。微生物限度检查、无菌检查等安全性项目将在第十五章详细介绍。

5. 含量测定　含量测定即测定药物中主要有效成分的含量。供试品经性状观测、鉴别、检查均符合规定后，按照药品质量标准中含量测定项下规定的试验方法进行测定。常采用化学分析法和仪器分析法测定药物含量。有关含量测定的内容将在第三章及各类典型药物分析中详细介绍。关于生物学测定法、放射性药品检定法，本课程不介绍。

6. 填写检验报告　在进行供试品检验时，要及时认真做好检验原始记录。检验原始记录必须用蓝黑墨水或碳素笔书写，按页编号，做到记录原始、数据真实、资料完整、无漏项、无缺页，书写正确、无涂改，字迹清晰、整洁，有依据、有结论。

（1）原始记录内容及要求　①供试品情况：名称、批号、规格、数量、来源、外观、包装等；②取样日期、检验日期、报告日期等；③检验情况：检验依据、项目、操作步骤、数据、计算结果、结论等；④若需涂改，只可划线，重写后要签名；涂改方式：划单（双）斜线，在右上角写正确字或数字，并签全名；⑤记录完成后，需复核。复核后的记录，属内容和计算错误的，由复核人负责；属检验操作错误的，由检验人负责。

检验记录应保存至药品有效期满后 1 年，无有效期的应保存 3 年。检验记录保存期满 1 个月，应按规定妥善处理。

（2）检验报告书内容及要求　根据检验原始记录，按照药品检验报告书的规定逐项填写检验报告书，做到格式规范、数据完整、字迹清晰、用语规范、文字简洁、结论明确、有检验专用章。每一张药品检验报告书只针对一个批号。

药品检验报告书一般由表头栏目、检验项目、检验结论和签名组成。表头栏目一般填写报告书编号，检品名称、规格等信息，检验目的，检验项目，检验依据。表头之下的首行，横向列出"检验项目""标准规定"和"检验结果"三个栏目。"检验项目"下，按质量标准列出【性状】【鉴别】【检查】与【含量测定】等大项目，每一个大项下所包含的具体检验项目名称和排列顺序，应按质量标准上的顺序书写。接着应对供试品质量作出明确的技术鉴定结论，内容应包括检验依据和检验结论。最后应有检验者、复核者和部门负责人的签名或盖章，必要时有检验单位盖章。见表 1-1，是一种检验报告书格式，供参考。

表 1-1　×××企业成品检验报告书

编码：D-F2103006

品　名	乙酰螺旋霉素片	规　格	0.1g（10 万 IU）
来　源	固体制剂车间	批　号	F2103006
检验项目	全检	包装规格	12 片/板×2 板/盒
有 效 期	24 个月	检验日期	2021 年 03 月 08 日
包　装	药用 PVX 硬片与药品包装用铝箔包装	报告日期	2021 年 03 月 15 日
检验依据	《中国药典》（2020 年版）二部		

检验项目	标准规定	检验结果
【性状】	本品应为糖衣片或薄膜衣片，除去包衣后显类白色或微黄色	本品为薄膜衣片，除去包衣后显类白色
【鉴别】		
（1）液相色谱	4 个主组分峰的保留时间应与标准品一致	与标准品一致
（2）紫外光谱	在 232nm 的波长处应有最大吸收	符合规定
【检查】		
乙酰螺旋霉素组分测定	单乙酰螺旋霉素（Ⅱ+Ⅲ）不得少于 35%	42%
	双乙酰螺旋霉素（Ⅱ+Ⅲ）不得少于 35%	58%
	乙酰螺旋霉素四个组分的总含量不得少于标示量的 70%	85%
溶出度	限度为标示量的 75%，应符合规定	82%
重量差异	应符合规定	符合规定
微生物限度	需氧菌总数应不得过 10^3 cfu/g	小于 10cfu/g
	霉菌数和酵母菌总数应不得过 10^2 cfu/g	小于 10cfu/g
	大肠埃希菌每 1g 应不得检出	未检出
【含量测定】	含乙酰螺旋霉素应为标示量的 90.0%~110.0%	98.6%

结论：本品按《中国药典》（2020 年版）二部检验，结果符合规定

检验人：＿＿＿＿　　复核人：＿＿＿＿　　审核人：＿＿＿＿

药检法规

药品检验机构出具虚假检验报告的，责令改正，给予警告，对单位并处二十万元以上一百万元以下的罚款；对直接负责的主管人员和其他直接责任人员依法给予降级、撤职、开除处分，没收违法所得，并处五万元以下的罚款；情节严重的，撤销其检验资格。药品检验机构出具的检验结果不实，造成损失的，应当承担相应的赔偿责任。

第四节　药品质量管理规范

为全面控制药品质量，保障人体用药安全、合理有效，维护人民身体健康和用药的合法权益，国家药品监督管理局根据《中华人民共和国药品管理法》、《中华人民共和国药品管理法实施条例》等，制定了一套相关的管理规范：《药物非临床研究质量管理规范》（GLP）、《药物临床试验质量管理规范》（GCP）、《药品生产质量管理规范》（GMP）、《药品经营质量管理规范》（GSP）。这些法规文件涉及到药品的研制、生产、经营、使用等各个方面，对推动我国药品的规范化管理起着重要作用。

一、《药物非临床研究质量管理规范》

非临床研究，是为评价药品的安全性，在实验条件下采用动物、植物、微生物和细胞等进行的各种毒性试验，包括单次给药的毒性试验、反复给药的毒性试验、生殖毒性试验、致突变试验、致癌试验、局部毒性试验、依赖性试验及与评价药物安全性有关的其他试验。

《药物非临床研究质量管理规范》于2017年修订。GLP是为保证药物非临床研究的质量，确保实验资料的真实性、完整性和可靠性，保障人体用药安全，关于药物非临床安全性评价研究机构的组织管理体系、人员、实验设施、仪器设备和实验材料、操作规程、研究工作的实施与管理等方面制定的法规性文件。它是为申请药品注册而进行的非临床研究必须遵守的规范。

二、《药物临床试验质量管理规范》

临床试验是指任何在人体（患者或健康受试者）进行的药物系统性研究，以发现或验证试验药物的作用、不良反应或试验药物的吸收、分布、代谢和排泄，以确定药物的疗效和安全性。

《药物临床试验质量管理规范》于2020年修订。GCP是药物临床试验全过程的质量标准，包括方案设计、组织实施、监查、稽查、记录、分析、总结和报告。目的是保证药品临床试验过程规范，数据和结果的科学、真实、可靠，保护受试者的权益并保障其安全。GCP是进行各期临床试验、人体生物利用度或生物等效性试验必须遵守的规范。

三、《药品生产质量管理规范》

《药品生产质量管理规范》于2010年修订。GMP要求企业应当建立药品质量管理体系。该体系应当涵盖影响药品质量的所有因素，包括确保药品质量符合预定用途所需的有组织、有计划的全部活动总和。

GMP 作为质量管理体系的一部分，是药品生产管理和质量控制的基本要求，旨在最大限度地降低药品生产过程中污染、交叉污染以及混淆、差错等风险，确保持续稳定地生产出符合预定用途和注册要求的药品。

GMP 要求企业应当设立独立的质量管理部门，履行质量保证和质量控制的职责。质量控制是对原材料、中间产品、产品的系统质量控制，主要是通过对这些物质的质量进行检验，并随之产生一系列工作质量管理。质量保证是对影响药品质量的生产过程中易产生的人为差错和污物异物引入进行系统严格管理，以保证生产合格药品。质量管理部门应当参与所有与质量有关的活动，负责审核所有与 GMP 有关的文件。确保原辅料、包装材料、中间产品、待包装产品和成品符合注册批准的要求和质量标准。每批产品经质量受权人批准后方可放行。总之，GMP 目的是指导药品生产企业规范化生产，保证生产合格产品。

四、《药品经营质量管理规范》

《药品经营质量管理规范》于 2016 年修订。GSP 是药品经营管理和质量控制的基本准则，它要求药品经营企业应当在药品采购、储存、销售、运输等环节采取有效的质量控制措施，确保药品质量，并按照国家有关要求建立药品追溯系统，实现药品可追溯，建立包括组织机构、人员资格及职责、质量管理程序、设施设备等方面的质量管理体系，并使之有效运行。它的实质意义是控制药品在流通所有环节可能发生质量事故的因素，从而防止质量事故发生的一整套合理程序，以确保药品质量。

总之，以上 GLP、GCP、GMP、GSP 四个管理规范均是国家强制性标准，严格了药品研究、生产、经营的准入条件，使药品质量控制和保证要求从质量设计、过程控制和终端检验三个方面来实施，保证药品质量，保障公众用药安全。对克服低水平重复，促进我国医药事业健康发展具有重大意义。

目标检测

答案解析

一、单项选择题

1.《药品生产质量管理规范》简称是（   ）

    A. GSP   B. GCP   C. GLP   D. GMP

2. 下列关于取样不正确的是（   ）

    A. 全批取样   B. 随机取样   C. 随便取样   D. 按批取样

3. 某药品企业到了一批药品共 36 件，应随机抽取多少件检验？（   ）

    A. 16 件   B. 7 件   C. 6 件   D. 5 件

4. 依据药品质量标准，检查药品外观、颜色、臭、味、溶解度以及有关物理常数等属于项目（   ）

    A. 性状   B. 鉴别   C. 检查   D. 含量测定

5. 药品检验报告最后应有哪些人员的签名或盖章（   ）

    A. 检验人员   B. 复核人员   C. 部门负责人   D. 以上都是

6. 药物分析是一门研究与发展药品全面质量控制的（   ）

    A. 理论学科   B. 方法学科   C. 管理规范   D. 技术规范

7.《中国药典》中的检查包括以下四个方面（ ）

    A. 有效性、安全性、规范性和纯度要求等

    B. 高效性、安全性、均一性和纯度要求等

    C. 有效性、安全性、稳定性和纯度要求等

    D. 有效性、安全性、均一性和纯度要求等

8. 进出口药品检验依据（ ）

    A.《中国药典》   B. 局颁标准

    C. 企业标准   D. 有关质量标准或合同规定

二、简答题

1. 药物分析的性质及主要任务是什么？

2. 药品检验的依据是什么？药品检验的程序是什么？

3. 任何药品的分析首先是取样，需考虑什么因素？

4. 从大量样品中取少量样品进行分析，要求取样的基本原则是什么？

书网融合……

知识回顾	微课1	微课2	习题

第二章　药品质量标准

学习引导

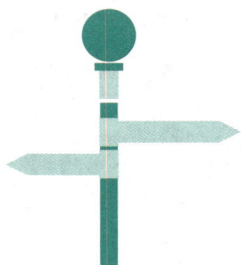

日常生活中，我们十分注重生活质量，生活质量体现在生活中的各个环节，包括我们每天吃的食物、饮用的水、呼吸的空气甚至治疗的药品。也常听到过药品质量一词，如何判定药品的质量？判定药品质量的依据是什么？判定药品质量的依据是如何产生的？

本章介绍药品质量标准的定义、药品质量标准的主要内容和《中国药典》简介。

学习目标

1. **掌握**　药品质量标准的概念及分类；《中国药典》的基本结构。
2. **熟悉**　《中国药典》凡例的重要规定。
3. **了解**　药品质量标准制订的目的、原则及主要内容。

第一节　药品质量标准概述 微课 1

PPT

一、制定药品质量标准的目的和意义

药品质量的优劣直接影响到药品的安全性和有效性，关系到用药者的健康与生命安危，药品的特殊性决定了对其进行质量控制的重要性，由于不同厂家生产工艺，技术水平及设备条件，运输与贮存条件的差异等都会影响药品的质量，所以国家必须制定对药品有强制执行力的统一的质量标准，即药品质量标准。药品质量标准是国家对药品质量、规格及检验方法所做的技术规定，是药品生产、供应、使用、检验和药政管理部门共同遵循的法定依据。制定并贯彻统一的药品标准，对医药科学技术、生产管理、经济效益和社会效益都会产生良好的影响。

药品质量标准通常由药品研究试制单位提出草案，经药品监督管理部门审批，在批准药品生产的同时，颁布法定质量标准。凡经过国家药品监督管理部门批准生产的药品，都必须有其法定的质量标准，不符合这个标准的药品不准生产、销售和使用。我们国家已经形成了《中国药典》和《局颁标准》为主体的国家药品标准体系，具有法律效力。

此外，一般药品生产企业还有企业标准（或内部标准），由药品生产企业研究制定并用于其药品质量控制的标准。企业标准仅在本企业的药品生产质量管理中有约束力，属于非法定标准。

药品质量标准不是一成不变的，随着科学技术的发展和生产工艺的改进，药品质量标准也在不断提高。目前国家正着力规范提高药品标准，对多个企业生产的同一品种，标准的制定"就高不就低"，力争实现药品标准管理计算机网络化的目标。

二、制定药品质量标准的原则

药品的质量标准与药品总是同时产生的，是药品研发、生产、经营及临床应用等的综合成果。在进行新药的研究时，除了对新药的生产工艺、药理和药效等方面进行研究外还要对新药的质量控制方法进行系统的研究，并在此基础上制定药品质量标准。药品质量标准一经制定和批准，即具有法律效力。所以，药品质量标准的制定必须遵循"科学性、先进性、规范性和权威性"的原则。要以保证药品的安全性和有效性为目的，标准中的检测项目、分析方法和限度要合理可行，应从生产、流通及使用各个环节考察影响药品质量的因素，充分发挥保障药品质量与用药安全，维护人民健康的作用。

三、药品质量标准的主要内容

药品质量标准的主要内容有名称、性状、鉴别、检查、含量测定、类别和贮藏等。

1. 名称　药品质量标准中药品的名称包括中文名、汉语拼音名和英文名三种。中文名称是按照《中国药品通用名称》（CADN）推荐的名称以及命名原则命名的，《中国药典》收载的中文名均为法定名称；英文名除另有规定，均采用世界卫生组织制订的"国际非专利药品名"（INN）。药物的中文名称应尽量与英文名称对应，可采用音译、意译或音意合译，一般以音译为主。

2. 性状　药品的性状是药品质量标准的重要表征之一，主要包括药品的外观、臭、味、溶解度、一般稳定性及物理常数等。其中外观是对药品的色泽和外表感观的规定，具有一定的鉴别意义，可以在一定程度上反映药物的内在质量。臭、味是药品本身所固有的。一般稳定性指药物是否具有引湿、风化、遇光变质等与贮藏有关的性质；溶解度、物理常数一定程度上反映了药品的纯度。

3. 鉴别　鉴别是指根据药物的某些物理、化学或生物学等特性所进行的试验，包括区分药物类别的一般鉴别试验和证实具体药物的专属鉴别试验两种，是对药物的真伪进行判断，是控制药品质量的重要环节。鉴别必须是对每个具体药品能准确无误地做出正确判断，选用的方法应准确、灵敏、简便、快速。

4. 检查　药品的检查项目包括有效性、均一性、纯度要求和安全性四个方面的内容。有效性的检查是以动物实验为基础，最终以临床疗效来评价的；一般是针对某些药品的特殊药效需要进行的特定项目的检查，如抗酸药品需检查"制酸力"，主要控制除真伪、纯度和有效成分含量等因素以外其他可能影响疗效的因素。均一性主要是指制剂的均匀程度，如固体制剂的"重量差异"及"含量均匀度"检查等。纯度检查是药品检查项下的主要内容，是对药物中的杂质进行检查。其内容详见本书第四章。安全性检查的目的是在正常用药的情况下，保证用药的安全。如"热原检查"、"异常毒性检查"、"过敏反应检查"、"升压或降压物质检查"等。

5. 含量测定　含量测定主要是针对药品中有效成分含量的测定，是保证药品安全有效的重要手段。常用的含量测定方法有理化方法和生物学方法。使用理化方法测定药物的含量，称为"含量测定"，测定结果一般用含量百分率（%）来表示。生物学方法是依据药物对生物或微生物作用的强度来测量含量的方法，常称为"效价测定"，测定结果通常用"效价"表示。对于测定方法的选择，除应要求方法的准确性与简便性外，还应强调测定结果的重现性，含量测定必须在鉴别无误、杂质检查合格的基础上进行。

6. 类别 药品的类别是指按药品的主要作用、主要用途或学科的归属划分，不排除在临床实践的基础上作其他类别药物使用。如利尿药、抗肿瘤药等。

7. 贮藏 药品的贮藏条件是药品能否有效用于临床的重要因素之一，是根据药物的稳定性，为避免污染和降解而对药品贮存与保管的基本要求。除另有规定外，贮藏项下未规定贮藏温度的一般系指常温。

知识链接

药物稳定性试验

稳定性试验的目的是考察原料药或制剂在温度、湿度、光线等因素的影响下随时间变化的规律，为药品的生产、包装、贮存、运输条件提供科学依据，同时通过试验建立药品的有效期，以保障用药的安全有效。

稳定性试验包括影响因素试验（高温、高湿度和强光照射）、加速试验（超常条件下进行，如：供试品3批，市售包装，温度40℃±2℃、相对湿度75%±5%的条件下放置6个月，按稳定性重点考察项目进行检测）与长期试验（接近药物实际贮存条件下进行，如：供试品3批，市售包装，在温度25℃±2℃，相对湿度60%±5%的情况下放置12个月等，按稳定性重点考察项目进行检测）。影响因素试验用一批原料药或制剂进行，其合成工艺路线、方法、步骤应与大生产一致。加速试验与长期试验适用于原料药与药物制剂，要求用3批供试品进行，药物处方和生产工艺应与大生产一致，且所用供试品的容器和包装材料及包装方式应与上市产品一致。

研究药物稳定性，要采用专属性强、准确、精密、灵敏的药物分析方法与有关物质的检查方法，并对方法进行验证，以保证药物稳定性结果的可靠性。

第二节 《中国药典》简介

PPT

一、《中国药典》的沿革

《中华人民共和国药典》，简称《中国药典》，其英文简称是 Chinese Pharmacopoeia，缩写 ChP，不同版本以其后括号的年份来表示。《中国药典》由国家药典委员会编制，是记载药品质量标准的法典，是国家监督、管理药品质量的法定技术标准，具有法律约束力。新中国成立后至今，《中国药典》已经先后发行11版，分别为：1953年版、1963年版、1977年版、1985年版、1990年版、1995年版、2000年版、2005年版、2010年版、2015年版和2020年版。其中1953年版仅为一册；1963～2000年版分为一部、二部两册，一部收载中药材、中成药、由天然产物提取的药物纯品和油脂，二部收载化学合成药、抗生素、生化药品、放射性药品以及药物制剂，同时也收载血清疫苗；2005～2010年版分为三部，一部收载中药材及饮片、植物油脂和提取物、成方制剂和单味制剂等；二部收载化学药品、抗生素、生化药品、放射性药品及药用辅料等；三部收载生物制品。而2015年版和2020年版分为四部，一部收载中药；二部收载化学药品；三部收载生物制品及相关通用技术要求；四部为通用技术要求和药用辅料。

现行版《中国药典》的特点为收载品种进一步增加，《中国药典》标准体系更加完善，现代分析技术进一步扩大应用，药品的安全性保障进一步提高，药品有效性控制进一步完善，药用辅料标准水平显著提高，进一步强化《中国药典》标准导向作用，《中国药典》制定更加公开透明、规范有序。

📖 知识链接

中国历史上的"药典"

中华文明源远流长，在历史的长河中，伟大的中华民族创造了灿烂的文化，其中包括在医药行业的丰硕成果。我国在唐代显庆四年（公元 659 年）颁布的《新修本草》（又称《唐本草》）是我国最早的药典，也是世界上第一部药典，它比欧洲的《佛罗伦萨药典》早 800 多年。《新修本草》有正文 20 卷，目录 1 卷，另附药图 25 卷，图经 7 卷，共 53 卷，共收载药物 844 种。宋代《太平惠民和剂局方》是我国第一部官方颁布的成药规范。此书有处方 788 种，依主治病症分为 10 类，每类作 1 卷，共 10 卷；另有局方总论 3 卷，叙述药物的性味、修制、主治、禁忌等。对保证中药材品质，规范正确的应用范围，以及临床中医师的随证选方和药剂人员调制方剂都有很大的参考价值。

二、《中国药典》的基本结构和主要内容

《中国药典》2020 年版，由一部、二部、三部、四部及其增补本组成。除特别注明版本外，本教材中出现的《中国药典》均指现行版。一部收载中药材和饮片、植物油脂和提取物、成方制剂和单味制剂等，品种共计 2711 种。二部收载化学药品、抗生素、生化药品以及放射性药品等，品种共计 2712 种。三部收载生物制品，品种共计 153 种。四部收载通用技术要求 361 个，其中制剂通则 38 个（修订 35 个）、检测方法及其他通则 281 个（新增 35 个、修订 51 个）、指导原则 42 个（新增 12 个、修订 12 个）；药用辅料收载 335 种，其中新增 65 种、修订 212 种。

《中国药典》按内容可分为凡例、正文及其引用的通则和索引等四部分。

（一）凡例 🅴 微课 2

凡例是《中国药典》总的说明，是为解释和正确使用《中国药典》进行药品质量检定的基本原则，是对《中国药典》正文、通则与药品质量检定有关的共性问题的统一规定。有关规定具有法定的约束力。

为了便于查阅和使用，《中国药典》将凡例中有关药品质量检定的项目规定进行归类，其内容包括：名称与编排，项目与要求，检验方法和限度，标准品与对照品，计量，精确度，试药、试液、指示剂，动物实验，说明书、包装与标签等。各部《中国药典》所规定的项目类别和条目数，具有一定的差异。《中国药典》一部包括 9 类 39 条，二部有 9 类 29 条，三部为 7 类 25 条，四部为 9 类 26 条。举例如下。

1. 关于标准品与对照品 用于鉴别、检查、含量或效价测定的标准物质。《中国药典》所用的标准品和对照品均由国家食品药品监督管理部门指定的单位制备、标定和供应，并附有使用说明、质量要求、使用效期和装量等。标准品是指用于生物检定或效价测定的标准物质，以国际标准物质进行标定，按效价单位（或 μg）计；对照品除另有规定外，均为按干燥品（或无水物）进行计算后使用的标准物质。

2. 关于恒重定义，恒重 除另有规定外，系指供试品连续两次干燥或炽灼后称重的差异在 0.3mg

以下的重量；干燥至恒重的第二次及以后各次称重均应在规定条件下继续干燥1小时后进行；炽灼至恒重的第二次称重应在继续炽灼30分钟后进行。

3. 关于试样所用的"水浴温度" 除另有规定外，均指98～100℃；"室温"是指10～30℃；"冷水"是指2～10℃。

4. 关于"液体的滴" 20℃时，1.0ml的水相当于20滴。溶液后标示的"（1→10）"的含义是：固体溶质1.0g或液体溶质1.0ml加溶剂使成10ml的溶液。未指明用何种溶剂时，均指水溶液；两种或两种以上液体的混合物，名称间用半字线"-"隔开；其后括号内所示的"："符号，系指各液体混合时的体积（重量）比例。

5. 关于滴定液和试液的浓度 以摩尔/升（mol/L）表示，其浓度要求精密标定的滴定液用"XXX滴定液（YYYmol/L）"表示；作其他用途不需精密标定其浓度时，用"YYYmol/L XXX溶液"表示，以示区别。

6. 关于制剂规格 每一支、片或其他每一个单位制剂中含有主药的重量（或效价）或含量（%）或装量。注射液项下，如为"1ml：10mg"，系指1ml中含有主药10mg；对于列有处方或标有浓度的制剂，也可同时规定装量规格。

7. 关于乙醇 未指明浓度时，均系指95%（ml/ml）的乙醇。

8. 关于取样量的准确度和试验精密度 《中国药典》规定：试验中的供试品与试药等"称重"或"量取"的量，均以阿拉伯数码表示，其精确度可根据数值的有效数位来确定。如称取"0.1g"，系指称取重量可为0.06～0.14g；称取"2g"，系指称取重量可为1.5～2.5g；称取"2.0g"，系指称取重量可为1.95～2.05g；称取"2.00g"，系指称取重量可为1.995～2.005g。"精密称定"是指称取重量应准确至所取重量的千分之一；"称定"是指称取重量应准确至所取重量的百分之一；"精密量取"是指量取体积的准确度应符合国家标准中对该体积移液管的精密度要求；"量取"系指可用量筒或按照量取体积的有效数位选用量具。取用量为"约"若干时，系指取用量不得超过规定量的±10%。

【应用实例】称定药品

取阿司匹林约0.4g，精密称定。称样的范围是多少？应使用什么精度级别的分析天平？称量记录的数据应准确至小数点后第几位？

称量范围是：0.4g±0.4g×10%　低限值=0.36g，高限值=0.44g。

称量的精密度要求为0.4g×0.1%=0.0004g，应使用万分之一的分析天平；称量记录的数据应精确到小数点后四位。

实例分析

实例 小明在实习岗位时，要配制硫喷妥对照品溶液100ml：取硫喷妥对照品，精密称定，用0.4%氢氧化钠溶液溶解并定量稀释制成每1ml中约含5μg的硫喷妥对照品溶液。小明称量了0.0005g的硫喷妥对照品，随即开始了后续实验。

问题 小明的称量正确吗？

答案解析

9. 关于试验中规定"按干燥品（或无水物，或无溶剂）计算" 除另有规定外，应取未经干燥（或未去水，或未去溶剂）的供试品进行试验，并将计算中的取用量按检查项下测得的干燥失重（或水分，或溶剂）扣除。

10. 关于试验中的"空白试验"　　系指在不加供试品或以等量溶剂替代供试液的情况下，按同法操作所得的结果；含量测定中的"并将滴定的结果用空白试验校正"，系指按供试品所耗滴定液的量（ml）与空白试验中所耗滴定液量（ml）之差进行计算。

11. 关于检验方法和限度　　《中国药典》收载的所有品种，均应按规定的方法进行检验；如采用其他方法，应将该方法与规定的方法做比较试验，根据试验结果掌握使用，但在仲裁时仍以《中国药典》规定的方法为准。标准中规定的各种纯度和限度数值以及制剂的重（装）量差异，系包括上限和下限两个数值本身及中间数值。规定的这些数值不论是百分数还是绝对数字，其最后一位数字都是有效位。试验结果在运算过程中，可比规定的有效数字多保留一位数，而后根据有效数字的修约规则进舍至规定有效位。计算所得的最后数值或测定读数值均可按修约规则进舍至规定的有效位，取此数值与标准中规定的限度数值比较，以判断是否符合规定的限度。原料药的含量（%），除另有注明外，均按重量计。如规定上限为100%以上时，系指用《中国药典》规定的分析方法测定时可能达到的数值，它为《中国药典》规定的限度或允许偏差，并非真实含有量；若未规定上限时，系指不超过101.0%。

12. 关于试药、试液、指示剂的规定　　试验用水，除另有规定外，均系指纯化水。酸碱度检查所用的水，均系指新沸并放冷至室温的水；酸碱性试验时，如未指明用何种指示剂，均系指石蕊试纸。

即学即练

精密量取某溶液10ml。应使用什么量器量取？操作时应注意什么？

答案解析

（二）正文

正文是《中国药典》的主要内容，记载药品或制剂、辅料的质量标准。化学药品的正文内容根据品种和剂型的不同，主要包括品名（中文名、汉语拼音名与英文名）、有机药物的结构式、分子式与分子量、来源或有机药物的化学名称、含量或效价规定、处方、制法、性状、鉴别、检查、含量或效价测定、类别、规格、贮藏、制剂及杂质信息等，现以青霉素V钾为例，详细描述正文体例。

青霉素 V 钾

Qingmeisu V Jia

Phenoxymethylpenicillin Potassium

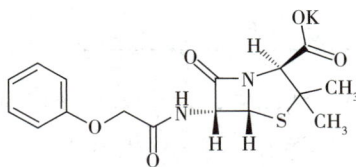

$C_{16}H_{17}KN_2O_5S$　388.49

本品为(2S,5R,6R)－3,3－二甲基－7－氧代－6－（2－苯氧基乙酰氨基）－4－硫杂－1－氮杂双环[3.2.0]庚烷－2－甲酸钾盐。按无水物计算，含$C_{16}H_{18}N_2O_5S$不得少于85.7%。

【性状】　本品为白色结晶或结晶性粉末；无臭或微臭。

本品在水中易溶，在乙醚或液体石蜡中几乎不溶。

比旋度　取本品适量，精密称定，加新沸并放冷的水溶解并定量稀释制成每1ml中约含10mg的溶液，依法测定（通则0621），比旋度为＋215°至＋230°。

【鉴别】（1）在含量测定项下记录的色谱图中，供试品溶液主峰的保留时间应与对照品溶液主峰的保留时间一致。

（2）本品的红外光吸收图谱应与对照的图谱（光谱集 792 图）一致。

（3）本品显钾盐鉴别（1）的反应（通则 0301）。

【检查】吸光度　取本品，加 0.1mol/L 氢氧化钠溶液溶解并定量稀释制成每 1ml 中含 1mg 的溶液，照紫外–可见分光光度法（通则 0401），在 306nm 的波长处测定，吸光度不得过 0.33；另取本品，用上述氢氧化钠溶液溶解并定量稀释制成每 1ml 含 0.2mg 的溶液，在 274nm 的波长处测定，吸光度不得小于 0.50。

结晶性　取本品少许，依法检查（通则 0981），应符合规定。

酸碱度　取本品，加水制成每 1ml 中含 5mg 的溶液，依法测定（通则 0631），pH 值应为 5.0～7.5。

有关物质　照高效液相色谱法（通则 0512）测定。临用新制。

pH 6.5 磷酸盐缓冲液　取 0.2mol/L 磷酸二氢钾溶液 125ml，加水 250ml，混匀，用氢氧化钠试液调节 pH 值至 6.5，再用水稀释至 500ml。

供试品溶液　取本品适量，精密称定，加 pH 6.5 磷酸盐缓冲液溶解并稀释制成每 1ml 中约含青霉素 V 3.6mg 的溶液。

对照溶液　精密量取供试品溶液 1ml，置 100ml 量瓶中，用 pH 6.5 磷酸盐缓冲液稀释至刻度，摇匀。

系统适用性溶液　取青霉素 V 钾对照品和青霉素对照品各 10mg，置 10ml 量瓶中，加 pH 6.5 磷酸盐缓冲液溶解并稀释至刻度，摇匀。

色谱条件　用十八烷基硅烷键合硅胶为填充剂；以 pH 3.5 磷酸盐缓冲液（取 0.5mol/L 磷酸二氢钾溶液，用磷酸调节 pH 值至 3.5）–甲醇–水（10∶30∶60）为流动相 A，以 pH 3.5 磷酸盐缓冲液–甲醇–水（10∶55∶35）为流动相 B，先以流动相 A–流动相 B（60∶40）等度洗脱，待青霉素 V 峰洗脱完毕后，立即按表 2–1 进行线性梯度洗脱，检测波长为 268nm；进样体积 20μl。

表 2–1　洗脱表

时间（分钟）	流动相 A（%）	流动相 B（%）
0	60	40
20	0	100
35	0	100
50	60	40

系统适用性要求　系统适用性溶液色谱图中，青霉素 V 峰与青霉素峰之间的分离度应大于 6.0。

测定法　精密量取供试品溶液和对照溶液，分别注入液相色谱仪，记录色谱图。

限度　供试品溶液色谱图中如有杂质峰，单个杂质峰面积不得大于对照溶液主峰面积的 1.5 倍（1.5%），各杂质峰面积的和不得大于对照溶液主峰面积的 3 倍（3.0%），小于对照溶液主峰面积 0.05 倍的峰忽略不计。

青霉素 V 聚合物　照分子排阻色谱法（通则 0514）测定。临用新制。

供试品溶液　取本品约 0.4g，精密称定，置 10ml 量瓶中，加水溶解并稀释至刻度，摇匀。

对照溶液　取青霉素 V 对照品适量，精密称定，加水溶解并定量稀释制成每 1ml 中约含 0.2mg 的溶液。

系统适用性溶液（1） 取蓝色葡聚糖2000适量，加水溶解并稀释制成每1ml中约含0.1mg的溶液。

系统适用性溶液（2） 称取本品约0.4g，置10ml量瓶中，加0.04mg/ml蓝色葡聚糖2000溶液溶解并稀释至刻度，摇匀。

色谱条件 用葡聚糖凝胶G-10（40~120μm）为填充剂，玻璃柱内径：1.0~1.4cm，柱长：30~40cm；以pH 7.0的0.1mol/L磷酸盐缓冲液〔0.1mol/L磷酸氢二钠溶液-0.1mol/L磷酸二氢钠溶液（61：39）〕为流动相A，以水为流动相B；流速为每分钟1.5ml；检测波长为254nm；进样体积100~200μl。

系统适用性要求 系统适用性溶液（1）分别在以流动相A与流动相B为流动相记录的色谱图中，按蓝色葡聚糖2000峰计算，理论板数均不低于400，拖尾因子均应小于2.0，蓝色葡聚糖2000的保留时间比值应在0.93~1.07之间。系统适用性溶液（2）在以流动相A为流动相记录的色谱图中，高聚体的峰高与单体和高聚体之间的谷高比应大于2.0。对照溶液色谱图中主峰与供试品溶液色谱图中聚合物峰，与相应色谱系统中蓝色葡聚糖2000峰的保留时间的比值均应在0.93~1.07之间。以流动相B为流动相，精密量取对照溶液连续进样5次，峰面积的相对标准偏差应不大于5.0%。

测定法 以流动相A为流动相，精密量取供试品溶液，注入液相色谱仪，记录色谱图；以流动相B为流动相，精密量取对照溶液，注入液相色谱仪，记录色谱图。

限度 按外标法以青霉素V峰面积计算，青霉素V聚合物的量不得过0.6%。

水分 取本品，照水分测定法（通则0832第一法1）测定，含水分不得过1.5%。

【含量测定】 照高效液相色谱法（通则0512）测定。

供试品溶液 取本品适量，精密称定，加pH 6.5磷酸盐缓冲液溶解并稀释制成每1ml中约含青霉素V 1mg的溶液。

对照品溶液 取青霉素V对照品适量，精密称定，加pH 6.5磷酸盐缓冲液溶解并定量稀释制成每1ml中约含青霉素V 1mg的溶液。

色谱条件 用十八烷基硅烷键合硅胶为填充剂；以有关物质项下流动相A-流动相B（60：40）为流动相；检测波长为268nm，进样体积20μl。

pH 6.5磷酸盐缓冲液、系统适用性溶液与系统适用性要求见有关物质项下。

测定法 精密量取供试品溶液与对照品溶液，分别注入液相色谱仪，记录色谱图。按外标法以峰面积计算供试品中$C_{16}H_{18}N_2O_5S$的含量。每1mg的$C_{16}H_{18}N_2O_5S$相当于1695青霉素V单位。

【类别】 β-内酰胺类抗生素，青霉素类。

【贮藏】 遮光，密封，在凉暗处保存。

【制剂】 （1）青霉素V钾片 （2）青霉素V钾胶囊

上述标准中从品名到性状的确定在凡例中均有严格要求，类别和贮藏在凡例中也有严密的规定，有关药品及制剂的鉴别、检查、含量测定的方法和原理将在后面的章节中阐述。

（三）通则

通则主要收载制剂通则、通用方法（检测方法）和指导原则。制剂通则系指按照药物剂型分类，针对剂型特点所规定的基本技术要求，收载有片剂、注射剂、胶囊剂等中药和化学药品共38种剂型。通用检测方法系指各正文品种进行相同检查项目的检测时所采用的统一设备、程序、方法和限度等，包括光谱法、色谱法、物理常数测定法、一般鉴别试验，限量检查法、特性检查法、生物检查法、生物测定法、生物活性（效价）测定法以及试剂与标准物质等。指导原则是为执行药典、考察药品质量、起草与复核药品标准等所制定的指导性规定，包括原料药物与制剂稳定性试验指导原则、分析方法验证指导原则、药物制剂人体生物利用度和生物等效性试验指导原则、注射剂安全性检查法应用指导原则、中药有害残留物限量制定指导原则等内容。

（四）索引

为方便使用和检索，《中国药典》均附有索引。《中国药典》一部包括中文索引、汉语拼音索引、拉丁名索引及拉丁学名索引。其余三部索引包括中文索引（按汉语拼音顺序排列）和英文索引（按英文名称首字母顺序排列），使用《中国药典》时，既可以通过前面的品名（通则）目次查找，也可通过索引查找。

📱 知识链接

国外药典简介

目前，世界上已有很多国家或地区编订了国家药典。没有药典的国家，可以世界卫生组织（WHO）编定的《国际药典》（缩写为 Ph. Int. ）作为药品的质量标准或供参考。在药物分析中可供参考的国外药典主要有以下几种。

1. 美国药典/国家处方集（简称 USP/NF） 由美国药典委员会编辑出版。USP 分类收载了药物原料、药物制剂的标准；食品补充剂及其组分的标准；药用辅料的标准则收载于 NF 中；2020 年版本为 USP43 – NF38，共包括 5000 多个产品标准和约 300 个通则内容。由于其广泛的权威性而被许多国家和地区直接用作法定的药品标准。

2. 英国药典（简称 BP） 现行版本为 2021 年版，分为 6 卷，共收载约 3500 个药品标准，其收载的药品标准中，许多是直接收录自欧洲药典标准的内容，所以由 BP 可方便地获得绝大多数在欧洲国家使用的药品标准。

3. 日本药局方（简称 JP） 日本药典名称为《日本药局方》，由日本药典委员会编制，现行版本为 JP17，为 2016 年版，其内容和编排在许多方面和《中国药典》具有一定的相似性。

4. 欧洲药典（简称 EP） 是欧洲药品质量控制标准，由欧洲药品质量管理局编制和出版，有英文和法文两种法定版本，现行版本为 EP 第 10 版。

📝 实践实训

实训一 《中国药典》的查阅

PPT

一、目的要求

1. 掌握《中国药典》的查阅方法。
2. 熟悉《中国药典》的基本结构。
3. 写出《中国药典》的基本结构，各部分的主要内容；通过查阅《中国药典》（现行版）等有关内容的练习，熟悉《中国药典》的使用方法。

二、仪器设备

《中国药典》一部、二部、三部、四部。

三、实训内容

按照表2－2所列各项要求，查阅《中国药典》并写出查阅结果与所在《中国药典》的位置。

表2－2　《中国药典》查阅记录

序号	查阅内容	《中国药典》中位置			查阅结果
		第几部	哪部分	页数	
1	葡萄糖注射液规格				
2	避光、密闭、冷处、阴凉处的规定				
3	甘油的相对密度				
4	阿司匹林片的含量测定方法				
5	甲硝唑的鉴别与检查项目				
6	清开灵颗粒的水分测定				
7	小儿感冒口服液的含量测定				
8	滴眼剂质量检查项目				
9	头孢克肟片溶出度检查方法				
10	大黄流浸膏的制备方法				
11	重金属检查法				
12	盐酸利多卡因的鉴别方法				
13	高效液相色谱法				
14	易溶、略溶的含义				
15	七厘散的处方				
16	氨制硝酸银试液的配制				
17	最粗粉				
18	制药用水的类型				
19	空白试验的含义				
20	九味羌活口服液				

四、实训评价

在规定的时间（30分钟），独立准确查阅到实训内容。达到熟练使用《中国药典》的目的。

目标检测

答案解析

一、单项选择题

1. 关于《中国药典》叙述最准确的是（　　）

A. 国家临床常用药品集　　　　　　　　　B. 医药人员必备书

C. 我国制定的药品质量标准的法典　　　　D. 是由国家统编的技术参考书

2.《中国药典》已经颁布（　）版；《中国药典》（2020 年版）分为（　）部

A. 8 和 1　　　　　　B. 9 和 2　　　　　　C. 10 和 4　　　　　　D. 11 和 4

3. 注射剂的常规检查方法应在《中国药典》的（　）

A. 凡例　　　　　　B. 正文　　　　　　C. 索引　　　　　　D. 通则

4.《中国药典》规定取用量为"约"若干时，系指取用量不得超过规定量的（　）

A. ±0.1%　　　　　　B. ±1%　　　　　　C. ±5%　　　　　　D. ±10%

5. 药品质量标准的基本内容包括（　）

A. 取样、检查、鉴别、含量测定、用法与用途

B. 凡例、正文、附录

C. 名称、性状、鉴别、检查、含量测定、贮藏

D. 正文、附录、索引

6.《美国药典》的缩写为（　）

A. USA　　　　　　B. ChP　　　　　　C. USP　　　　　　D. BP

7. 乙醇未指明浓度时，均系指乙醇的浓度为（　）

A. 55%（ml/ml）　　　　　　　　　　B. 75%（ml/ml）

C. 95%（ml/ml）　　　　　　　　　　D. 100%（ml/ml）

8.《中国药典》规定的标准是对药品质量的（　）

A. 最低要求　　　　　　B. 最高要求　　　　　　C. 一般要求　　　　　　D. 行政要求

二、简答题

1. 药品质量标准的主要内容是什么？我国现行药品质量标准体系是什么？

2. 简述《中国药典》的基本结构？

书网融合……

| 知识回顾 | 微课1 | 微课2 | 习题 |

学习引导

××省药品质量公告（2020 第×期，总第×期）：为加强药品监管，保障公众用药安全，省药品监督管理局组织全省各级药品监管部门开展药品抽验。公告有 5 批次药品不符合规定，不符合规定项目主要为性状、检查、鉴别、含量测定等。对本次抽验结果不符合规定药品涉及的相关单位，相关市（县、区）药品监督管理部门已采取了必要的控制措施，正在依据有关法律法规进行查处。那么什么是药物的性状、鉴别、检查和含量测定？性状包括哪些内容？

性状、鉴别、检查和含量测定是药品质量标准中四个重要的检验项目。本章介绍药物的性状、鉴别和含量测定方法及其计算。

学习目标

1. **掌握**　鉴别药物的常用方法及一般鉴别试验方法和原理；药物含量测定方法计算。
2. **熟悉**　药物外观性状的定义及其检查意义；常用物理常数的基本概念及其测定法；药物分析方法验证目的、项目和指标。
3. **了解**　专属鉴别试验的意义和特点。

PPT

第一节　药物的性状

药物的性状是指药物的性质和形状，它反映了药物特有的物理性质，是药物质量的重要表征之一。一般包括外观、臭、味、一般稳定性、溶解度以及物理常数等。其中外观和物理常数常作为法定检测项目；臭、味、一般稳定性、溶解度等属于一般性描述，一般不属于法定检测项目。但遇异常情况时，需进行溶解度试验，并详细记录供试品的臭、味、一般稳定性以及溶解情况。

一、外观与臭味

外观是指对药品的色泽和外表感观的规定，包括药品的聚集状态、晶型、色泽以及臭味等特征，在一定程度上可以反映药品的内在质量。状态是指药物呈固体、半固体、液体还是气体，也可指剂型。晶型是指固体药物呈结晶型还是无定型，结晶型药物呈不同的晶态，如针状结晶、鳞片结晶、结晶型粉末等。如水杨酸为白色细微的针状结晶或白色结晶性粉末；葡萄糖注射液为无色或几乎无色的澄明液体。

色泽是指药物呈现的颜色，如维生素 B$_{12}$ 显深红色，阿司匹林片为白色片。样品的色泽应按照白色、类白色、微黄色、淡黄色、浅黄色、黄色这样的顺序排列（以黄色举例），如果两个色阶相邻，可用"或"来描述，如类白色或微黄色。如果色阶之间相隔两个以上，应采用"至"来描述，避免颜色的缺失造成误判。如类白色至淡黄色，包括类白色、微黄色和淡黄色。例如奥美拉唑为白色或类白色结晶性粉末；维生素 C 片为白色至略带淡黄色片；维生素 B$_{12}$ 注射液为粉红色至红色的澄明液体。胶囊剂统一描述内容物，如盐酸环丙沙星胶囊：本品内容物为白色至微黄色颗粒或粉末。对于包衣片除去包衣层，观察其片心，如葡萄糖酸亚铁片为糖衣片，除去包衣后显灰绿色或微黄色。

臭是指液态或低熔点的固态药物本身所具有的特殊之臭。如维生素 B$_1$ 有微弱的特臭，二巯丁二钠有类似蒜的特臭，盐酸雷尼替丁有异臭。如果药品不符合药品质量标准的对应要求或出现不应有的异臭时，说明其质量存在问题。当药品中混有特臭的杂质或残留溶剂时也会带有异臭。

味是指具有特殊味觉的药品，如葡萄糖味甜；维生素 C 味酸。但是，"毒、剧、麻、精"药不可口尝，药品质量标准对该类药品不作"味"的记述。如盐酸吗啡为白色、有丝光的针状结晶或结晶性粉末，无臭，遇光易变质。

一般稳定性是指对有引湿性、风化、遇光变质等与贮藏条件有关的稳定性性质，《中国药典》中也择要记述，并与贮藏条件相呼应。如盐酸吗啡遇光易变质，要求遮光，密封保存。

二、溶解度

溶解度是药物的一种物理性质，在一定程度上反映了药物的纯度、晶型或粒度，也可供精制或制备溶液时参考。对在特定溶剂中的溶解性能需进行质量控制时，应在相应药品检查项下另作具体规定。《中国药典》采用"极易溶解、易溶、溶解、略溶、微溶、极微溶解、几乎不溶或不溶"来描述药品在不同溶剂中的溶解性能。

极易溶解指溶质 1g（ml）能在溶剂不到 1ml 中溶解；

易溶指溶质 1g（ml）能在溶剂 1～不到 10ml 中溶解；

溶解指溶质 1g（ml）能在溶剂 10～不到 30ml 中溶解；

略溶指溶质 1g（ml）能在溶剂 30～不到 100ml 中溶解；

微溶指溶质 1g（ml）能在溶剂 100～不到 1000ml 中溶解；

极微溶解指溶质 1g（ml）能在溶剂 1000～不到 10000ml 中溶解；

几乎不溶或不溶指溶质 1g（ml）在溶剂 10000ml 中不能完全溶解。

溶解度试验方法：除另有规定外，称取研成细粉的固体供试品或量取液体供试品，置于 25℃ ±2℃ 一定容量的溶剂中，每隔 5 分钟强力振摇 30 秒钟；观察 30 分钟内的溶解情况，如无目视可见的溶质颗粒或液滴时，即视为完全溶解。

称取（或量取）供试品量，其准确度应为规定值的 ±2%；易于溶解的样品，取样可在 1～3g；贵重药品及毒剧药可酌情减量，可采用逐渐加入溶剂的方法，溶剂品种也可适当减少，但至少要做水、酸、碱、乙醇等溶剂。一般常用的溶剂有水、乙醇、乙醚、三氯甲烷、甘油、无机酸和碱等。

溶解度试验如出现异常，常提示其纯度可能存在问题，如供试品为有机碱的盐，若在成盐工艺过程中加入的酸量不足，则影响其在水中的溶解度。药品的晶型不同及所含结晶水不同，药品的粒度差异，也会影响其在水中的溶解度。

【应用实例】典型药物的性状观测

阿司匹林的性状　本品为白色结晶或结晶性粉末；无臭或微带醋酸臭；遇湿气即缓缓水解。本品在乙醇中易溶，在三氯甲烷或乙醚中溶解，在水或无水乙醚中微溶；在氢氧化钠溶液或碳酸钠溶液中溶解，但同时分解。

维生素 C 注射液的性状　本品为无色至微黄色的澄明液体。

维生素 B₂ 片的性状　本品为黄色至橙黄色片。

阿莫西林胶囊的性状　本品内容物为白色至黄色粉末或颗粒。

三、物理常数测定法

物理常数是表示药物物理性质的特征常数，其数值是由药物分子结构及其聚集状态等因素决定，在一定条件下是不变的。它是评价药品质量的主要指标之一，其测定结果不仅对药品具有鉴别意义，也反映了该药品的纯杂程度。《中国药典》收载的物理常数包括：相对密度、馏程、熔点、凝点、比旋度、折光率、黏度、酸值、皂化值、碘值、吸收系数等。

（一）相对密度测定法

1. 概述　相对密度系指在相同的温度、压力等条件下，某物质的密度与水的密度之比。除另有规定外，水系指纯化水，温度为20℃，用符号 d_{20}^{20} 表示。

纯物质的相对密度在特定条件下是不变的常数。某些药品具有一定的相对密度，当药品不纯，其相对密度也会改变。因此，测定相对密度，可以区别或检查药品的纯度。《中国药典》收载的相对密度测定法有 3 种，即比重瓶法、韦氏比重秤法、振荡型密度计法。比重瓶法如图 3 - 1 或图 3 - 2，所用供试品量少，较常用；韦氏比重秤法如图 3 - 3，仅用于易挥发液体的相对密度测定，如测定易挥发的麻醉乙醚、三氯甲烷等；振荡型密度计法为《中国药典》（2020 年版）新增方法。

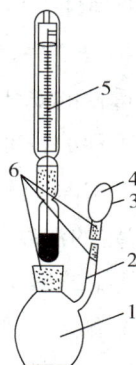

图 3 - 1　比重瓶

1. 比重瓶主体；2. 侧管；3. 侧孔；
4. 罩；5. 温度计；6. 玻璃磨口

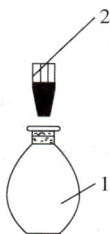

图 3 - 2　比重瓶

1. 比重瓶主体；2. 带毛细孔的瓶塞

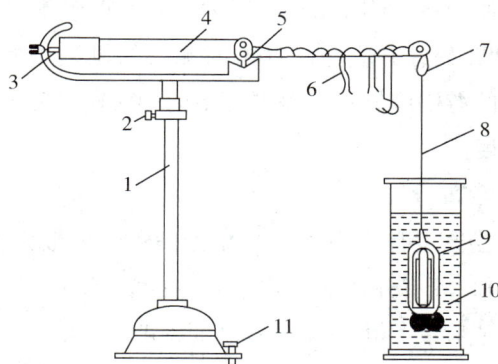

图 3 - 3　韦氏比重秤

1. 支架；2. 调节器；3. 指针；4. 横梁；5. 刀口；6. 游码；7. 小钩；
8. 白金丝；9. 玻璃锤；10. 玻璃筒；11. 调整螺丝

2. 比重瓶法

（1）称定比重瓶的重量　取洁净、干燥的比重瓶，如图 3-1，精密称定其重量（记为 m_1）。

（2）测定供试品的重量　将上述称定重量的比重瓶装满供试品（温度应略低于 20℃ 或各药品项下规定的温度）后，装上温度计（瓶中应无气泡），置 20℃（或各药品项下规定的温度）的水浴中放置 10～20 分钟，使内容物的温度达到 20℃（或各药品项下规定的温度），用滤纸将溢出侧管的液体擦干，立即盖上罩。然后从水浴中取出比重瓶，用滤纸将比重瓶外壁的水擦干，精密称定其重量（记为 m_2）。则供试品重 = $m_2 - m_1$。

（3）测定水的重量　倾去供试品，洗净比重瓶，装满新沸过的冷水，再照上法测得同一温度时装满水的重量，记为 m_3。则水的重量 = $m_3 - m_1$。

（4）计算相对密度　按式（3-1）计算供试品的相对密度：

$$供试品的相对密度 = \frac{供试品重量}{水的重量} = \frac{m_2 - m_1}{m_3 - m_1} \qquad (3-1)$$

（5）注意事项　①测定使用的比重瓶必须洁净、干燥；②供试品及水装瓶时应沿瓶倒入，避免产生气泡，如有气泡，应放置一会，等气泡消失后再调温称重；③从水浴中取出比重瓶时，应手指拿住瓶颈，而不能拿瓶肚，以免液体受手指温度影响，引起液体外溢；④当室温高于 20℃ 时，应快速称量，否则影响称量的准确性。

3. 韦氏比重秤法

（1）韦氏比重秤的安装、调整　按韦氏比重秤说明书或药品检验标准操作规程进行。

（2）韦氏比重秤的校准　取 20℃ 时相对密度为 1 的韦氏比重秤，用新沸过的冷水将所附玻璃圆筒装至八分满，置 20℃（或各药品项下规定的温度）的水浴中，搅动玻璃圆筒内的水，调节温度至 20℃（或各药品项下规定的温度），将悬于秤端的玻璃锤浸入圆筒内的水中，秤臂右端悬挂游码于 1.0000 处，调节秤臂左端平衡用的螺丝使平衡。

（3）供试品的测定　倒掉玻璃圆筒内的水，拭干，装入供试液至相同的高度，按上述（2）中相同的方法调节温度后，再把拭干的玻璃锤浸入供试品溶液中，调节秤臂上游码的数量与位置使平衡，读取数值，即得供试品的相对密度。

（4）注意事项　①韦氏比重秤应安装在固定的操作平台上，避免震动、受热及冷气流的影响；②玻璃锤应洁净，测定时全部浸入液面下；③装水及供试液时高度应一致，使玻璃锤浸入液面深度前后一致；④如果使用在 4℃ 时相对密度为 1 的比重秤测定在 20℃ 时供试品的相对密度，则用水校准时游码应悬挂于 0.9982 处，并应将在 20℃ 时测得的供试品相对密度除以 0.9982。如测定温度为其他温度时，则用水校准时的游码应悬挂于该温度水的相对密度处，并应将在该温度测得的供试品相对密度除以该温度水的相对密度。

4. 振荡型密度计法

（1）振荡型密度计　主要由 U 型振荡管（一般为玻璃材质，用于放置样品）、电磁激发系统（使振荡管产生振荡）、频率计数器（用于测定振荡周期）和控温系统组成。通过测定 U 型振荡管中液体样品的振荡周期（或频率）可以测得样品的密度。

（2）对仪器的一般要求　用于相对密度测定的仪器的读数精度应不低于 ±0.001g/ml，并应定期采用已知密度的两种物质（如空气和水）在 20℃（或各品种正文项下规定的温度）下对仪器常数进行校准。每次测量前用脱气水（如新沸过的冷水）对仪器的读数准确性进行确认，可根据仪器的精度设定偏差限度，例如精确到 ±0.0001g/ml 的仪器，水的测定值应在 0.9982g/ml ±0.0001g/ml 的范围内，如超过该范围，应对仪器重新进行校准。

（3）测定法　照仪器操作手册所述方法，取供试品，在与仪器校准时相同的条件下进行测定。

（4）注意事项　①测量时应确保振荡管中没有气泡形成，同时还应保证样品实际温度和测量温度一致。如必要，测定前可将供试品温度预先调节至约20℃（或各品种正文项下规定的温度），这样可降低在 U 型振荡管中产生气泡的风险，而且可缩短测定时间。②黏度是影响测量准确度的一个重要因素。在进行高黏度样品的测定时，可选用具有黏度补偿功能的数字式密度计进行测定，或者选取与供试品密度和黏度相近的密度对照物质（密度在供试品的 ±5%、黏度在供试品的 ±50% 的范围内）重新校准仪器。

【应用实例】甘油的相对密度测定（比重瓶法）

《中国药典》规定本品的相对密度（通则0601），在25℃时为 1.258 ~ 1.268。

仪器与用具：分析天平、附温度计比重瓶、恒温水浴锅（温度控制在 25℃ ±0.1℃）。

比重瓶重 $m_1 = 25.4976g$，比重瓶 + 供试品重 $m_2 = 89.5788g$，比重瓶 + 水重 $m_3 = 76.4084g$。

$$甘油的相对密度 = \frac{m_2 - m_1}{m_3 - m_1} = \frac{89.5788 - 25.4976}{76.4084 - 25.4976} = 1.259$$

结论：本品的相对密度符合规定。

（二）熔点测定法

1. 概述　熔点系指一种物质按规定方法测定由固体熔化为液体时的温度，熔融同时分解的温度，或在熔化时自初熔至终熔的一段温度。初熔系指供试品毛细管内开始局部液化出现明显液滴时的温度。终熔系指供试品全部液化时的温度。熔距是指初熔与终熔的温度差值。熔融同时分解系指某一药品在一定温度下产生气泡、变色或浑浊等现象。熔点是固体物质的一项物理常数。某些药物具有一定的熔点，当药物中杂质含量增多，药物的熔点会降低，熔距会增大。因此，测定熔点可以鉴别或检查药物的纯杂程度。

根据被测物质的性质不同，熔点测定法可分为三种：第一法，测定易粉碎的固体药品；第二法，测定不易粉碎的固体药品，如脂肪酸、石蜡、羊毛脂等；第三法，测定凡士林或其他类似物质。其中以第一法最为常用，各品种项下未注明时，均系指第一法。第一法分为传温液加热法（A法）和电热块空气加热法（B法）。若对 B 法测定结果持有异议，应以 A 法测定结果为准。

2. 传温液加热法（A法）

（1）样品的预处理及装填　取供试品适量，研成细粉，置于扁形称量瓶中，除另有规定外，按照该药品项下干燥失重的条件进行干燥后，样品装入洁净的毛细管，装填结实，使样品粉末紧密集结在毛细管的熔封端，装入样品的高度为3mm。

（2）温度计的安装及调整　将温度计垂直悬挂于盛装传温液的容器中，使温度计汞球部的底端与容器的底部相距2.5cm以上（用内加热的容器，温度计汞球的底端与加热器上表面距离2.5cm以上）。加热传温液并不断搅拌，待温度上升至较规定的熔点低限约低10℃时，调节升温速率为每分钟上升1.0 ~ 1.5℃，待达到预计终熔的温度后降温，如此反复2 ~ 3次掌握升温速率，并调整温度计的高度以使传温液受热后的液面恰在温度计的分浸线处。

（3）样品的测定　加热传温液并不断搅拌，待温度上升至较规定的熔点低限约低10℃时，将装有供试品的毛细管浸入传温液，贴附在温度计上（可用橡皮圈或毛细管夹固定），位置须使毛细管的内容物部分恰在温度计汞球的中部；继续加热，调节升温速率为每分钟上升 1.0～1.5℃，观察记录供试品在初熔至终熔时的温度，重复测定 3 次，取其平均值，即得。

3. 电热块空气加热法（B 法） 系采用自动熔点仪的熔点测定法。自动熔点仪有两种测光方式：一种是透射光方式，一种是反射光方式；某些仪器兼具两种测光方式。大部分自动熔点仪可置多根毛细管同时测定。

供试品干燥处理、测定用毛细管、毛细管插入加热块时温度要求（自动熔点仪加热块加热至较规定的熔点低限约低 10℃时放入）、以及升温速率要求、测定次数等都与 A 法相同。

4. 影响熔点测定结果的主要因素

（1）毛细管 通常选用内径为 0.9～1.1mm，壁厚 0.10～0.15mm，长 9cm 以上的毛细管，一端熔封。毛细管要干净，内径不能过大，管壁不能太厚，封口要均匀。

（2）样品的预处理、装填及用量 样品要研细并干燥，装填结实，装入样品的高度为 3mm。

（3）传温液 采用不同的传温液测定某些药品熔点，所得结果不一致。因此，A 法应按《中国药典》规定选择传温液。除另有规定外，熔点在 80℃以下者，传温液用水；熔点在 80℃以上者，传温液用硅油或液状石蜡。

（4）升温速率 毛细管浸入传温液（或插入加热块中）后，升温速率一般调节为每分钟上升 1.0～1.5℃；若供试品熔融同时分解，则控制升温速率使每分钟上升 2.5～3.0℃。

（5）A 法中所用玻璃温度计为分浸型，分浸线的高度宜在 50～80mm，具有 0.5℃刻度，并经熔点测定用对照品校正；或者经对照品校正后的电阻式数字温度计。B 法自动熔点仪的温度示值要定期采用熔点标准品进行校正。必要时，供试品测定应随行采用标准品校正仪器。

此外，样品受热是否均匀，温度计的位置是否合适，毛细管的内容物部分是否恰在温度计汞球的中部等对熔点测定结果都有影响。

当采用毛细管法测定难以判断熔点时，需辅以差示扫描量热分析法（DSC）的结果。一类新药的熔点则需采用毛细管法和 DSC 法同时测定。

【应用实例】马来酸氯苯那敏的熔点测定（第一法 传温液加热法）

《中国药典》规定本品的熔点应为 131.5～135℃。

检测方法：通则 0612 第一法传温液加热法。

熔点仪型号：YRT–3 熔点仪；升温速率：1.2℃/min；传温液为硅油。

供试品的干燥条件：在 105℃干燥。

检验结果：本品熔点为 131.5～135℃。

单项结论：本品的熔点符合规定。

说明：中国药品检验标准操作规程规定，熔点测定结果的数据按标准规定的熔点或熔距范围进行修约。当其有效数字的定位为小数时，修约间隔以 0.5 进行修约，即 0.1～0.2℃舍去，0.3～0.7℃修约为 0.5℃，0.8～0.9℃进为 1℃；并以修约后的数据报告。（表 3–1）

表 3–1 熔点数据记录表

	第一次	第二次	第三次	平均值	修约值
初熔温度（℃）	131.6	131.5	131.7	131.6	131.5
终熔温度（℃）	134.6	135.0	134.8	134.8	135

（三）pH 值测定法

1. 概述　pH 值系指水溶液中氢离子活度的负对数值，用来表示溶液的酸度。测定溶液 pH 值使用 pH 计（或酸度计）。pH 计实际上是一个特殊的测定电位的装置，包括电位计和电极两部分。测量时常用玻璃电极作指示电极，饱和甘汞电极或银 – 氯化银电极作参比电极，同时浸入同一溶液中，构成一个原电池。

（ － ）玻璃电极 | 标准缓冲液或待测溶液 | 饱和甘汞电极 （ ＋ ）

待测溶液的 pH_x 可按式（3 – 2）计算。

$$pH_x = pH_s + \frac{E_x - E_s}{k} \tag{3 – 2}$$

$$pH_x = pH_s + \frac{E_x - E_s}{0.05916} \quad (25℃) \tag{3 – 3}$$

式中，E_x 为测定供试品溶液时原电池的电动势，V；E_s 为测定标准缓冲溶液时原电池的电动势，V；pH_s 为标准溶液的 pH；k 为与温度有关的常数，温度为 25℃时，k 为 0.05916。由此可知，溶液 pH 测定结果不仅与温度及 pH 计性能有关，而且其准确与否，还在于标准溶液 pH_s 准确与否，且 pH_s 应尽量接近待测溶液的 pH_x。因此，应仔细选择和配制用于校准 pH 电极的标准缓冲溶液。《中国药典》通则 pH 值测定法项下规定了对 pH 计进行校正的五种标准缓冲溶液的配制方法，并列出了 0～60℃ 每间隔 5℃ 时各标准缓冲溶液的 pH 值。25℃时各标准缓冲溶液的 pH 值，见表 3 – 2。

表 3 – 2　25℃各标准缓冲溶液的 pH 值

缓冲液种类	草酸盐标准缓冲液	邻苯二甲酸盐标准缓冲液	磷酸盐标准缓冲液	硼砂标准缓冲液	氢氧化钙标准缓冲液
pH 值	1.68	4.01	6.86	9.18	12.45

pH 计应定期进行计量检定，并符合国家有关规定。在测定前，还应按《中国药典》通则的方法配制合适的标准缓冲溶液，或采用国家标准物质管理部门发放的标准 pH 值准确至 0.01pH 单位的合适标准缓冲溶液校正仪器。

2. 测定法　应严格按照仪器说明书和注意事项操作。

3. 注意事项

（1）pH 计属于强制检定的计量器具，应每年进行检定并符合国家有关规定。

（2）玻璃电极使用前浸在水中至少 4 个小时，新电极浸泡至少 24 小时。玻璃电极球泡中的缓冲液应与内参比电极接触，不应有气泡。玻璃电极的球膜易破碎，注意不要触及硬物，待测溶液温度不能超过 60℃。饱和甘汞电极内部的氯化钾溶液中应留有少量氯化钾晶体，使用前应赶去下管中的气泡。

（3）配制标准缓冲液与溶解供试品的水，应是新沸过并放冷的纯化水，其 pH 值应为 5.5～7.0。

（4）测定前，按各品种项下的规定，选择三种或两种合适的 pH 值约相差 3 个 pH 单位的标准缓冲液对仪器进行校正，并使供试品溶液 pH 值处于它们之间。

（5）先采用两种标准缓冲液对仪器进行自动校正，使斜率为 90%～105%，漂移值在 0 ± 30mV 或 ±0.5pH 单位之内，再用 pH 值介于两种校正缓冲液之间且尽量与供试品接近的第三种标准缓冲液验证，至仪器示值与验证缓冲液的规定数值相差不大于 ±0.05pH 单位。或者，选择两种 pH 值约相差 3 个 pH 单位的标准缓冲液，先取与供试品溶液 pH 值较接近的第一种标准缓冲液校正仪器（定位）时，使仪器示值与标准缓冲液 pH 一致。再用第二种标准缓冲液核对仪器示值，相差应不大于 ±0.02pH 单位。如果大于此差值，则应小心调节斜率，使示值与第二种标准缓冲液 pH 一致。重复上述定位与斜率调节操作，至仪器示值与标准缓冲液的规定数值相差不大于 ±0.02pH 单位。否则，需检查仪器或更换电极后，再校正至符合要求。

（6）每次更换标准缓冲液或供试液前，应用纯化水充分洗涤电极后，再用滤纸将水吸尽，或用所换的标准缓冲液或供试液洗涤。

（7）普通玻璃电极的 pH 使用范围在 1~9，溶液 pH > 9 时，测定结果会偏低产生碱差（或钠差），可使用锂玻璃电极（231 型）以克服碱差。

（8）对弱缓冲液（如水）的 pH 值测定，先用邻苯二甲酸盐标准缓冲液校正仪器后测定供试液，并重取供试液再测，直至 pH 值的读数在 1 分钟内改变不超过 0.05 止；然后再用硼砂标准缓冲液校正仪器，再如上法测定；二次 pH 值的读数相差应不超过 0.1，取二次读数的平均值为其 pH 值。

（9）标准缓冲液一般可保存 2~3 个月，但发现有浑浊、发霉或沉淀等现象时，不能继续使用。

4. 应用 许多原料药、注射液、滴眼液等规定检查 pH 值。如，葡萄糖氯化钠注射液的 pH 值应为 3.5~5.5，利巴韦林滴眼液的 pH 值应为 5.0~7.0。

（四）比旋度测定法

1. 概述 具有不对称元素（常为手性碳）的化合物常具有光学活性，平面偏振光通过含有某些光学活性化合物的液体或溶液时，偏振光的平面向左或向右旋转，即发生旋光现象，旋转的度数称为旋光度，常用符号 α 表示。使偏振光的平面向右旋转者，称为右旋物质，常用 " + " 表示；使偏振光的平面向左旋转者，称为左旋物质，常用 " − " 表示。在一定波长与温度下，偏振光通过长 1dm 并每 1ml 中含有旋光性物质 1g 的溶液时测得的旋光度称为比旋度，常用符号 $[\alpha]_D^t$ 表示。D 表示测定波长为钠光谱的 D 线（589.3nm），t 为测定时温度，一般测定温度为 20℃。比旋度是物质的物理常数，测定比旋度可以鉴别或检查某些药品的纯杂程度，亦可用以测定含量。

2. 测定法

（1）旋光仪的检定 旋光仪的检定可用 +5° 和 −5° 标准石英旋光管进行检定，要求在规定温度下记录仪器的零点值，再放上标准石英管读数，如此反复测定 6 次，按规定处理结果，平均测定结果均不得超出示值 ±0.01°。此外，将测定管旋转不同角度和方向测定，结果均不得超出示值 ±0.04°。

（2）比旋度的测定 测定旋光度时，使用读数至 0.01° 并经过检定的旋光仪。将测定管用供试液体或溶液（取固体供试品，按《中国药典》各品种项下的方法制成）冲洗数次，缓缓注入供试液体或溶液适量（注意勿使发生气泡），置于旋光仪内检测读数，即得供试液的旋光度。按同法读取旋光度 3 次，取平均值按式（3-4）或式（3-5）算，即得供试品的比旋度。

$$\text{液体样品：} [\alpha]_D^t = \frac{\alpha}{l \times d} \tag{3-4}$$

$$\text{固体样品：} [\alpha]_D^t = \frac{100 \times \alpha}{l \times c} \tag{3-5}$$

式中，$[\alpha]_D^t$ 为比旋度；D 为钠光谱的 D 线，589.3nm；t 为测定时的温度，℃；l 为测定管长度，dm；α 为测得的旋光度；d 为液体的相对密度；c 为每 100ml 溶液中含有被测物质的重量（按干燥品或无水物计算），g。

旋光法多用于比旋度的测定，按上式计算出的比旋度不超出《中国药典》规定的上下限度或最低限度，即可判为符合规定。

（3）注意事项 ①物质的旋光度与光源、测定波长、溶剂、溶液的浓度、旋光管的长度和温度等因素有关。因此，表示物质的旋光度应注明测定条件。②每次测定前应以溶剂作空白校正，测定后，再校正一次，如第二次校正时发现旋光度差值超过 ±0.01° 时，则应重新测定旋光度。③配制溶液及测定时，均应调节温度至 20.0℃±0.5℃（或各药品项下规定的温度）。④供试液体或固体供试品的溶液应澄清；如有浑浊，则应预先滤过，并弃去初滤液。一般应在供试品溶液配制后 30 分钟内进行测定。⑤测定供试品溶液与空白时，测定管放在旋光仪内的位置、方向应一致，测定管上的玻璃片保持清洁、光亮，否则影响测定结果。⑥当已知供试品具有外消旋作用或者旋光转化现象，则应相应采取措施，对样品制备的时间以及将溶液装入旋光管的间隔时间进行规定。

【应用实例】 盐酸左氧氟沙星的比旋度测定

方法：取本品，精密称定，加水溶解并定量稀释制成每 1ml 中约含 20mg 的溶液，依法测定（通则0621），比旋度应为 −47°～−52°。

测试仪器及型号：数字式自动旋光仪，WZZ−2 型；室温为 20.5℃。

旋光管长度（l）：2dm。

试样配制：取供试品约 2g，精密称定，置 100ml 量瓶中，用水溶解并稀释至刻度，摇匀。

称量数值：样品重：2.012g；样品温度：20℃；水分：4.0%。

测得旋光度（α，3 次）：−1.90，−1.89，−1.91，平均值（$\bar{\alpha}$）：−1.90。

计算比旋度：

$$[\alpha]_D^{20} = \frac{100 \times \alpha}{l \times c} = \frac{100 \times (-1.90)}{2 \times 2.012(1-4.0\%)} = -49.2°$$

结论：该产品的比旋度符合规定。

（五）折光率测定法

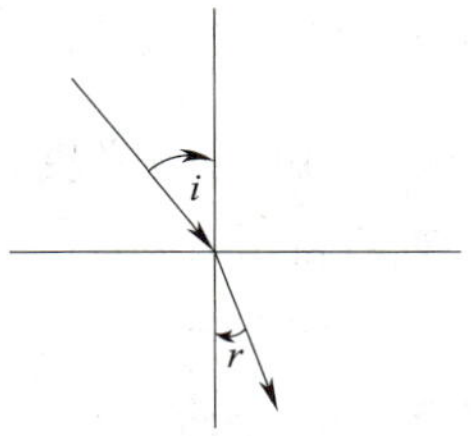

光线自一种透明介质进入另一种透明介质时，由于两种介质的密度不同，光在两种介质中的传播速度不同，在两种介质的平滑界面发生折射，见图 3−4 所示，折射的方向和程度与两种介质的密度有关。一般折光率系指光线在空气中行进的速度与在供试品中行进速度的比值。根据折射定律，折光率（n）是光线入射角的正弦与折射角的正弦的比值，即式（3−6）。

图 3−4 折射现象示意图

$$n = \frac{\sin i}{\sin r} \tag{3-6}$$

式中，n 为折光率；sini 为光线入射角的正弦；sinr 为折射角的正弦。

物质的折光率因温度或光线波长的不同而改变，透光物质的温度升高，折光率变小；光线的波长越短，折光率越大。折光率常以 n_D^t 表示，D 为钠光谱的 D 线，t 为测定时的温度。《中国药典》采用钠光谱的 D 线（589.3nm）测定供试品相对于空气的折光率（如用阿培折光计，可用白光光源），除另有规定外，供试品温度为 20℃。

测定折光率用的折光计应能读数至 0.0001，测量范围 1.3～1.7，如用阿培折光计或与其相当的仪器。测定前，折光计读数应用校正用棱镜或纯化水进行校正，纯化水的折光率 20℃ 时为 1.3330，25℃ 时为 1.3325，温度每上升或下降 1℃，折光率降低或升高 0.0001。测定时注意调节温度至 20℃±0.5℃（或各品种项下规定的温度），测量后再重复读数两次，3 次读数的平均值即为供试品的折光率。

某些液体药物，如植物油、挥发油、油脂、有机溶剂等一般有特定的折光率，测定折光率可以区别不同的油类或检查某些药品的纯杂程度。例如《中国药典》规定：大豆油的折光率为 1.472 ~ 1.476，维生素 E 的折光率为 1.494 ~ 1.499。

（六）吸收系数测定法

对紫外 – 可见光有吸收的物质，其特定波长处的吸收系数是该物质的物理常数，在一定条件下，物质的吸收系数是恒定不变的，且与入射光的强度、吸收池厚度及样品浓度无关。吸收系数有两种表示方法：摩尔吸收系数和百分吸收系数。百分吸收系数（$E_{1cm}^{1\%}$）系指在一定波长下，溶液浓度为 1%（g/ml），液层厚度为 1cm 时的吸光度。《中国药典》采用百分吸收系数，列入某些有紫外 – 可见吸收的药物的性状项下。通常制剂的含量测定、溶出度和含量均匀度测定采用吸收系数法时，测定原料的吸收系数。测定吸收系数可鉴别药物或检查药物的纯度。

影响吸收系数的因素较多，除药物本身的结构性质外，还有入射光波长、溶剂、温度、溶液 pH 值等，因此测定吸收系数时应严格按照《中国药典》要求配制供试品溶液，并注意以下几点。

（1）校正仪器　紫外 – 可见分光光度计应定期校正，在测定前校正仪器波长。常用仪器自带氘灯的 486.02nm、656.10nm 两谱线校正。

（2）检查溶剂　在测定前，先检查所用溶剂在测定波长附近是否有干扰，应符合《中国药典》要求。

（3）核对最大吸收波长　除另有规定外，吸收峰波长应在待测药物规定波长 ±2nm 以内，并以吸光度最大的波长作为测定波长。

（4）测定要求　测定时吸收池应配对或作空白校正，供试品平行测定 2 份，相对平均偏差应在 ±0.3% 以内，以平均值报告结果。百分吸收系数（$E_{1cm}^{1\%}$）的计算公式见式（3 – 7）。

$$E_{1cm}^{1\%} = \frac{A}{c \times l} \qquad\qquad (3 - 7)$$

式中，A 为吸光度；c 为每 100ml 溶液中含有被测物质的重量（按干燥品或无水物计算），g；l 为液层厚度，cm。

第二节　药物的鉴别

PPT

鉴别是依据药物的组成、结构和理化性质通过化学反应、仪器分析、测定物理常数或生物学方法，来判断药物的真伪。鉴别的目的就是确证供试品的真伪。《中国药典》和世界各国药典所收载的药品项下的鉴别试验方法，均为用来证实贮藏在有标签容器中的药物，是否为其所标示的药物，而不是对未知物进行定性分析。这些鉴别方法虽有一定的专属性，但不足以确证其结构，因此，不能赖以鉴别未知物。鉴别项下规定的试验方法，仅适用于鉴别药品的真伪；对于原料药，还应结合性状项下的外观和物理常数的观测结果进行确认。性状观测是药品检验工作的第一步，也是不可省略的极其重要的一步。只有性状符合规定的供试品，方可继续鉴别真伪，也只有鉴别符合规定，方可进行检查和测定含量。否则，不必进行检查和含量测定。药物的鉴别具有以下特点。

（1）为已知物的确证试验，而不是鉴定未知物的组成和结构。依据《中国药典》、局（部）标准鉴别药物时，供试品是已知物，只须照药品品名鉴别项下规定的试验方法，逐项检验，并结合性状观测结果，对供试品的真伪作出判断。

（2）鉴别试验是个别分析，而不是系统分析。一般采用灵敏度高、专属性强的方法进行鉴别，鉴别试验项目比较少，一般在四、五个项目以内，有的只做一、两项试验就可以作出明确结论。

（3）通常选用药物的化学鉴别反应、测定光谱特征、色谱行为、比旋度、折光率、熔点、生物活性或放射性等不同方法鉴别同一个供试品，综合分析实验结果，作出判断。

（4）鉴别制剂时，要注意消除辅料的干扰。鉴别复方制剂中的不同成分时，还应注意消除各成分间的干扰。

一、常用鉴别方法

药物的鉴别方法要求专属性强、耐用性好、灵敏度高，操作简便快速等，常用鉴别方法有化学鉴别法、光谱法、色谱法和生物学方法。

（一）化学鉴别法

根据药物与化学试剂在一定条件下发生化学反应产生的外观现象进行鉴别，如溶液颜色的改变、沉淀的产生或溶解、荧光的出现或消失、特殊气体的生成等，从而作出定性分析结论。如果供试品的鉴别试验现象与药品质量标准中的鉴别项目及相应的反应现象相同，则认定为同一种药物。

化学鉴别法有一定的灵敏度和专属性，且所用仪器简单，操作简便易行，是药物分析中最常用的鉴别方法。化学鉴别法要注意鉴别反应的条件，如溶液的浓度、酸碱性、温度、反应介质、反应时间和干扰物质的影响等。《中国药典》中应用较多的化学鉴别反应有各种无机阴阳离子的鉴别反应，典型官能团反应。有关这些反应的方法、原理及条件等将在后面讲述。

（二）光谱法

光谱法包括紫外 – 可见分光光度法、红外分光光度法、近红外分光光度法、原子吸收分光光度法、荧光分光光度法和核磁共振波谱法等，均可用于鉴别。《中国药典》鉴别药物的光谱法主要是紫外 – 可见分光光度法和红外分光光度法。含有生色团和助色团的药物吸收一定波长的紫外 – 可见光（190 ~ 780nm），引起分子外层电子能级跃迁产生特征吸收光谱，见图 3 – 5 所示。红外光能量较低，化合物受红外光（通常是中红外光 2.5 ~ 25μm，即波数为 4000 ~ 400cm^{-1}）照射后，引起分子的振动 – 转动能级跃迁产生红外吸收光谱，见图 3 – 6。几乎所有的有机物都有其特征红外光谱，可供鉴别。

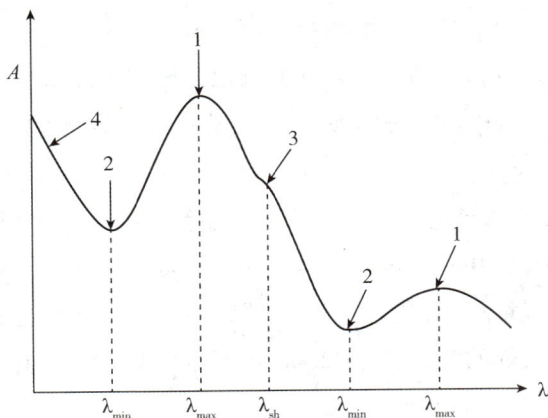

图 3 – 5　紫外光谱示意图
1. 吸收峰；2. 吸收谷；3. 肩峰；4. 末端吸收

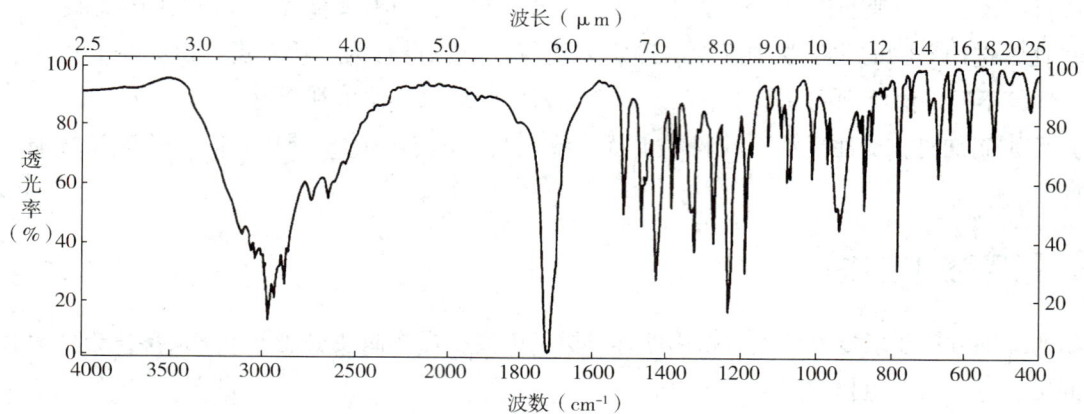

图 3-6　红外光谱示意图

1. 紫外-可见分光光度法　紫外-可见分光光度法有较高的灵敏度和一定的专属性，仪器普及率高，操作简便快速，广泛用于药物的鉴别、检查和含量测定。用于药物的鉴别时，因紫外光谱较为简单、曲线形状变化不大，用作鉴别的专属性远不如红外光谱。通常采用以下做法可以提高方法的专属性。

（1）对比吸收光谱的一致性　按药品质量标准的规定，将供试品与对照品用规定溶剂分别配成一定浓度的溶液，在规定波长区域内绘制吸收光谱，供试品光谱与对照品光谱应一致。所谓一致是指吸收光谱曲线中吸收峰的数目、峰位、峰形和相对强度均一致。例如，地蒽酚软膏的鉴别：取含量测定项下的溶液，照分光光度法测定，供试品溶液在 440~470nm 波长范围内的吸收光谱应与对照溶液的吸收光谱一致。

（2）对比最大吸收波长、最小吸收波长与肩峰的一致性　例如鉴别布洛芬片时，取片粉适量，用 0.4% 氢氧化钠溶液制成每 1ml 约含布洛芬 0.25mg 的溶液，滤过，取续滤液，照分光光度法测定，在 265nm 与 273nm 的波长处有最大吸收，在 245nm 与 271nm 的波长处有最小吸收，在 259nm 的波长处有一肩峰。

（3）对比最大吸收波长及其相应的吸光度值　鉴别时按药品质量标准的规定，将供试品用规定溶剂配成一定浓度的溶液，在规定波长区域内测定最大吸收波长及相应的吸光度，应与药品质量标准中规定的最大吸收波长及其相应的吸光度一致。如盐酸美西律的鉴别：取本品，加 0.01mol/L 盐酸溶液溶解并稀释制成每 1ml 中约含 0.4mg 的溶液，照紫外-可见分光光度法测定，在 261nm 的波长处有最大吸收，吸光度为 0.44~0.48。

（4）对比最大吸收波长及吸光度比值的一致性　例如氢氯噻嗪的鉴别：取本品 50mg，置 100ml 量瓶中，加 0.1mol/L 氢氧化钠溶液 10ml 使溶解，用水稀释至刻度，摇匀，精密量取 2ml，置 100ml 量瓶中，用 0.01mol/L 氢氧化钠溶液稀释至刻度，摇匀，照紫外-可见分光光度法测定，在 273nm 与 323nm 波长处有最大吸收，273nm 波长处的吸光度与 323nm 波长处的吸光度比值（A_{273}/A_{323}）为 5.4~5.7。

【应用实例】紫外-可见分光光度法鉴别维生素 B_{12} 注射液

方法：取含量测定项下的供试品溶液，照紫外-可见分光光度法（通则 0401）测定，在 361nm 与 550nm 的波长处有最大吸收；361nm 处的吸光度与 550nm 处的吸光度的比值应为 3.15~3.45。

避光操作。精密量取规格为 1ml：0.25mg 维生素 B_{12} 注射液 5ml，置 50ml 量瓶中，加水稀释至刻度，摇匀，制成每 1ml 中约含维生素 B$_{12}$ 25μg 的溶液，以纯化水为空白，用配套的石英吸收池装维生素 B$_{12}$ 稀释液，从 240nm 起至 580nm 扫描光谱。在 361nm 与 550nm 的波长处有最大吸收，吸光度分别为 0.507、0.155。

$$\frac{A_{361}}{A_{550}} = \frac{0.507}{0.155} = 3.27$$

在 361nm、550nm 波长处有最大吸收；361nm 处吸光度与 550nm 处吸光度的比值为 3.27，在规定的 3.15～3.45 范围内。

判断：鉴别符合规定。

2. 红外分光光度法　又称红外光谱法（常用缩写 IR 表示）。IR 可以测定固体、液体或气体，以固体最为常用，其特征性强，应用范围广。IR 主要用于组成单一、结构明确的原料药鉴别，特别是结构复杂、相互之间差异较小，用化学方法或紫外 – 可见分光光度法不易区分的药物，如甾体激素类药物、磺胺类药物等。IR 也可用于制剂的鉴别。

用 IR 鉴别药物时，可采用标准图谱对照法或对照品比较法。《中国药典》多采用标准图谱对照法，少数品种采用对照品比较法。标准图谱对照法是将供试品的红外吸收光谱与相应的标准红外光谱直接比对，比对时，一般先看最强峰，核对其吸收峰数目、位置（波数值）、峰形和相对强度是否一致，再核对中等强度的吸收峰和弱吸收峰是否对应，如不一致，应按光谱图中备注的方法或该药品正文项下规定的方法进行预处理以后，再行录制比对。对照品比较法是将供试品与相应的对照品在同样条件下绘制红外光吸收图谱，直接对比是否一致。USP43 采用对照品比较法，BP（2021）两种方法都有采用，JP（17）除采用上述两种方法外，还采用吸收波数鉴别法。

《中国药典》规定，绘制红外光谱图时使用仪器的标称分辨率，除另有规定外，应不低于 2cm^{-1}。测定光谱图前，先用聚苯乙烯薄膜校正仪器。光谱图的横坐标为波数、纵坐标为透光率（$T\%$）。基线一般控制在 90% 透光率以上，供试品取用量一般控制在使其最强吸收峰在透光率 10% 以下。

（1）原料药的鉴别　《中国药典》收载的原料药几乎都采用了红外光谱鉴别。除另有规定外，应按照国家药典委员会编订的《药品红外光谱集》各卷收载的各光谱图所规定的方法制备样品。具体操作技术参见《药品红外光谱集》的说明。

采用固体制样技术时，最常碰到的问题是多晶现象，固体样品的晶型不同，其红外光谱往往也会产生差异。当供试品的实测图谱与《药品红外光谱集》所收载的标准图谱不一致时，在排除各种可能影响图谱的外在或人为因素后，应按该药品光谱图中备注的方法或各品种正文中规定的方法进行预处理，再绘制光谱，比对。如未规定该供试品供药用的晶型或预处理方法，则可使用对照品，并采用适当的溶剂对供试品与对照品在相同的条件下同时进行重结晶，然后依法绘制光谱，比对。如已规定特定的药用晶型，则应采用相应晶型的对照品依法比对。当采用固体制样技术不能满足鉴别需要时，可改用溶液法测定光谱后比对。

（2）制剂的鉴别　USP、BP 广泛使用 IR 鉴别药物制剂，《中国药典》（2010 年版）二部有 73 种制剂采用了红外光谱鉴别，《中国药典》（2020 年版）有更多的制剂品种采用了此法。IR 鉴别药物制剂时，应按品种鉴别项下规定的前处理方法对制剂进行处理，通常采用溶剂提取分离，经适当干燥后依法进行红外光谱鉴别。提取时应选择适宜的溶剂，以尽可能减少辅料的干扰，并力求避免导致可能的晶型转变。

（3）多组分原料药鉴别　不能采用全光谱比对，有时可选择主要成分的若干个特征谱带进行比对，用于组成相对稳定的多组分原料药的鉴别。

（4）注意事项　①《中国药典》各品种项下规定"应与对照的图谱（光谱集××图）一致"是指《药品红外光谱集》第一卷（1995年版）、第二卷（2000年版）、第三卷（2005年版）、第四卷（2010年版）、第五卷（2015年版）的图谱。同一化合物的图谱若在不同卷上均有收载时，则以后卷所载的图谱为准。②红外实验室的环境条件：室温应控制在15～30℃，相对湿度应小于65%，适当通风换气，以避免积聚过量的二氧化碳和有机溶剂蒸气。③压片法绘制红外光谱时受外界条件影响较大，图谱容易发生变化。各种型号的仪器性能不同，操作条件不同，供试品制备时研磨程度的差异或吸水程度不同等原因，均会影响光谱的形状。因此，在比对光谱时，应考虑各种因素可能产生的影响。④有机药物的盐酸盐均采用溴化钾压片法，但如果发生离子交换反应，则用氯化钾压片法。⑤本法对存在多晶现象而又无可重复转晶方法的药物不适用。⑥压片模具及液体吸收池等用完后，应及时擦拭干净，必要时清洗，保存在干燥器中，以免锈蚀。

（三）色谱鉴别法

色谱法包括平面色谱法（如纸色谱法、薄层色谱法等）、柱色谱法（如高效液相色谱法、气相色谱法）和毛细管电泳法等。《中国药典》用于鉴别的色谱法主要是薄层色谱法（TLC）和高效液相色谱法（HPLC），气相色谱法（GC）、纸色谱法、电泳法等也有应用。色谱鉴别法是依据相同的物质在相同的色谱条件下，具有相同的色谱行为（比移值或保留时间）进行鉴别，供试品采用与对照品在相同的色谱条件下进行分离，然后比较两者保留行为和检测结果是否一致来验证供试品的真伪。如果药品标准中鉴别项下同时收载了TLC法和HPLC法可以选做其一。

1. 薄层色谱法　薄层色谱法是将细粉状的吸附剂或载体涂布于玻璃板、塑料板或金属基片上形成一均匀薄层，在此薄层上点样、展开、显色后，进行鉴别、杂质检查或含量测定的方法。薄层色谱法分离能力较强、所用仪器简单，操作简便，其应用范围日益扩大。用薄层色谱法鉴别时，采用供试品溶液与对照标准溶液，在同一块薄层板上点样、展开与检视，供试品溶液色谱图中所显斑点的位置（R_f）和颜色（或荧光）应与标准物质溶液色谱图的斑点一致，见图3-7（a）；必要时，化学药品可采用供试品溶液与对照品溶液等体积混合，应显示单一、紧密的斑点，见图3-7（b）；或选用与供试品化学结构相似的药物对照品与供试品溶液的主斑点比较，两者R_f应不同，见图3-7（c）；或将上述与供试品化学结构相似的药物对照品溶液与供试品溶液等体积混合，应显示两个分离清晰的斑点，见图3-7（d）。此法可用于药物及其制剂、中药的鉴别。

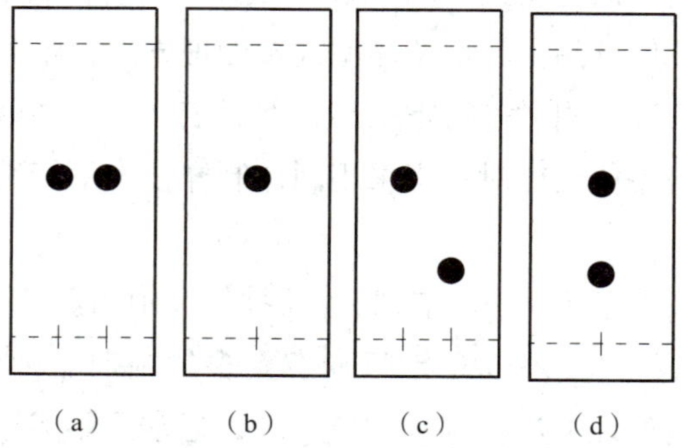

（a）　　　　（b）　　　　（c）　　　　（d）

图3-7　薄层色谱鉴别示意图

单独使用薄层色谱鉴别时，需进行色谱系统适用性试验，对斑点的比移值（R_f）、分离度（或分离效能）进行考察，必要时进行灵敏度考察。

$$比移值（R_f）= \frac{基线至展开斑点中心的距离}{基线至展开剂前沿的距离}$$

分离效能，鉴别时，供试品与标准物质色谱图中的斑点，均应清晰分离。

2. 高效液相色谱法　HPLC 法是以液体为流动相，采用高压泵将具有不同极性的单一溶剂或不同比例的混合溶剂、缓冲液等流动相泵入装有填充剂的色谱柱，供试品经进样阀注入，被流动相带入色谱柱分离后，各成分依次进入检测器，用积分仪或数据处理系统记录色谱图和进行数据处理，从而实现对试样分析的方法。HPLC 法具有适用范围广、分离能力强、灵敏度高等特点。一般含量测定（或检查）采用高效液相色谱法时，采用此法鉴别药物，一般规定按供试品含量测定（或检查）项下高效液相色谱法进行试验，要求供试品溶液主峰的保留时间应与对照品溶液主峰的保留时间一致。如果为内标法时，则要求供试品溶液和对照品溶液色谱图中待测组分峰保留时间与相应内标物保留时间的比值应一致。

注意影响保留时间的因素是多方面的，柱温是否恒定、流动相比例是否变化、色谱柱平衡情况、流速变化、泵中有无气泡等都能影响保留时间，因此，用 HPLC 法（特别是外标法）鉴别时要保持色谱系统稳定，同一物质不同时间进样的保留时间重现性必须保证。

【应用实例】辛伐他汀片的 HPLC 法鉴别

在辛伐他汀片含量测定项下记录的色谱图中，供试品溶液主峰的保留时间应与对照品溶液主峰的保留时间一致。见图 3 – 8、图 3 – 9。

图 3 – 8　辛伐他汀样品溶液高效液相色谱图

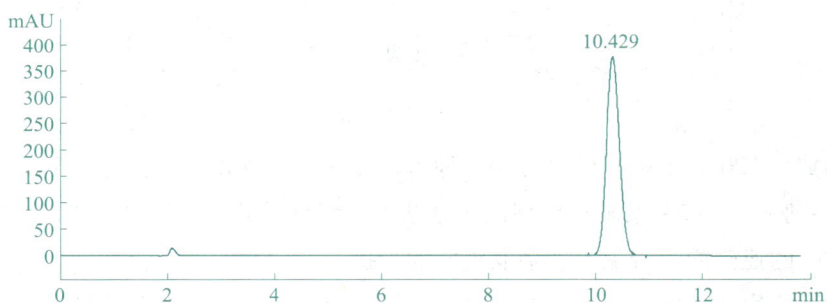

图 3 – 9　辛伐他汀对照品溶液高效液相色谱图

（四）生物学法

生物学法是利用微生物或实验动物进行鉴别的方法。主要用于抗生素、生化药物及中药的鉴别。如注射用缩宫素的鉴别，照缩宫素生物测定法（通则 1210）试验，应有子宫收缩的反应。

随着仪器分析技术的发展和在《中国药典》的广泛应用，仪器分析方法用于药物鉴别的数量不断增加，尤其是红外分光光度法、高效液相色谱法和薄层色谱法。USP、BP 已经广泛采用红外分光光度法鉴别制剂，我国采用红外分光光度法鉴别的品种也进一步增多。

二、一般鉴别试验

一般鉴别试验是根据某一类药物的化学结构及其理化性质特征，通过化学反应来鉴别药物的真伪。对于无机药物，可根据其组成的阴阳离子的特殊反应进行确认，对于有机药物，主要利用其典型的官能团反应。一般鉴别试验通常只能证实为某一类药物，而不能证实为哪一种药物。一般鉴别试验收载在《中国药典》四部通则，其中列有一项以上的试验方法时，除正文中已明确规定外，应逐项进行试验，方能证实，不得任选其中之一作为依据。

《中国药典》四部通则项下的一般鉴别试验包括以下项目：丙二酰脲类、托烷生物碱类、芳香第一胺类、有机氟化物、有机酸盐（水杨酸盐、枸橼酸盐、乳酸盐、苯甲酸盐、酒石酸盐）、无机酸盐类（亚硫酸盐或亚硫酸氢盐、硫酸盐、硝酸盐、硼酸盐、碳酸盐与碳酸氢盐、醋酸盐、磷酸盐、氯化物、溴化物、碘化物）、无机金属盐类（钠盐、钾盐、锂盐、铵盐、镁盐、钙盐、钡盐、铁盐、铝盐、锌盐、铜盐、银盐、汞盐、铋盐、锑盐、亚锡盐）。下面介绍几种应用较多的一般鉴别试验。

（一）芳香第一胺类鉴别反应

1. 方法　取供试品约 50mg，加稀盐酸 1ml，必要时缓缓煮沸使溶解，放冷，加 0.1mol/L 亚硝酸钠溶液数滴，加与 0.1mol/L 亚硝酸钠溶液等体积的 1mol/L 脲溶液，振摇 1 分钟，滴加碱性 β-萘酚试液数滴，视供试品不同，生成由粉红到猩红色沉淀。

2. 原理　芳香第一胺类药物，如盐酸普鲁卡因、磺胺嘧啶等，在盐酸酸性溶液中，均可与亚硝酸钠发生重氮化反应，加入碱性 β-萘酚形成粉红色至猩红色的偶氮染料。

$$\text{R}-\text{C}_6\text{H}_4-\text{NH}_2 + \text{NaNO}_2 + 2\text{HCl} \longrightarrow [\text{R}-\text{C}_6\text{H}_4-\text{N}^+\equiv\text{N}]\text{Cl}^- + \text{NaCl} + 2\text{H}_2\text{O}$$

$$[\text{R}-\text{C}_6\text{H}_4-\text{N}^+\equiv\text{N}]\text{Cl}^- + \text{C}_{10}\text{H}_7\text{OH} + \text{NaOH} \longrightarrow \text{偶氮染料} + \text{NaCl} + \text{H}_2\text{O}$$

粉红色至猩红色

此为《中国药典》（2015 年版）修订方法，原方法没有加入脲溶液，多余的亚硝酸可与 β-萘酚反应生成猩红色的 1-亚硝基-2-萘酚而出现假阳性结果，修订后的方法通过在滴加碱性 β-萘酚试液前加入脲溶液除掉多余的亚硝酸，避免了多余亚硝酸的干扰。

水解后或还原后能生成芳香第一胺类的药物，均可用此反应鉴别，如对乙酰氨基酚。

（二）有机氟化物鉴别反应

1. 方法　取供试品约 7mg，照氧瓶燃烧法进行有机破坏，用水 20ml 与 0.01mol/L 氢氧化钠溶液 6.5ml 为吸收液，俟燃烧完毕后，充分振摇；取吸收液 2ml，加茜素氟蓝试液 0.5ml，再加 12% 醋酸钠的稀醋酸溶液 0.2ml，用水稀释至 4ml，加硝酸亚铈试液 0.5ml，即显蓝紫色；同时做空白对照试验。

2. 原理　有机氟化物中的氟与有机物以共价键结合，鉴别时，首先用氧瓶燃烧法（氧瓶燃烧法是将有机药物在充满氧气的燃烧瓶中进行燃烧，使其中的卤素、硫、硒等元素分解成离子型化合物，用规定吸收液吸收后，采用适宜的分析方法进行鉴别、检查或含量测定，它是一种快速分解有机物的简单方法）进行有机破坏，将有机氟转化为无机氟离子，在 pH 4.3 时，与茜素氟蓝、硝酸亚铈试液中的 Ce^{3+} 以 1∶1∶1 结合成蓝紫色的络合物，该反应很灵敏，检出限量为 0.2×10^{-6}，因此应同时做空白对照试验。

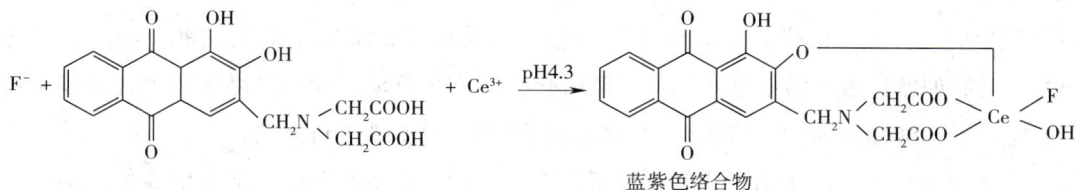

蓝紫色络合物

醋酸氟轻松、地塞米松磷酸钠、氟烷、氟康唑等均可显有机氟化物鉴别反应。

（三）丙二酰脲类鉴别反应

苯巴比妥、苯巴比妥钠、司可巴比妥钠、异戊巴比妥、异戊巴比妥钠等巴比妥类药物均具有丙二酰脲的母体结构，溶于碳酸钠试液中与硝酸银试液作用产生白色沉淀；溶于吡啶中与铜吡啶试液作用显紫色或产生紫色沉淀。硫代巴比妥类药物与吡啶硫酸铜试液作用则显绿色（如硫喷妥钠）。因此可用这一反应区别或鉴别巴比妥类药物和硫代巴比妥类药物。

（四）酒石酸盐的鉴别反应

1. 银镜反应

（1）方法　取供试品的中性溶液，置洁净的试管中，加氨制硝酸银试液数滴，置水浴中加热，银即游离并附在试管的内壁成银镜。

（2）原理　酒石酸具有还原性，可将氨制硝酸银试液中的银离子还原成金属银而生成银镜。

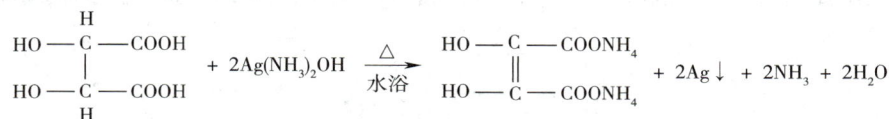

2. 显色反应

（1）方法　取供试品溶液，加醋酸成酸性后，加硫酸亚铁试液 1 滴和过氧化氢试液 1 滴，俟溶液褪色后，用氢氧化钠试液碱化，溶液即显紫色。

（2）原理　酒石酸具有还原性，可以被弱氧化剂过氧化氢氧化，同时与被过氧化氢氧化生成的三价铁配合，生成在碱性溶液中显紫色的配合物。

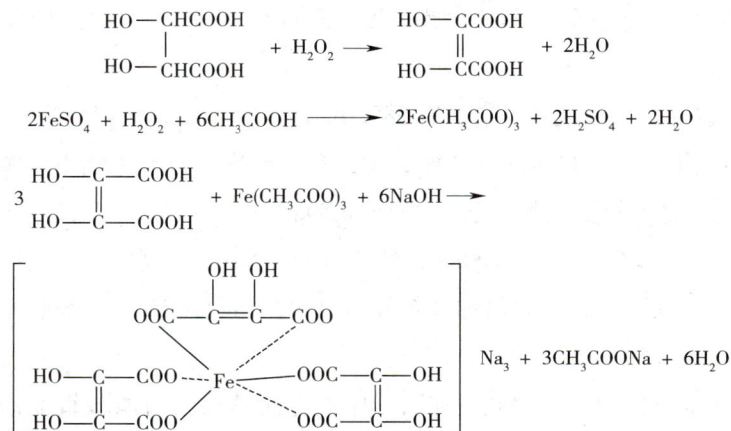

（五）无机阴离子鉴别反应

1. 氯化物鉴别反应

（1）沉淀反应　方法：取供试品溶液加稀硝酸使成酸性后，滴加硝酸银试液，即生成白色凝乳状沉淀；分离，沉淀加氨试液即溶解，再加稀硝酸酸化，又产生沉淀。如供试品为生物碱或其他有机碱的盐酸盐，须先加氨试液使成碱性，将析出的沉淀滤过除去，取滤液进行试验。

原理：氯化物可与硝酸银作用生成难溶性银盐沉淀，此沉淀不溶于稀硝酸，但在氨试液中生成可溶性络合物而溶解。

（2）显色反应　方法：取供试品少量，置试管中，加等量的二氧化锰，混匀，加硫酸湿润后缓缓加热，即发生氯气，能使湿润的碘化钾淀粉试纸显蓝色。

原理：在硫酸存在并加热的条件下，氯化物被二氧化锰氧化产生氯气，使湿润的碘化钾淀粉试纸上析出游离碘，碘遇淀粉显蓝色。

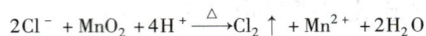

$$2Cl^- + MnO_2 + 4H^+ \xrightarrow{\triangle} Cl_2\uparrow + Mn^{2+} + 2H_2O$$

2. 硫酸盐鉴别反应

（1）沉淀反应　方法1：取供试品溶液，滴加氯化钡试液，即生成白色沉淀；分离，沉淀在盐酸或硝酸中均不溶解。

原理：
$$SO_4^{2-} + Ba^{2+} \longrightarrow BaSO_4\downarrow\ （白色沉淀）$$

方法2：取供试品溶液，滴加醋酸铅试液，即生成白色沉淀；分离，沉淀在醋酸铵试液或氢氧化钠试液中溶解。

原理：
$$SO_4^{2-} + Pb^{2+} \longrightarrow PbSO_4\downarrow\ （白色沉淀）$$
$$PbSO_4 + 4Ac^- \longrightarrow [Pb(Ac)_4]^{2-} + SO_4^{2-}$$
$$PbSO_4 + 4OH^- \longrightarrow PbO_2^{2-} + 2H_2O + SO_4^{2-}$$

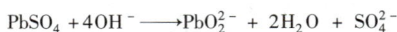

（2）区分试验　取供试品溶液，加盐酸，不生成白色沉淀（与硫代硫酸盐区别）。

（六）无机阳离子鉴别反应

1. 钠盐鉴别反应

（1）焰色反应　方法：取铂丝，用盐酸湿润后，蘸取供试品，在无色火焰中燃烧，火焰即显鲜黄色。

原理：钠的火焰光谱在可见光区主要谱线有589.0nm、589.6nm，显黄色。

注意：测定前将铂丝烧红，趁热浸入盐酸中，如此反复数次，直至火焰不染黄色，再蘸试样进行测定，只有当强烈的黄色火焰持续数秒钟不褪，才能确认为正反应。

（2）沉淀反应　方法：取供试品约100mg，置10ml试管中，加水2ml溶解，加15%碳酸钾溶液2ml，加热至沸，应不得有沉淀生成，加焦锑酸钾试液4ml，加热至沸；置冰水中冷却，必要时，用玻璃棒摩擦试管内壁，应有致密的沉淀生成。

《中国药典》（2010年版）开始采用此沉淀法。原来方法是采用与醋酸氧铀锌反应产生沉淀鉴别钠盐，醋酸氧铀锌具有放射性，对人身健康和环境存在危害性，故删除。

2. 钙盐鉴别反应

（1）焰色反应　方法：取铂丝，用盐酸湿润后，蘸取供试品，在无色火焰中燃烧，火焰即显砖红色。

原理：钙的火焰光谱在可见光区主要谱线有 622nm、554nm、442.67nm、602nm，其中 622nm 处谱线最强，显砖红色。

（2）沉淀反应　方法：取供试品溶液（1→20），加甲基红指示液 2 滴，用氨试液中和，再滴加盐酸至恰呈酸性，加草酸铵试液，即生成白色沉淀；分离，沉淀不溶于醋酸，但可溶于稀盐酸。

原理：

$$Ca^{2+} + C_2O_4^{2-} \longrightarrow CaC_2O_4\downarrow （白色沉淀）$$

3. 铁盐鉴别反应

（1）沉淀反应　方法：取供试品溶液，滴加亚铁氰化钾试液，即生成深蓝色沉淀；分离，沉淀在稀盐酸中不溶解，但加氢氧化钠试液，即生成棕色沉淀。

原理：

$$4Fe^{3+} + 3[Fe(CN)_6]^{4-} \longrightarrow Fe_4[Fe(CN)_6]_3\downarrow （深蓝色）$$

（2）显色反应　方法：取供试品溶液，滴加硫氰酸铵试液，即显血红色。

原理：

$$Fe^{3+} + nSCN^- \rightleftharpoons [Fe(SCN)_n]^{3-n} （血红色）$$

三、专属鉴别试验

药物的专属鉴别试验是根据每一种药物化学结构的差异及其所引起的物理化学特性不同，选用某些特有的灵敏的定性反应，来鉴别药物的真伪。它是确证某一种药物的依据。如巴比妥类药物都含有丙二酰脲母体，主要区别在于 5，5 位取代基和 2 位取代基的不同：苯巴比妥含有苯环、司可巴比妥含有丙烯基（不饱和双键），硫喷妥钠含有硫原子，可根据这些取代基的性质，采用各自的专属反应进行鉴别。如鉴别维生素 B_1，采用灵敏专属的硫色素反应鉴别。

综上所述，一般鉴别试验是以某些类别药物的共同化学结构为依据，根据其相同的理化性质进行鉴别，可以区别不同类别的药物；而专属鉴别试验是在一般鉴别试验的基础上，利用各种药物的化学结构差异来鉴别药物，以区别同类药物或具有相同化学结构部分的各种药物单体，达到确认药物真伪的目的。

📖 知识链接

近红外分光光度法简介

近红外分光光度法（NIR）通过测定物质在近红外区（波长在 780～2500nm，对应的波数是 12800～4000cm^{-1}）的特征光谱并利用化学计量学方法提取相关信息，对物质进行定性、定量分析的光谱分析技术。近红外区主要是 C—H、N—H、O—H 和 S—H 等含氢基团基频振动的倍频及合频吸收，谱带宽，重叠较严重，而且吸收信号弱，图谱不能直接解析，需借助计算机处理测得的光谱数据才能用于定性定量分析。NIR 具有操作简便、快速，结果准确，可不破坏样品进行原位、在线测量等特点，在石油、化工、食品、药品、环保等领域中都有广泛应用。在药物分析中不仅可以直接测定原料和制剂中的活性成分，还可以对药品中的某些理化性质如水分、羟值、酸值、碘值等进行分析；并能对药物辅料、中间产品和包装材料等进行定性和分级；利用不同的光纤探头可实现生产工艺的在线连续分析监控。NIR 在质量控制分析中具有广阔的应用前景。

第三节　药物含量测定方法及计算

PPT

药物的含量测定是指测定药物中的有效成分或指标成分的含量。含量测定需在鉴别无误，检查符合药品质量标准规定的基础上进行，是评价药品质量的重要内容之一。《中国药典》中用于测定药物含量的方法包括理化测定法（称含量测定）和生物学测定法（称效价测定）。药物含量的表示也因原料或制剂而不同。原料药的含量（%），除另有注明外，均按重量计，以百分含量表示。制剂的含量以标示量的百分含量表示。本节仅对药物含量测定方法中常用的理化测定法作简单介绍。含量测定一般平行测定2份，取平均值报告结果。此处为方便学生掌握计算的方法，做了简化处理。

（1）原料药的百分含量计算通式　按式（3-8）计算：

$$含量（\%）=\frac{实测重量（g）}{供试品重（g）}\times100\% \tag{3-8}$$

（2）固体制剂（如片剂）标示量的百分含量计算通式　按式（3-9）计算：

$$标示量（\%）=\frac{实测重量（g）\times平均片重（g）}{供试品重（g）\times标示量（g）}\times100\% \tag{3-9}$$

（3）液体制剂（如注射液）标示量的百分含量计算通式　按式（3-10）计算：

$$标示量（\%）=\frac{实测浓度}{标示量（g/ml）}\times100\% \tag{3-10}$$

各公式在应用时因所用分析方法不同演变出多个公式，具体见后面的应用。

一、容量分析法

（一）容量分析法的特点

容量分析法亦称滴定分析法，具有操作简便、快速、结果准确，使用仪器普通易得、价廉等优点，是化学原料药含量测定的首选方法。但是，容量分析法灵敏度低，不适于微量分析。《中国药典》中常用的容量分析法有非水溶液滴定法、酸碱滴定法、配位滴定法、氧化还原滴定法、沉淀滴定法等。常用的滴定方式有三种：直接滴定法、剩余量滴定法（返滴定法或回滴定法）、置换滴定法。

（二）容量分析法的相关计算

1. 滴定度（T）　系指每1ml规定浓度的滴定液相当于被测物质的质量（《中国药典》中一般直接给出，用mg/ml表示）。例如，用酸碱滴定法测定阿司匹林含量时，规定"每1ml氢氧化钠滴定液（0.1mol/L）相当于18.02mg的$C_9H_8O_4$"。

2. 浓度校正因数（F）　《中国药典》中给出的滴定度都是滴定液的规定浓度，而实际操作中不可能恰好配成规定浓度，而且也没有必要。实际配制浓度与规定浓度的比值称为浓度校正因数，常用F表示，按式（3-11）计算。因此，计算时引入滴定液的浓度校正因数（F）。

$$F=\frac{滴定液的实际浓度}{滴定液的规定浓度} \tag{3-11}$$

3. 百分含量的计算　容量分析法测定药物含量时，常用直接滴定法和剩余滴定法，其计算方法分别如下。

（1）**直接滴定法**　用滴定液直接滴定，根据消耗滴定液的体积 V 及其浓度，以及滴定度 T，求出被测药物的实测重量 TVF。则原料药物的百分含量可按式（3-12）计算：

$$含量（\%） = \frac{TVF}{m_S \times 1000} \times 100\%$$ 　　　　　　（3-12）

式中，T 为滴定度，mg/ml；V 为供试品测定消耗滴定液的体积，ml；F 为滴定液浓度校正因数；m_S 为供试品的取样量，g；1000 为单位换算，1g = 1000mg。

【应用实例】水杨酸的含量测定

精密称取水杨酸 0.3238g，加中性稀乙醇 25ml 溶解后，加酚酞指示液 3 滴，用氢氧化钠滴定液（0.1022mol/L）滴定至终点，消耗氢氧化钠滴定液（0.1022mol/L）22.92ml。已知每 1ml 氢氧化钠滴定液（0.1mol/L）相当于 13.81mg 的 $C_7H_6O_3$，《中国药典》规定本品含水杨酸（$C_7H_6O_3$）不得少于99.5%。试计算水杨酸的含量并判断是否符合规定？

解：$m_S = 0.3238g$　$V = 22.92ml$　$c_{实际} = 0.1022mol/L$　$c_{规定} = 0.1mol/L$　$F = c_{实际}/c_{规定} = 0.1022/0.1$　$T = 13.81mg/ml$

$$含量（\%） = \frac{TVF}{m_S \times 1000} \times 100\%$$

$$= \frac{13.81 \times 22.92 \times \dfrac{0.1022}{0.1000}}{0.3238 \times 1000} \times 100\% = 99.9\%$$

答：本品含量为 99.9%，符合规定。

即学即练 3-1

答案解析

1. 尼可刹米（$C_{10}H_{14}N_2O$）的含量测定：精密称取本品 0.1511g，加冰醋酸 10ml 与结晶紫指示液 1 滴，用高氯酸滴定液（0.1026mol/L）滴定，至溶液显蓝绿色，消耗高氯酸滴定液 8.32ml；并将结果用空白试验校正，空白试验消耗高氯酸滴定液 0.06ml。每 1ml 高氯酸滴定液（0.1mol/L）相当于 17.82mg 的 $C_{10}H_{14}N_2O$。计算尼可刹米的含量。

2. 用直接滴定法测定片剂的含量，如何计算标示百分含量？

3. 用直接滴定法测定注射液的含量，如何计算标示百分含量？

（2）**剩余滴定法（返滴定法或回滴定法）**　此法是先加入定量过量的第一种滴定液（A），使其与被测药物定量反应，待反应完成后，再用第二种滴定液（B）回滴定反应后剩余的滴定液 A。此法常需做空白试验校正。百分含量按式（3-13）计算。

$$含量（\%） = \frac{T \times (V_{空白} - V_{样品}) \times F}{m_S \times 1000} \times 100\%$$ 　　　　　　（3-13）

式中，T 为滴定度，mg/ml；$V_{空白}$ 为空白试验消耗滴定液 B 的体积，ml；$V_{样品}$ 为样品测定消耗滴定液 B 的体积，ml；F 为滴定液 B 浓度校正因数；m_S 为供试品的取样量，g；1000 为单位换算，1g = 1000mg。

【应用实例】氯贝丁酯的含量测定

精密称取氯贝丁酯（$C_{12}H_{15}ClO_3$）2.0602g，置锥形瓶中，加中性乙醇 10ml 与酚酞指示液数滴，滴加氢氧化钠滴定液（0.1mol/L）至显粉红色，再精密加氢氧化钠滴定液（0.5mol/L）20ml，加热回流1小时至油珠完全消失，放冷，用新沸过的冷水洗涤冷凝管，洗液并入锥形瓶中，加酚酞指示液数滴，用盐酸滴定液（0.4995mol/L）滴定至终点消耗体积3.36ml，空白试验消耗体积20.35ml。每1ml氢氧化钠滴定液（0.5mol/L）相当于121.4mg的$C_{12}H_{15}ClO_3$，求氯贝丁酯的百分含量并判断是否符合规定？已知含$C_{12}H_{15}ClO_3$不得少于98.5%。

解：$m_S = 2.0602g$ $V_{样品} = 3.36ml$ $V_{空白} = 20.35ml$ $c_{实际} = 0.4995mol/L$ $c_{规定} = 0.5mol/L$

$F = c_{实际}/c_{规定} = 0.4995/0.5$ $T = 121.4mg/ml$

$$含量（\%）= \frac{T(V_{空白} - V_{样品})F}{m_s \times 1000} \times 100\%$$

$$= \frac{121.4 \times (20.35 - 3.36) \times \frac{0.4995}{0.5}}{2.0602 \times 1000} \times 100\% = 100.0\%$$

答：氯贝丁酯的百分含量为100.0%，符合规定。

药物分析中常用到置换滴定法，计算同剩余滴定法。如溴量法测定司可巴比妥钠含量，属于置换滴定方式。司可巴比妥钠5位取代基中含有不饱和双键，加入定量过量的溴，使之与溴定量发生加成反应，剩余的溴与碘化钾反应置换出等摩尔的碘，再用硫代硫酸钠滴定液滴定生成的碘。

即学即练 3-2

1. 用剩余滴定法或置换滴定法测定片剂的含量，如何计算标示百分含量？
2. 用剩余滴定法或置换滴定法测定注射液的含量，如何计算标示百分含量？

答案解析

二、紫外-可见分光光度法 📱微课1

（一）方法特点

紫外-可见分光光度法（UV-Vis）具有灵敏度较高（可测$10^{-7} \sim 10^{-4}$g/ml的微量组分），准确度较好（相对误差不大于2%，对微量组分能完全满足要求），操作简便快速，仪器价格较低廉，易于普及，应用范围广等许多优点。但方法专属性较差，对结构相近的有关物质缺乏选择性。

（二）光的吸收定律（朗伯-比尔定律）

光的吸收定律即朗伯-比尔定律，是分光光度法定量的依据。朗伯-比尔定律可用式（3-14）表示。

$$A = -\lg T = \lg \frac{1}{T} = E_{1cm}^{1\%} cl \qquad (3-14)$$

式中，A为吸光度；T为透光率；$E_{1cm}^{1\%}$为百分吸收系数；c为浓度，g/100ml；l为液层厚度，cm，未指明时，均指1cm。

（三）测定法

测定时，除另有规定外，应以配制供试品溶液的同批溶剂为空白对照，采用1cm石英吸收池，在规定吸收峰波长±2nm内测试几个点的吸光度，以核对供试品的吸收峰波长位置是否正确，除另有规定外，吸收峰波长应在该品种项下规定波长±2nm以内，并以吸光度最大的波长作为测定波长。一般供试品溶液的吸光度在 0.3~0.7 之间误差较小。紫外 - 可见分光光度法测定药物含量的方法一般有吸收系数法和对照品比较法。

1. 吸收系数法 按该品种项下规定的方法制备供试品溶液，在规定波长处测定吸光度，再以该品种在规定条件的吸收系数计算含量。用本法测定时，吸收系数通常应大于 100，并注意仪器的校正和检定。按式（3-15）计算供试品中被测溶液的浓度（g/100ml）。

$$c = \frac{A}{E_{1cm}^{1\%} l} \tag{3-15}$$

式中符号含义同前。在计算中，通常将浓度转化为 g/ml，则按式（3-16）计算。

$$c = \frac{A \times 1\%}{E_{1cm}^{1\%} \times l} \tag{3-16}$$

药物的实测重量为：$m_x = \dfrac{A \times 1\% \times D \times V}{E_{1cm}^{1\%} \times l}$，则药物的含量计算如下。

（1）原料药百分含量的计算 可按式（3-17）计算：

$$含量(\%) = \frac{A \times 1\% \times D \times V}{E_{1cm}^{1\%} \times l \times m_S} \times 100\% \tag{3-17}$$

（2）片剂标示百分含量的计算 可按式（3-18）计算：

$$标示量(\%) = \frac{A \times 1\% \times D \times V \times 平均片重(g)}{E_{1cm}^{1\%} \times l \times m_S(g) \times 标示量(g)} \times 100\% \tag{3-18}$$

（3）注射液标示百分含量的计算 可按式（3-19）计算：

$$标示量(\%) = \frac{A \times 1\% \times D}{E_{1cm}^{1\%} \times l \times 标示量(g/ml)} \times 100\% \tag{3-19}$$

式中，A、$E_{1cm}^{1\%}$、l 含义同前；D 为稀释倍数，对于注射液，稀释倍数从取样开始算起；V 为固体供试品初次配制溶液的体积，ml；m_S 为固体供试品取样量，g。计算时注意单位统一。

2. 对照品比较法 按规定的方法分别配制供试品溶液和对照品溶液，对照品溶液中所含被测成分的量应为供试品溶液中被测成分规定量的 100% ±10%，所用的溶剂也应完全一致，在规定的波长处测定供试品溶液和对照品溶液的吸光度后，按式（3-20）计算供试品溶液的浓度：

$$c_X = \frac{A_X \times c_R}{A_R} \tag{3-20}$$

式中，c_X 为供试品溶液的浓度；A_X 为供试品溶液的吸光度；A_R 为对照品溶液的吸光度；c_R 为对照品溶液的浓度。

药物的实测重量为：$m_X = \dfrac{A_X \times c_R \times D \times V}{A_R}$，则药物的含量计算如下。

（1）原料药百分含量的计算 可按式（3-21）计算：

$$含量(\%) = \frac{A_X \times c_R \times D \times V}{A_R \times m_S} \times 100\% \tag{3-21}$$

（2）片剂的标示百分含量计算 可按式（3-22）计算：

$$标示量(\%) = \frac{A_X \times c_R \times D \times V \times 平均片重}{A_R \times m_S \times 标示量} \times 100\% \tag{3-22}$$

（3）注射液的标示百分含量计算可按式（3-23）计算：

$$标示量(\%) = \frac{A_X \times c_R \times D}{A_R \times 标示量(g/ml)} \times 100\% \tag{3-23}$$

式中，A_X 为供试品溶液的吸光度；A_R 为对照品溶液的吸光度；c_R 为对照品溶液的浓度；D 为稀释倍数；V 为固体供试品初次配制溶液的体积，ml；m_S 为固体供试品取样量，g。计算时注意单位统一。

【应用实例】维生素 B₁₂ 注射液的含量测定

精密量取规格 1ml：1mg 维生素 B₁₂ 注射液 5ml，置 200ml 量瓶中，加水稀释至刻度，摇匀，作为供试品溶液，照紫外 – 可见分光光度法，在 361nm 波长处测定吸光度，平行操作 2 份，测得吸光度分别为 0.4850，0.4863，按 $C_{63}H_{88}CoN_{14}O_{14}P$ 的吸收系数（$E_{1cm}^{1\%}$）为 207 计算，试计算维生素 B₁₂ 注射液的标示百分含量。

解：标示量 $= 1mg/ml = 0.001g/ml$ $D = 200/5$ $A_1 = 0.4850$ $A_2 = 0.4863$ $E_{1cm}^{1\%} = 207$

$$标示量（\%）= \frac{A \times 1\% \times D}{E_{1cm}^{1\%} \times 标示量（g/ml）} \times 100\%$$

$$\frac{0.4850 \times 1\% \times \frac{200}{5}}{207 \times 0.001} \times 100\% = 93.72\%$$

$$\frac{0.4863 \times 1\% \times \frac{200}{5}}{207 \times 0.001} \times 100\% = 93.97\%$$

$$平均值 = \frac{93.72\% + 93.97\%}{2} = 93.84\%   修约为 93.8\%$$

答：维生素 B₁₂ 注射液的标示百分含量为 93.8%。

三、色谱法 微课2

色谱法即色谱分析法，是一种物理或物理化学的现代分离分析技术。根据分离原理可以分为吸附色谱法、分配色谱法、离子交换色谱法和分子排阻色谱法等。根据分离方法可以分为纸色谱法、薄层色谱法、柱色谱法、高效液相色谱法、气相色谱法等。还可以根据流动相的不同分为气相色谱法、液相色谱法和超临界流体色谱法等。

色谱法分离能力强，能将各组分从混合物中分离出再逐个分析，是分离混合物的最有力手段。该法具有高灵敏度（最小检测量可达 $10^{-11} \sim 10^{-9}g$）、高选择性、高效能、分析速度快、应用范围广等特点。这里仅介绍高效液相色谱法和气相色谱法在药物分析含量测定中的应用。

（一）高效液相色谱法

高效液相色谱法系采用高压输液泵将规定的流动相泵入装有填充剂的色谱柱，对供试品进行分离测定的色谱方法。注入的供试品，由流动相带入色谱柱内，各组分在柱内被分离，并进入检测器检测，由积分仪或数据处理系统记录和处理色谱信号。高效液相色谱法最常用的是化学键合相色谱法。根据化学键合相与流动相极性的相对强弱，分为正相色谱和反相色谱。流动相极性大于固定相极性称为反相色谱，反之，为正相色谱。最常用反相色谱。

1. 对仪器的一般要求和色谱条件 所用仪器为高效液相色谱仪，由高压输液泵、进样器、色谱柱、检测器、积分仪或数据处理系统组成。色谱柱内径一般为 $2.1 \sim 4.6mm$，填充剂粒径为 $2 \sim 10\mu m$。超高效液相色谱仪是耐超高压、小进样量、低死体积、高灵敏度检测的高效液相色谱仪。仪器应定期检定并符合有关规定。

常用的色谱柱填充剂有硅胶和化学键合硅胶，在反相高效液相色谱中，以十八烷基硅烷键合硅胶（C_{18}）最常用。最常用检测器为紫外－可见分光检测器，包括二极管阵列检测器。使用紫外－可见分光检测器，则所用流动相应符合紫外－可见分光光度法项下对溶剂的要求；采用低波长检测时，还应考虑有机溶剂的截止使用波长，并选用色谱级有机溶剂。反相色谱系统的流动相常用甲醇－水系统和乙腈－水系统，采用紫外末端波长检测时，宜选用乙腈－水系统。

品种项下规定的色谱条件除填充剂种类、流动相组分、检测器类型不得改变外，其余如色谱柱内径与长度、填充剂粒径、流动相流速、混合流动相各组分比例、柱温、进样量、检测器灵敏度等均可适当调整，以适用具体品种并达到系统适用性试验的要求。

仪器及色谱柱维护注意事项：①流动相使用前应采用 $0.45\mu m$（或 $0.22\mu m$）滤膜滤过并经脱气处理，流动相中应尽可能不用缓冲盐，如需用时，应尽可能使用低浓度缓冲盐，每日使用后应充分冲洗。②用十八烷基硅烷键合硅胶色谱柱时，流动相中有机溶剂一般不低 5%，否则 C_{18} 链随机卷曲将导致柱效下降、组分保留值变化、造成色谱系统不稳定。③色谱柱保存时应保持填料在湿润状态，两端密塞，如 C_{18} 柱可在甲醇中保存。

2. 系统适用性试验　色谱系统的适用性试验通常包括理论板数、分离度、灵敏度、拖尾因子和重复性等五个参数。其中分离度和重复性尤为重要。

按各品种项下要求对色谱系统进行适用性试验，即用规定的对照品溶液或系统适用性试验溶液在规定的色谱系统进行试验，必要时，可对色谱系统进行适当调整，以符合要求。

（1）色谱柱的理论板数（n）　用于评价色谱柱的分离效能，n 可按式（3－24）或（3－25）计算。

$$n = 5.54\left(\frac{t_R}{W_{h/2}}\right)^2 \tag{3-24}$$

$$或者 \quad n = 16\left(\frac{t_R}{W}\right)^2 \tag{3-25}$$

式中，t_R 为保留时间；$W_{h/2}$ 为半高峰宽；W 为峰宽（见图 3－10）。t_R、$W_{h/2}$、W 可用时间或长度计（下同），但要取相同单位。

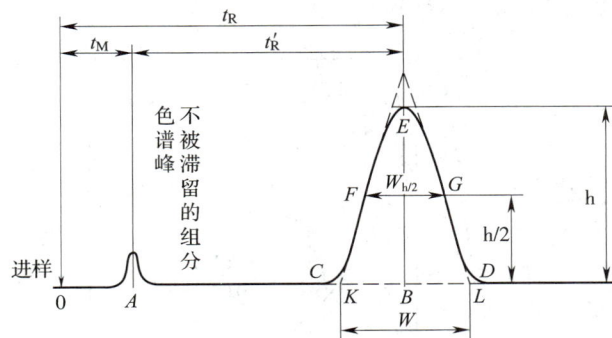

图 3－10　色谱峰相关参数

（2）分离度（R）　用于评价待测组分与被分离组分之间的分离程度，是衡量色谱系统分离效能的关键指标。定量分析时，为便于准确测量，一般要求待测组分色谱峰与相邻色谱峰或内标峰之间的分离度应不小于 1.5。分离度可按式（3－26）或（3－27）计算。

$$R = \frac{2 \times (t_{R_2} - t_{R_1})}{W_1 + W_2} \tag{3-26}$$

$$或者 \quad R = \frac{2 \times (t_{R_2} - t_{R_1})}{1.70 \times (W_{1,h/2} + W_{2,h/2})} \tag{3-27}$$

式中，t_{R_1} 为相邻两峰前一峰保留时间；t_{R_2} 为相邻两峰后一峰的保留时间；W_1、W_2 及 $W_{1,h/2}$、$W_{2,h/2}$ 为相邻两峰的峰宽及半高峰宽，见图 3-11。

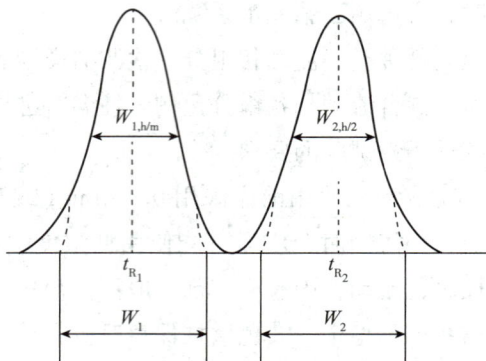

图 3-11 色谱峰分离度计算示意图

当对测定结果有异议时，色谱柱的理论板数（n）和分离度（R）均以峰宽（W）的计算结果为准。

（3）灵敏度 用于评价色谱系统检测微量物质的能力，通常以信噪比（S/N）表示。通过测定一系列不同浓度的供试品或对照品溶液来测定信噪比。定量测定时信噪比应不小于 10。

（4）拖尾因子（T） 用于评价色谱峰的对称性。为保证测量精度，特别是当采用峰高作为定量参数时，应检查待测峰的拖尾因子（T）是否符合各品种项下的规定。拖尾因子（T）计算公式见式（3-28），示意图见图 3-12。

$$T = \frac{W_{0.05h}}{2d_1} \tag{3-28}$$

式中，$W_{0.05h}$ 为 5% 峰高处的峰宽；d_1 为峰顶在 5% 峰高处横坐标平行线的投影点至峰前沿与此平行线交点的距离。

除另有规定外，T 值应在 0.95~1.05 之间。

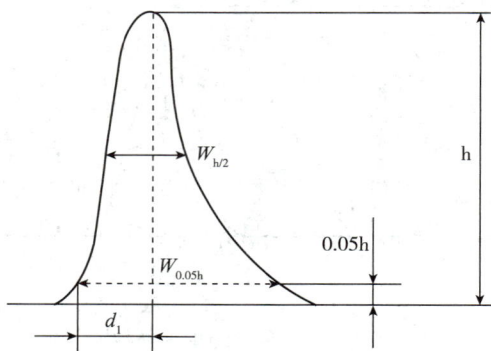

图 3-12 色谱峰拖尾因子计算示意图

（5）重复性 用于评价色谱系统连续进样时响应值的重复性能。除另有规定外，通常取各品种项下的对照品溶液连续进样 5 次，其峰面积测量值（或内标比值或其校正因子）的相对标准偏差应不大于 2.0%；视进样溶液的浓度和（或）体积、色谱峰响应和分析方法所能达到的精度水平等，对相对标偏差的要求可适当放宽或收紧，放宽或收紧的范围以满足品种项下检测需要的精密度要求为准。

3. 测定方法　定量测定时，可以根据供试品或仪器的具体情况采用峰面积法或峰高法。一般多采用峰面积法。测定供试品中主要成分含量时，常采用以下两种方法。

（1）内标法　按品种项下的规定，精密称（量）取对照品和内标物质，分别配成溶液，各精密量取适量，混合配成校正因子测定用的对照溶液。取一定量进样，记录色谱图。测量对照品和内标物质的峰面积或峰高，按式（3-29）计算校正因子（f）：

$$f = \frac{A_S/c_S}{A_R/c_R} = \frac{A_S \times c_R}{A_R \times c_S} \tag{3-29}$$

式中，A_S 为内标物质的峰面积或峰高；A_R 为对照品的峰面积或峰高；c_S 为内标物质的浓度；c_R 为对照品的浓度；f 为内标法校正因子。

再取各品种项下含有内标物质的供试品溶液，进样，记录色谱图，测量供试品中待测成分和内标物质的峰面积或峰高，按式（3-30）计算含量：

$$c_X = f \times \frac{A_X}{A'_S/c'_S} \tag{3-30}$$

式中，c_X 为供试品的浓度；A_X 为供试品的峰面积或峰高；A'_S 为内标物质的峰面积或峰高；c'_S 为内标物质的浓度；f 为内标法校正因子。

采用内标法可以避免因供试品前处理及进样体积误差对测定结果的影响。

用内标法测定原料药、片剂、注射液含量计算公式分别见式（3-31）、（3-32）和（3-33）。

$$原料药：含量（\%）= \frac{f \times \dfrac{A_X}{A'_S/c'_S} \times V \times D}{m_S} \times 100\% \tag{3-31}$$

$$片剂：标示量（\%）= \frac{f \times \dfrac{A_X}{A'_S/c'_S} \times V \times D \times 平均片重}{m_S \times 标示量} \times 100\% \tag{3-32}$$

$$注射液：标示量（\%）= \frac{f \times \dfrac{A_X}{A'_S/c'_S} \times D}{标示量} \times 100\% \tag{3-33}$$

式中，V 为固体供试品初次配制溶液的体积；D 为稀释倍数；m_S 为固体供试品取样量；其他符号含义同前。计算时注意单位统一。

（2）外标法　按各品种项下的规定，精密称（量）取对照品和供试品，分别配成溶液，各精密量取一定量，注入色谱仪，记录色谱图。测量对照品溶液和供试品溶液中待测成分的峰面积或峰高，按式（3-34）计算含量：

$$c_X = c_R \times \frac{A_X}{A_R} \tag{3-34}$$

式中，c_X 为供试品的浓度；A_X 为供试品的峰面积或峰高；A_R 为对照品的峰面积或峰高；c_R 为对照品的浓度。

外标法简便，但要求进样准确、操作条件稳定。由于微量注射器不易精确控制进样量，所以，当采用外标法测定时，以手动进样器定量环或自动进样器进样为宜。

用外标法测定原料药、片剂、注射液含量计算公式分别见式（3-35）、（3-36）和（3-27）。

$$原料药：含量（\%）= \frac{c_R \times \dfrac{A_X}{A_R} \times D \times V}{m_S} \times 100\% \tag{3-35}$$

$$片剂：标示量（\%）= \frac{c_R \times \dfrac{A_X}{A_R} \times D \times V \times 平均片重}{m_S \times 标示量} \times 100\% \tag{3-36}$$

$$注射液：标示量（\%）= \frac{c_R \times \dfrac{A_X}{A_R} \times D}{标示量} \times 100\% \tag{3-37}$$

式中，V 为固体供试品初次配制溶液的体积；D 为稀释倍数；m_S 为固体供试品取样量；其他符号含义同前。

>> **实例分析**

实例 2015 年 4 月初，衡阳市发生群众喝自制药酒引发群体性中毒事件。

问题 用什么方法对自制药酒的毒性成分进行检验呢？

答案解析

（二）气相色谱法

以气体为流动相的色谱法称为气相色谱法（GC）。GC 法适合于对热稳定、受热易气化的药物测定。

1. 对仪器的一般要求 所用仪器为气相色谱仪，由载气源、进样系统、色谱柱、柱温箱、检测器和数据处理系统等组成。进样部分、色谱柱和检测器的温度均应根据分析要求进行设定。

（1）载气 气相色谱法的流动相为气体，称为载气，常用氮气为载气。

（2）进样部分 进样方式一般有溶液直接进样、自动进样和顶空进样。溶液直接进样采用微量注射器、微量进样阀或有分流装置的气化室进样；采用溶液直接进样或自动进样时，进样口温度应高于柱温 30～50℃；进样量一般不超过数微升；柱径越小，进样量应越少，采用毛细管柱时，一般应分流以免过载。顶空进样适用于固体和液体供试品中挥发性组分的分离和测定。将固态或液态的供试品制成溶液后，置于密闭小瓶中，在恒温控制的加热室中加热至供试品中挥发性组分在液态和气态达到平衡后，由进样器自动吸取一定体积的顶空气注入色谱柱中。

（3）色谱柱 色谱柱分为填充柱和毛细管柱。填充柱的材质为不锈钢或玻璃，内径为 2～4mm，柱长 2～4m，内装吸附剂、高分子多孔小球或涂渍固定液的载体，粒径 0.18～0.25mm、0.15～0.18mm 或 0.125～0.15mm。常用载体一般经酸洗并硅烷化处理的硅藻土或高分子多孔小球，常用固定液有甲基聚硅氧烷、聚乙二醇等。毛细管柱的材质为玻璃或石英，内壁或载体经涂渍或交联固定液。内径一般 0.25mm、0.32mm 或 0.53mm，柱长 5～60m，固定液膜厚 0.1～5.0μm，常用的固定液有甲基聚硅氧烷、不同比例组成的苯基甲基聚硅氧烷、聚乙二醇等。

新填充柱和毛细管柱在使用前需老化处理，以除去残留溶剂及易流失的物质。长期未用的色谱柱在使用前也应老化处理，使基线稳定。

（4）柱温箱 柱温箱温度的波动会影响色谱分析结果的重现性，故柱温箱控温精度应在 ±1℃，且温度波动小于每小时 0.1℃。温度控制系统分为恒温和程序升温两种。

（5）检测器　气相色谱法中常用火焰离子化检测器（FID），检测器温度一般应高于柱温，并不得低于150℃，以免水汽凝结，通常为250～350℃。

（6）数据处理系统　可分为记录仪、积分仪及计算机工作站等。

2. 系统适用性试验　同高效液相色谱法项下规定。

3. 测定方法　测定方法有内标法、外标法和标准溶液加入法等。前面二种方法同高效液相色谱法。下面简单介绍标准溶液加入法。

标准溶液加入法　精密称（量）取待测组分对照品适量，配成适当浓度的对照品溶液，取一定量精密加入到供试品溶液中，根据外标法或内标法测定待测组分含量，再扣除加入的对照品溶液含量，即得供试品溶液中待测组分含量。

也可以按式（3-38）计算，加入对照品溶液前后校正因子应相同，即

$$\frac{A_{is}}{A_X} = \frac{c_X + \Delta c_X}{c_X} \tag{3-38}$$

则待测组分的浓度 c_X 可通过式（3-39）进行计算，

$$c_X = \frac{\Delta c_X}{(A_{is}/A_X) - 1} \tag{3-39}$$

式中，c_X 为供试品中组分 X 的浓度；A_X 为供试品中组分 X 的峰面积；Δc_X 为所加入的已知浓度的待测组分对照品的浓度；A_{is} 为加入对照品后组分 X 的峰面积。

气相色谱法的进样量一般仅数微升，为减小进样误差，尤其当采用手工进样时，由于留针时间和室温等对进样量也有影响，故以内标法定量为宜；采用自动进样器时，由于进样重复性提高，在保证分析误差的前提下，也可采用外标法定量。当采用顶空进样时，由于供试品和对照品处于不完全相同的基质中，可采用标准溶液加入法以消除基质效应的影响；当标准溶液加入法与其他定量方法结果不一致时，应以标准溶液加入法结果为准。

《中国药典》收载的维生素 E 及其制剂、月桂氮草酮、甲酚皂溶液、丁香等均采用了气相色谱法测定含量。

知识链接

常用分析方法相对偏差要求

为确保分析结果的准确可靠，标准操作规程对各种分析方法的偏差作出了规定，现就滴定分析法及紫外-可见分光光度法相对偏差要求简介如下。

1. 滴定分析法　原料药含量测定，应（或至少）称取供试品2份，平行操作。结果判断：非水碱量法，相对偏差不得过0.2%；非水酸量法、中和法、高锰酸钾法、铈量法、络合滴定法、重氮化法、银量法等相对偏差不得过0.3%；碘量法、重量法、氧瓶燃烧法、氮测定法（常量法）相对偏差不得过0.5%；氮测定法（半微量法）相对偏差不得过1.0%。结果在允许相对偏差限度内，以算术平均值为测定结果，如一份合格，一份不合格，不得平均计算，应重新测定。

2. 紫外-可见分光光度法　原料药含量测定、吸收系数的测定均应称取供试品2份，平行操作。结果判断：相对平均偏差应在±0.3%以内。作鉴别或检查可取样品1份。

第四节 药物分析方法验证

PPT

一、验证目的

药物分析方法验证的目的是证明建立的方法适合于相应检测要求。一般在下列情况下分析方法需验证：建立药品质量标准时；药品生产工艺变更；制剂组分变更；修订分析方法。方法验证理由、过程和结果均应记载在药品质量标准起草说明或修订说明中。

二、验证项目

需验证的分析项目包括鉴别试验，杂质测定（限度或定量分析），含量测定和特性参数（如：药物溶出度、释放度等）测定。

三、验证指标

验证指标包括专属性、精密度（包括重复性、中间精密度和重现性）、准确度、检测限、定量限、线性、范围和耐用性等八项。在分析方法验证中，须用标准物质进行试验。由于分析方法具有各自的特点，并随分析对象而变化，因此需视具体情况拟订验证指标。方法验证内容如下。

（一）专属性

专属性系指在其他成分（如杂质、降解产物、辅料等）可能存在的情况下，采用的方法能正确测定出被测物质的能力。鉴别反应、杂质检查和含量测定方法均应考察其专属性。若方法不够专属，应采用多种不同原理的方法予以补充。

1. 鉴别反应 应该能区分可能共存的物质或结构相似的化合物。不含被测成分的供试品，以及结构相似的化合物或组分中的有关化合物，均应呈阴性反应。

2. 含量测定和杂质测定 如采用色谱法和其他分离方法，应附代表性图谱以说明方法的专属性，并应标明各成分在图中的位置。色谱法中的分离度应符合要求。

在杂质对照品可获得的情况下考察含量测定方法的专属性，可以用待验证的分析方法，分别测定加有杂质或辅料的样品和未加杂质或辅料的样品，并比较二者的测定结果。对于杂质测定，也可向试样中加入一定量杂质，考察杂质之间能否得到分离。

在杂质或降解产物不能获得的情况下，可将含有杂质或降解产物的试样进行测定，与另一经验证了的方法或《中国药典》方法比较结果。也可用强光照射、高温、高湿、酸（碱）水解或氧化等方法进行强制破坏，以研究可能的降解产物和降解途径对含量测定和杂质测定的影响。含量测定方法应比对两种方法的测定结果；杂质检查应比对检出的杂质个数，必要时可采用二极管阵列检测和质谱检测，以检查峰纯度。

（二）精密度

精密度系指在规定的测定条件下，同一份均匀供试品，经多次取样测定所得结果之间的接近程度。精密度一般用偏差（d）、标准偏差（S）或相对标准偏差（RSD）表示。计算公式见式（3－40）和

（3－41）。

$$S = \sqrt{\frac{\sum (x_i - \bar{x})^2}{n-1}} \tag{3-40}$$

$$RSD = \frac{\text{标准偏差}}{\text{平均值}} \times 100\% = \frac{S}{\bar{x}} \times 100\% \tag{3-41}$$

式中，x_i 为第 i 次的测定值；$\bar{x}$ 为多次测定结果的平均值；n 为测定次数。

1. 验证内容

（1）**重复性**　在相同条件下，由同一个分析人员测定所得结果的精密度称为重复性。

在规定范围内，取同一浓度（分析方法拟定的样品测定浓度，相当于 100% 浓度水平）的供试品，用至少测定 6 份的结果进行评价；或者设计至少 3 种不同浓度，每种浓度分别制备 3 份供试溶液进行测定，用至少 9 份样品的测定结果进行评价。例如化学药，一般中间浓度加入量与所取供试品中待测定成分量之比控制在 1∶1 左右，建议高、中、低浓度对照品加入量与所取供试品待测定成分量之比控制在 1.2∶1，1∶1，0.8∶1 左右。

（2）**中间精密度**　在同一个实验室、不同时间由不同分析人员用不同设备测定结果之间的精密度，称为中间精密度。为考察随机变动因素，如不同日期、不同分析人员、不同仪器对精密度的影响，应进行中间精密度试验。

（3）**重现性**　在不同实验室由不同分析人员测定结果之间的精密度，称为重现性。国家药品质量标准采用的分析方法，应进行重现性试验，如通过不同实验室协同检验获得重现性结果。协同检验的目的、过程和重现性结果均应记载在起草说明中。应注意重现性试验用样品质量的一致性及贮存运输中的环境对样品一致性的影响，以免影响重现性试验结果。

2. 数据要求　均应报告标准偏差、相对标准偏差或置信区间。样品中待测定成分含量和精密度可接受范围参考表 3－3。在基质复杂、含量低于 0.01% 及多成分等分析中，精密度限度可适当放宽。

表 3－3　样品中待测定成分含量与精密度（RSD）可接受范围

待测定成分含量（%）	100	10	1	0.1	0.01	0.001	0.0001	0.000001
待测定成分含量（mg/g 或 μg/g）	1000mg/g	100mg/g	10mg/g	1mg/g	100μg/g	10μg/g	1μg/g	0.01μg/g
待测定成分质量分数	1.0	0.1	0.01	0.001	0.0001	0.000 01	0.000 001	0.000 000 01
重复性（RSD_r%）	1	1.5	2	3	4	6	8	15
重现性（RSD_R%）	2	3	4	6	8	11	16	32

（三）准确度

准确度系指用所建立方法测定的结果与真实值或参考值接近的程度，一般用回收率（%）表示。准确度应在规定的线性范围内试验。在规定范围内，取同一浓度（相当于 100% 浓度水平）的供试品，用至少测定 6 份样品的结果进行评价；或者设计 3 种不同浓度，每种浓度分别制备至少 3 份供试品溶液进行测定，用至少 9 份样品的测定结果进行评价。有时准确度也可由所测定的精密度、线性和专属性推算出来。

1. 化学药含量测定方法的准确度

（1）化学原料药的含量测定　可用已知纯度的对照品或供试品进行测定，按式（3－42）计算回收率；或用本法测得的结果与已知准确度的另一个方法测定的结果进行比较。

$$回收率\% = \frac{测得量}{加入量} \times 100\% \tag{3-42}$$

（2）化学制剂的含量测定　主要考察制剂中辅料（包括其他组分）对含量测定方法的影响。可在处方量空白辅料中，加入已知量被测物对照品进行测定，如不能得到制剂辅料的全部组分，可采用加样回收试验，即向待测制剂中加入已知量的被测物进行测定，按式（3-43）计算回收率；或用所建立方法的测定结果与已知准确度的另一个方法测定结果进行比较。

$$回收率\% = \frac{测得量 - 本底量}{加入量} \times 100\% \tag{3-43}$$

2. 化学药杂质定量测定方法的准确度　可向原料药或制剂中加入已知量杂质对照品进行测定。如不能得到杂质对照品，可用所建立方法与另一成熟方法（如《中国药典》标准方法或经过验证的方法）的测定结果进行比较。

3. 中药化学成分测定方法的准确度　可用已知纯度的对照品进行加样回收率测定，即向已知被测成分含量的供试品中再精密加入一定量的已知纯度的被测成分对照品，依法测定。用实测值与供试品中含有量之差，除以加入对照品量计算回收率。在加样回收试验中，需注意对照品的加入量与供试品中被测成分含有量之和必须在标准曲线的线性范围之内；加入对照品的量要适当，过小可引起较大的误差，过大则干扰成分相对减少，真实性差。

4. 数据要求　对于化学药，应报告已知加入量的回收率（%），或测定结果平均值与真实值之差及其相对标准偏差（*RSD*）或置信区间（置信度一般为95%）。对于中药，应报告供试品取样量、供试品中含有量、对照品加入量、测定结果和回收率（%）计算值及其*RSD*或置信区间。

样品中待测定成分含量和回收率限度关系可以参考表3-4。在基质复杂、组分含量低于0.01%及多成分等分析中，回收率限度可适当放宽。

表3-4　样品中待测定成分含量和回收率限度

待测定成分含量（%）	100	10	1	0.1	0.01	0.001	0.0001	0.000001
待测定成分含量（mg/g 或 μg/g）	1000mg/g	100mg/g	10mg/g	1mg/g	100μg/g	10μg/g	1μg/g	0.01μg/g
待测定成分质量分数	1.0	0.1	0.01	0.001	0.0001	0.000 01	0.000 001	0.000 000 01
回收率限度（%）	98~101	95~102	92~105	90~108	85~110	80~115	75~120	70~125

（四）检测限

检测限（LOD）系指试样中被测物能被检测出的最低量。LOD反映了方法是否足够灵敏，无需准确定量，仅需指出高于或低于该规定量即可。药品的鉴别试验和杂质检查方法，应通过测试确定方法的检测限。常用的方法有以下3种。

1. 直观法　用一系列已知浓度的被测物，试验出能被可靠地检测出的最低浓度或量。此法常用于薄层色谱法检查杂质。如在薄层色谱中，通过在薄层板上点加不同浓度的供试品溶液，相同条件下展开后目视，以可观察的最低浓度作为检测限。

2. 信噪比法　用于能显示基线噪声的分析方法，即把已知低浓度试样测出的信号与空白样品测出的信号进行比较，计算出能被可靠地检测出的被测物质最低浓度或量。一般以信噪比为3∶1时相应浓度或注入仪器的量确定LOD。

3. 基于响应值标准偏差和标准曲线斜率法　按照 $LOD = 3.3\delta/S$ 公式计算。式中LOD为检测限；δ 为响应值的偏差；S 为标准曲线的斜率。

δ 可以通过下列方法测得：①测定空白值的标准偏差；②标准曲线的剩余标准偏差或截距的标准偏差。

4. 数据要求 上述计算方法获得的检测限数据须用含量相近的样品进行验证。应附测试图谱，说明测试过程和检测限结果。

（五）定量限

定量限（LOQ）系指试样中被测物能被定量测定的最低量，其测定结果应符合准确度和精密度要求。对微量或痕量药物分析、定量测定药物杂质和降解产物时，应确定方法的 LOQ。常用的方法同检测限，不过要求不同。

1. 直观法 用已知浓度的被测物，试验出能被可靠地定量测定的最低浓度或量。

2. 信噪比法 一般以信噪比为 10∶1 时相应浓度或注入仪器的量确定定量限。

3. 基于响应值标准偏差和标准曲线斜率法 按照 $LOQ = 10\delta/S$ 公式计算。式中 LOQ 为定量限；δ、S 的含义以及 δ 的测得方法同检测限。

4. 数据要求 上述计算方法获得的定量限数据须用含量相近的样品进行验证。应附测试图谱，说明测试过程和定量限结果，包括测试结果的准确度和精密度。

（六）线性

线性系指在设计的范围内，测定响应值与试样中被测物浓度直接呈比例关系的程度。线性是定量的基础，涉及定量测定的项目，如含量测定、杂质定量测定均需验证线性。

应在设计的范围内测定线性关系。可用同一对照品贮备液经精密稀释，或分别精密称取对照品，制备一系列对照品溶液的方法进行测定，至少制备 5 份不同浓度的对照品溶液。以测得的响应信号对被测物浓度作图，观察是否呈线性，再用最小二乘法进行线性回归。必要时，响应信号可经数学转换，再进行线性回归计算。相关系数越接近 1 表明线性关系越好。

数据要求：应列出回归方程、相关系数、残差平方和、线性图。

（七）范围

范围系指分析方法能达到精密度、准确度和线性要求时的高低限浓度或量的区间。范围应根据分析方法的具体应用及其线性、准确度、精密度结果和要求确定。原料药和制剂含量测定的范围一般为测定浓度的 80%～120%；制剂含量均匀度检查的范围一般为测定浓度的 70%～130%，根据剂型特点，如气雾剂、喷雾剂，范围可适当放宽；溶出度或释放度中溶出量测定，范围一般为规定限度的 ±30%，如规定了限度范围，则应为下限的 −20% 至上限的 +20%，例如：某控释制剂，规定 1 小时后达到 30%，24 小时后为 95% 以上，它的合理范围应为标示量的 10%～115%。杂质测定，范围应根据初步实际测定数据，拟订为规定限度的 ±20%。

在中药分析中，对于有毒的、具特殊功效或药理作用的成分，其验证范围应大于被限定含量的区间。

（八）耐用性

耐用性系指在测定条件有小的变动时，测定结果不受影响的承受程度，为所建立的方法用于日常检验提供依据。开始研究分析方法时就应考虑其耐用性。如果测定条件要求苛刻，则应当在方法中写明，并注明可以接受的变动范围。典型的变动因素有：被测溶液的稳定性，样品的提取次数、时间等。液相色谱法中典型的变动因素有：流动相的组成（如有机相的 ±5%）和 pH 值（如在规定值的 ±0.5 以内）、不同品牌或不同批号的同类型色谱柱、柱温（如在规定值的 ±5℃以内）、流速等。气相色谱法典型的变动因素有：不同品牌或批号的色谱柱、固定相、不同类型的载体、载气流速、柱温、进样口和检测器温度等。

经试验，测定条件小的变动应能满足系统适用性试验要求，以确保方法的可靠性。

（九）验证指标的选择

以上八项验证指标，并不是每一种分析方法都需要全面验证。验证一种分析方法应视方法使用对象拟定验证内容。

1. 定性分析方法　如鉴别试验一般需验证方法的专属性、检测限、耐用性。

2. 限度检查法　杂质的限度检查，一般需验证方法的专属性、耐用性和检测限。

3. 定量分析方法　如含量测定、含量均匀度、溶出度、释放度的测定方法，除用于验证方法灵敏度的检测限和定量限外，其余六项指标均需验证。

4. 微量定量分析方法　如杂质的定量测定方法，除检测限视具体情况而定外，其余七项指标均需验证。

☑ 实践实训

实训二　容量仪器的洗涤、使用及校正

PPT

一、目的要求

1. 掌握常用容量仪器的洗涤和使用方法。
2. 熟悉量瓶、移液管的称量法及相对校准法校准。
3. 认识药物分析中常用的容量仪器，会正确读数并记录数据。

二、基本原理

滴定管、移液管和量瓶是药物分析实验中常用的容量仪器，对药品分析检验来说，容量仪器是所有分析实验的基础，应学会正确清洗、使用这些容量仪器。

容量仪器都允许有一定的容量误差。在准确度要求较高的分析测试中，需要对容量仪器进行校准。校准的方法有称量法（绝对校准法）和相对校准法。

称量法的原理：用分析天平称量被校量器量入或量出的纯水的质量 m，再根据纯水的密度 ρ 计算出被校容量仪器的实际容量。由于玻璃的热胀冷缩，所以在不同温度下，容量仪器的容积也不同。因此，规定使用玻璃容量仪器的标准温度为 20℃。各种量器上标出的刻度和容量，均为在 20℃ 时量器的标称容量。

相对校准法的原理：若两种容器之间有一定的比例关系，不需要知道它们各自的准确体积，可用容量相对校正法。经常配套使用的移液管和量瓶，采用相对校准法更为重要。

三、仪器与试剂

1. 仪器 滴定管，量瓶（100ml），移液管（10ml、20ml），锥形瓶，温度计（分度值 0.1℃），刻度吸管，洗耳球，毛刷，洗瓶，分析天平等。

2. 试剂 HCl（0.1mol/L），NaOH（0.1mol/L），酚酞指示液，洗液，去污粉，凡士林等。

四、实训内容

（一）容量仪器的洗涤

1. 洗涤方法

（1）毛刷清洗法 当容器内壁附有灰尘、可溶性物质和易脱落的不溶性污物时，可用毛刷刷洗，通过毛刷对器壁的摩擦去掉污物。

（2）去污粉清洗法 对油污或一些有机污物，可用毛刷蘸取少量的去污粉刷洗，仪器内外壁经刷洗后先用自来水冲洗，然后用纯化水荡洗3次即可。

（3）洗液清洗法 对更难洗去的污物或仪器口径较小、管细长不便刷洗的仪器可用洗液清洗。洗涤时倒入少量洗液，将仪器倾斜转动使管内壁全部被洗液湿润，对玷污严重的仪器可用洗液浸泡一段时间，洗液用后，应倒回原瓶，可反复多次使用。仪器用自来水冲洗，再用纯化水洗3遍。

2. 洗净的标准 仪器是否洗净可通过器壁是否挂水珠来检查。将洗净后的仪器倒置，如果器壁透明，不挂水珠，则说明已洗净；如器壁有不透明处或附着水珠或有油斑，则未洗净应予重洗。

3. 常用玻璃仪器洗涤操作

（1）烧杯等一般玻璃仪器的洗涤 可用毛刷蘸去污粉刷洗，然后用自来水冲洗，再用纯化水荡洗。

（2）量瓶的洗涤 量瓶洗涤时，先用自来水洗几次，倒出水后，内壁不挂水珠，即可用纯化水荡洗3次后备用。若挂水珠，就必须用洗液洗涤。

（3）移液管的洗涤 吸取洗液至移液管球部的 1/4～1/3 处，把管放平，一边转动移液管，一边使管口降低，让洗液流过管内标线稍上所有的内壁，再将洗液放回原瓶中回收。移液管用自来水冲洗后再吸取纯化水清洗内壁3次，并用洗瓶冲洗管外壁。

（4）滴定管的洗涤 无明显油污的滴定管，直接用自来水冲洗；有油污不易洗净时，用洗液洗涤，将滴定管内水分沥干，关闭活塞，倒入 10～15ml 洗液于滴定管中（碱式滴定管应卸下乳胶管，套上旧的橡皮滴头），洗液布满全部管壁，打开活塞，将洗液放回原瓶回收，滴定管用自来水冲洗后，再用纯化水淋洗 2～3 次，备用。

（二）容量仪器的使用

1. 滴定管的基本操作

（1）检查滴定管下端的尖嘴有无破损，若有破损则不能使用。

（2）使用前检查活塞是否灵活，然后检查是否漏水。若漏水，则需涂凡士林。涂凡士林的方法：将酸式滴定管玻璃活塞取下，用滤纸将活塞和活塞套的水吸干，蘸少许凡士林分别在活塞粗端和滴定管细端内壁均匀地涂一薄层凡士林，在紧靠活塞孔两旁不要涂凡士林。

（3）装溶液和赶气泡 先用待装液润洗 2～3 次，每次约 10ml，然后装液至"0"刻度线以上，除去管内气泡。滴定管垂直静置 1～2 分钟，慢慢打开活塞，使液面下降，直至管内凹液面下缘最低点与

"0"刻度相切。

（4）滴定操作　左手控制活塞（左手无名指和小指向手心弯曲，其余三指，拇指在前，食指、中指在后，轻扣旋塞，转动）；右手摇动锥形瓶应微动腕关节，使溶液向同一方向旋转，溶液出现漩涡；眼睛看锥形瓶中溶液颜色变化。注意控制滴定速度，一般为 5~8ml/min，即每秒 2~3 滴，控制节奏是慢→中速→快→中速→慢→半滴→半滴直至终点。半滴的滴速控制在 3 个为宜。加半滴于锥形瓶壁可用洗瓶吹洗冲下。

（5）练习　向锥形瓶中放入 10.00ml HCl 滴定液（0.1mol/L），加 2 滴酚酞指示液，用未知浓度的 NaOH 滴定液滴定。滴定至溶液由无色变为粉红色，且在 30 秒内不消失即为终点。约过 1 分钟后，取下滴定管读数，并记录在实训报告上。重复滴定 2~3 次，记录数据。

2. 移液管的基本操作

（1）吸取溶液　左手持洗耳球，右手拇指和中指拿住移液管标线以上部分，将移液管管尖插入溶液 1~2cm，先吸取溶液至球部 1/4~1/3，润洗移液管内壁，反复 2~3 次。再将溶液吸至标线以上 5mm 时，迅速移去洗耳球，同时用右手食指堵住管口，将移液管往上提起，使之离开液面，用滤纸擦干移液管下端沾附的少量溶液。

（2）调整液面　左手取一干净小烧杯，将移液管管尖紧靠小烧杯内壁，同时右手食指微微松动（或拇指和中指慢慢转动移液管），使液面缓慢下降，放至溶液的凹面最低点与标线上缘相切为止。

（3）移取溶液　将移液管直立，接受器倾斜成 30°左右，其内壁与移液管尖紧贴，然后放松右手食指，使溶液自然顺壁流下，待液面下降至管尖后，等 15 秒左右，移出移液管（除特别注明，管尖残留溶液不吹入接受容器中）。

3. 量瓶的基本操作

（1）试漏　使用前先检查量瓶是否漏水。对于 PE 塑料胶塞量瓶盖上塞子，塞子水平方向旋转 10°左右，锁住瓶口，再试漏。

（2）定量转移溶液　在使用量瓶配制溶液时，将溶液全部转移到量瓶中，称溶液的定量转移。将溶液转入量瓶后，加适量溶剂稀释，当加至量瓶约 2/3 体积时，平摇几次初步混匀，继续加溶剂至近标线 1cm 左右时，改用胶头滴管小心滴加，直到溶液的凹液面恰好与标线相切。

（3）混匀　盖紧瓶塞，左手食指按住塞子，其他手指捏住瓶颈标线以上部分，右手指尖托住平底边缘，将瓶倒转振摇数次，再倒转过来，如此反复 15 次以上，使溶液充分混匀。

（三）容量仪器的校正

1. 量瓶的校正　取一干净干燥具塞量瓶，精密称定空瓶质量。注入纯化水至标线，用滤纸条吸干瓶颈内壁水滴，盖上瓶塞，精密称定，两次质量差值就是量瓶容纳水的质量。根据该温度时水的密度，计算该量瓶 20℃的真实容积。一般校正 2 次，取其平均值。

2. 移液管的校正　取一洁净、干燥的锥形瓶，精密称定质量（称准至 0.01g）。在洗净的移液管内吸入纯化水至刻度，将水定量放入锥形瓶中，精密称定锥形瓶+水的质量。两次质量之差除以该温度下水的密度就是移液管的真实体积。重复校正 2 次，取其平均值。

3. 移液管与量瓶的相对校正　用洁净的 10ml 移液管吸取纯化水放入干净且晾干的 100ml 量瓶中，平行移取 10 次，观察凹液面是否与标线相切，若恰好相切，说明移液管与量瓶的体积比为 1∶10；若不相切，表示有误差，重复校正一次，如果仍不相切，可用胶布在瓶颈上另作标记，在以后配合该支移液管使用量瓶时以新标记为准。注意：配套使用的量瓶和移液管的玻璃材质应相近，校正和使用时的温度应相近，否则也会因温度变化体积出现新的误差。

4. 滴定管的校正　在洗净的滴定管中加入纯化水，排除滴定管内的气泡，再加水至凹液面与滴定管"0"刻度相切，从滴定管中放出 5ml 水到事先已精密称重的锥形瓶中，精密称定质量（称准至0.001g）。由两次质量差和该温度下水的密度可计算出 0～5ml 段滴定管的实际体积。同样方法，可分别得出滴定管的各段体积。注意：校正时每次都从 0 开始，10ml 以上的滴定管一般每 5ml 为一个校正段，每段至少重复操作 2 次，每 2 次的校正值之差应小于 0.02ml，否则要重新校正。

五、注意事项

1. 量瓶如长时间不用，应在塞子与瓶口之间夹一条纸条，防止瓶塞与瓶口粘连。
2. 待校正仪器，应仔细洗净，其内壁应不挂水珠；量瓶必须干燥后才能开始校正。
3. 重复校正，减少误差。每个容量仪器至少校正 2 次，取各次校正平均值为最终校正值。
4. 校正时，滴定管或移液管尖端和外壁的水必须除去。
5. 每次滴定须从"0"刻度开始，以使每次测定结果能抵消滴定管的刻度误差。

六、思考题

1. 容量仪器的洗涤方法有哪些？如何判断仪器是否洗干净？
2. 移液管、滴定管使用前为何要用溶液润洗 2～3 遍？
3. 为什么校正时要求水温与仪器温度一致？如不一致，会导致什么后果？
4. 量瓶、移液管校正时是否需要预先干燥？为什么？

七、实训评价

表 3－5　容量仪器的洗涤使用及校正实训评价参考表

评价内容	分值	目标要求	得分
实训态度	5 分	充分预习，认真实训，态度端正	
仪器试剂准备	5 分	正确选用仪器、试剂	
容量仪器的洗涤	15 分	正确操作，洗涤干净	
容量仪器的使用	25 分	正确操作，读数准确	
容量仪器的校正	25 分	熟练操作，准确校正	
操作现场整理	10 分	桌面整洁，仪器洗涤及归位，无仪器损坏	
数据记录及报告	15 分	记录完整，结果正确，按要求书写检验报告	
总计	100 分		

实训三　葡萄糖的比旋度测定

PPT

一、目的要求

1. 掌握葡萄糖比旋度测定的原理、方法及操作。

2. 会规范熟练操作旋光仪。

3. 能及时记录读数，会比旋度计算和结果判断。

二、基本原理

当一束单色光通过起偏镜产生的偏振光通过旋光性物质时，偏振面发生偏转，由旋光仪记录检偏镜偏转的角度。根据旋光性物质溶液的浓度和厚度，可计算出比旋度。药用葡萄糖是 D－葡萄糖，有 α 和 β 两种互变异构体，α－D－葡萄糖比旋度为 $+113.4°$，β－D－葡萄糖比旋度为 $+19.7°$，两者达到互变平衡时，成为比旋度为 $+52.6° \sim +53.2°$ 的平衡体系。配制供试品溶液时加入氨试液加速变旋，放置 10 分钟使达到平衡。

三、仪器与试剂

1. 仪器 自动旋光仪，旋光管，电子天平（千分之一），药匙，称量纸，小烧杯，量筒，玻璃棒，量瓶（100ml），洗瓶，胶头滴管，滤纸，擦镜纸，水浴锅等。

2. 试剂 葡萄糖，氨试液，纯化水等。

四、实训内容

（一）WZZ－1S 型数字式自动旋光仪使用方法

1. 操作前准备

（1）如测定对温度有严格要求的供试品，在测定前应将仪器及供试品置规定温度的恒温室内至少 2 小时，使温度恒定。

（2）接通电源前应确定样品室内无异物，电源开关和示数开关应放在关的位置，为了便于钠光灯起辉，应将钠光灯置于交流电路处，并检查仪器旋转位置是否合适，钠光灯起辉后，不许再搬动仪器，以免损坏钠光灯。

2. 接通电源

（1）将仪器电源插头插入 220V 交流电源插座上，并接好地线，如使用的交流电压变化较大，可通过 1kV 电子稳压器使电压达到规定电压值，便于钠灯的起辉。

（2）开启电源开关，钠光灯经辉光放电，瞬间起辉点燃，但发光不稳。等待 5 分钟，待钠光灯呈现稳定的橙黄色后，将钠光灯开关扳向直流，如钠光灯熄灭，可能是预热时间不够，可将直流开关上下重复扳动 1~2 次使点燃。测定时应使钠光灯在直流电下工作。

3. 测定操作

（1）按下"测量"按键　指示灯发亮，同时数码管将出现数字。

（2）清零　将试样管一端螺帽放上皮垫和盖玻片（盖玻片紧靠试样管）拧紧。从另一端注入水或空白溶液，洗涤试样管数次后注满，将另一盖玻片盖上，放上皮垫，拧紧螺帽（注意，不要太紧），用擦镜纸将两端通光面盖玻片擦干净，如有气泡可摇动试样管，使气泡浮入凸颈内，放入仪器试样室的试样槽中，盖好，按下清零按键，使数码管示数为零。试样管安放时应注意标记的位置和方向。

（3）测试　取出试样管，倒出空白溶液，注入少量供试液润洗数次后，装满供试液，盖好玻片拧紧螺帽，将旋光管按相同的位置和方向放入试样室的试样槽中，盖好。仪器的伺服系统动作，数码管显示所测得旋光度值，等到示数稳定后读取读数。

（4）复测　按下复测键，仪器显示第二次测量结果，再次按下复测键，仪器显示第三次测量结果。取3次平均值再扣除空白溶液的读数，即为供试品的旋光度。

（5）如样品超出仪器测量范围，仪器在±45°处能自动停止，此时取出试样管，按一下复位开关按钮，仪器即能自动回零。

4. 关机

（1）测试结束后，应先将示数开关关闭，然后再关电源，将电源开关拨至交流档（AC）。取出试样管洗净晾干，样品室内可放硅胶吸湿。

（2）登记使用时间及仪器状况。

5. 仪器保养　仪器应放在干燥的地方，避免经常接触腐蚀性气体，避免受到剧烈振动。

（二）葡萄糖比旋度的测定方法

取本品约10g，精密称定，置100ml量瓶中，加水适量与氨试液0.2ml，溶解后，用水稀释至刻度，摇匀，放置10分钟，在25℃时，依法测定（通则0621）。比旋度为+52.6°至+53.2°。

$$[\alpha]_D^t = \frac{100 \times \alpha}{l \times c}$$

式中，$[\alpha]_D^t$ 为比旋度；t 为温度，℃；D 为钠光谱的 D 线，589.3nm；l 为测定管长度，dm；α 为测得的旋光度；c 为每100ml溶液中含有被测物质的重量（按干燥品或无水物计算），g。

五、注意事项

1. 本实验配制溶液及测定时，均应调节温度至25℃±0.5℃。
2. 测定零点或停点时，按动复测按钮数次，使检偏镜向左或向右偏离光学零位，减少误差。
3. 钠灯有一定使用寿命，连续使用不超过4小时，也不准瞬间内反复开关。
4. 测定结束后，测定管必须洗净晾干以备下次再用。仪器不用时，样品室可置硅胶吸潮。
5. 其他注意事项参见第三章第一节三、（四）比旋度测定法。

六、思考题

1. 什么叫比旋度？影响比旋度的因素有哪些？
2. 测定葡萄糖的比旋度时，为什么要在溶液中加入少量的氨试液，并放置10分钟后才测定？
3. 比旋度测定时称取葡萄糖9.665g制成100ml溶液，如果测得葡萄糖的干燥失重为8.0%，按干燥品计算，该葡萄糖的浓度（g/100ml）是多少？

七、实训评价

表3-6　葡萄糖的比旋度测定实训评价参考表

评价内容	分值	目标要求	得分
实训态度	5分	预习充分、实训认真、与他人合作良好	
仪器试剂准备	5分	正确选用仪器、试剂，数量足够而不多余	
称量、溶解、稀释、定容	30分	操作正确、熟练	
测定旋光度	20分	操作熟练、读数准确	

续表

评价内容	分值	目标要求	得分
操作现场整理	10 分	操作台面整洁、仪器洗涤或复原、试剂及时归位	
数据记录及报告	30 分	记录及时完整，计算正确，结果判定正确	
总计	100 分		

实训四　葡萄糖注射液 pH 值测定 ℮微课 3

PPT

一、目的要求

1. 掌握葡萄糖注射液 pH 值测定方法及 pH 计操作。
2. 熟悉 pH 值测定的原理，pH 计、复合玻璃电极的保养与维护。
3. 能及时记录读数，会结果判断。

二、基本原理

两次直接电位法测定溶液 pH 值，当温度为 25℃时，则：

$$pH_X = pH_S + \frac{E_X - E_S}{0.05916}$$

《中国药典》规定：葡萄糖注射液 pH 值应为 3.2 ~ 6.5。

三、仪器与试剂

1. 仪器　精密 pH 计，pH 复合玻璃电极，洗瓶，小烧杯，滤纸，胶头滴管，量筒，玻璃棒，量瓶（250ml），温度计。

2. 试剂　5% 葡萄糖注射液，纯化水，邻苯二甲酸氢钾标准缓冲液（pH = 4.00），磷酸盐标准缓冲溶液（pH = 6.86）。

四、实训内容

（一）试液及供试品溶液制备

（1）配制 3mol/L 氯化钾溶液　称取 223.65g 氯化钾溶于 1L 纯化水中，将试剂完全溶解，即为 3mol/L 氯化钾溶液。

（2）配制标准缓冲溶液　取 pH 4.00 标准缓冲试剂（邻苯二甲酸氢钾），剪开封口，将试剂倒入 250ml 量瓶中，加新沸放冷的纯化水适量，振摇使溶解，加新沸放冷的纯化水稀释至刻度，摇匀，即得。取 pH 6.86 标准缓冲试剂（混合磷酸盐）同法配制。

（3）取本品适量，用水稀释制成含葡萄糖 5% 的溶液，每 100ml 加饱和氯化钾溶液 0.3ml，倒入洁净小烧杯中（约 30ml），贴上标签。

（二）样品测定操作步骤

以 PHS - 3E 型 pH 计操作为例。

1. 连接仪器各部件　在测量电极插座处拔掉短路插头，插入复合电极，仪器接上温度探棒。将多功能电极架插入电极架插座中，将 pH 复合电极、温度探棒安装在电极架上，将 pH 复合电极下端的电极保护套拔下，并且拉下电极上端的橡皮套使其露出上端小孔；用纯化水清洗电极及温度探棒，并用滤纸吸干水分。插上电源，打开电源开关预热；按 MODE 键一次，使仪器进入 pH 测量状态。

2. 设置温度　将温度探棒放入溶液中，该温度显示数值为自动测量的温度值，即温度传感器反映的温度值为溶液温度；当仪器不接上温度探棒时，该温度显示数值为手动设置的温度值，在 pH 测量模式下（只有在 pH 测量模式下），可以按"△""▽"键手动调节温度数值上升、下降，使温度显示值和溶液温度一致，然后按"ENTER"键，确认所选择的温度数值。仪器确认溶液温度值后回到 pH 测量状态。

3. 校准仪器　使用 pH 6.86、pH 4.00 标准缓冲溶液校准仪器。

（1）将 pH 电极（及温度探棒）浸入 pH 6.86 标准缓冲溶液中，轻轻摇动溶液，待数据稳定，按 MODE 键，屏幕显示 STD1，表明仪器在定位标定状态，待数据稳定，按 ENTER 键，显示 STD1（pH）界面，调节"△"或"▽"键使显示 6.86。按 ENTER，屏幕显示 STD2 界面，表明进入斜率标定状态。

（2）取出 pH 电极（及温度探棒），用纯化水清洗，并用滤纸吸干电极上的水珠。

（3）将 pH 电极（及温度探棒）浸入 pH 4.00 标准缓冲溶液中，轻轻摇动溶液，待数据稳定，按 ENTER 键，显示 STD2（pH）界面，调节"△"或"▽"键使显示 4.00。按 ENTER 键，进入 MEAS 界面，校准完毕，仪器自动进入测量 pH 状态。

4. 测量供试品溶液的 pH 值

（1）将 pH 电极（及温度探棒）用纯化水洗净并用滤纸吸干电极上的水珠。

（2）将 pH 电极（及温度探棒）置于待测的 5% 葡萄糖注射液中，轻轻晃动测定液，使溶液均匀分布，待屏幕显示值稳定后，记录结果。每份重复测定 2 次。

（3）测量完毕，关闭电源。取出 pH 电极（及温度探棒）并用纯化水充分洗涤，用滤纸将水吸尽。将电极头套入盛有饱和氯化钾溶液的保护帽中，并将橡皮帽杆插入填液孔中。

pH 计经标定后不要再按"MODE"键，进入"定位"、"斜率"标定，如果误触动此键，此时仪器℃闪烁或定位显示或斜率显示，此时请不要按"ENTER"键，而是连续按"MODE"键，使仪器重新进入 pH 测量即可，而无须再进行标定。

五、注意事项

1. 标准缓冲溶液必须准确配制，否则将严重影响仪器的测量精度。

2. 不能使用配制时间较长或已变质的标准缓冲溶液进行校准。

3. 每次从一种溶液置入另一种溶液前，电极都需要用纯化水清洗 3 次并用滤纸吸干电极上的水珠，保持电极探头的洁净。

4. 初次使用时，由于电极传感器比较干燥，可能影响仪器的测量精度，因此先将电极浸泡在 3mol/L 氯化钾溶液中 2 小时。

5. pH 复合玻璃电极的球泡易碎，不能与硬物接触，使用完后的电极需浸泡在电极保护液中保存，保证电极的球泡湿润。

6. pH 计应置于清洁、干燥、阴凉处。不使用时，短路插头应插入电极接头处，使电极接入端处于短路状态以保护仪器。

六、思考题

1. pH 计上温度调节键起何种作用?
2. 溶液温度变化时,pH 值变化有什么规律吗?
3. 使用 pH 复合玻璃电极应注意哪些事项?

七、实训评价

表 3 - 7　葡萄糖注射液 pH 值测定实训评价参考表

评价内容	分值	目标要求	得分
实训态度	5 分	预习充分、实训认真、与他人合作良好	
仪器试剂准备	5 分	正确选用仪器、试剂,数量足够而不多余	
制备标准缓冲液、样品溶液	20 分	操作正确、熟练	
仪器校准、样品测定	40 分	操作熟练、读数准确	
操作现场整理	10 分	操作台面整洁、仪器洗涤或复原、试剂及时归位	
数据记录及报告	20 分	记录完整、结果正确	
总计	100 分		

实训五　药物的鉴别试验

PPT

一、目的要求

1. 掌握钙盐、铁盐、硫酸盐、酒石酸盐、阿司匹林及异烟肼片的鉴别方法、原理及操作。
2. 熟练掌握称量、溶解、过滤、滴加试剂、加热等基本操作。
3. 能及时正确记录实验现象,会判断结果,会填写检验结果和报告。

二、基本原理

(一)钙盐鉴别原理

1. 钙的火焰光谱的主要谱线有 622nm、554nm、442.67nm 与 602nm,其中 622nm 的谱线最强,显砖红色。

2. 在一般钙盐中,草酸钙的溶解度最小,一般用草酸铵作试剂与钙离子反应产生白色细小结晶草酸钙沉淀。此沉淀在盐酸中分解而溶解。

$$Ca^{2+} + C_2O_4^{2-} \longrightarrow CaC_2O_4 \downarrow （白色）$$

(二)铁盐鉴别原理

1. 三价铁离子与亚铁氰化钾反应生成普鲁士蓝沉淀。该沉淀能被氢氧化钠分解产生棕色的氢氧化铁沉淀。

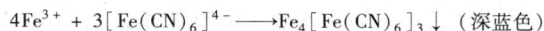

$$4Fe^{3+} + 3[Fe(CN)_6]^{4-} \longrightarrow Fe_4[Fe(CN)_6]_3 \downarrow （深蓝色）$$

2. 三价铁离子在盐酸酸性溶液中与 SCN^- 生成血红色的硫氰酸铁配位离子。

$$Fe^{3+} + nSCN^- \rightleftharpoons \left[Fe(SCN)_n\right]^{3-n} \text{（血红色）}$$

（三）硫酸盐鉴别原理

1. 利用硫酸盐与氯化钡反应生成难溶性的钡盐，此沉淀不溶于盐酸或硝酸。

$$Ba^{2+} + SO_4^{2-} \longrightarrow BaSO_4 \downarrow \text{（白色）}$$

2. 利用硫酸盐与醋酸铅作用生成难溶性的硫酸铅，此沉淀溶于醋酸铵试液或氢氧化钠试液。

$$Pb^{2+} + SO_4^{2-} \longrightarrow PbSO_4 \downarrow \text{（白色）}$$

$$PbSO_4 + 4Ac^- \longrightarrow Pb(Ac)_4^{2-} + SO_4^{2-}$$

$$PbSO_4 + 4OH^- \longrightarrow PbO_2^- + 2H_2O + SO_4^{2-}$$

3. 利用硫酸盐不与盐酸反应，而硫代硫酸盐与盐酸反应析出乳硫进行区分。

（四）酒石酸鉴别原理

酒石酸具有还原性，可以还原氨制硝酸银试液析出银镜鉴别；还可以被弱氧化剂过氧化氢氧化，同时与被过氧化氢氧化生成的三价铁离子配合，生成在碱性溶液中显紫色的配合物。

（五）阿司匹林化学鉴别原理

1. 阿司匹林结构有酯键，在加水煮沸的条件下水解生成水杨酸，水杨酸与三氯化铁试液反应生成配合物显紫堇色。

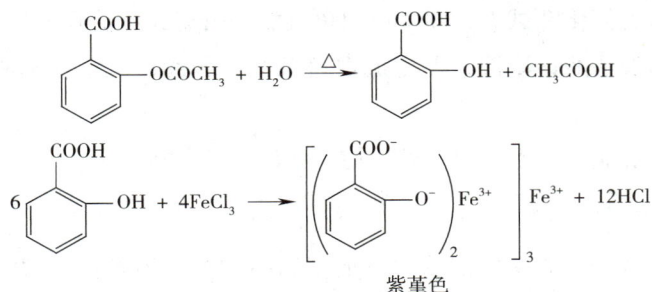

2. 阿司匹林结构中的酯键易水解，加碳酸钠试液煮沸水解生成水杨酸钠和醋酸钠，加过量稀硫酸，生成水杨酸和醋酸，水杨酸在水中溶解度小而析出白色沉淀，醋酸有酸臭气。

（六）异烟肼银镜反应鉴别原理

异烟肼的酰肼基具有还原性，可还原氨制硝酸银试液产生黑色金属银和氮气，并在试管壁形成银镜。

三、仪器与试剂

1. 仪器　电子天平（百分之一），试管，试管架，试管夹，毛刷，离心管，离心机，量筒，漏斗，滤纸，玻璃棒，烧杯，铁架台，铁圈，研钵，胶头滴管，铂丝，酒精灯，火柴，药匙，称量纸，pH试纸，毛细吸管，洗瓶，水浴锅等。

2. 试剂　钙盐［如葡萄糖酸钙粉末、溶液（1→20）］，铁盐（如三氯化铁）溶液，硫酸盐（如硫酸庆大霉素）溶液，酒石酸盐（如酒石酸钠）溶液，甲基红指示液，盐酸，氨试液，草酸铵试液，醋酸，亚铁氰化钾试液，稀盐酸，氢氧化钠试液，硫氰酸铵试液，氯化钡试液，硝酸，醋酸铅试液，醋酸铵试液，硝酸银，氨制硝酸银试液（学生自制），硫酸亚铁试液，过氧化氢试液，三氯化铁试液，碳酸钠试液，稀硫酸，阿司匹林，异烟肼片等。

氨制硝酸银试液制备方法：取硝酸银 1g，加水 20ml 溶解后，滴加氨试液，随加随搅拌，至初起的沉淀将近全溶，滤过，即得。本液应置棕色瓶内，在暗处保存。

四、实训内容

（一）钙盐的鉴别 💻微课4

1. 取铂丝，用盐酸湿润后，蘸取供试品粉末，在无色火焰中燃烧，火焰即显砖红色。

2. 取供试品溶液（1→20），加甲基红指示液 2 滴振摇，滴加氨试液中和并振摇，再滴加盐酸至恰呈酸性，滴加草酸铵试液即生成白色沉淀；分离沉淀，并分为 2 份，一份中加醋酸并振摇，沉淀不溶，另一份加盐酸，振摇，沉淀溶解。

（二）铁盐的鉴别

1. 取供试品溶液，滴加亚铁氰化钾试液，即生成深蓝色沉淀；分离，沉淀在稀盐酸中不溶，但加氢氧化钠试液，即生成棕色沉淀。

2. 取供试品溶液，滴加硫氰酸铵试液，即显血红色。

（三）硫酸盐的鉴别

1. 取供试品溶液，滴加氯化钡试液，即生成白色沉淀，分离，沉淀在盐酸或硝酸中均不溶解。

2. 取供试品溶液，滴加醋酸铅试液，即生成白色沉淀，分离，沉淀在醋酸铵试液或氢氧化钠试液中溶解。

3. 取供试品溶液，滴加盐酸，不生成白色沉淀，与硫代硫酸盐区别。

（四）酒石酸盐的鉴别 💻微课5

1. 取供试品的中性溶液，置洁净的试管中，加氨制硝酸银试液数滴，置水浴中加热，银即游离并附在试管的内壁成银镜。

2. 取供试品溶液，加醋酸成酸性后，加硫酸亚铁试液 1 滴和过氧化氢试液 1 滴，俟溶液褪色后，用氢氧化钠试液碱化，溶液即显紫色。

（五）阿司匹林的化学鉴别法 💻微课6

1. 取本品约 0.1g，加水 10ml，煮沸，放冷，加三氯化铁试液 1 滴，即显紫堇色。

2. 取本品约 0.5g，加碳酸钠试液 10ml，煮沸 2 分钟后，放冷，加过量的稀硫酸，即析出白色沉淀，并发生醋酸的臭气。

（六）异烟肼片的化学鉴别法 💻微课7

取本品细粉适量（约相当于异烟肼 0.1g），加水 10ml，振摇，滤过，取滤液 1ml 置试管中，加氨制硝酸银试液 1ml，即发生气泡与黑色浑浊，并在试管壁上生成银镜。

五、注意事项

1. 试药和试液的加入量、方法和顺序均应按各试验项下的规定；如未作规定时，试液应逐滴加入，边加边振摇，并注意仔细观察反应现象。

2. 试验在试管或离心试管中进行，如需加热，应小心仔细，使用试管夹夹住离试管口 1/3 处，边加热边振摇，试管口不要对着自己或旁人。

3. 试验中需分离沉淀时，采用离心机分离，经离心沉降后，用吸出法或倾泻法分离沉淀。

4. 沉淀反应鉴别钙盐时，要特别注意控制好溶液的酸碱性，否则观察不到明显的沉淀。

5. 显色反应鉴别酒石酸盐时，必须严格控制反应条件，过氧化氢试液、硫酸亚铁试液和氢氧化钠试液的量不能太多，否则，由于进一步氧化呈阴性，或形成 $Fe(OH)_3$ 沉淀而掩盖现象。

六、思考题

1. 影响化学鉴别反应的条件有哪些？
2. 写出阿司匹林化学鉴别法的反应式。
3. 写出三价铁盐鉴别反应的反应式。
4. 焰色反应中的盐酸起什么作用？

七、实训评价

表 3-8　药物的鉴别实验实训评价参考表

评价内容	分值	目标要求	得分
实训态度	5 分	预习充分、实训认真、与他人合作良好	
仪器试剂准备	5 分	正确选用仪器、试剂，数量足够而不多余	
称量、溶解、滴加试液、分离沉淀、过滤、加热	60 分	操作正确、熟练，观察仔细、判断正确	
操作现场整理	10 分	操作台面整洁、仪器洗涤或复原、试剂及时归位	
数据记录及报告	20 分	观察认真、记录完整、结果正确	
总计	100 分		

目标检测

答案解析

一、单项选择题

1. 下列不属于物理常数的是（　　）

　　A. 吸收系数　　　　　　B. 溶解度　　　　　　C. 比旋度　　　　　　D. 相对密度

2. 相对密度测定法中的比重瓶法适于测定（　　）

　　A. 不挥发或挥发性小的液体药物的密度　　　　B. 麻醉乙醚的密度

　　C. 挥发性强的液体药物的密度　　　　　　　　D. 固体或气体药物的密度

3. 熔点是指一种物质照规定方法测定，在熔化时（　　）

　　A. 初熔时的温度　　　　　　　　　　　　　　B. 终熔时的温度

　　C. 自初熔至终熔的一段温度　　　　　　　　　D. 自初熔至终熔的中间温度

4. 比旋度是指（　　）

  A. 偏振光透过长 1dm、浓度为 1% 的溶液，在一定波长与温度下测得的旋光度

  B. 偏振光透过长 1dm、浓度为 1g/100ml 的溶液，在一定波长与温度下测得的旋光度

  C. 偏振光透过长 1cm、浓度为 1g/ml 的溶液，在一定波长与温度下测得的旋光度

  D. 偏振光透过长 1dm、浓度为 1g/ml 的溶液，在一定波长与温度下测得的旋光度

5. 下列显鲜黄色焰火的是（　　）

  A. 钾盐   B. 锌盐   C. 钠盐   D. 钙盐

6. 朗伯－比尔定律的数学表达式是（　　）

  A. $A = -\lg E$ B. $A = -\lg L$ C. $A = -\lg C$ D. $A = -\lg T$

7. 需对流动相进行脱气处理的色谱法是（　　）

  A. 气相色谱法   B. 薄层色谱法   C. 高效液相色谱法   D. 纸色谱法

8. 精密度是指该法（　　）

  A. 对供试物准确而专属的测定能力   B. 测得的测量值与回收率接近的程度

  C. 测量的正确性   D. 测得的一组测量值接近的程度

二、多项选择题

1. 测定熔点一般所需仪器试剂有（　　）

  A. 温度计   B. 搅拌器   C. b 型玻璃管

  D. 毛细管   E. 传温液

2. 化学鉴别法是指供试品与规定的试剂发生化学反应，对药物进行定性分析，可观察的外观现象是（　　）

  A. 颜色   B. 沉淀   C. 产生气体

  D. 荧光   E. 固体熔化成液体

3. 紫外－可见分光光度法常用的鉴别方法有（　　）

  A. 测定最大吸收波长

  B. 测定末端吸收

  C. 规定一定浓度的供试品溶液在最大吸收波长处的吸光度

  D. 比较吸光度的比值

  E. 比较吸收光谱的一致性。

4. 评价药物分析所用鉴别方法的验证指标有（　　）

  A. 耐用性   B. 精密度   C. 准确度

  D. 专属性   E. 定量限

三、问答题

1. 药物鉴别的目的是什么？有哪些特点？

2. 简述高效液相色谱法中系统性试验的要求。

3. 为什么要进行分析方法的验证？验证指标有哪些？

四、计算题

1. 头孢氨苄吸收系数的测定：取本品约 20mg，精密称定，置 100ml 量瓶中，加水溶解并稀释至刻度，摇匀；精密量取 5ml，置 50ml 量瓶中，加水稀释至刻度，摇匀。照紫外－可见分光光度法，在

262nm 的波长处测定吸光度，测定数据如下：$m_1 = 0.02012g$，$m_2 = 0.02020g$，$A_1 = 0.452$，$A_2 = 0.456$，试计算吸收系数，并判断该产品吸收系数是否符合规定。已知水分 5.0%，按无水物计算，头孢氨苄吸收系数（$E_{1cm}^{1\%}$）应为 220～245。

2. 取苯巴比妥按《中国药典》方法测定含量。平行测定 2 份，称得供试品重分别为 0.2108g、0.2112g，加入甲醇和新制的碳酸钠试液使溶解，用硝酸银滴定液（0.1025mol/L）滴定，至终点，分别消耗硝酸银滴定液 8.84ml、8.86ml，求 2 份供试品苯巴比妥的百分含量及其平均含量。已知每 1ml 硝酸银滴定液（0.1mol/L）相当于 23.22mg 的 $C_{12}H_{12}N_2O_3$。

3. 按《中国药典》方法测定乙酰唑胺含量，平行测定 2 份，称得供试品重分别为 0.2046g、0.2120g，分别加入沸水溶解，放冷，加水稀释制成 1000ml 溶液，摇匀；各精密量取 5ml，分别置 100ml 量瓶中，用规定溶剂稀释至刻度，摇匀，照紫外－可见分光光度法在 265nm 的波长处测定吸光度，分别为 0.482、0.500，按乙酰唑胺吸收系数（$E_{1cm}^{1\%}$）为 474 计算，求 2 份供试品乙酰唑胺的百分含量及其平均含量。

4. 取标示量为 10mg 的维生素 B_1 片 20 片，总重为 1.6208g，研细。平行测定，称出供试品 2 份，分别为 0.4082g、0.4154g，按《中国药典》规定用紫外－可见分光光度法测定。分别先配成 100ml 溶液，滤过后，取续滤液 1ml 稀释为 50ml，照紫外－可见分光光度法在 246nm 波长处测定吸光度分别为 0.407、0.415，按 $C_{12}H_{17}ClN_4OS \cdot HCl$ 的吸收系数（$E_{1cm}^{1\%}$）为 421 计算，试问该片剂的标示百分含量是否符合规定？

5. 维生素 C 的含量测定：称取维生素 C 供试品 2 份，分别为 0.2106g，0.1998g，按《中国药典》规定，用碘滴定液（0.0515mol/L）滴定至终点，分别用去 23.12ml，21.26ml。已知每 1ml 碘滴定液（0.05mol/L）相当于 8.806mg 的 $C_6H_8O_6$，计算 2 次测定维生素 C 的百分含量。能否取平均值作为测定结果？

书网融合……

知识回顾　微课1　微课2　微课3　微课4

微课5　微课6　微课7　习题

学习引导

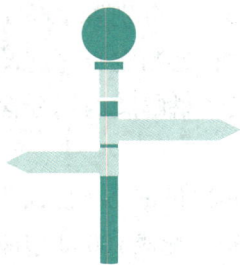

药物杂质与患者的用药安全直接相关，如青霉素过敏的主要原因之一就是其产品中存在多聚物等高分子杂质，那什么是药物的杂质呢？如何对药物中的杂质进行检查？

本章介绍药物中的杂质及分类、杂质限量及计算、杂质检查方法、一般杂质检查法、特殊杂质检查法。

学习目标

1. **掌握**　杂质限量的概念、限量检查的常用方法、限量的表示方法及有关计算；氯化物、硫酸盐、铁盐、重金属、砷盐等一般杂质的检查原理和方法。

2. **熟悉**　药物纯度的概念，理解药物纯度与化学试剂纯度的本质区别；药物中杂质的来源和分类。

3. **了解**　干燥失重、水分、溶液的颜色、澄清度、酸碱度、残留溶剂的检查原理和方法；药物中特殊杂质的检查原理和方法。

杂质是指存在于药物中的无治疗作用或影响药物的稳定性和疗效，甚至对人体健康有害的物质。由于药物在生产和贮藏过程中不可避免地会引入杂质，为了确保药物的安全性、有效性和稳定性，同时也为生产及流通领域的药品质量管理提供依据，因此有必要对药物中的杂质进行检查。

第一节　药物中杂质的来源及其种类

PPT

一、药物中的杂质及其来源

药物中的杂质，主要来源于两个方面，一是由生产过程中引入；二是由贮藏过程中产生。

（一）生产过程中引入

药物在生产过程中可能由于所用原料不纯、反应不完全或有副反应发生、加入的试剂和溶剂等在精制时未完全除净、生产器皿有杂质等原因，而引入未作用完全的原料、试剂、中间体或副产物以及其他杂质。如从阿片中提取吗啡，有可能引入罂粟碱和其他生物碱。以水杨酸为原料合成阿司匹林时，可能由于乙酰化反应不完全而残留水杨酸；地塞米松磷酸钠在生产过程中大量使用甲醇、乙醇和丙酮，可能会残留在成品中。药物在制备过程中，也可能引入新的杂质。如盐酸普鲁卡因在制备和贮藏过程中，可能会水解为对氨基苯甲酸和二乙氨基乙醇，因此，《中国药典》中要求对盐酸普鲁卡因原料药进行对氨基苯甲酸的检查。

（二）贮藏过程中产生

药物在贮藏过程中，由于贮藏保管不当，或贮藏时间过长，在外界条件如温度、湿度、日光、空气等影响下，或因微生物的作用，可能引起药物发生水解、氧化、分解、异构化、晶型转变、聚合、潮解或发霉等变化而产生杂质。其中，药物因发生水解和氧化反应而产生杂质较为常见。如酯、内酯、酰胺、环酰胺、卤代烃及苷类等药物在水分存在下容易水解，阿司匹林在贮藏过程中可水解产生水杨酸和醋酸。

此外，药物的晶型不同，其理化常数、溶解性、稳定性、体内吸收和疗效也有很大的差异，如无味氯霉素存在多晶型现象，A 晶型不易被酯酶水解、活性很低，而 B 晶型为有效晶型，易被酯酶水解而吸收；甲苯咪唑有 A、B、C 3 种晶型，其中 A 晶型的驱虫率小于 20%，B 晶型为 40% ~ 60%，C 晶型的驱虫率约为 90%。在生产过程中低效、无效的异构体或晶型较难除尽，且因生产工艺、结晶溶剂的不同以及贮藏条件的影响也可能引起晶型的转变。因此，控制药物中低效、无效以及有毒副作用的异构体和晶型，在药物纯度研究中日益受到重视。

即学即练 4 - 1

无味氯霉素中的 A 晶型是杂质吗？

答案解析

二、杂质的分类

为了有针对性地控制药物中不同类型的杂质，以确保药物的安全性、有效性和稳定性，应该对药物中不同类型的杂质有所了解。杂质按照来源和性质的不同分为以下几类。

（一）按来源分类

1. 一般杂质　一般杂质是指在自然界中分布较广，在多种药物的生产和贮藏过程中容易引入的杂质。由于对此类杂质的控制涉及多种药物，故在各版《中国药典》中均规定了它们的检查方法。《中国药典》四部通则中收载了氯化物、硫酸盐、铁盐、重金属、砷盐、水分等项目的检查方法。

2. 特殊杂质　特殊杂质是指药物在生产和贮藏过程中，由于药物本身的性质、生产方法及工艺的不同，可能引入的杂质。如阿司匹林中的游离水杨酸，肾上腺素中的酮体，硫酸阿托品中的莨菪碱等。一般来说，某种特殊杂质只存在于某种特定的药物中，故其检查方法收载于《中国药典》的正文中。

（二）按性质分类

1. 影响药物稳定性的杂质　药物中的金属离子可能会催化氧化还原反应，如 Cu^{2+} 可使维生素 C 易被氧化；水分可使含有酯键和酰胺结构的药物发生水解，从而影响药物的安全性和有效性。

2. 毒性杂质　药物中重金属（如铅、汞、银、铜等）和砷盐的过量存在，都会导致人体中毒，影响到用药的安全性，因此应严格控制其限量。

3. 信号杂质　药物中氯化物、硫酸盐等少量存在不会对人体产生危害，但是此类杂质的存在可以反映药物的生产工艺及贮藏状况是否正常，因此，此类杂质称为"信号杂质"。

此外，按照结构分类，还可将杂质分为无机杂质和有机杂质（包括残留溶剂）。在某些情况下，杂质是属于一般杂质还是特殊杂质，并无严格区分。无论哪种杂质，均应根据其性质、特点及来源，在保证用药安全、有效的前提下，以科学、合理的方法严格进行控制。

▶▶ 实例分析

实例 2018 年 7 月，华海制药生产的高血压用药缬沙坦，由于检测出含有微量的遗传毒性杂质 N，N–二甲基亚硝胺（NDMA），含量大于 0.3ppm，触发了原料药和相关制剂在欧洲、美国和中国的市场召回。

问题 杂质按来源和性质不同分为哪几类？遗传毒性杂质属于哪一类杂质？

答案解析

三、药物的纯度及化学试剂的纯度

药物的纯度指药物的纯净程度。药物中的杂质是影响药物纯度的主要因素，因此，药物的纯度检查也可称为杂质检查，如果药物中所含杂质超过质量标准中规定的纯度要求，则可能引起药物的外观性状、物理常数的变化，甚至会影响药物的稳定性、降低疗效及增加副作用。因此药物的纯度检查是控制药物质量的一个重要环节。

药物的纯度又称药用纯度或药用规格，与化学试剂的纯度不能混淆。前者主要从用药的安全性、有效性以及对药物稳定性的影响等方面考虑，后者是从杂质可能引起的化学变化对试剂的使用范围及使用目的影响来考虑的，并不考虑对人体的生理作用和毒副作用。药品只有合格品与不合格品，化学试剂可根据杂质的含量高低和用途不同分为不同级别。因此，不能用化学试剂的规格代替药品标准，更不能将化学试剂当成药品直接用于临床治疗。

📖 知识链接

化学试剂的规格及标志

化学试剂分为一般试剂、基准试剂和专用试剂。

1. 一般试剂　是实验室中普遍使用的试剂，根据其所含杂质的多少分为优级纯（GR，深绿色标签）、分析纯（AR，红色标签）、化学纯（CP，中蓝色标签）及生物试剂（BR 或 CR，黄色标签）等。

2. 基准试剂　基准试剂（PT，深绿色标签），常用于直接配制和标定标准溶液。

3. 专用试剂　是指具有专门用途的试剂，如色谱分析用试剂、核磁共振分析用试剂、光谱纯试剂（SP）等。

第二节　药物的杂质检查方法 🅔微课 1

PPT

一、杂质限量

药物中杂质的来源是多途径的，在药物的生产和贮藏过程中，会不可避免地引入杂质。对于药物而言，其杂质的含量当然越少越好，但要把药物中的杂质完全除掉，不仅没有必要，也是不可能的，不仅会增加成本，也会受到生产工艺和条件的制约。因此，在保证用药安全、有效，不影响药物稳定性的原则下，允许药物中存在一定量的杂质。药物中所含杂质的最大允许量称为杂质限量。通常用百分之几或百万分之几表示。药物中杂质的检查，一般不要求测定其含量，而只检查杂质是否超过限量。这种杂质检查的方法叫做杂质的限量检查。

即学即练 4 -2

杂质限量是将所含杂质的具体含量计算出来吗？

答案解析

二、杂质限量的计算

根据杂质限量的定义，药物中杂质限量可用式（4 -1）表示：

$$杂质限量 = \frac{杂质最大允许量}{供试品量} \times 100\% \qquad (4-1)$$

当供试品（S）中的杂质限量是通过与一定量杂质标准溶液进行比较来确定时，杂质的最大允许量即为标准溶液的浓度（c）与标准溶液体积（V）的乘积，因此，杂质限量（L）的计算可用式（4 -2）表示：

$$杂质限量 = \frac{标准溶液的浓度 \times 标准溶液的体积}{供试品量} \times 100\%$$

$$或 L = \frac{c \times V}{S} \times 100\% \qquad (4-2)$$

【应用实例】口服碳酸氢钠原料药中氯化物的检查

取本品 0.15g（供口服用），加水溶解使成 25ml，滴加硝酸使成微酸性后，置水浴中加热除尽二氧化碳，放冷，依法检查（通则 0801），与标准氯化钠溶液 3.0ml（10μg/ml Cl）制成的对照液比较，不得更浓。计算氯化物的限量。

解：已知：$S = 0.15g$　$V = 3.0ml$　$c = 10μg/ml = 10 \times 10^{-6}g/ml$

$$L = \frac{c \times V}{S} \times 100\% = \frac{10 \times 10^{-6} \times 3.0}{0.15} \times 100\% = 0.02\%$$

【应用实例】对乙酰氨基酚中硫酸盐的检查

取本品 2.0g，加水 100ml，加热溶解后，冷却、滤过，取滤液 25ml，依法检查（通则 0802），与标准硫酸钾溶液 1.0ml（100μg/ml SO₄）制成的对照液比较，不得更浓。计算硫酸盐的限量。

解：已知：$S = 2.0g \times 25/100$　$V = 1.0ml$　$c = 100μg/ml = 100 \times 10^{-6}g/ml$

$$L = \frac{c \times V}{S} \times 100\% = \frac{100 \times 10^{-6} \times 1.0}{2.0 \times \frac{25}{100}} \times 100\% = 0.02\%$$

三、杂质的检查方法

药物中杂质的限量检查法可分为对照法、灵敏度法和比较法。

（一）对照法

对照法是指取一定量待检杂质的标准溶液与一定量供试品溶液在相同条件下加入一定的试剂处理后，比较反应结果，从而判断供试品中所含杂质是否超过限量。该法的检测结果，只能判定药物所含杂质是否符合限量规定，一般不能测定杂质的准确含量。各国药典主要采用本法检查药物的杂质。

在使用对照法检查杂质的过程中需注意以下几点。

（1）使用对照法时须注意平行原则：①供试管和对照管应使用配对的纳氏比色管；②两管加入的试剂、反应的温度、放置的时间等均应相同；③如药物本身有色，需进行消色处理；如样品液浑浊，可过滤后，再进行检查。

（2）正确的比色（白色背景，从比色管上口垂直向下观察两管的颜色）和比浊（黑色背景，从比色管上口垂直向下观察两管的浊度），当供试品管的颜色或浊度不超过对照管的颜色或浊度时，才为合格。

（3）检查结果不符合规定或在限度边缘时应对供试管和对照管各复查 2 份。

（二）灵敏度法

灵敏度法是以在检测条件下反应的灵敏度来控制杂质限量的一种方法。一般来说，灵敏度法比对照法对杂质的控制更为严格。如灭菌注射用水中的氯化物检查，是在 50ml 灭菌注射用水中加入硝酸 5 滴及硝酸银试液 1ml，要求不得发生浑浊。该法就是利用氯离子与银离子生成氯化银沉淀反应的灵敏度来控制灭菌注射用水中氯化物的限量。本法的特点是不需杂质标准溶液。

（三）比较法

比较法是指取一定量供试品依法检查，测得待检杂质的吸光度或旋光度等不得超过规定值。如盐酸去氧肾上腺素中酮体的检查：取本品，依法制成每 1ml 中含 4.0mg 的溶液，照紫外 – 可见分光光度法（通则 0401），在 310nm 的波长处测定吸光度，不得大于 0.20。本法的特点是可以准确测定杂质的吸光度或旋光度（从而可计算出杂质的准确含量）并与规定限量比较，不需要对照物质。

第三节　一般杂质检查

一般杂质是指广泛存在于自然界，在多种药物的生产和贮藏过程中容易引入的杂质，如氯化物、硫酸盐、硫化物、硒、氟、氰化物、铁盐、铵盐、重金属、砷盐、干燥失重、水分、炽灼残渣、易炭化物以及残留溶剂等。《中国药典》对一般杂质检查多采用对照法。即在遵循平行操作的原则下，比较供试管与对照管的浊度、颜色等以判断供试品中杂质是否符合限量规定。

一、氯化物检查法

氯化物广泛存在于自然界中，在药物的生产过程中极易引入，是药物中的信号杂质。少量的氯化物虽对人体无害，但其存在的量可以反映出药物的纯净程度以及生产工艺和贮藏条件是否正常，因此，控制氯化物的限量有其特殊的意义。

（一）检查原理

药物中微量氯化物在硝酸酸性溶液中与硝酸银试液作用，生成氯化银的白色浑浊液，与一定量标准氯化钠溶液在相同条件下生成的氯化银浑浊液比较,以判断供试品中的氯化物是否超过限量。

$$Cl^- + Ag^+ \longrightarrow AgCl\downarrow (白色)$$

(二)操作方法

取规定量的供试品,加水溶解使成 25ml(溶液如显碱性,可滴加硝酸使成中性),再加稀硝酸 10ml;溶液如不澄清,应滤过;置 50ml 纳氏比色管中,加水使成约 40ml,摇匀,即得供试品溶液。另取药品项下规定量的标准氯化钠溶液,置 50ml 纳氏比色管中,加稀硝酸 10ml,加水使成 40ml,摇匀,即得对照溶液。于供试品溶液与对照溶液中,分别加入硝酸银试液 1.0ml,用水稀释使成 50ml,摇匀,在暗处放置 5 分钟,同置黑色背景上,从比色管上方向下观察,比较所产生的浑浊。

(三)注意事项

1. 标准氯化钠溶液应为临用前配制。精密量取贮备液 10ml,置 100ml 量瓶中,加水稀释至刻度,摇匀,即得(每 1ml 相当于 10μg 的 Cl)。在检测条件下,以 50ml 中含 50~80μg 的 Cl 为宜,在此范围内氯化物与硝酸银反应产生的浑浊梯度明显,便于比较。因此,在设计检查方法时,应根据氯化物的限量考虑供试品的取用量。

2. 检查中加入稀硝酸的目的是为了去除 CO_3^{2-}、PO_4^{3-}、SO_3^{2-} 等杂质的干扰,加速氯化银的生成并产生较好的乳浊;在暗处放置 5 分钟,是为了避免光线使单质银析出。

3. 有机药物中的氯化物检查:①溶于水的有机药物,按规定方法直接检查;②不溶于水的有机药物,多数采用加水振摇,使所含氯化物溶解,滤除不溶物或加热溶解供试品,放冷后析出沉淀,滤过,取滤液检查。

4. 检查有机氯杂质,可根据有机氯杂质的结构,选择适宜的有机破坏方法,使有机氯转变为无机氯化物后,再依法检查。

5. 检查碘化物或溴化物中氯化物时,由于氯、溴、碘性质相近,应采用适当的方法去除干扰后再检查。

6. 供试品溶液如带颜色,通常采用内消色法处理后再进行检查。

即学即练 4-3

氯化物检查中为什么要在硝酸的酸性条件下进行?

答案解析

【应用实例】乳酸钙中氯化物的检查

取本品 0.10g,依法检查(通则 0801),与标准氯化钠溶液 5.0ml 制成的对照液比较,不得更浓(0.05%)。

二、硫酸盐检查法

硫酸盐也是一种广泛存在于自然界中的信号杂质,是许多药物都需要检查的一种杂质。

(一)检查原理

药物中微量的硫酸盐在盐酸酸性溶液中与氯化钡反应生成硫酸钡的白色浑浊液,与一定量标准硫酸钾溶液在相同条件下生成的浑浊液比较，以判断供试品中硫酸盐是否超过限量。

$$SO_4^{2-} + Ba^{2+} \longrightarrow BaSO_4 \downarrow \text{（白色）}$$

（二）操作方法

取规定量的供试品，加水溶解使成约 40ml（如溶液显碱性，可滴加盐酸使遇 pH 试纸显中性）；溶液如不澄清，应滤过；置 50ml 纳氏比色管中，加稀盐酸 2ml，摇匀，即得供试品溶液。另取各药品项下规定量的标准硫酸钾溶液，按同样方法制成对照溶液，于供试品溶液与对照溶液中，分别加入 25% 氯化钡溶液 5ml，用水稀释至 50ml，充分摇匀，放置 10 分钟，同置黑色背景上，从比色管上方向下观察、比较供试品溶液与对照溶液所产生的浑浊。

（三）注意事项

1. 标准硫酸钾溶液的制备：称取硫酸钾 0.181g，置 1000ml 量瓶中，加水适量使溶解并稀释至刻度，摇匀，即得（每 1ml 相当于 $100\mu g$ 的 SO_4）。本法适宜的比浊浓度范围为 50ml 溶液中含 $0.1 \sim 0.5mg$ 的 SO_4，相当于标准硫酸钾溶液 $1 \sim 5ml$。在此范围内浊度梯度较明显。

2. 供试液中加入盐酸使成酸性的目的，是为了防止 CO_3^{2-}，PO_4^{3-} 等与 Ba^{2+} 生成沉淀而干扰检查，加入稀盐酸的量以 50ml 溶液中含稀盐酸 2ml，使溶液的 pH 值约为 1 为宜，酸度过高，灵敏度下降。

3. 温度对产生浑浊有影响，温度太低产生浑浊慢且不稳定，当温度低于 10℃ 时，应将比色管在 25 ~ 30℃ 水浴中放置 10 分钟后再比浊。

4. 《中国药典》规定采用 25% 氯化钡溶液，不必临用前配制，放置 1 个月后的氯化钡试液，反应的效果也无明显改变。加入氯化钡试液后，应立即充分摇匀，防止局部浓度过高而影响产生浑浊的程度。

5. 如供试液加入盐酸后不澄清，可使用预先用盐酸酸化的水洗净的滤纸滤过后再检查。如供试液有颜色，可采用内消色法处理后再进行检查。

【应用实例】氯化钠中硫酸盐的检查

取本品 5.0g，依法检查（通则 0802），与标准硫酸钾溶液 1.0ml 制成的对照液比较，不得更浓（0.002%）。

三、铁盐检查法

药物中微量铁盐的存在可能会加速药物的氧化和降解而变质，因而要控制铁盐的限量。《中国药典》和《美国药典》均采用硫氰酸盐法检查铁盐。

（一）检查原理

药物中三价铁盐在盐酸酸性溶液中与硫氰酸盐生成红色的可溶性硫氰酸铁配位化合物，与一定量标准铁溶液用同法处理后进行比色，以控制铁盐的限量。

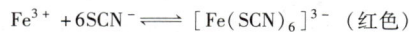

$$Fe^{3+} + 6SCN^- \rightleftharpoons \left[Fe(SCN)_6 \right]^{3-} \text{（红色）}$$

（二）操作方法

取规定量的供试品，加水溶解使成 25ml，移置 50ml 纳氏比色管中，加稀盐酸 4.0ml 与过硫酸铵 50mg，用水稀释使成 35ml，加 30% 的硫氰酸铵溶液 3.0ml，再加水适量稀释成 50ml，摇匀，如显色，立即与标准铁溶液一定量按相同方法制成的对照液比较。

（三）注意事项

1. 用硫酸铁铵 $[FeNH_4(SO_4)_2 \cdot 12H_2O]$ 配制标准铁贮备液，加入硫酸防止铁盐水解。标准铁溶液为临用前取贮备液定量稀释而成，每 1ml 标准铁溶液相当于 $10\mu g$ 的 Fe。本法以 50ml 溶液中含 Fe^{3+} $10\sim50\mu g$ 为宜，在此范围内，所显色泽梯度明显，便于目视比色。

2. 检查中加入氧化剂过硫酸铵可将供试品中可能存在的 Fe^{2+} 氧化成 Fe^{3+}，同时可防止硫氰酸铁受光照还原或分解褪色。

3. 铁盐与硫氰酸根离子的反应是可逆反应，加入过量硫氰酸铵不仅可以增加生成配位离子的稳定性，提高反应灵敏度，还能消除 SO_4^{2-}、Cl^-、PO_4^{3-} 等酸根阴离子的干扰。

4. 某些药物，如葡萄糖、糊精、硫酸镁等，在检测过程中需加硝酸氧化处理，使 Fe^{2+} 氧化成 Fe^{3+}，则不再加过硫酸铵。硝酸中可能含亚硝酸，能与硫氰酸根离子作用，生成红色亚硝酰硫氰化物，影响比色，因此在加显色剂之前，加热煮沸除去氧化氮，以消除亚硝酸的影响。

5. 若供试管与对照管色调不一致，或所呈颜色太浅不便比较时，可分别移入分液漏斗中，各加正丁醇（或异戊醇）20ml 振摇提取，俟分层后，将正丁醇层移置 50ml 纳氏比色管中，用正丁醇稀释至 25ml，再进行比较。因硫氰酸铁配位离子在正丁醇等有机溶剂中溶解度大，上述处理能增加颜色深度，且能排除某些酸根阴离子的干扰。

6. 硫氰酸根离子能与多种金属离子（如高汞、锌、锑、银等）发生反应，在设计方法时应予以注意。

7. 某些有机药物，特别是环状结构的有机药物，在实验条件下不溶解或对检查有干扰，需经炽灼破坏，使铁盐转变成三氧化二铁留于残渣中，处理后再依法检查。如盐酸普鲁卡因等。

【应用实例】氯化钠中铁盐的检查

取本品 5.0g，依法检查（通则 0807），与标准铁溶液 1.5ml 制成的对照液比较，不得更深（0.0003%）。

四、重金属检查法

重金属系指在规定实验条件下能与硫代乙酰胺或硫化钠试液作用显色的金属杂质，如银、铅、汞、铜、镉、铋、锑、锡、镍、钴、砷、锌等。重金属影响药物的稳定性和安全性，因此，必须严格控制其限量。药品在生产过程中遇到铅的机会较多，铅容易在体内蓄积而引起中毒，故以铅代表重金属，以硝酸铅配制标准铅溶液作对照进行限量检查。

（一）检查原理

重金属检查使用的显色剂主要有硫代乙酰胺和硫化钠试液。硫代乙酰胺在酸性（pH 值为 3.5 醋酸盐缓冲液）条件下水解产生硫化氢，与微量重金属离子（以 Pb^{2+} 为代表）生成黄色到棕黑色的硫化物混悬液。或在碱性条件下，硫化钠与微量重金属离子反应生成黄色至棕黑色的硫化物混悬液。与一定量的标准铅溶液在相同条件下反应所呈颜色比较，不得更深。

$$CH_3CSNH_2 + H_2O \xrightarrow{pH\,3.5} CH_3CONH_2 + H_2S$$

$$H_2S + Pb^{2+} \xrightarrow{pH\,3.5} PbS\downarrow + 2H^+$$

$$Na_2S + Pb^{2+} \xrightarrow{NaOH} PbS\downarrow + 2Na^+$$

（二）操作方法

由于药物性质、重金属的限量和存在状态等的不同，《中国药典》收载的重金属检查方法有3种。

1. 第一法（硫代乙酰胺法）　适用于无需有机破坏，在酸性条件下可溶解的无色药物中的重金属检查。方法为：取25ml纳氏比色管三支，甲管中加入一定量标准铅溶液与2ml醋酸盐缓冲液（pH 3.5）后，加水或各药品项下规定的溶剂稀释成25ml，作为对照液；乙管中加入按各药品项下规定的方法制成的供试液25ml，作为供试液；丙管中加入与乙管相同重量的供试品，加配制供试品溶液的溶剂适量使溶解，再加与甲管相同量的标准铅溶液与醋酸盐缓冲液（pH 3.5）2ml后，用溶剂稀释成25ml。再分别于甲、乙、丙三管中加入硫代乙酰胺试液各2ml，摇匀，放置2分钟，同置白纸上，自上向下透视，当丙管中显出的颜色不浅于甲管时，乙管中显示的颜色与甲管比较，不得更深。如丙管中显出的颜色浅于甲管，应取样按第二法重新检查。

2. 第二法（炽灼后硫代乙酰胺法）　适用于含芳环、杂环以及难溶于水、稀酸及乙醇的有机药物中的重金属检查。方法为：先将供试品炽灼破坏，使与有机分子结合的重金属游离，再按第一法检查。

3. 第三法（硫化钠法）　适用于溶于碱性水溶液而难溶于稀酸或在稀酸中即生成沉淀的药物中重金属的检查。该法是取规定量的供试品，加氢氧化钠试液5ml与水20ml溶解后，置纳氏比色管中，加硫化钠试液5滴，摇匀，与一定量的标准铅溶液同样处理后的颜色比较，不得更深。

重金属的检查方法较多，各国药典采用的检查方法也不尽相同。对于不同的药物，应选择适当的方法进行检测。

（三）注意事项

1. 用硝酸铅配制标准铅贮备液，并加入硝酸防止铅盐水解。标准铅溶液于临用前取贮备液稀释而成，每1ml标准铅溶液相当于$10\mu g$的Pb。本法的适宜目视比色范围为27ml溶液中含$10\sim20\mu g$ Pb，相当于标准铅溶液$1\sim2ml$。

2. 第一法中，溶液的pH对重金属离子与硫化氢呈色影响较大，pH值为$3.0\sim3.5$时，硫化铅沉淀较完全。若酸度增大，重金属离子与硫化氢呈色变浅，酸度太大时甚至不显色。故供试品若用强酸溶解或在处理中使用了强酸，则应在加入醋酸盐缓冲液前加氨水至对酚酞指示液显中性。

若供试品溶液带颜色，可在甲管中滴加少量稀焦糖溶液或其他无干扰的有色溶液，使之与乙管、丙管颜色一致，然后再加硫代乙酰胺试液比色。若仍不能使三管颜色一致，应取样按第二法重新检查。

供试品中含高铁盐影响重金属检查时，可在甲、乙、丙三管中分别加入相同量的维生素C $0.5\sim1.0g$，使Fe^{3+}还原成Fe^{2+}，再依法检查。

3. 在用第二法检查时，炽灼温度控制在$500\sim600℃$，温度太低灰化不完全，温度过高重金属挥发损失，如铅在$700℃$经6小时炽灼，回收率仅32%。加硝酸进一步破坏有机物后，一定要蒸干除尽氧化氮，防止亚硝酸氧化硫代乙酰胺水解产生硫化氢而析出硫，影响比色。

4. 第三法中，显色剂硫化钠试液对玻璃有一定的腐蚀性，而且久置会产生絮状物，应临用前配制。

【应用实例】乙酰谷酰胺中重金属的检查

取本品1.0g，加水23ml，必要时加热使溶解，放冷，加醋酸盐缓冲液（pH 3.5）2ml与水适量使成25ml，依法检查（通则0821第一法），含重金属不得过百万分之十。

（三）注意事项

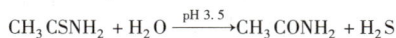

五、砷盐检查法

砷盐是毒性杂质，多由药物生产过程中使用的无机试剂及搪瓷反应器引入。检查砷盐的方法有古蔡氏法和二乙基二硫代氨基甲酸银法（简称 Ag-DDC 法）。

（一）第一法（古蔡氏法）

1. 检查原理　金属锌与酸作用产生新生态的氢，与药物中微量砷盐反应生成具有挥发性的砷化氢，遇溴化汞试纸，产生黄色至棕色的砷斑，与同等条件下一定量标准砷溶液所生成的砷斑比较，判定供试品中砷盐是否符合限量规定。

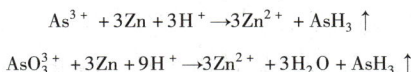

$$As^{3+} + 3Zn + 3H^+ \rightarrow 3Zn^{2+} + AsH_3 \uparrow$$

$$AsO_3^{3+} + 3Zn + 9H^+ \rightarrow 3Zn^{2+} + 3H_2O + AsH_3 \uparrow$$

砷化氢与溴化汞试纸作用：

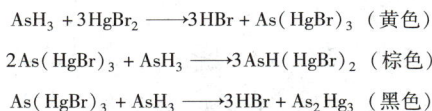

$$AsH_3 + 3HgBr_2 \longrightarrow 3HBr + As(HgBr)_3 （黄色）$$

$$2As(HgBr)_3 + AsH_3 \longrightarrow 3AsH(HgBr)_2 （棕色）$$

$$As(HgBr)_3 + AsH_3 \longrightarrow 3HBr + As_2Hg_3 （黑色）$$

五价砷在酸性溶液中比三价砷被金属锌还原为砷化氢的速度慢，故在反应液中加入碘化钾及氯化亚锡，将供试品中可能存在的 As^{5+} 还原成 As^{3+}，以加快反应速度。碘化钾被氧化生成的碘又可被氯化亚锡还原为碘离子，碘离子又可与反应中产生的锌离子形成稳定的配位离子，有利于生成砷化氢反应的不断进行。

氯化亚锡与碘化钾还能抑制锑化氢的生成，避免锑化氢与溴化汞试纸作用生成锑斑产生干扰。在实验条件下，$100\mu g$ 锑存在也不干扰测定。氯化亚锡还能促进锌与盐酸作用，即纯锌与纯盐酸作用较慢，加入氯化亚锡，锌置换出锡沉积在锌的表面，形成局部电池，可加快锌与盐酸作用，使氢气均匀而连续地发生。

2. 操作方法　古蔡氏法检查砷的装置见图 4-1。

测定时，于导气管 C 中装入醋酸铅棉花 60mg（装管高度 60~80mm），再于旋塞 D 的顶端平面上放一片溴化汞试纸（试纸的大小能覆盖孔径而不露出平面外为宜），盖上旋塞盖 E 并旋紧，即得。

标准砷斑的制备：精密量取标准砷溶液 2ml，置 A 瓶中，加盐酸 5ml 与水 21ml，再加碘化钾试液 5ml 与酸性氯化亚锡试液 5 滴，在室温放置 10 分钟后，加锌粒 2g，立即将装妥的导气管 C 密塞于 A 瓶上，并将 A 瓶置 25~40℃ 的水浴中，反应 45 分钟，取出溴化汞试纸，即得。

供试品检查：取按药品规定方法制成的供试液，置 A 瓶中，照标准砷斑的制备，自"再加碘化钾试液 5ml"起，依法操作，将生成的砷斑与标准砷斑比较，不得更深。

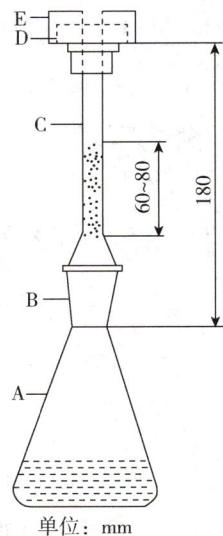

图 4-1　古蔡氏法检砷装置图

A. 标准磨口锥形瓶；B. 中空的标准磨口塞；C. 导气管；

D. 具孔有机玻璃旋塞；E. 具孔有机玻璃旋塞盖

3. 注意事项

（1）所用仪器和试液等照本法检查，均不应生成砷斑，或经空白试验至多生成仅可辨认的斑痕。

（2）标准砷溶液临用前取三氧化二砷配制的贮备液稀释而成，每 1ml 标准砷溶液相当于 1μg 的 As。砷斑颜色过深或过浅都会影响比色的准确性。《中国药典》规定标准砷斑为 2ml 标准砷溶液制成，可得清晰的砷斑。药物的含砷限量不同，应在标准砷溶液取用量为 2ml 的前提下，改变供试品的取样量。

（3）本法所用锌粒应无砷，以能通过一号筛的细粒为宜，如使用的锌粒较大时，用量应酌情增加，反应时间亦应延长为 1 小时。

（4）醋酸铅棉花用于吸收供试品及锌粒中可能含有少量的硫化物在酸性条件下产生的硫化氢气体，避免硫化氢与溴化汞试纸作用产生硫化汞色斑干扰测定结果。导气管中的醋酸铅棉花应保持干燥，如有润湿，应重新更换。

（5）溴化汞试纸与砷化氢作用较氯化汞试纸灵敏，其灵敏度为 1μg（以 As_2O_3 计），但所呈砷斑不够稳定，反应中应保持干燥及避光，反应完毕后立即比色。制备溴化汞试纸所用的滤纸宜采用质地疏松的定量滤纸。

（6）供试品若为硫化物、亚硫酸盐、硫代硫酸盐等，在酸性溶液中能产生硫化氢或二氧化硫气体，与溴化汞作用生成黑色硫化汞或金属汞，干扰比色。应先加硝酸处理，使氧化成硫酸盐，过量的硝酸及产生的氮的氧化物须蒸干除尽。如硫代硫酸钠中砷盐的检查。

（7）供试品若为铁盐，能消耗碘化钾、氯化亚锡等还原剂，并能氧化砷化氢，干扰测定，应先加过量酸性氯化亚锡试液，将高价铁离子还原成亚铁离子后再依法检查。如枸橼酸铁铵中砷盐的检查。

（8）具环状结构的有机药物，因砷可能以共价键与其结合，要先进行有机破坏，否则检出结果偏低或难以检出。《中国药典》采用碱破坏法，常用的碱是石灰。

若供试品需经有机破坏后再进行检砷的，则制备标准砷斑时，应取标准砷溶液 2ml，照供试品规定的方法同法处理后，再依法制备标准砷斑。

（9）砷斑遇光、热及湿气则褪色。如需保存，可将砷斑在石蜡饱和的石油醚溶液中浸过晾干或避光置于干燥器内，也可将砷斑用滤纸包好夹在记录本中保存。

（二）第二法（二乙基二硫代氨基甲酸银法，Ag – DDC 法）

检查原理 金属锌与酸作用产生新生态氢，与药物中微量砷盐反应生成具挥发性的砷化氢，还原二乙基二硫代氨基甲酸银，产生红色的胶态银，与一定量标准砷溶液同法处理制成的对照液进行目视比色，或在 510nm 波长处测定吸光度，进行比较，以控制砷盐的限量。

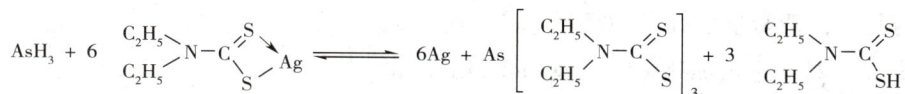

$$AsH_3 + 6 \quad \begin{array}{c} C_2H_5 \\ C_2H_5 \end{array} N-C \begin{array}{c} S \\ S \end{array} Ag \rightleftharpoons 6Ag + As \left[\begin{array}{c} C_2H_5 \\ C_2H_5 \end{array} N-C \begin{array}{c} S \\ S \end{array} \right]_3 + 3 \quad \begin{array}{c} C_2H_5 \\ C_2H_5 \end{array} N-C \begin{array}{c} S \\ SH \end{array}$$

本反应为可逆反应，加入有机碱使与二乙基二硫代氨基甲酸（HDDC）结合，有利于反应向右定量进行完全，所以《中国药典》规定配制 Ag – DDC 试液时，加入一定量的三乙胺，用 Ag – DDC 的三乙胺 – 三氯甲烷（1.8 : 98.2）溶液作砷化氢的吸收液，《美国药典》采用 Ag – DDC 吡啶溶液作砷化氢的吸收液。

二乙基二硫代氨基甲酸银法检砷装置见图 4 – 2。

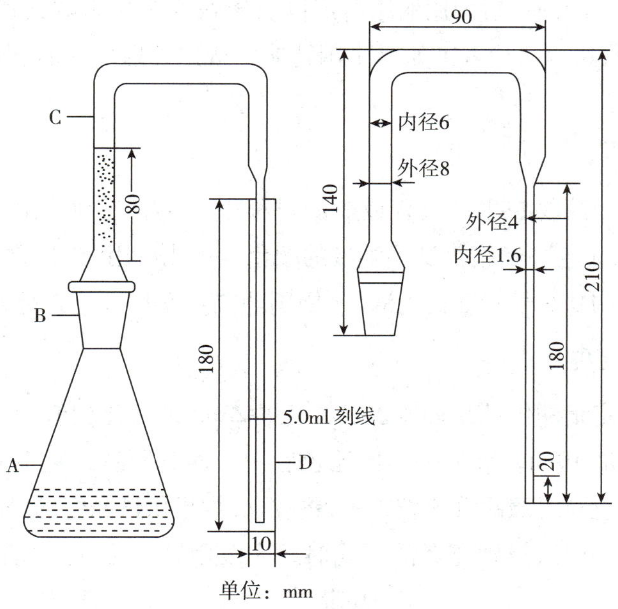

图 4-2 二乙基二硫代氨基甲酸银法检砷装置
A. 标准磨口锥形瓶；B. 中空的标准磨口塞；C. 导气管；D. 平底玻璃管

【应用实例】氯化钠中砷盐的检查

取本品 5.0g，加水 23ml 溶解后，加盐酸 5ml，依法检查（通则 0822 第一法），应符合规定（0.00004%）。

六、酸碱度检查法

酸、碱性杂质多由药物生产工艺中引入。酸碱性杂质的存在，可能影响药物的稳定性和疗效。《中国药典》用酸碱度、酸度、碱度和 pH 值等项目来控制药物中的酸碱性杂质。检查时一般以新沸放冷的水为溶剂，不溶于水的药物可以用中性乙醇等有机溶剂溶解，或将药物与水混摇，使所含酸碱性杂质溶解，滤过，取滤液检查。检查方法有 3 种。

（一）酸碱滴定法

在规定的指示液条件下，用规定浓度的酸或碱滴定液滴定供试品溶液中碱性或酸性杂质，消耗酸或碱滴定液的体积不得超过一定量。如检查氯化钠的酸碱度：取本品 5.0g，加水 50ml 溶解后，加溴麝香草酚蓝指示液 2 滴，如显黄色（示为酸性），加氢氧化钠滴定液（0.02mol/L）0.10ml，应变为蓝色；如显蓝色或绿色（示为碱性），加盐酸滴定液（0.02mol/L）0.20ml，应变为黄色。

（二）指示剂法

此法系利用规定的指示剂的变色 pH 范围控制供试液中酸碱性杂质的限量。如纯化水的酸碱度检查：取本品 10ml，加甲基红指示液（pH 4.2~6.3，红~黄）2 滴，不得显红色（以控制其酸度）；另取 10ml，加溴麝香草酚蓝指示液（pH 6.0~7.6，黄~蓝）5 滴，不得显蓝色（以控制其碱度），即纯化水的酸碱度控制在 pH 4.2~7.6。

（三）pH 值测定法

该法采用电位法（酸度计）测定供试品溶液的 pH 值，准确度较酸碱滴定法和指示剂法高。对于酸碱度要求较严的注射液、供配制注射剂用的原料药以及酸碱度明显影响其稳定性的药物，《中国药典》规定其溶液 pH 值范围，采用本法检查。如《中国药典》规定注射用水的 pH 值应为 5.0 ~ 7.0。

七、溶液颜色检查法

溶液颜色检查法是控制药物在生产过程或贮藏过程中产生有色杂质限量的方法。品种项下规定的"无色或几乎无色"，其"无色"是指供试品溶液的颜色与水或所用溶剂相同，"几乎无色"是指供试品溶液的颜色不深于相应色调 0.5 号标准比色液。《中国药典》采用以下 3 种方法检查药物溶液的颜色。

（一）第一法（目视比色法）

除另有规定外，取规定量的供试品，加水溶解，置 25ml 纳氏比色管中，加水稀释至 10ml，另取规定色调和色号的标准比色液 10ml，置另一纳氏比色管中，两管同置白色背景上，自上向下透视或平视观察，供试品管呈现的颜色与对照品管比较，不得更深。如果供试品管的颜色与对照管的颜色非常接近或色调不尽一致，目视观察无法辨别二者的深浅时，应改用第三法（色差计法）测定，并将测定结果作为判定依据。

标准比色液由重铬酸钾、硫酸铜和氯化钴按不同比例配制而成。其方法如下。

1. 比色用重铬酸钾液（黄色原液）、比色用硫酸铜液（蓝色原液）和比色用氯化钴液（红色原液）的配制　重铬酸钾液为每 1ml 水溶液中含 0.800mg 的 $K_2Cr_2O_7$；硫酸铜液为每 1ml 水溶液中含 62.4mg 的 $CuSO_4 \cdot 5H_2O$；氯化钴溶液为每 1ml 水溶液中含 59.5mg $CoCl_2 \cdot 6H_2O$。

2. 各种色调标准贮备液的制备　按表 4-1，精密量取比色用氯化钴液、比色用重铬酸钾液、比色用硫酸铜液和水，混合摇匀，即得。

表 4-1　各种色调标准贮备液的配制

色调	比色用氯化钴液（ml）	比色用重铬酸钾液（ml）	比色用硫酸铜液（ml）	水（ml）
绿黄色	–	27	15	58
黄绿色	1.2	22.8	7.2	68.8
黄色	4.0	23.3	0	72.7
橙黄色	10.6	19.0	4.0	66.4
橙红色	12.0	20.0	0	68.0
棕红色	22.5	12.5	20.0	45.0

3. 各种色调色号标准比色液的制备　按表 4-2，精密量取各色调标准贮备液与水，混合摇匀，即得。

表 4-2　各种色调色号标准比色液的配制

色号	0.5	1	2	3	4	5	6	7	8	9	10
贮备液（ml）	0.25	0.5	1.0	1.5	2.0	2.5	3.0	4.5	6.0	7.5	10.0
加水量（ml）	9.75	9.5	9.0	8.5	8.0	7.5	7.0	5.5	4.0	2.5	0

检查时根据药物有色杂质的颜色以及对其限量的要求，选择相应颜色一定色号的标准比色液作为对照液，进行比较。如对乙酰氨基酚乙醇溶液的颜色检查：取本品 1.0g，加乙醇 10ml 溶解后，如显色，与棕红色 2 号或橙红色 2 号标准比色液比较，不得更深。

（二）第二法（分光光度法）

除另有规定外，取各供试品项下规定量的供试品，加水溶解并使成 10ml，必要时滤过，滤液照紫外 – 可见分光光度法（通则 0401）于规定波长处测定，吸光度不得超过规定值。

（三）第三法（色差计法）

色差计法是通过色差计直接测定溶液的透射三刺激值，对其颜色进行定量表述和分析的方法。当目视比色法较难判定供试品与标准比色液之间的差异时，采用本法进行测定与判断。

八、溶液的澄清度检查法

溶液的澄清度可以反映药物溶液中微量不溶性杂质的存在情况，在一定程度上反映药品的质量和生产的工艺水平。尤其对于注射用原料药，检查其溶液澄清度有较为重要的意义。

澄清度检查法系将药品溶液与规定的浊度标准液相比较，用以检查溶液的澄清程度。除另有规定外，应采用第一法进行检测。第一法无法准确判定时，改用第二法进行测定并以其测定结果进行判定。

品种项下规定的"澄清"，是指供试品溶液的澄清度与所用溶剂相同，或不超过 0.5 号浊度标准液的浊度；"几乎澄清"，是指供试品溶液的浊度介于 0.5 号至 1 号浊度标准液的浊度之间。

（一）第一法（目视法）

除另有规定外，按各品种项下规定的浓度要求，在室温条件下将用水稀释至一定浓度的供试品溶液与等量的浊度标准液分别置于配对的比浊用玻璃管（内径 15 ~ 16mm，平底，具塞，以无色、透明、中性硬质玻璃制成）中，在浊度标准液制备 5 分钟后，在暗室内垂直同置于伞棚灯下，照度为 1000lx，从水平方向观察、比较。除另有规定外，供试品溶解后应立即检视。

1. 浊度标准贮备液的配制　按规定的配制方法将 1% 的硫酸肼水溶液与等容量的 10% 乌洛托品溶液混合，摇匀，于 25℃ 避光静置 24 小时，即得浊度标准贮备液。置冷处避光保存，可在 2 个月内使用，用前摇匀。

原理：利用硫酸肼与乌洛托品（六次甲基四胺）反应制备浊度标准贮备液。乌洛托品在偏酸性条件下水解产生甲醛，甲醛与肼缩合生成甲醛腙，不溶于水，形成白色浑浊。

2. 浊度标准原液的配制　取上述浊度标准贮备液 15.0ml，置 1000ml 量瓶中，加水稀释至刻度，摇匀，即得浊度标准原液。该溶液照分光光度法测定，在 550nm 波长处的吸光度应在 0.12 ~ 0.15 范围内，配制的浊度标准原液应在 48 小时内使用，用前摇匀。

3. 浊度标准液的配制　取浊度标准原液与水，按表 4 – 3 配制，即得不同级号的浊度标准液。该液应临用时制备，使用前充分摇匀。

表 4 – 3　浊度标准液的配制

级号	0.5	1	2	3	4
浊度标准原液（ml）	2.50	5.0	10.0	30.0	50.0
水（ml）	97.5	95.0	90.0	70.0	50.0

（二）第二法（浊度仪法）

供试品溶液的浊度可采用浊度仪测定。溶液中不同大小、不同特性的微粒物质包括有色物质均可使入射光产生散射，通过测定透射光或散射光的强度，可以检查供试品溶液的浊度。仪器测定模式通常有透射光式、散射光式和透射光－散射光比较测量模式（比率浊度模式）。

九、干燥失重测定法

干燥失重是指药物在规定的条件下，经干燥至恒重后所减失的重量，通常以百分率表示。干燥失重检查法主要控制药物中的水分以及挥发性物质，如乙醇等。

干燥失重测定法分为常压恒温干燥法、减压干燥法、干燥剂干燥法 3 种。常压恒温干燥法适用于受热较稳定的药物，一般干燥温度采用 105℃。减压干燥法适用于熔点低或受热分解的药物。当用减压干燥器（通常为室温）或恒温减压干燥器（温度应按各品种项下的规定设置。生物制品除另有规定外，温度为 60℃）时，除另有规定外，压力应在 2.67kPa（20mmHg）以下。干燥剂干燥法适用于受热分解或易挥发的药物。本法将供试品放在干燥器内，利用干燥剂吸收供试品中的水分，直至恒重。常用的干燥剂为五氧化二磷、无水氯化钙或硅胶。恒温减压干燥器中常用的干燥剂为五氧化二磷。干燥剂应及时更换。

（一）操作方法

取供试品，混合均匀（如为较大的结晶，应先迅速捣碎使成 2mm 以下的小粒），取约 1g 或各品种项下规定的重量，置与供试品相同条件下干燥至恒重的扁形称量瓶中，精密称定，除另有规定外，在 105℃干燥至恒重。由减失的重量和取样量计算供试品的干燥失重。

（二）注意事项

1. 供试品干燥时，应平铺在扁形称量瓶中，厚度不可超过 5mm，如为疏松物质，厚度不可超过 10mm。

2. 放入烘箱或干燥器进行干燥时，应将瓶盖取下，置称量瓶旁，或将瓶盖半开进行干燥；取出时，须将称量瓶盖好。

3. 置烘箱或恒温减压干燥箱内干燥的供试品，应在干燥后取出置干燥器中放冷至室温（一般需 30～60 分钟）然后称定重量。

4. 供试品如未达规定的干燥温度即融化时，除另有规定外，应先将供试品在低于熔化温度 5～10℃ 的温度下干燥至大部分水分除去后，再按规定条件干燥。

5. 同时进行几个供试品的干燥失重测定时，称量瓶（包括瓶盖）宜先用适宜的方法编码标记，以免混淆；称量瓶放入烘箱内的位置，以及取出放冷、称重的顺序，应先后一致，则较易获得恒重。

6. 干燥剂应保持在有效状态。硅胶为变色硅胶，其中加有氯化钴，有效状态显蓝色，吸水后转变为淡红色，于 105℃干燥后又可恢复为无水物，可重复使用。使用五氧化二磷应将干燥剂铺于培养皿中，置于干燥器内。五氧化二磷应呈粉末状，如表面呈结皮现象或出现液滴时，应将表面刮去，另加新的五氧化二磷再使用；弃去的五氧化二磷不可倒入下水道，应埋入土中。无水氯化钙应呈块状。

【应用实例】葡萄糖干燥失重的检查

取本品，在 105℃干燥至恒重，减失重量为 7.5%～9.5%（通则 0831）。

十、炽灼残渣检查法

有机药物经炭化或无机药物加热分解后，加硫酸湿润，先低温再高温（700～800℃）炽灼，使完全灰化，有机物分解挥发，残留的非挥发性无机杂质（多为金属氧化物或无机盐类）成为硫酸盐，称为炽灼残渣（BP 称硫酸灰分）。《中国药典》对某些不含金属的有机药物，规定进行炽灼残渣检查，应符合限量规定。

（一）操作方法

取供试品 1.0～2.0g 或各品种项下规定的重量，置已炽灼至恒重的坩埚（如供试品分子结构中含有碱金属或氟元素，则应使用铂坩埚）中，精密称定，缓缓炽灼至完全炭化，放冷；除另有规定外，加硫酸 0.5～1ml 使湿润，低温加热至硫酸蒸气除尽后，在 700～800℃ 炽灼使完全灰化，移置干燥器内，放冷，精密称定后，再在 700～800℃ 炽灼至恒重，即得。

计算公式见式（4-3）：

$$炽灼残渣\% = \frac{炽灼至恒重后残渣重量}{供试品取样量} \times 100\% \qquad (4-3)$$

（二）注意事项

1. 药物的炽灼残渣限量一般为 0.1%～0.2%，供试品的取用量应根据炽灼残渣限量和称量误差决定。取样量过多，炭化和灰化时间太长，过少，加大称量相对误差。一般应使炽灼残渣量为 1～2mg。因此，如限量为 0.1%，取样量约为 1g，若限量为 0.05%，取样量约为 2g；限量在 1% 以上者，取样可在 1g 以下，如贵重药物或供试品数量不足时，取样可酌情减少。

2. 炭化与灰化的前一段操作应在通风柜内进行。供试品放入高温炉前，务必完全炭化并除尽硫酸蒸气，以免硫酸蒸气腐蚀炉膛，造成漏电事故。必要时，高温炉应加装排气管道。

3. 供试品需将残渣留作重金属检查，则炽灼温度须控制在 500～600℃。

4. 挥发性无机药物如盐酸、氯化铵等受热挥发或分解，残留非挥发性杂质，也按上法检查炽灼残渣。

5. 如供试品中含有碱金属或氟元素时，可腐蚀瓷坩埚，应使用铂坩埚。在高温条件下夹取热铂坩埚时，宜用钳头包有铂箔的坩埚钳。

【应用实例】葡萄糖的炽灼残渣检查

炽灼残渣：不得过 0.1%（通则 0841）。

十一、易炭化物检查法

易炭化物检查法是检查药物中夹杂的遇硫酸易炭化或易氧化而呈色的微量有机杂质。此类杂质多数是结构未知的化合物，用硫酸呈色的方法可以简便地控制此类杂质的总量。

（一）操作方法

取内径一致的比色管两支，甲管中加各品种项下规定的对照溶液 5ml；乙管中加硫酸［含 H_2SO_4 94.5%～95.5%（g/g）］5ml 后，分次缓缓加入规定量的供试品，振摇使溶解。除另有规定外，静置 15 分钟后，将甲、乙两管同置白色背景前，平视观察，乙管中所显颜色不得较甲管更深。

（二）注意事项

1. 供试品如为固体，应先研细，如需加热才能溶解时，可取供试品与硫酸混合均匀，加热溶解后，放冷至室温，再移置比色管中。加热条件应严格按《中国药典》规定。

2. 易炭化物遇硫酸呈现的颜色与硫酸浓度、温度和放置时间有关，操作中应严格控制实验条件。

十二、水分测定法

药物中水分的存在，可使药物发生水解、霉变等，《中国药典》采用第一法（费休氏法）、第二法（烘干法）、第三法（减压干燥法）、第四法（甲苯法）、第五法（气相色谱法）测定药物中的水分，主要采用费休氏法。费休氏法操作简便、专属性强、准确度高，适用于受热易破坏的药物。但不适于氧化剂、还原剂以及能与试液生成水的化合物的测定，如醛、酮以及共轭多烯等有机药物不宜采用费休氏法测定水分。费休氏法又包括容量滴定法和库仑滴定法。下面介绍容量滴定法。

（一）测定原理

费休氏水分测定即非水溶液中的氧化还原滴定，采用的滴定液称费休氏试液（由碘、二氧化硫、吡啶和甲醇按一定比例组成）。测定原理是利用碘氧化二氧化硫为三氧化硫时，需要一定量的水参加反应。滴定的总反应为：

$$I_2 + SO_2 + 3C_5H_5N + CH_3OH + H_2O \longrightarrow 2C_5H_5N \cdot HI + C_5H_5N \cdot HSO_4CH_3$$

由滴定总反应可知，每 1mol 水需要 1mol 碘、1mol 二氧化硫、3mol 吡啶和 1mol 甲醇。吡啶和甲醇不仅参与滴定反应，是反应产物的组成部分，而且还起溶剂作用。指示滴定终点的方种有两种：①自身作指示剂，即利用碘的颜色指示终点，终点前溶液呈浅黄色，终点时为红棕色（微过量的费休氏试液中碘的颜色）。②永停滴定法：按永停滴定法操作，终点时电流计指针突然偏转，并持续数分钟不退回。该法灵敏、准确，尤其适用于有色溶液的测定。

（二）操作方法

1. 费休氏试液的标定　可采用水分测定仪直接标定费休氏试液。或取干燥的具塞锥形瓶，精密加入纯化水 10 ~ 30mg，除另有规定外加入无水甲醇 2 ~ 5ml，用费休氏试液滴至溶液由浅黄变为红棕色，或用永停滴定法指示终点；另作空白试验校正，按式（4-4）计算费休氏试液的滴定度：

$$F = \frac{W}{A - B} \tag{4-4}$$

式中，F 为每 1ml 费休氏试液相当于水的重量，mg；W 为称取纯化水的重量，mg；A 为滴定所消耗费休氏试液的容积，ml；B 为空白所消耗费休氏试液的容积，ml。

2. 供试品的测定　精密称取供试品适量（消耗费休氏试液 1 ~ 5ml），除另有规定外，溶剂为无水甲醇，用水分测定仪直接测定。或将供试品置干燥的具塞锥形瓶中，加溶剂 2 ~ 5ml，在不断振摇（或搅拌）下用费休氏试液滴定至溶液由浅黄色变为红棕色，或用永停滴定法指示终点，另做空白试验，按式（4-5）计算：

$$供试品中水分含量（\%） = \frac{(A - B) \times F}{W} \times 100\% \tag{4-5}$$

式中，A 为供试品所消耗费休氏试液的体积，ml；B 为空白所消耗费休氏试液的体积，ml；F 为每 1ml 费休氏试液相当于水的重量，mg；W 为供试品的重量，mg。

（三）注意事项

1. 测定供试品中水分时，可根据费休氏试液的 F 值及供试品的含水限量确定供试品的取样量，供试品的取样量一般以消耗费休氏试液 1 ~ 5ml 为宜。

2. 费休氏试液对光线敏感，滴定管的贮瓶，应用黑纸遮光。费休氏试液的 F 值应在 4.0mg/ml 上下为宜，F 值降低至 3.0mg/ml 以下时，滴定终点不敏锐，不宜再用。费休氏试液的强度应在每次使用前，重新标定。

3. 所用仪器应洁净、干燥，并能避免空气中水分侵入。滴定操作宜在干燥处进行，整个操作应迅速。

4. 滴定完毕后，将费休氏试液移入贮存瓶中密闭保存，滴定装置用甲醇洗涤，以防滴管头及磨口和活塞处析出结晶以致堵塞。

【应用实例】头孢氨苄的水分测定

取本品，照水分测定法（通则 0832 第一法 1）测定，含水分应为 4.0% ~ 8.0%。

十三、残留溶剂测定法

药品中的残留溶剂是指在合成原料药、辅料或制剂生产过程中使用的，但在工艺过程中未能完全除去的有机溶剂。《中国药典》（通则 0861）收载了"残留溶剂测定法"，按有机溶剂毒性的程度分为四类：第一类溶剂毒性较大，且具有致癌作用并对环境有害，应尽量避免使用；第二类溶剂对人有一定毒性，应限量使用；第三类溶剂对人的危害性较小，按 GMP 或其他质量要求限制使用的（除另有规定外，第一、二、三类溶剂的残留量应符合表 4-4 中的规定）；第四类溶剂，尚无足够毒理学资料，应根据生产工艺的特点，制定相应的限度，使其符合产品规范、GMP 或其他基本的质量要求。

表 4-4 药品中常见的残留溶剂及限度

溶剂名称	限度（%）	溶剂名称	限度（%）
第一类溶剂（应该避免使用）		第二类溶剂（应该限制使用）	
苯	0.0002	甲醇	0.3
四氯化碳	0.0004	乙腈	0.041
1, 2 - 二氯乙烷	0.0005	氯苯	0.036
1, 1 - 二氯乙烯	0.0008	三氯甲烷	0.006
1, 1, 1 - 三氯乙烷	0.15	环己烷	0.388
第二类溶剂（应该限制使用）		1, 2 - 二氯乙烯	0.187
二氯甲烷	0.06	二甲基亚砜	0.5
1, 2 - 二甲氧基乙烷	0.01	乙醇	0.5
N, N - 二甲基乙酰胺	0.109	乙酸乙酯	0.5
N, N - 二甲基甲酰胺	0.088	乙醚	0.5
二氧六环	0.038	甲酸乙酯	0.5
2 - 乙氧基乙醇	0.016	甲酸	0.5
乙二醇	0.062	正庚烷	0.5
甲酰胺	0.022	乙酸异丁酯	0.5
正己烷	0.029	乙酸异丙酯	0.5

续表

溶剂名称	限度（%）	溶剂名称	限度（%）
乙酸甲酯	0.5	叔丁基甲基醚	0.5
2-甲氧基乙醇	0.005	3-甲基-1-丁醇	0.5
甲基丁基酮	0.005	丁酮	0.5
甲基环己烷	0.118	异丁醇	0.5
N-甲基吡咯烷酮	0.053	正戊烷	0.5
硝基甲烷	0.005	正戊醇	0.5
吡啶	0.02	正丙醇	0.5
环丁砜	0.016	异丙醇	0.5
四氢化萘	0.01	乙酸丙酯	0.5
四氢呋喃	0.072	三乙胺	0.5
甲苯	0.089	第四类溶剂（尚无足够毒理学资料）[②]	
1，1，2-三氯乙烯	0.008	1，1-二乙氧基丙烷	
二甲苯[①]	0.217	1，1-二甲氧基甲烷	
异丙基苯	0.007	2，2-二甲氧基丙烷	
甲基异丁基酮	0.45	异辛烷	
第三类溶剂（GMP 或其他质量要求限制使用）		异丙醚	
醋酸	0.5	甲基异丙基酮	
丙酮	0.5	甲基四氢呋喃	
甲氧基苯	0.5	石油醚	
正丁醇	0.5	三氯醋酸	
仲丁醇	0.5	三氟醋酸	
乙酸丁酯	0.5		

①通常含有 60% 间二甲苯、14% 对二甲苯、9% 邻二甲苯和 17% 乙苯。
②药品生产企业在使用时应提供该类溶剂在制剂中残留水平的合理性论证报告。

（一）测定方法

《中国药典》采用气相色谱法测定药物中的残留溶剂，色谱柱可使用不同极性的毛细管柱或填充柱。除另有规定外，极性相同的不同牌号色谱柱之间可以互换使用；填充柱以直径为 0.18~0.25mm 的二乙烯苯-乙基乙烯苯型高分子多孔小球或其他适宜的填料作固定相；检测器通常使用火焰离子化检测器（FID）。对含卤素的残留溶剂如二氯甲烷等，采用电子捕获检测器（ECD），易得到较高的灵敏度。

1. 系统适用性试验

（1）以待测物的色谱峰计算，毛细管柱的理论板数一般不低于 5000；填充柱的理论板数一般不低于 1000。

（2）色谱图中，待测物色谱峰与其相邻色谱峰的分离度应大于 1.5。

（3）以内标法测定时，对照品溶液连续进样 5 次，所得待测物与内标物峰面积之比的相对标准偏差（RSD）应不大于 5%；若以外标法测定，所得待测物峰面积的相对标准偏差（RSD）应不大于 10%。

2. 测定方法

（1）毛细管柱顶空进样等温法　本法适用于被检查的有机溶剂数量不多，并极性差异较小的情况。

（2）毛细管柱顶空进样程序升温法　本法适用于被检查的有机溶剂数量较多，并极性差异较大的情况。

（3）溶液直接进样法　主要适用于企业对生产工艺中特定的残留溶剂的控制。采用填充柱，亦可采用适宜极性的毛细管柱。

3. 计算方法

（1）限度检查　按各品种项下规定的供试品溶液浓度测定。以内标法测定时，供试品溶液所得被测溶剂峰面积与内标峰面积之比不得大于对照品溶液的相应比值。以外标法测定时，供试品溶液所得被测溶剂峰面积不得大于对照品溶液的相应峰面积。

（2）定量测定　按内标法或外标法计算各残留溶剂的量。

（二）注意事项

1. 顶空平衡温度的选择　对沸点较高的残留溶剂，通常选择较高的平衡温度；但此时应兼顾供试品的热分解特性，尽量避免供试品产生挥发性热分解产物对测定的干扰。

2. 顶空平衡时间　顶空平衡时间通常不宜过长，一般为 30～45 分钟，以保证供试品溶液的气 - 液两相有足够的时间达到平衡。如超过 60 分钟，可能引起顶空瓶的气密性变差，导致定量准确性降低。

3. 供试液与对照液平行原则　对照品溶液与供试品溶液必须使用相同的顶空条件。

4. 含氮碱性化合物的测定　测定含氮碱性化合物时，应采用惰性的硅钢材料或镍钢材料管路，减少其对含氮碱性化合物的吸附性。通常采用弱极性的色谱柱或其填料预先经碱处理过的色谱柱分析含氮碱性化合物，如果采用胺分析专用柱进行分析，效果更好。采用溶液直接进样法测定时，供试品溶液应不呈酸性，以免待测物与酸反应后不易气化。

📱 **知识链接**

中药制剂的杂质检查

中药制剂的杂质检查主要包括：一般杂质检查项目，如水分、灰分、重金属、砷盐、二氧化硫残留量测定法和真菌毒素测定法等；特殊杂质检查，如某些药材的伪品检查和有毒成分的检查。

第四节　特殊杂质检查 🎬微课 2

药物中的特殊杂质是指药物在生产和贮藏过程中可能引入的中间体、副产物以及分解产物等杂质。特殊杂质的检查方法在《中国药典》中列入各药的检查项下。药物的品种繁多，特殊杂质也多种多样，检查方法各异，主要是利用药物与杂质在物理性质或化学性质上的差异来进行。特殊杂质检查的常用方法包括：物理方法、化学方法、光谱方法和色谱方法等。

一、利用药物与杂质在物理性质上的差异检查

利用药物与杂质在臭、味、挥发性、颜色、溶解性及旋光性等方面的差异，检查所含杂质是否符合

限量规定。

（一）臭味及挥发性的差异

利用药物中存在的杂质具特殊臭味，来判断该杂质的存在。如麻醉乙醚中检查异臭：取本品 10ml，置瓷蒸发皿中，使自然挥发，挥散完毕后，不得有异臭。

（二）颜色的差异

某些药物自身无色，但从生产中引入了有色的杂质，或在贮藏过程中分解而产生有色杂质。如盐酸胺碘酮中游离碘的检查：取本品 0.50g，加水 10ml，振摇 30 秒钟，放置 5 分钟，滤过，滤液加稀硫酸 1ml 与三氯甲烷 2ml，振摇，三氯甲烷层不得显色。利用游离碘能溶于三氯甲烷显紫红色来控制药物中可能存在的游离碘。

（三）溶解行为的差异

有些药物可溶于水、有机溶剂或酸、碱中，而其杂质不溶或杂质可溶而药物不溶。利用药物与杂质溶解行为的差异可以检查药物中的杂质。如葡萄糖中乙醇溶液的澄清度检查。

（四）旋光性的差异

比旋度（旋光度）的数值可以反映药物的纯度。利用药物有旋光性而杂质没有，通过测定比旋度控制药品的纯度，如利血平在三氯甲烷溶液中比旋度应为 $-115°\sim-131°$。或者杂质有旋光性而药物没有，通过测定一定浓度溶液的旋光度不得超过规定值，控制旋光性杂质的限量。如硫酸阿托品中莨菪碱的检查。

二、利用药物与杂质在化学性质上的差异检查

利用药物和杂质在化学性质上的差异，通常是选择杂质所特有的化学反应，借以检查杂质的存在。

（一）酸碱性的差异

利用药物与杂质之间酸碱性质的差异进行检查。如苯巴比妥中检查巴比妥酸（制造过程中的中间体）及其他酸性物质，即利用它们的酸性比苯巴比妥强，将供试品加水煮沸后，滤液加甲基橙指示液，不得显红色。

（二）氧化还原性的差异

利用药物与杂质的氧化性或还原性的差异对药物中的杂质进行检查。例如葡萄糖酸亚铁中高铁盐的检查，利用高铁盐具有氧化性，可在酸性条件下将碘化钾中 I^- 氧化成单质碘，然后用硫代硫酸钠滴定液（0.1mol/L）滴定生成的单质碘来控制高铁盐的量，不得过 1.0%。

（三）杂质与一定试剂产生沉淀

利用药物中杂质能与一定的试剂产生沉淀反应检查杂质的方法也很多。如氯化钠中检查钡盐，即利用 Ba^{2+} 与稀硫酸作用生成硫酸钡白色沉淀进行检查，规定不产生浑浊为合格。

（四）杂质与一定试剂产生颜色

利用杂质与一定试剂反应产生颜色来检查杂质，根据限量要求，可规定一定反应条件下不得产生某种颜色，或与杂质对照品在相同条件下呈现的颜色进行目视比色，也可用分光光度法测定反应液的吸光度，应符合规定。如检查盐酸吗啡中的罂粟酸：取本品一定量加水溶解后，加稀盐酸及三氯化铁试液，

不得显红色。

（五）杂质与一定试剂反应产生气体

利用杂质与一定试剂反应产生气体来检查杂质，根据限量要求，可规定一定反应条件下产生的气体不得发生某种化学反应。例如盐酸吗啡在生产过程中容易混入铵盐，铵盐在碱性条件下生成氨气，能使湿润的红色石蕊试纸变蓝。检查方法：取本品 0.20g，加氢氧化钠试液 5ml，加热 1 分钟，发生的蒸气不得使湿润的红色石蕊试纸即时变蓝色。

三、利用药物与杂质光吸收性质的差异检查

（一）紫外－可见分光光度法

利用紫外－可见分光光度法检查杂质限量，通常是采用检查杂质吸光度的方法。即配制一定浓度的供试品溶液，选择在药品无吸收而杂质有吸收的波长处测定吸光度，规定测得的吸光度不得超过规定值。如盐酸甲氧明中酮胺的检查。取本品，加水溶解并稀释制成每1ml 中约含 1.5mg 的溶液，照紫外－可见分光光度法（通则 0401），在 347nm 的波长处测定，吸光度不得过 0.06。

（二）原子吸收分光光度法

原子吸收分光光度法是利用待测元素灯发出的特征谱线通过供试品蒸气时，被蒸气中待测元素的基态原子所吸收，通过测定辐射光强度减弱的程度求出供试品中待测元素的含量。原子吸收分光光度法主要用于药物中金属杂质的检查，该法灵敏度高，专属性强。通常采用标准加入法控制金属杂质限量。如维生素 C 中铁的检查。

（三）红外分光光度法

红外分光光度法在杂质检查中，主要用于药物中无效或低效晶型的检查。如采用红外分光光度法检查甲苯咪唑中 A 晶型、棕榈氯霉素混悬剂中 A 晶型。

四、利用药物与杂质在色谱行为上的差异检查

利用药物与杂质在吸附或分配性质上的差异可以用色谱法将其分离和检测，近年来高效液相色谱法在特殊杂质的检查方面应用较广，其次还有薄层色谱法和气相色谱法。下面主要介绍薄层色谱法和高效液相色谱法。

（一）薄层色谱法

在特殊杂质检查中，薄层色谱法（TLC）是较常用的一种方法。该法具有简便、快速、灵敏、不需特殊设备等优点。通常有以下几种方法。

1. 灵敏度法（即不允许检出杂质斑点） 该法是在规定的试验条件下，利用显色剂对规定杂质的最小检出量来控制杂质限量的方法。如异烟肼中游离肼的检查，规定在实验条件下，在供试品主斑点前方与杂质对照品（硫酸肼）斑点相应的位置上，不得出现黄色斑点。

2. 限量法（杂质对照品法） 该法适用于待检杂质已经确定，并且具有该杂质的对照品。检查时，取一定量浓度已知的杂质对照品溶液和供试品溶液，分别点在同一薄层板上，展开、显色定位。供试品中待检杂质的斑点大小和颜色不得超过杂质对照品的斑点大小和颜色。以所取杂质对照品的质量除以所

取供试品的质量再乘 100% 即得杂质的限量。

3. 供试品溶液自身稀释对照法　适用于杂质结构难以确定，或虽然杂质结构已知但无杂质对照品的情况。此法仅限于杂质斑点的颜色与主成分斑点颜色相同或相近的情况。检查时将供试品溶液按限量要求定量稀释至一定浓度作为对照溶液，与供试品溶液分别点于同一薄层板上，展开后显色，供试品溶液所显杂质斑点颜色不得深于对照溶液主斑点颜色（或荧光强度）。

4. 选用可能存在的某种物质作为杂质对照品　当药物中存在的杂质未完全确认或待检杂质不止一种时，可根据药物合成路线、化学性质等推断可能存在的杂质，并且能获得该物质的对照品，即可采用此法。应用本法需注意杂质斑点与对照品应具有可比性。

5. 对照药物法　当无合适的杂质对照品时，或者是供试品显示的杂质斑点颜色与主成分斑点颜色有差异，难以判断限量时，可选用质量符合规定的与供试品相同的药物作为对照，供试品如显杂质斑点，其颜色与对照品溶液对应杂质斑点比较，不得更深，以及供试品不得显对照品杂质斑点以外的斑点。如马来酸麦角新碱中有关物质的检查即用此法。

（二）高效液相色谱法

高效液相色谱法（HPLC）不仅可以分离，而且可以准确地测定各组分的含量，因此在药物杂质检查中的应用日益广泛。现介绍以下几种方法。

1. 内标加校正因子法　该法适用于有杂质对照品，能够测定杂质校正因子的情况下的杂质检查。按各品种项下规定，配制含有内标物的供试品溶液和杂质对照品溶液，进样分析，测定对照品和供试品中杂质和内标物的峰面积，按内标法计算杂质的含量。

2. 外标法　适用于有杂质对照品，并且进样量可以准确控制（以定量环或自动进样器进样）的情况。按各品种项下的规定，分别配制杂质对照品和供试品溶液，进样分析，测定杂质对照品和供试品中杂质的峰面积，按外标法计算杂质的含量。《中国药典》醋酸地塞米松中地塞米松等有关物质检查即采用此法。

检查方法　取本品，精密称定，加流动相溶解并定量稀释制成 0.5mg/ml 的溶液，作为供试品溶液（临用新制），另取地塞米松对照品，精密称定，加流动相溶解并定量稀释制成 0.5mg/ml 的溶液，精密量取 1ml 与供试品溶液 1ml，置同一 100ml 量瓶中，用流动相稀释至刻度，摇匀，作为对照溶液。照含量测定项下的色谱条件，精密量取供试品溶液与对照溶液各 20μl，分别注入液相色谱仪，记录色谱图至供试品溶液主成分峰保留时间的 2 倍。供试品溶液色谱图中如有与对照溶液中地塞米松峰保留时间一致的杂质峰，按外标法以峰面积计算，不得过 0.5%；其他单个杂质峰面积不得大于对照溶液中醋酸地塞米松峰面积的 0.5 倍（0.5%），各杂质峰面积（与地塞米松峰保留时间一致的杂质峰面积乘以 1.13）的和不得大于对照溶液中醋酸地塞米松峰面积（1.0%）；小于对照溶液中醋酸地塞米松峰面积 0.01 倍（0.01%）的峰忽略不计。

3. 加校正因子的主成分自身对照法　进行杂质检查时，可以不用杂质对照品。但是在建立方法时，需利用杂质对照品。其方法的优点是省去了杂质对照品，而又考虑到了杂质与主成分的响应因子可能不同所引起的测定误差，本法的准确度较好。缺点是在日常检验时没有杂质对照品，杂质的定位必须采用相对保留时间，所以杂质相对于药物的相对保留时间也载入各品种项下。

4. 不加校正因子的主成分自身对照法　该法适用于没有杂质对照品、杂质与主成分的响应因子基本相同的情况。若杂质与主成分的响应因子超过 0.9～1.1 范围时，宜用加校正因子的主成分自身对照法或对照品对照法检查。

检查时将供试品溶液稀释成与杂质限度相当浓度的溶液，作为对照溶液，分别取供试品溶液和对照溶液进样，将供试品溶液中各杂质峰面积及其总和，与对照溶液主成分峰面积比较，以控制供试品中杂质的量。例如《中国药典》中醋酸甲羟孕酮中有关物质的检查即采用此法。

检查方法　取供试品，用甲醇溶解并稀释制成 0.8mg/ml 的溶液，作为供试品溶液；精密量取 1ml，置 50ml 量瓶中，加甲醇稀释至刻度，摇匀，作为对照溶液。照含量测定项下的色谱条件，精密量取供试品溶液和对照溶液各 10μl，分别注入色谱仪，记录色谱图至主成分峰保留时间的 1.5 倍。供试品溶液色谱图中如有杂质峰，不得多于 4 个，单个杂质峰面积不得大于对照溶液主峰面积的 0.5 倍（1.0%），各杂质峰面积的和不得大于对照溶液主峰面积的 0.75 倍（1.5%），任何小于对照溶液主峰面积 0.05 倍的峰可忽略不计。

5. 面积归一化法　该法通常只用于与供试品结构相似、相对含量较高且限度范围较宽的杂质含量的粗略考察。检查时，取供试品溶液进样，经色谱分离后，测定各峰面积和色谱图上除溶剂峰以外的总色谱峰面积，计算各峰面积占总峰面积的百分率，不得超过规定的限量。

该法简便快捷，但在杂质结构与主成分结构相差较大时可能有较大的测量误差，因此在《中国药典》（通则 0512）中特别强调："用于杂质检查时，由于仪器响应的线性限制，峰面积归一化法一般不宜用于微量杂质的检查"。

（三）气相色谱法

气相色谱法（GC）主要用于药物中挥发性杂质及有机溶剂残留量的检查。如《中国药典》（通则 0861）收载有"残留溶剂测定法"，采用气相色谱法（详见本章第三节残留溶剂测定法）。

✒ 实践实训

实训六　葡萄糖的杂质检查

一、目的要求

1. 掌握药物中氯化物、硫酸盐、铁盐等一般杂质检查的操作。
2. 熟悉葡萄糖原料药的杂质检查项目及方法。
3. 能及时正确记录实验数据，会结果计算和判断。

二、仪器与试剂

1. 仪器　恒温水浴锅，纳氏比色管（25ml、50ml），烧杯（50ml），量筒（25ml、50ml），量瓶（100ml），刻度吸管（1ml、2ml、10ml 等），恒温干燥箱，分析天平，高温电炉，坩埚，检砷瓶等。

2. 试剂　葡萄糖原料，氨试液，酚酞指示液，氢氧化钠滴定液（0.02mol/L），1 号浊度标准液，稀硝酸，标准氯化钠溶液，硝酸银，稀盐酸，标准硫酸钾溶液，25% 的氯化钡溶液，碘试液，硫酸，磺基水杨酸溶液（1→5），硫氰酸铵，硝酸，标准铁溶液，醋酸盐缓冲液（pH 3.5），硫代乙酰胺，标准砷溶液，溴化钾溴试液，盐酸，碘化钾试液，酸性氯化亚锡试液，锌粒，醋酸铅棉花，溴化汞试纸等。

三、实训内容

1. 酸度检查 取本品 2.0g，加水 20ml 溶解后，加酚酞指示液 3 滴与氢氧化钠滴定液（0.02mol/L）0.20ml，应显粉红色。

2. 溶液的澄清度与颜色检查 取本品 5.0g，加热水溶解后，放冷，用水稀释至 10ml，溶液应澄清无色；如显浑浊，与 1 号浊度标准液（通则 0902 第一法）比较不得更浓；如显色，与对照液（取比色用氯化钴液 3.0ml、比色用重铬酸钾液 3.0ml 与比色用硫酸酸铜溶液 6.0ml，加水稀释成 50ml）1.0ml 加水稀释至 10ml 比较，不得更深。

3. 乙醇溶液的澄清度检查 取本品 1.0g，加乙醇 20ml，置水浴上加热回流约 40 分钟，溶液应澄清。

4. 氯化物检查 取本品 0.60g，加水溶解使成 25ml，加稀硝酸 10ml；溶液如不澄清，应过滤；置 50ml 纳氏比色管中，加水使成约 40ml，摇匀，即得供试品溶液。取标准氯化钠溶液 6.0ml 置另一 50ml 纳氏比色管中，加稀硝酸 10ml，加水使成约 40ml，摇匀，即得对照溶液。分别向上述两管中各加入硝酸银试液 1.0ml，用水稀释成 50ml，摇匀，暗处放置 5 分钟，同置黑色背景上，从比色管上方向下观察、比较，供试品溶液不得比对照液更浓（0.01%）。

5. 硫酸盐检查 取本品 2.0g，加水溶解使成约 40ml，溶液如不澄清，应过滤；置 50ml 纳氏比色管中，加稀盐酸 2.0ml，摇匀，即得供试品溶液。取标准硫酸钾溶液 2.0ml 置另一 50ml 纳氏比色管中，加水使成约 40ml，加稀盐酸 2.0ml，摇匀，即得对照溶液。分别向上述两管中各加入 25% 的氯化钡溶液 5ml，用水稀释成 50ml，摇匀，放置 10 分钟，同置黑色背景上，从比色管上方向下观察、比较，供试品溶液不得比对照液更浓（0.01%）。

6. 亚硫酸盐与可溶性淀粉的检查 取本品 1.0g，加水 10ml 溶解，加碘试液 1 滴，应即显黄色。

7. 干燥失重检查 取本品 1~2g，置于 105℃ 干燥至恒重的扁形称量瓶中，精密称定。并将供试品平铺于瓶底，将称量瓶放入洁净的培养皿中，瓶盖半开或将瓶盖取下置称量瓶旁，放入恒温干燥箱内，在 105℃ 干燥 2 小时。取出后迅速盖好瓶盖，置干燥器内放冷至室温，迅速精密称重。再于 105℃ 干燥 1 小时，直至恒重，减失重量为 7.5%~9.5%。

8. 蛋白质检查 取本品 1.0g，加水 10ml 溶解后，加磺基水杨酸溶液（1→5）3ml，不得发生沉淀。

9. 铁盐检查 取本品 2.0g，置 50ml 小烧杯中，加水 20ml 溶解后，加硝酸 3 滴，缓缓煮沸 5 分钟，放冷，移入 50ml 纳氏比色管中，用水洗涤烧杯，洗液并入比色管中，加水稀释使成 45ml，加硫氰酸铵溶液（30→100）3ml，摇匀。如显色，与标准铁溶液 2.0ml 用同一方法制成的对照液比较，不得更深（0.001%）。

10. 重金属检查 取 25ml 纳氏比色管三支，甲管中加入 2.0ml 标准铅溶液及醋酸盐缓冲液（pH 3.5）2ml，加水使成 25ml，作为对照液；乙管中加入本品 4.0g，加水 23ml 溶解后，加醋酸盐缓冲液（pH 3.5）2ml，摇匀，作为供试液；丙管中加入与乙管相同量的供试品，加水适量使溶解，再加与甲管相同量的标准铅溶液与醋酸盐缓冲液后，用水稀释成 25ml。分别向甲、乙、丙三管中加入硫代乙酰胺试液各 2ml，摇匀，放置 2 分钟，比色，当丙管中显出的颜色不浅于甲管时，乙管中显示的颜色与甲管比较，不得更深（含重金属不得过百万分之五）。如丙管中显出的颜色浅于甲管，应取样按第二法重新检查。

11. 砷盐检查

（1）标准砷斑制备：精密量取标准砷溶液 2ml，置检砷瓶中，加盐酸 5ml 与水 21ml，再加碘化钾试液 5ml 与酸性氯化亚锡试液 5 滴，室温放置 10 分钟，加锌粒 2g，立即将准备好的导气管密塞于检砷瓶上，将检砷瓶置 25~40℃ 水浴中，反应 45 分钟，取出溴化汞试纸。

（2）供试品砷斑制备：取本品 2.0g，置检砷瓶中，加水 5ml 溶解后，加稀硫酸 5ml 与溴化钾溴试液 0.5ml，置水浴上加热约 20 分钟，使保持稍过量的溴存在，必要时再补加溴化钾溴试液适量，并随时补充蒸散的水分，放冷，加盐酸 5ml 与水适量使成 28ml，重复标准砷斑制备的操作（自再加碘化钾试液 5ml 与酸性氯化亚锡试液 5 滴起，至反应 45 分钟），取出溴化汞试纸，与标准砷斑比较不得更深（限量 0.0001%）。

四、注意事项

1. 限度检查 应遵循平行操作原则，即供试管和对照管的实验条件应一致，包括：实验用具的选择（纳氏比色管应配对、无色，管的直径大小相等、刻度高低一致，如有差别，不得超过 2mm）、试剂的量取方法、操作顺序及反应时间等应尽可能一致。

2. 比色、比浊 比色、比浊前应将比色管内试剂充分混匀。比色方法是将两管同置白色背景上，从侧面或自上而下观察；比浊方法是将两管同置于黑色背景上，从上向下垂直观察。使用过的比色管应及时清洗，注意不能用毛刷刷洗，可用重铬酸钾洗液浸泡。

3. 复检 一般情况下供试品取样 1 份进行检查即可。如结果不符合规定或在限度边缘时，应对供试品和对照管各复检 2 份，方可判定。

4. 砷盐检查

（1）新购置的检砷器使用前应检查是否符合要求，同一套仪器应能辨别出标准砷溶液 1.5ml 与 2.0ml 所显砷斑的差异，所使用的检砷器和试药应按本法做空白试验，均不得生成砷斑。

（2）不能使用定性滤纸制备溴化汞试纸，因为所显的砷斑色暗、梯度不规律。

（3）应使用干燥的导气管；检砷装置应严密不漏气，必要时可在各接头处涂少量熔化的石蜡。

（4）锌粒的大小以能通过 1 号筛为宜，锌粒太大时，用量应酌情增加。

（5）砷斑遇光、热、湿气等即颜色变浅或褪色，因此，砷斑制成后应立即观察比较。

5. 干燥失重

（1）供试品颗粒较大或结块，应研细后干燥。

（2）称量时应尽量缩短称量时间，防止供试品吸收空气中的水分，特别是空气中湿度较大时，更须注意。

（3）如供试品采用其他方法干燥时，应严格按操作规程进行。

五、思考题

1. 用对照法检查药物中杂质，供试品管和对照管应如何遵循平行操作原则？

2. 进行葡萄糖的铁盐检查时，在加显色剂之前应如何操作？为什么？

3. 测定药物的干燥失重，应注意什么？

六、实训评价

表 4－5　葡萄糖的杂质检查实训评价参考表

评价内容	分值	目标要求	得分
实训态度	5 分	预习充分、实训认真、与他人合作良好	
仪器试剂准备	5 分	正确选用仪器、试剂，数量足够而不多余	
酸度检查	5 分	操作正确、熟练，判断正确	
溶液的澄清度与颜色检查	5 分	操作正确、熟练，判断正确	
乙醇溶液的澄清度检查	5 分	操作正确、熟练，判断正确	
氯化物检查	10 分	操作正确、熟练，判断正确	
硫酸盐检查	5 分	操作正确、熟练，判断正确	
亚硫酸盐与可溶性淀粉检查	5 分	操作正确、熟练，判断正确	
干燥失重检查	5 分	操作正确、熟练，判断正确	
蛋白质检查	5 分	操作正确、熟练，判断正确	
铁盐检查	5 分	操作正确、熟练，判断正确	
重金属检查	10 分	操作正确、熟练，判断正确	
砷盐检查	10 分	操作正确、熟练，判断正确	
操作现场整理	5 分	操作台面整洁、仪器洗涤或复原、试剂及时归位	
数据记录及报告	15 分	记录完整、结果正确	
总计	100 分		

目标检测

答案解析

一、单项选择题

1. 药物的杂质限量是指 （　　）

　A. 杂质的检查量　　　　　　　　　　　　B. 杂质的最小允许量

　C. 杂质的最大允许量　　　　　　　　　　D. 杂质的合适含量

2. 药物杂质限量检查的结果是 0.0001％，表示 （　　）

　A. 药物中杂质的重量是 1mg

　B. 在检查中用了 1.0g 供试品，检出了 1.0g 杂质

　C. 药物所含杂质的重量是药物本身重量的百分之一

　D. 药物所含杂质的重量是药物本身重量的百万分之一

3. 药物氯化物检查，适宜的比浊浓度范围是 （　　）

　A. $50 \sim 80 \mu g\ Cl^-/50ml$　　　　　　　　B. $10 \sim 50 \mu g\ Cl^-/50ml$

　C. $0.5 \sim 0.8 mg\ Cl^-/50ml$　　　　　　　D. $0.1 \sim 0.5 \mu g\ Cl^-/50ml$

4. 药物中氯化物检查的意义 （　　）

　A. 考察对有效物质的影响

B. 考察对药物疗效有不利影响的杂质

C. 考察对人体健康有害的物质

D. 可以考核生产工艺是否正常和反映药物的纯度水平

5. 干燥失重主要是检查药物中 （　　）

    A. 遇硫酸呈色的有机杂质　　　　　　　　B. 水分及其他挥发性物质

    C. 表面水　　　　　　　　　　　　　　　D. 结晶水

6. 砷盐检查中，为了除去供试品中可能含有的微量硫化物的影响，在导气管中需填装蘸有下列溶液的药棉 （　　）

    A. 硝酸铅　　　　　B. 硝酸铅加硝酸钠　　　　C. 醋酸铅　　　　D. 醋酸铅加醋酸钠

7. 检查某药物中的砷盐：取标准砷溶液 2.0ml （每 1ml 相当于 $1\mu g$ 的 As），砷盐限量为 0.0001%，应取供试品的量为 （　　）

    A. 0.02g　　　　　B. 2.0g　　　　　C. 0.020g　　　　D. 1.0g

8. 检查维生素 C 中重金属：取样 2.0g，规定含重金属不得过百万分之十，应吸取标准铅溶液 （每 1ml 标准铅溶液相当于 0.01mg 的 Pb） （　　）

    A. 0.2ml　　　　　B. 0.4ml　　　　　C. 2.0ml　　　　D. 1.0ml

9. 硫代乙酰胺法检查重金属，溶液最佳 pH 值是 （　　）

    A. 1.5　　　　　B. 3.5　　　　　C. 2.5　　　　D. >7

10. 药物中氯化物杂质检查的原理是：利用酸性溶液中杂质与硝酸银试液生成氯化银浑浊。所用的酸是 （　　）

    A. 稀硫酸　　　　　B. 稀硝酸　　　　　C. 稀盐酸　　　　D. 稀醋酸

二、多项选择题

1. 属于信号杂质的是 （　　）

    A. 砷盐　　　　　　　　B. 重金属杂质　　　　　　　　C. 氯化物

    D. 硫酸盐　　　　　　　E. 酸碱杂质

2. 引入杂质的途径有 （　　）

    A. 原料不纯　　　　　　B. 生产过程中的中间体　　　　C. 生产时所用容器不洁

    D. 药物进入体内分解　　E. 药物保存不当

3. 用 TLC 法检查药物中杂质时，通常有以下几种方法 （　　）

    A. 杂质对照品法　　　　　　　　　　　　B. 高低浓度对比法

    C. 选用与供试品相同的药物标准品作对照　　D. 以供试品稀释液为对照

    E. 选用可能存在的某种杂质的代用品为对照

4. 古蔡氏法检查砷盐时，酸性氯化亚锡的作用是 （　　）

    A. 使正五价的砷转化成正三价　　　　　　B. 除去硫化氢

    C. 使生成的碘转化成碘离子　　　　　　　D. 形成锌-锡齐

    E. 除去其他杂质

5. 以标准液浓度为 （c），体积为 （V），取样量为 （S），杂质限量为 （L），列出计算公式 （　　）

    A. $L = (V \times c)/S$　　　　　B. $V = (L \times S)/c$　　　　　C. $V = S \times c/L$

    D. $S = (c \times V)/L$　　　　　E. $L = V/c \times S$

三、简答题

1. 《中国药典》（2020 年版）检查药物酸碱度的方法有哪些？

2. 药物的杂质检查中哪些杂质是必须要严格控制限量的？

四、计算题

1. 氯化钠注射液（0.9％）中重金属检查：取相当于氯化钠 0.45g 的注射液，蒸发至约 20ml，放冷，加醋酸盐（pH 3.5）2ml 和水适量使成 25ml，依法检查，含重金属不得过千万分之三。应取标准铅溶液多少毫升？

2. 检查某药物当中的砷盐：规定砷盐限量不得超过百万分之四，取标准砷溶液（每 1ml 相当于 0.001mg As）2ml，依法检查，应取供试品多少？

3. 纯化水中重金属的检查：取本品，蒸发至 20ml，放冷，加醋酸盐缓冲液（pH 3.5）2ml 与水适量使成 25ml，加硫代乙酰胺试液 2ml，摇匀，放置 2 分钟，与标准铅溶液（10μgPb/ml）1.0ml 加水 19ml 用同一方法处理后的颜色比较，不得更深（0.00001％）。求供试品的取样量为多少毫升？

书网融合……

| 知识回顾 | 微课 1 | 微课 2 | 习题 |

学习引导

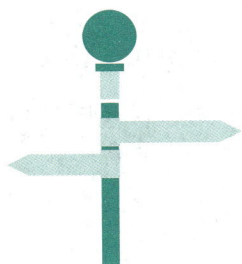

1940 年 12 月，温斯洛普公司不慎生产了一批混有苯巴比妥的磺胺噻唑片，每一片大约有 350mg 苯巴比妥，而苯巴比妥引起成人嗜睡的剂量只有 100～150mg，这起事故导致了数百人的死亡。经调查发现，苯巴比妥的混入是发生在药物生产过程，该公司的磺胺噻唑片和苯巴比妥片的生产是在同一个车间，且生产线相邻。温斯洛普公司的质检系统未能及时发现生产混入是造成这次惨痛事故的原因之一。这起事故促使美国于 1962 年开始强制推行《药品生产质量管理规范》（GMP）。可以说，苯巴比妥间接地推动了药品生产和管理的革命。苯巴比妥按结构属于哪一类药物？具有什么结构和性质？如何检验苯巴比妥呢？

本章介绍巴比妥类药物的结构与性质、鉴别、检查、含量测定的方法和原理。

学习目标

1. **掌握**　巴比妥类药物中典型药物的鉴别和含量测定的原理与方法。
2. **熟悉**　巴比妥类药物的化学结构与分析方法间的关系。
3. **了解**　苯巴比妥和司可巴比妥的特殊杂质检查方法。

第一节　巴比妥类药物的结构与性质 📱微课1

PPT

巴比妥类药物是临床常用的镇静催眠药和麻醉辅助药，也可用作抗癫痫药，属于精神类药品。《中国药典》（2020 年版）收载有苯巴比妥及其钠盐、异戊巴比妥及其钠盐、司可巴比妥钠、注射用硫喷妥钠等原料药及其制剂。

一、化学结构

巴比妥类药物均为巴比妥酸的衍生物，具有典型的环状丙二酰脲母核结构。其基本结构通式如下。

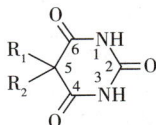

巴比妥类药物基本结构可分为两部分，一部分为环状丙二酰脲母核，另一部分为取代基，即 R_1 和 R_2。由于取代基 R_1 和 R_2 的不同，形成不同的巴比妥类药物，具有不同的理化性质。临床上常用的本类药物多为巴比妥酸的 5，5 - 二取代衍生物，少数为 1，5，5 - 三取代或 C_2 位硫取代的硫代巴比妥酸的 5，5 - 二取代衍生物。常见巴比妥类药物结构见表 5 - 1。

表 5 - 1　常见巴比妥类药物的化学结构

药物名称	结构	R_1	R_2
苯巴比妥		乙基	苯基
苯巴比妥钠		乙基	苯基
异戊巴比妥		乙基	3 - 甲基丁基
异戊巴比妥钠		乙基	3 - 甲基丁基
司可巴比妥钠		丙烯基	1 - 甲基丁基
硫喷妥钠		乙基	1 - 甲基丁基

二、理化性质

（一）性状

巴比妥类药物通常为白色结晶或结晶性粉末（注射用硫喷妥钠为淡黄色粉末）；具有一定的熔点；

在空气中性质稳定。该类药物一般微溶或极微溶于水，易溶于乙醇、乙醚；其钠盐则易溶于水，在乙醇中溶解，在三氯甲烷或乙醚中不溶或几乎不溶。

（二）弱酸性

巴比妥类药物的母核结构中含有 1，3 - 二酰亚胺基团，其酰亚胺基上的氢由于受邻位羰基的影响，通过质子迁移发生酮式 - 烯醇式互变异构，可在水溶液中发生二级电离，故其水溶液具有弱酸性。

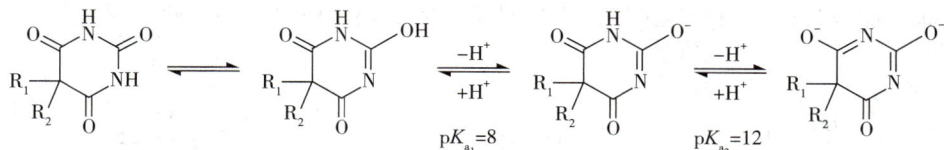

$pK_{a_1}=8$ $pK_{a_2}=12$

由于本类药物具有弱酸性（pK_a 7.3 ~ 8.4），其酸性弱于碳酸（pK_a 6.37），故可在氢氧化钠或碳酸钠溶液中溶解并生成钠盐。

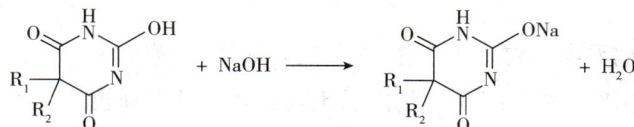

由弱酸与强碱形成的巴比妥钠盐，其水溶液呈碱性，加酸酸化后，则析出结晶性的游离巴比妥类药物，可用有机溶剂将其提取出来。这些性质可以用于巴比妥类药物的分离、鉴别、检查和含量测定。

▶▶ 实例分析

实例 某诊所医生给患者开具的处方中有苯巴比妥钠注射剂，并另开有维生素 C 注射液配伍使用。

问题 1. 苯巴比妥钠注射剂是水针还是粉针剂，为什么？

      2. 苯巴比妥钠注射剂能不能与维生素 C 配伍使用？为什么？

答案解析

（三）水解反应

巴比妥类药物的分子结构中含有酰亚胺结构，在碱性条件下加热，可发生水解，释放出氨气，可使红色石蕊试纸变蓝。

本类药物的钠盐，吸湿后也能发生母核开环，水解失效。一般情况下，在室温和 pH 10 以下水解较慢，随温度升高和碱性增强水解速度加快。

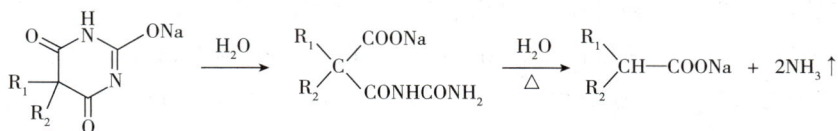

（四）与金属离子反应

巴比妥类药物分子结构中丙二酰脲母核的 1，3 - 二酰亚胺基团，在适宜 pH 的溶液中，可与 Ag^+、Cu^{2+}、Co^{2+}、Hg^{2+} 等重金属离子反应，生成可溶或不可溶的有色物质。可用于巴比妥类药物的鉴别和含量测定。

1. 与银盐的反应　巴比妥类药物可溶于碳酸钠溶液，生成钠盐，再与硝酸银试液反应，首先生成可溶性的一银盐，加入过量的硝酸银试液即生成难溶性的二银盐白色沉淀。此反应可用于本类药物的鉴别和含量测定。

一银盐(可溶)　　　　　　二银盐(白色沉淀)

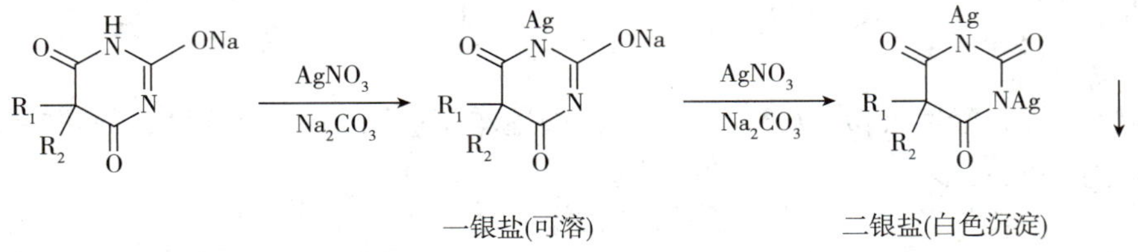

2. 与铜盐的反应　巴比妥类药物在吡啶溶液中生成烯醇式异构体，可与铜吡啶试液反应，生成稳定的配位化合物，显紫色或产生紫色沉淀，硫代巴比妥类药物则显绿色。因此可用这一反应区别或鉴别巴比妥类药物和硫代巴比妥类药物。本类药物与铜-吡啶试液的反应机制为：

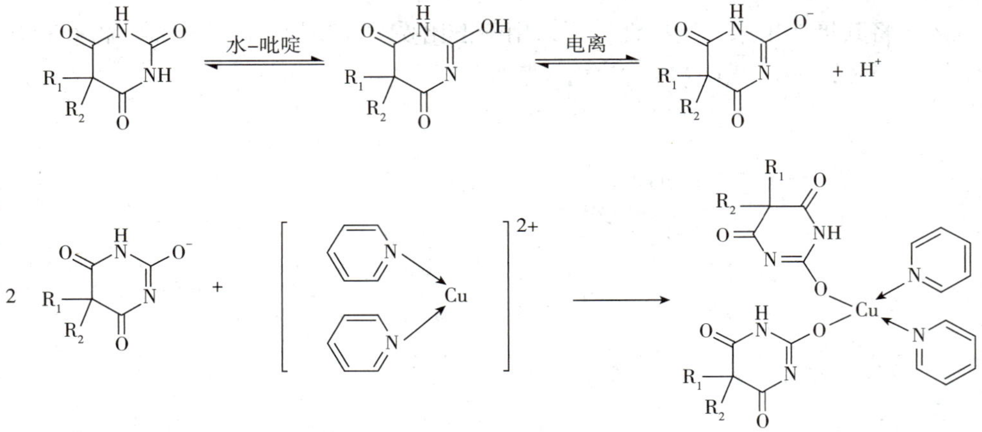

（五）紫外吸收光谱特征

巴比妥类药物可电离产生共轭体系，其紫外吸收光谱随着其电离级数不同，而发生显著的变化。在酸性溶液中，5，5 - 二取代和 1，5，5 - 三取代巴比妥类药物显弱酸性，不电离，无明显紫外吸收；在 pH 10 的碱性溶液中，巴比妥类药物可发生一级电离产生共轭体系结构，在 240nm 处有最大吸收峰；在 pH 13 的强碱性溶液中 5，5 - 二取代巴比妥类药物发生二级电离，共轭体系延长，吸收峰红移至 255nm，如图 5-1 所示。1，5，5 - 三取代巴比妥类药物，由于 1 位取代基的存在，不发生二级电离，最大吸收波长仍位于 240nm。

硫代巴比妥类药物在酸性和碱性溶液中均有显著的紫外吸收。如图 5-2 所示，在盐酸溶液中（0.1mol/L）两个吸收峰分别在 287nm 和 238nm；在 pH 10 的碱性溶液中，吸收峰红移至 304nm 和 255nm；在 pH 13 的强碱溶液中，硫代巴比妥类药物在 255nm 处的吸收峰消失，只存在 304nm 处的吸收峰。

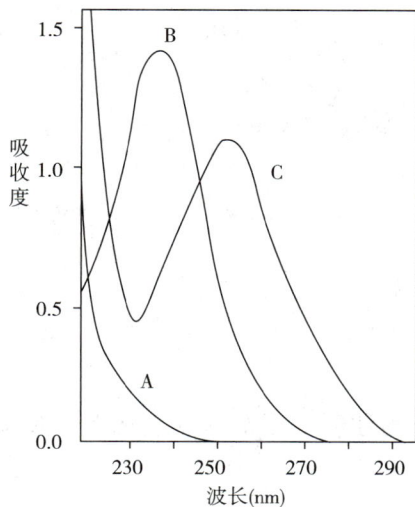

图 5－1　巴比妥类药物的紫外吸收光谱

A. 0.05mol/L H$_2$SO$_4$ 溶液（未电离）
B. pH 9.9 缓冲溶液（一级电离）
C. 0.1mol/L NaOH 溶液（二级电离）

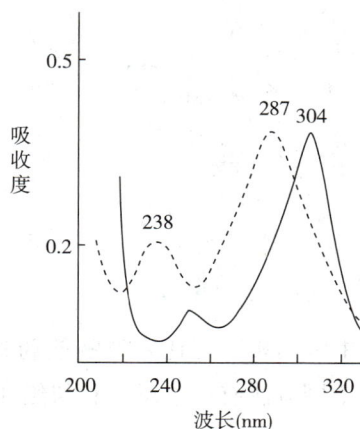

图 5－2　硫喷妥的紫外吸收光谱

HCl 溶液（0.1mol/L）　－ － －
NaOH 溶液（0.1mol/L）　——

根据巴比妥类药物在不同 pH 溶液中的紫外吸收光谱发生特征性变化，可用于该类药物的鉴别、检查和含量测定。

第二节　巴比妥类药物的鉴别　微课2

PPT

一、丙二酰脲类鉴别反应

丙二酰脲类反应是巴比妥类药物母核的反应，属于巴比妥类药物的共有反应，收载在《中国药典》四部通则 0301 "一般鉴别试验"项下，有银盐反应和铜盐反应，具体方法如下。

1. 银盐反应　取供试品约 0.1g，加碳酸钠试液 1ml 与水 10ml，振摇 2 分钟，滤过；滤液中逐滴加入硝酸银试液，即生成白色沉淀，振摇，沉淀即溶解；继续滴加过量的硝酸银试液，沉淀不再溶解。

2. 铜盐反应　取供试品约 50mg，加吡啶溶液（1→10）5ml，溶解后，加铜吡啶试液 1ml，即显紫色或生成紫色沉淀。

二、特征取代基或元素的鉴别

（一）硫元素的鉴别

硫代巴比妥类药物因结构中含有硫元素，可在氢氧化钠溶液中与铅离子反应生成白色沉淀，加热后沉淀转变为黑色硫化铅沉淀。本试验可用于硫代巴比妥类与巴比妥类药物的区别。

《中国药典》对注射用硫喷妥钠的鉴别采用了此法。方法：取本品约 0.2g，加氢氧化钠试液 5ml 与醋酸铅试液 2ml，生成白色沉淀；加热后，沉淀变为黑色。

其反应机制为：

黑色沉淀

白色沉淀

（二）钠盐的鉴别试验

在《中国药典》巴比妥类钠盐药物正文【鉴别】项下，均注明"本品显钠盐的鉴别反应（通则0301）"。鉴别方法有焰色反应和与焦锑酸钾发生沉淀反应。

（三）不饱和取代基的鉴别

司可巴比妥钠是《中国药典》收载的含有不饱和取代基的巴比妥类药物，可用以下方法鉴别。

1. 与碘试液的反应 具有不饱和取代基的巴比妥类药物，如司可巴比妥钠，其分子结构中含有丙烯基，不饱和键可与碘试液发生加成反应，使碘试液的棕黄色消失。反应式如下。

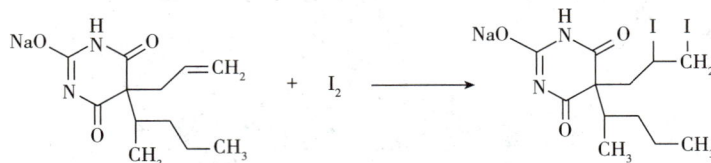

【应用实例】司可巴比妥钠的鉴别

取本品0.1g，加水10ml溶解后，加碘试液2ml，所显棕黄色在5分钟内消失。

司可巴比妥钠与溴试液也可发生加成反应，使溴试液颜色消褪。

2. 与高锰酸钾的反应 司可巴比妥钠分子中的丙烯基具有还原性，可在碱性溶液中与高锰酸钾发生氧化还原反应，将紫色的高锰酸钾还原为棕色的二氧化锰。反应式如下。

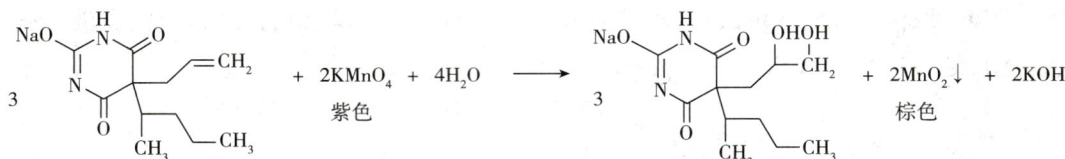

（四）利用芳环取代基的鉴别

具有芳环取代基的巴比妥类药物，如苯巴比妥及其钠盐，可用以下方法鉴别。

1. 硫酸–亚硝酸钠的反应 苯巴比妥可与硫酸–亚硝酸钠反应，生成橙黄色产物，并随即变为橙红色，不含芳环的巴比妥类药物无此反应。因此，可利用本反应区别苯巴比妥和其他不含苯环取代基的巴比妥类药物。

【应用实例】苯巴比妥的鉴别

取本品约10mg，加硫酸2滴与亚硝酸钠约5mg，混合，即显橙黄色，随即转橙红色。

2. 甲醛－硫酸反应 苯巴比妥与甲醛－硫酸反应，生成玫瑰红色产物。其他未被苯环取代的巴比妥类药物无此反应，可供区别。

【应用实例】苯巴比妥的鉴别

取本品约50mg，置试管中，加甲醛试液1ml，加热煮沸，冷却，沿管壁缓缓加硫酸0.5ml，使成两液层，置水浴中加热，接界面显玫瑰红色。

即学即练

如何运用化学方法鉴别苯巴比妥钠，司可巴比妥钠和硫喷妥钠？

答案解析

三、测定熔点

熔点作为一项药物的物理常数，可用于药物的鉴别，也能反映药物的纯杂程度。巴比妥类药物本身可直接用《中国药典》方法测定熔点。其钠盐可利用它易溶于水，酸化后析出游离巴比妥原药，沉淀过滤干燥后，测定熔点。利用测定熔点的方法可鉴别苯巴比妥及其钠盐、异戊巴比妥及其钠盐、司可巴比妥钠及注射用硫喷妥钠等。

【应用实例】司可巴比妥钠的鉴别

取本品1g，加水100ml溶解后，加稀醋酸5ml，强力搅拌，再加水200ml，加热煮沸，使溶解成澄清溶液（液面无油状物），放冷，静置，待析出结晶，滤过，结晶在70℃干燥后，依法测定，熔点约为97℃。

四、显微结晶

巴比妥类药物可根据其本身或与某种试剂反应产物的特殊晶型，进行同类或不同类药物的鉴别。此法也适用于生物样品中微量巴比妥类药物的鉴别。

取1滴热的1%巴比妥类药物的酸性水溶液，置于载玻片上，可立即析出其特征结晶，在显微镜下观察结晶形状：巴比妥为长方形结晶；苯巴比妥在开始结晶时呈现球形，后变化为花瓣状。见图5－3所示。

如供试品为巴比妥类药物的钠盐，可取其5%的水溶液3~4滴，置于载玻片上，在其液滴边缘上加1滴稀硫酸，即生成相应巴比妥类药物的特殊结晶。

某些巴比妥类药物可与重金属离子反应，生成具有特殊晶型的沉淀。例如，巴比妥可与硫酸铜－吡啶试液反应，生成具有十字形的紫色结晶，见图5－4所示；苯巴比妥反应后，则生成细小不规则或似菱形的浅紫色结晶；其他巴比妥类药物不能形成结晶。因此，可利用这一特征来区别它们。

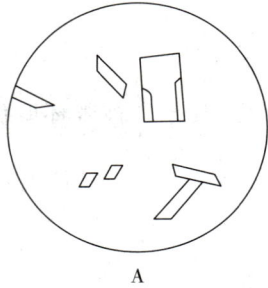 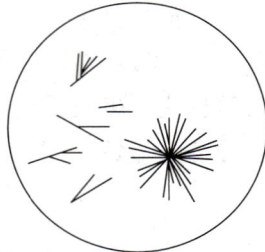

图 5 – 3　巴比妥与苯巴比妥的显微结晶示意图

A. 巴比妥结晶　B. 苯巴比妥结晶

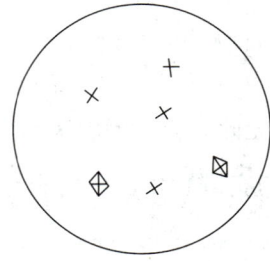

图 5 – 4　巴比妥铜吡啶结晶示意图

五、红外分光光度法

红外分光光度法是一种有效而可靠的定性分析手段，在利用其进行药物鉴别时可采用标准图谱对照法或对照品比较法。《中国药典》收载的巴比妥类药物，几乎都采用红外分光光度法，将供试品的红外吸收光谱与相应的标准红外光谱直接比对进行鉴别。

第三节　巴比妥类药物的特殊杂质检查

PPT

一、苯巴比妥的特殊杂质检查

根据苯巴比妥的合成工艺，产品中的特殊杂质主要是合成中产生的中间体以及副反应产物，可以通过检查酸度、乙醇溶液的澄清度、中性或碱性物质以及有关物质来加以控制。

（一）酸度

酸度检查主要用于控制副产物苯基丙二酰脲。苯基丙二酰脲是由于中间体的乙基化反应不完全而产生的，酸性较苯巴比妥强，能使甲基橙指示剂显红色。因此，采用在一定量苯巴比妥供试品水溶液中，加入甲基橙指示剂不得显红色的方法，控制酸性杂质的量。

检查方法　取本品 0.20g，加水 10ml，煮沸搅拌 1 分钟，放冷，过滤，取滤液 5ml，加甲基橙指示液 1 滴，不得显红色。

（二）乙醇溶液的澄清度

本项检查主要控制中间体杂质苯巴比妥酸的量，利用苯巴比妥酸在乙醇溶液中的溶解度比苯巴比妥小的性质进行检查。

检查方法　取本品 1.0g，加乙醇 5ml，加热回流 3 分钟，溶液应澄清。

（三）有关物质

有关物质主要指药物中存在的合成的起始物、中间体、副产物以及降解产物等。《中国药典》采用HPLC 法中的主成分自身稀释对照法检查苯巴比妥中的有关物质。

色谱条件与系统适用性试验　用辛基硅烷键合硅胶为填充剂；以乙腈 – 水（25∶75）为流动相；检测波长为 220nm。理论板数按苯巴比妥峰计算不低于 2500，苯巴比妥峰与相邻杂质峰的分离度应符合要求。

测定方法　取本品，加流动相溶解并稀释制成每 1ml 中约含 1mg 的溶液，作为供试品溶液；精密量取 1ml，置 200ml 量瓶中，用流动相稀释至刻度，摇匀，作为对照溶液。取对照溶液 5μl 注入液相色谱仪，调节检测灵敏度，使主成分色谱峰的峰高约为满量程的 15%；精密量取供试品溶液与对照溶液各 5μl，分别注入液相色谱仪，记录色谱图至主成分峰保留时间的 3 倍，供试品溶液色谱图中如有杂质峰，单个杂质峰面积不得大于对照溶液主峰面积（0.5%），各杂质峰面积的和不得大于对照溶液主峰面积的 2 倍（1.0%）。

（四）中性或碱性物质

苯巴比妥合成过程中产生的副产物 2 - 苯基丁酰胺、2 - 苯基丁酰脲或分解产物等中性或碱性杂质，不溶于氢氧化钠试液但溶于乙醚；而苯巴比妥具有酸性，溶于氢氧化钠试液。利用杂质与药物溶解性能的差异，采用提取重量法控制杂质限量。

检查方法　取本品 1.0g，置于分液漏斗中，加氢氧化钠试液 10ml 溶解后，加水 5ml 与乙醚 25ml，振摇 1 分钟，分取醚层，用水振摇洗涤 3 次，每次 5ml，取醚液经干燥滤纸过滤，滤液置 105℃恒重的蒸发皿中，蒸干，在 105℃干燥 1 小时，遗留残渣不得超过 3mg。

二、司可巴比妥钠的特殊杂质检查

（一）溶液的澄清度

司可巴比妥钠在水中极易溶解，水溶液应澄清，否则表明含有水不溶性杂质。因司可巴比妥钠水溶液易与二氧化碳作用析出司可巴比妥，故溶解样品的水应先煮沸以除去二氧化碳。

检查方法　取本品 1.0g，加新沸过的水 10ml 溶解后，溶液应澄清。

（二）中性或碱性物质

中性或碱性物质主要是合成过程中产生的副产物，如酰脲、酰胺类等物质。这类杂质不溶于氢氧化钠试液而溶于乙醚，可用乙醚提取后，称重，控制其限量。检查方法同苯巴比妥。

第四节　巴比妥类药物的含量测定

PPT

巴比妥类药物常用的含量测定方法有银量法、溴量法、紫外 - 可见分光光度法、酸碱滴定法、提取重量法、HPLC 法、GC 法及电泳法等。本节重点介绍银量法、溴量法、紫外 - 可见分光光度法和高效液相色谱法。

一、银量法

（一）基本原理

巴比妥类药物分子结构中含有丙二酰脲，在适宜的碱性溶液中与银离子反应，并可定量地形成银盐，故可采用银量法测定本类药物及其制剂含量。

在滴定过程中，巴比妥类药物与硝酸银反应首先生成可溶性一银盐，继续滴定，稍过量的银离子和巴比妥类药物的一银盐形成难溶性二银盐沉淀，使溶液变浑浊而指示终点。此法操作简便、专属性强。

由于浑浊的出现受温度影响较大，且难以观察，《中国药典》采用甲醇及3%无水碳酸钠溶液溶剂系统、银－玻璃电极系统，电位法指示滴定终点。银电极临用前需用稀硝酸浸洗 1~2 分钟，再用水淋洗干净后使用。

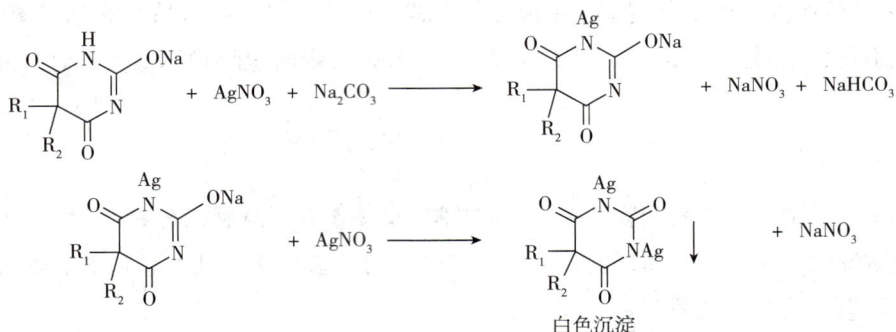

白色沉淀

（二）测定方法

《中国药典》采用银量法测定苯巴比妥及其钠盐、注射用苯巴比妥钠、异戊巴比妥及其片剂、异戊巴比妥钠和注射用异戊巴比妥钠的含量。测定苯巴比妥的方法如下。

取本品约 0.2g，精密称定，加甲醇 40ml 使溶解，再加新制的 3% 无水碳酸钠溶液 15ml，照电位滴定法（通则 0701），用硝酸银滴定液（0.1mol/L）滴定。每 1ml 硝酸银滴定液（0.1mol/L）相当于 23.22mg 的 $C_{12}H_{12}N_2O_3$（苯巴比妥分子量为 232.24）。

本法为直接滴定法，其含量测定计算公式见式（5-1）。

$$含量（\%）= \frac{TVF}{m_S \times 1000} \times 100\% \qquad (5-1)$$

式中，T 为滴定度，mg/ml；V 为供试品消耗滴定液的体积，ml；F 为滴定液浓度校正因数；m_S 为供试品取样量，g；1000 为单位换算，1g = 1000mg。

二、溴量法

（一）基本原理

5 位取代基中含有不饱和双键的巴比妥类药物，均可采用溴量法测定含量。其测定原理是药物分子中的不饱和键能与过量的溴定量地发生加成反应，再以碘量法测定剩余的溴，根据与药物定量反应消耗的溴滴定液的量，即可计算供试品的含量。《中国药典》对司可巴比妥钠及其胶囊的测定，即采用此法。其测定原理可用下列反应式表示：

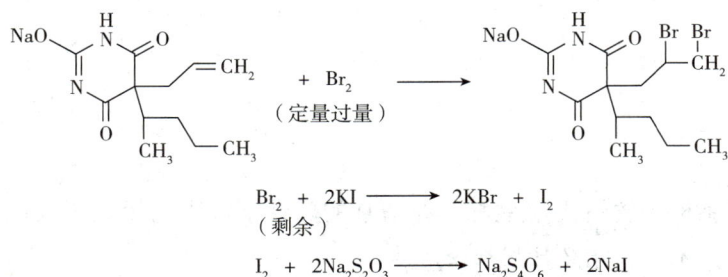

$$Br_2 + 2KI \longrightarrow 2KBr + I_2$$
（剩余）

$$I_2 + 2Na_2S_2O_3 \longrightarrow Na_2S_4O_6 + 2NaI$$

（二）测定方法

司可巴比妥钠的含量测定　取本品约 0.1g，精密称定，置 250ml 碘瓶中加水 10ml，振摇使溶解，精密加溴滴定液（0.05mol/L）25ml，再加盐酸 5ml，立即密塞并振摇 1 分钟，在暗处静置 15 分钟后，注意微开瓶塞，加碘化钾试液 10ml，立即密塞，摇匀后，用硫代硫酸钠滴定液（0.1mol/L）滴定，至近终点时，加淀粉指示液，继续滴定至蓝色消失，并将滴定的结果用空白试验校正。每 1ml 溴滴定液（0.05mol/L）相当于 13.01mg 的 $C_{12}H_{17}N_2NaO_3$（司可巴比妥钠分子量为 260.27）。

本法为剩余滴定法，其含量测定计算公式见式（5-2）。

$$含量(\%) = \frac{T \times (V_{空白} - V_{样品}) \times F}{m_S \times 1000} \times 100\% \qquad (5-2)$$

式中，T 为滴定度，mg/ml；$V_{空白}$ 为空白试验消耗硫代硫酸钠滴定液的体积，ml；$V_{样品}$ 为样品消耗硫代硫酸钠滴定液的体积，ml；F 为滴定液浓度校正因数；m_S 含义同前。

三、紫外 - 可见分光光度法

根据巴比妥类药物分子具有紫外吸收的性质，可采用紫外 - 可见分光光度法测定其含量。本法专属性较强、灵敏度高，可用于测定注射用硫喷妥钠的含量，以及异戊巴比妥片和苯巴比妥片的溶出度。下面介绍注射用硫喷妥钠的含量测定方法。

取装量差异项下的内容物，混合均匀，精密称取适量（约相当于硫喷妥钠 0.25g），置 500ml 量瓶中，加水使硫喷妥钠溶解并稀释至刻度，摇匀，精密量取适量，用 0.4% 氢氧化钠溶液定量稀释制成每 1ml 中约含 5μg 的溶液，照紫外 - 可见分光光度法，在 304nm 波长处测定吸光度；另取硫喷妥对照品，精密称定，用 0.4% 氢氧化钠溶液溶解并定量稀释制成每 1ml 中约含 5μg 的溶液，同法测定。每 1mg 硫喷妥相当于 1.091mg 的 $C_{11}H_{17}N_2NaO_2S$。根据平均装量计算。

此为对照品比较法，供试品中硫喷妥钠的标示百分含量按式（5-3）计算：

$$标示量(\%) = \frac{A_供 \times c_对 \times 1.091 \times D \times V \times 平均装量(g)}{A_对 \times m_S \times 标示量(g)} \times 100\% \qquad (5-3)$$

式中，$A_供$ 为供试品溶液的吸光度；$c_对$ 为对照品溶液浓度，mg/ml；D 为稀释倍数；V 为供试品初配溶液体积，ml；$A_对$ 为对照品溶液的吸光度；m_S 为供试品取样量，mg。

四、高效液相色谱法

高效液相色谱法专属性强，分离效能高，可以消除制剂中辅料等因素的影响，故本法适用于苯巴比妥片和含巴比妥类药物复方制剂中的分析。下面以苯巴比妥片的含量测定为例。

1. 色谱条件与系统适用性试验　用辛基硅烷键合硅胶为填充剂；以乙腈 - 水（30：70）为流动相；检测波长为 220nm。理论板数按苯巴比妥峰计算不低于 2000，苯巴比妥峰与相邻色谱峰之间的分离度应符合要求。

2. 测定方法　取本品 20 片，精密称定，研细，精密称取适量（约相当于苯巴比妥 30mg），置 50ml 量瓶中，加流动相适量，超声 20 分钟使苯巴比妥溶解，放冷，用流动相稀释至刻度，摇匀，滤过，精密量取续滤液 1ml，置 10ml 量瓶中，用流动相稀释至刻度，摇匀，作为供试品溶液，精密量取 10μl 注入液相色谱仪，记录色谱图。另取苯巴比妥对照品适量，精密称定，加流动相溶解并定量稀释制成每

1ml 中约含苯巴比妥 60μg 的溶液，同法测定，按外标法以峰面积计算，即得。计算公式见式（5－4）。

$$标示量(\%) = \frac{c_R \times A_X \times D \times V \times 平均装量(g)}{A_R \times m_S \times 1000 \times 标示量(g)} \times 100\% \qquad (5-4)$$

式中，A_X 为供试品峰面积；A_R 为对照品峰面积；c_R 为对照品溶液的浓度，μg/ml；D 为稀释倍数；V 为供试品初配溶液体积，ml；m_S 为供试品取样量，mg；1000 为单位换算，1mg＝1000μg。

🔖 知识链接

巴比妥类药物的体内药物分析

目前临床上，为了提高巴比妥类药物的疗效，减少毒副反应，为超剂量中毒诊断治疗提供依据，常需要进行血药浓度监测。高效液相色谱法是最常用的监测方法之一，反相高效液相色谱法可以测定血清中巴比妥类药物的浓度。此外，在当前社会中，药品滥用成为危害社会稳定的一个严重隐患，巴比妥类药物的滥用就是其中的一个主要部分。因此，对于巴比妥类药物中毒患者或者滥用患者进行体内药物及毒物分析，对于控制药物滥用具有重要意义。气相色谱－质谱法（GC－MS）联用技术可以同时测定人体液中异戊巴比妥、苯巴比妥、司可巴比妥、环己烯巴比妥、戊巴比妥、扑米酮和甲苯比妥等七种巴比妥类药物，该方法灵敏、快速、准确和简便，适合于巴比妥类药物的毒物分析。

目标检测

答案解析

一、单项选择题

1. 《中国药典》规定用银量法测定巴比妥类药物的含量，指示终点的方法为（　）
　　A. 永停滴定法　　　　B. 内指示剂法　　　　C. 外指示剂法　　　　D. 电位滴定法

2. 银量法测定苯巴比妥含量时，药物与硝酸银反应的定量关系是（　）
　　A. 1∶1　　　　　　B. 1∶2　　　　　　C. 1∶3　　　　　　D. 2∶1

3. 司可巴比妥与碘试液发生反应，使碘试液颜色消失的原因是（　）
　　A. 由于结构中含有酰亚胺基　　　　　　B. 由于结构中含有不饱和取代基
　　C. 由于结构中含有饱和取代基　　　　　　D. 由于结构中含有酚羟基

4. 巴比妥类药物与银盐反应是由于结构中含有（　）
　　A. 酚羟基　　　　　B. 芳伯胺基　　　　　C. 酰亚胺基　　　　　D. 酰胺基

5. 巴比妥类药物与铜－吡啶试液作用生成的配位化合物的颜色通常为（　）
　　A. 红色　　　　　　B. 紫色　　　　　　C. 黄色　　　　　　D. 绿色

6. 某药物加硫酸 2 滴与亚硝酸约 5mg，振摇，显橙黄色，随即转橙红色。该药物是（　）
　　A. 苯巴比妥　　　　B. 异戊巴比妥钠　　　C. 司可巴比妥钠　　　D. 异戊巴比妥

7. 巴比妥类药物的共有反应鉴别试验称为（　）
　　A. 苯甲酸盐鉴别反应　　　　　　　　　B. 丙二酰脲类鉴别反应
　　C. 钠盐的鉴别反应　　　　　　　　　　D. 托烷生物碱类鉴别反应

8. 用溴量法测定含量的巴比妥类药物是（　）
　　A. 苯巴比妥　　　　B. 苯巴比妥片　　　　C. 司可巴比妥钠　　　D. 异戊巴比妥

9.《中国药典》（2020 年版）苯巴比妥片含量测定的方法是（　　）

　　A. 银量法 　　　　　　　　　　　　　　　　B. 溴量法

　　C. 紫外 – 可见分光光度法 　　　　　　　　　D. 高效液相色谱法

10. 某药物加氢氧化钠试液 5ml 与醋酸铅试液 2ml，生成白色沉淀；加热后，沉淀变为黑色，该药物是
（　　）

　　A. 苯巴比妥 　　　　B. 注射用硫喷妥钠 　　　C. 司可巴比妥钠 　　　D. 异戊巴比妥

二、问答题

1. 简述巴比妥类药物的性质，哪些性质可用于鉴别？

2. 试述用银量法测定巴比妥类药物含量的方法？

三、计算题

1. 取苯巴比妥 0.2045g，加甲醇 40ml 使溶解，再加新制的 3% 无水碳酸钠溶液 15ml，用硝酸银滴定液
（0.1025mol/L）滴定至终点，消耗硝酸银滴定液 8.58ml，求苯巴比妥的百分含量。每 1ml 硝酸银滴
定液（0.1mol/L）相当于 23.22mg 的 $C_{12}H_{22}N_2O_3$。

2. 司可巴比妥钠的含量测定：精密称取 0.1053g，置 250ml 碘量瓶中，加水 10ml，振摇使溶解，精密加
入溴滴定液（0.1mol/L）25ml，再加盐酸 5ml，密塞振摇，暗处放置 15 分钟，加碘化钾试液 10ml 摇
匀，用硫代硫酸钠滴定液（0.1mol/L）滴定，做空白试验校正。1ml 溴滴定液相当于 13.01mg 的司
可巴比妥钠。已知样品消耗硫代硫酸钠滴定液（0.1mol/L）17.02ml，空白试验消耗硫代硫酸钠滴定
液（0.1mol/L）25.12ml，0.1mol/L 的硫代硫酸钠滴定液的 F 值 = 1.003，计算样品的百分含量。

书网融合……

　　知识回顾　　　　　微课 1　　　　　微课 2　　　　　习题

学习引导

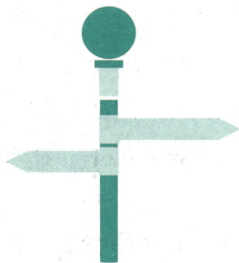

我国古代人民就有用柳树皮来治疗感冒头疼、风湿痛等疾病，后来发现柳树皮中的水杨酸起到治疗作用，但对胃肠道刺激性大。1853 年查理斯·弗雷德里克·格哈特合成了乙酰水杨酸，即阿司匹林，被誉为百年神药。阿司匹林按结构属于哪一类药物？具有什么结构和性质？如何控制阿司匹林的质量呢？

本章介绍芳酸类药物的分类、结构与性质、鉴别、检查、含量测定的方法和原理。

学习目标

1. **掌握**　水杨酸类及苯甲酸类药物的鉴别、检查及含量测定原理及方法。
2. **熟悉**　水杨酸类、苯甲酸类及其他芳酸类药物的结构特征、理化性质与分析方法的关系。
3. **了解**　其他芳酸类药物的鉴别、检查及含量测定方法。

芳酸类药物是指具有芳环和羧基的药物，芳环上通常有取代基，羧基可以成盐或成酯。按照结构通常分为以下三类：水杨酸类药物，以水杨酸、阿司匹林为代表药物；苯甲酸类药物，以苯甲酸、丙磺舒为代表药物；其他芳酸类药物，以布洛芬、氯贝丁酯为代表药物。

本类药物多为固体，具有一定的熔点。除钠盐溶于水外，一般难溶于水，而溶于乙醇、乙醚等有机溶剂。具有游离羧基的药物均可溶于氢氧化钠溶液。

第一节　水杨酸类药物的分析

PPT

本类药物包括水杨酸、阿司匹林、对氨基水杨酸钠、贝诺酯等。水杨酸是常用的消毒防腐药。阿司匹林、贝诺酯是常用的解热镇痛非甾体抗炎药，其中阿司匹林小剂量可以预防血栓的形成，用于心血管系统疾病的预防和治疗。对氨基水杨酸钠是常用抗结核病药。本节重点药物是水杨酸和阿司匹林。

一、结构与性质　🅔 微课1

（一）化学结构

典型药物结构如下。

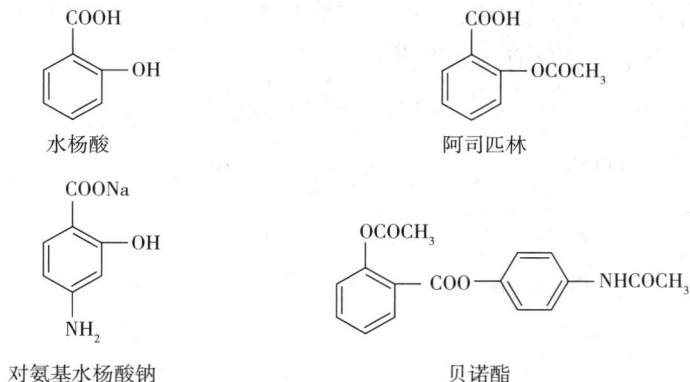

水杨酸　　　　　　　　　　阿司匹林

对氨基水杨酸钠　　　　　　　　贝诺酯

（二）理化性质

1. 酸性　水杨酸及阿司匹林分子中具有游离羧基（—COOH），显弱酸性，药用芳酸 pKa 一般在 3 ~ 6，可与碱发生中和反应，可用氢氧化钠滴定液直接滴定测定其含量。

2. 酚羟基的性质　水杨酸、对氨基水杨酸钠都具有酚羟基，可与三价铁离子发生呈色反应，此性质可用于鉴别或检查。

3. 水解性　阿司匹林和贝诺酯都具有酯键，可发生水解，水解产物可供鉴别。具有酯结构的药物在生产和贮藏过程中水解引入水解产物，因此，对此类药物应控制水解产生的杂质，如阿司匹林应检查游离水杨酸。

4. 芳伯氨基的性质　对氨基水杨酸钠具有芳伯氨基，在酸性溶液条件下，能与亚硝酸钠试液发生重氮化 – 偶合反应，可用于鉴别。贝诺酯具有潜在的芳伯氨基，经水解生成游离芳伯氨基结构也可用于鉴别。

5. 光谱吸收特征　分子中具有苯环，具有紫外特征吸收，可供鉴别和含量测定。分子中具有苯环、羧基、羟基或酯等特征官能团，具有红外特征吸收，可供鉴别。

二、鉴别试验

（一）三氯化铁反应

含酚羟基的药物在中性或弱酸性条件下，可与三氯化铁（FeCl₃）反应，形成有色配位化合物。水杨酸与三氯化铁试液在弱酸性条件下的反应式如下。

【应用实例】阿司匹林及对氨基水杨酸钠的鉴别

阿司匹林的鉴别　取本品约 0.1g，加水 10ml，煮沸，放冷，加三氯化铁试液 1 滴，即显紫堇色。

对氨基水杨酸钠的鉴别　取本品约 10mg，加水 10ml 溶解，加稀盐酸 2 滴使成酸性，加三氯化铁试液 1 滴，应显紫红色；放置 3 小时，不得产生沉淀（与 5 – 氨基水酸钠的区别）。

（二）水解反应

具有酯结构的药物可发生水解，此性质常可供鉴别。如阿司匹林的鉴别，阿司匹林分子结构中具有酯键，与碳酸钠试液加热煮沸水解，生成水杨酸钠和醋酸钠，再加入过量的稀硫酸酸化，生成白色水杨酸沉淀，并有醋酸的臭气产生。其反应式如下。

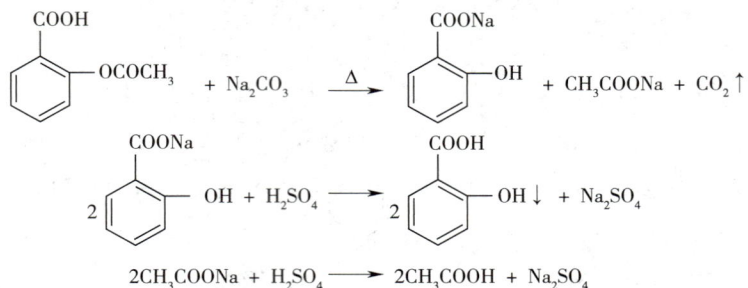

$$\text{（苯环上邻位 COOH、OCOCH}_3\text{）} + Na_2CO_3 \xrightarrow{\Delta} \text{（苯环上邻位 COONa、OH）} + CH_3COONa + CO_2\uparrow$$

$$2\text{（苯环上邻位 COONa、OH）} + H_2SO_4 \longrightarrow 2\text{（苯环上邻位 COOH、OH）}\downarrow + Na_2SO_4$$

$$2CH_3COONa + H_2SO_4 \longrightarrow 2CH_3COOH + Na_2SO_4$$

【应用实例】阿司匹林的鉴别

取本品约 0.5g，加碳酸钠试液 10ml，煮沸 2 分钟后，放冷，加过量的稀硫酸，即析出白色沉淀，并发生醋酸的臭气。

（三）重氮化 – 偶合反应

贝诺酯具有潜在的芳伯氨基，在酸性溶液中水解后产生的对氨基酚具有游离芳伯氨基，在盐酸酸性溶液中，与亚硝酸钠试液发生重氮化反应，生成重氮盐；重氮盐再与碱性 β – 萘酚试液偶合产生橙红色沉淀。

【应用实例】贝诺酯的鉴别

取本品约 0.1g，加稀盐酸 5ml，煮沸，放冷，滤过，滤液显芳香第一胺类鉴别反应。

即学即练6 –1

用重氮化 – 偶合反应做鉴别试验时，需加热煮沸的是（　　）

答案解析　A. 水杨酸钠　　　B. 对氨基水杨酸钠　　　C. 贝诺酯　　　D. 阿司匹林

（四）紫外 – 可见分光光度法

紫外吸收光谱为电子光谱，水杨酸类药物在紫外光区一般具有 2～3 个较宽的吸收带，其光谱形态取决于分子结构中的共轭体系。可采用紫外 – 可见分光光度法鉴别贝诺酯，方法为：取贝诺酯适量，加无水乙醇溶解并定量稀释制成每 1ml 中含 7.5μg 的溶液，其紫外吸收光谱在 240nm 波长处有最大吸收，吸收系数（$E_{1cm}^{1\%}$）为 730～760。

（五）红外分光光度法

红外光谱是由分子的振动、转动能级跃迁产生的分子吸收光谱，与紫外吸收光谱相比较，红外吸收光谱更具有专属性。因而被各国药典广泛用于化学药物的鉴别。《中国药典》收载的水杨酸、阿司匹林、对氨基水杨酸钠及贝诺酯均采用红外分光光度法鉴别，供试品的红外吸收图谱应与对照的图谱一致。如鉴别阿司匹林，本品的红外光吸收图谱应与对照的图谱（光谱集 5 图）一致。阿司匹林的红外吸收光谱图，见图 6 –1。

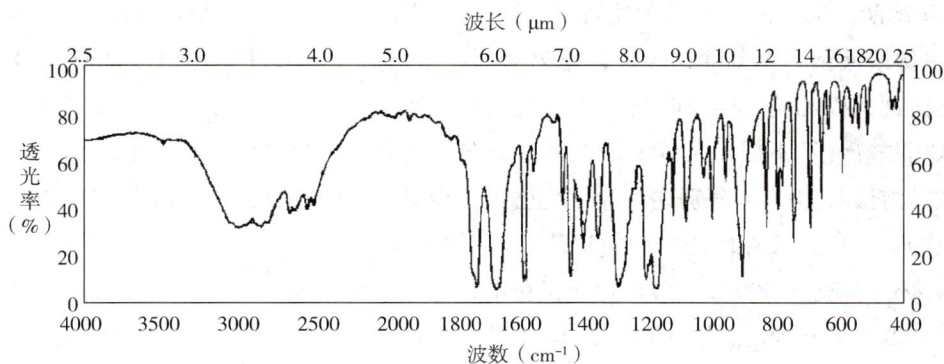

图 6-1 阿司匹林的红外吸收光谱

（六）高效液相色谱法

含量测定项下采用高效液相色谱法时，可以直接使用含量测定项下记录的色谱图鉴别，即对比供试品与相应对照品的保留时间是否一致。如《中国药典》采用此法鉴别阿司匹林片、阿司匹林肠溶片、阿司匹林泡腾片、阿司匹林肠溶胶囊等。

三、杂质检查

（一）阿司匹林中的杂质检查

阿司匹林在生产过程中可能引入未反应完全的原料、中间体及副产物，在生产和贮藏过程中，因其酯的结构还可能水解产生水杨酸和醋酸等水解产物。因此，《中国药典》在阿司匹林检查项下除需检查干燥失重、炽灼残渣和重金属外，还规定了溶液的澄清度、游离水杨酸、易炭化物、有关物质等检查项目。阿司匹林的生产工艺如下。

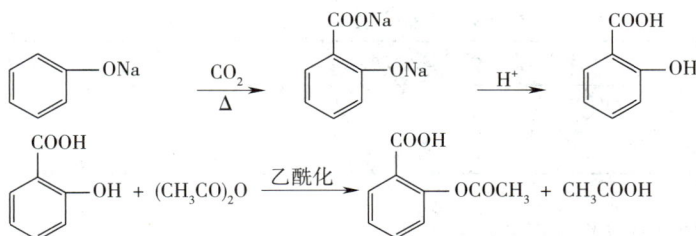

1. **溶液的澄清度** 本项目是利用药物与杂质在碳酸钠试液中溶解性的差异，检查碳酸钠试液中不溶性杂质。这些杂质包括未反应的酚类、水杨酸精制时温度过高发生脱羧副反应产生的苯酚，以及合成过程中发生副反应产生的醋酸苯酯、水杨酸苯酯和乙酰水杨酸苯酯等。这些杂质不溶于碳酸钠试液，而阿司匹林结构中有羧基，溶于碳酸钠试液。

检查方法 取本品 0.50g，加温热至约 45℃ 的碳酸钠试液 10ml 溶解后，溶液应澄清。

2. **游离水杨酸** 阿司匹林在生产过程中乙酰化不完全或贮藏过程中水解均可引入水杨酸杂质。水杨酸对人体有毒性，而且在空气中被氧化生成一系列红棕色至深棕色醌型化合物，使阿司匹林成品变色，影响产品外观。《中国药典》采用高效液相色谱法检查该杂质。

检查方法 临用新制。取本品约 0.1g，精密称定，置 10ml 量瓶中，加 1% 冰醋酸的甲醇溶液适量，振摇使溶解，并稀释至刻度，摇匀，作为供试品溶液；取水杨酸对照品约 10mg，精密称定，置 100ml

量瓶中，加1%冰醋酸的甲醇溶液适量使溶解并稀释至刻度，摇匀，精密量取5ml，置50ml量瓶中，用1%冰醋酸的甲醇溶液稀释至刻度，摇匀，作为对照品溶液。照高效液相色谱法试验，用十八烷基硅烷键合硅胶为填充剂；以乙腈－四氢呋喃－冰醋酸－水（20∶5∶5∶70）为流动相；检测波长为303nm。理论板数按水杨酸峰计算不低于5000，阿司匹林峰与水杨酸峰的分离度应符合要求。立即精密量取对照品溶液与供试品溶液各10μl，分别注入液相色谱仪，记录色谱图。供试品溶液色谱图中如有与水杨酸峰保留时间一致的色谱峰，按外标法以峰面积计算，不得过0.1%。

3. 易炭化物　本项目检查被硫酸炭化而呈色的低分子有机杂质。

检查方法　取本品0.50g，依法检查，与对照液（取比色用氯化钴液0.25ml，比色用重铬酸钾液0.25ml，比色用硫酸铜液0.40ml，加水使成5ml）比较，不得更深。

4. 有关物质　阿司匹林中"有关物质"是指除游离水杨酸外的合成原料苯酚及其他合成副产物，如水杨酸苯酯、醋酸苯酯、水杨酰水杨酸、水杨酸酐、乙酰水杨酸苯酯、乙酰水杨酰水杨酸及乙酰水杨酸酐等杂质。《中国药典》采用高效液相色谱法不加校正因子的主成分自身对照法检查阿司匹林中的有关物质。

检查方法　取本品约0.1g，置10ml量瓶中，加1%冰醋酸的甲醇溶液适量，振摇使溶解并稀释至刻度，摇匀，作为供试品溶液；精密量取1ml，置200ml量瓶中，用1%冰醋酸的甲醇溶液稀释至刻度，摇匀，作为对照溶液；精密量取对照溶液1ml，置10ml量瓶中，用1%冰醋酸的甲醇溶液稀释至刻度，摇匀，作为灵敏度溶液。照高效液相色谱法试验，用十八烷基硅烷键合硅胶为填充剂；以乙腈－四氢呋喃－冰醋酸－水（20∶5∶5∶70）为流动相A，乙腈为流动相B，按表6-1进行梯度洗脱；检测波长为276nm。阿司匹林峰的保留时间约为8分钟，阿司匹林峰与水杨酸峰的分离度应符合要求。灵敏度溶液色谱图中主成分峰高的信噪比应大于10。分别精密量取供试品溶液、对照溶液、灵敏度溶液与游离水杨酸检查项下的水杨酸对照品溶液各10μl，注入液相色谱仪，记录色谱图。供试品溶液色谱图中如有杂质峰，除水杨酸峰外，其他各杂质峰面积的和不得大于对照溶液主峰面积（0.5%），小于灵敏度溶液主峰面积的色谱峰忽略不计。

表6-1　阿司匹林有关物质检查流动相配比表

时间（分钟）	流动相A（%）	流动相B（%）
0	100	0
60	20	80

（二）贝诺酯中的杂质检查

《中国药典》收载的贝诺酯除了检查氯化物、硫酸盐、干燥失重、炽灼残渣和重金属等一般杂质外，还要检查对氨基酚、游离水杨酸和有关物质等项目。

1. 对氨基酚　贝诺酯在生产和贮藏过程中容易水解，产生对氨基酚、游离水杨酸。对氨基酚不仅对人体有毒性，而且会使产品的颜色加深，应严加控制。检查原理是：对氨基酚在碱性条件下可与亚硝基铁氰化钠作用显色，而贝诺酯不显色。在规定量供试品甲醇溶液中加入碱性亚硝基铁氰化钠试液，观察有无蓝绿色出现，不显色判为符合规定。

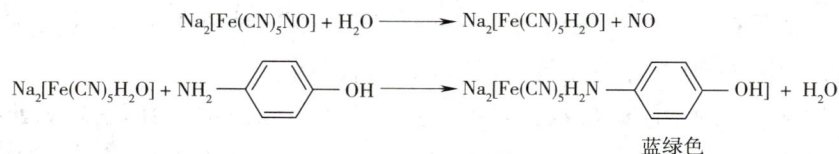

$$Na_2[Fe(CN)_5NO] + H_2O \longrightarrow Na_2[Fe(CN)_5H_2O] + NO$$

$$Na_2[Fe(CN)_5H_2O] + NH_2 \!-\!\!\bigcirc\!\!-\! OH \longrightarrow Na_2[Fe(CN)_5H_2N \!-\!\!\bigcirc\!\!-\! OH] + H_2O$$

蓝绿色

检查方法 取供试品 1.0g，加甲醇溶液（1→2）20ml 使溶解，加入碱性亚硝基铁氰化钠试液 1ml，摇匀，放置 30 分钟，不得显蓝绿色。

2. 游离水杨酸 其检查原理是利用杂质水杨酸具有酚羟基可与三价铁盐反应生成紫堇色配合物，而贝诺酯无酚羟基，不能直接与三价铁盐作用显色，通过比较供试品溶液与一定量水杨酸对照液在相同条件下所显的颜色，以判断供试品中水杨酸是否超过限量。

检查方法 取本品 0.10g，加乙醇 5ml，加热溶解后，加水适量，摇匀，滤入 50ml 比色管中，加水使成 50ml，立即加新制的稀硫酸铁铵溶液（取 1mol/L 盐酸溶液 1ml，加硫酸铁铵指示液 2ml，再加水适量使成 100ml）1ml，摇匀，30 秒钟内如显色，与对照液（精密称取水杨酸 0.1g，加水溶解后，加冰醋酸 1ml，摇匀，再加水使成 1000ml，摇匀；精密量取 1ml，加乙醇 5ml 与水 44ml，再加上述新制的稀硫酸铁铵溶液 1ml，摇匀）比较，不得更深（0.1%）。根据上述条件计算水杨酸的限量：

$$水杨酸限量（\%）= \frac{c_{标} \times V_{标}}{S} \times 100\% = \frac{0.1 \times 1}{0.10 \times 1000} \times 100\% = 0.1\%$$

3. 有关物质 《中国药典》采用 HPLC 法不加校正因子的主成分自身对照法检查贝诺酯中的有关物质。

检查方法 临用新制。取本品，加甲醇溶解并稀释制成每 1ml 中约含 0.4mg 的溶液，摇匀，作为供试品溶液；精密量取 1ml，用甲醇定量稀释 100 倍，作为对照溶液。另取对乙酰氨基酚对照品适量，加甲醇溶解并稀释制成每 1ml 中约含 10μg 的溶液，作为对照品溶液。照含量测定项下的色谱条件试验，精密量取供试品溶液、对照品溶液与对照溶液各 10μl，分别注入液相色谱仪，记录色谱图至主成分峰保留时间的 2.5 倍，供试品溶液色谱图中如有与对照品溶液主成分峰保留时间一致的色谱峰，其峰面积不得大于对照溶液主峰面积的 0.1 倍（0.1%），其他单个杂质峰面积不得大于对照溶液主峰面积的 0.5 倍（0.5%），各杂质峰面积的和不得大于对照溶液主峰面积（1.0%）。

> **知识链接**
>
> ### 水杨酸
>
> 水杨酸通常会出现在抑制皮脂分泌、消炎抗痘的产品中，作为一种脂溶性的有机酸，它可以轻松瓦解肌肤表面多余的皮脂，同时抑制皮脂过量分泌，对于因皮脂堵塞形成的角栓、痘痘有较强的溶解作用，改善毛囊壁不洁净的状态，帮助皮脂从毛孔中顺利排除，同时借由抑菌的特性快速收干痘痘，所以水杨酸最主要的作用就是控油抗痘。另外还有促进肌肤新陈代谢、帮助淡化斑点和抗老化的作用，所以水杨酸在化妆品的世界里，被公认为祛痘神器和美容圣品。那么水杨酸到底是什么呢？水杨酸又名柳酸，可从柳树皮中提取，白色针状结晶或结晶性粉末，是一种重要的精细化工原料。在医药工业中，水杨酸本身就是一种用途极广的消毒防腐剂。作为医药中间体，水杨酸的衍生物很多，其中之一就是有解热镇痛抗炎功效的经典药物阿司匹林。

四、含量测定

（一）酸碱滴定法

基于药物结构中游离羧基的酸性，可用酸碱滴定法直接测定水杨酸、阿司匹林的含量。以阿司匹林的含量测定为例，其反应原理如下。

$$\text{(COOH)}\text{—OCOCH}_3 + NaOH \longrightarrow \text{(COONa)}\text{—OCOCH}_3 + H_2O$$

测定方法 取本品约0.4g，精密称定，加中性乙醇（对酚酞指示液显中性）20ml 溶解后，加酚酞指示液3滴，用氢氧化钠滴定液（0.1mol/L）滴定至溶液显粉红色，30 秒钟不褪，即为终点。每1ml 氢氧化钠滴定液（0.1mol/L）相当于18.02mg 的 $C_9H_8O_4$（分子量180.16）。按干燥品计算，含 $C_9H_8O_4$ 不得少于99.5%。

为使供试品溶解及防止阿司匹林酯键在滴定过程中水解而使测定结果偏高，故使用中性乙醇为溶剂溶解供试品，并在加酚酞指示液后，在10～30℃条件下，不断振摇，快速滴定至呈粉红色为终点。计算公式见式（6-1）。

$$含量（\%）= \frac{TVF}{m_S \times (1-干燥失重) \times 1000} \times 100\% \qquad (6-1)$$

式中，T 为滴定度，mg/ml；V 为供试品消耗氢氧化钠滴定液的体积，ml；F 为氢氧化钠滴定液的浓度校正因数；m_S 为称取的供试品质量，g；1000 为单位换算。

【应用实例】阿司匹林的含量测定

按《中医药典》方法测定阿司匹林的含量（已知测得其干燥失重为0.4%），平行测定两次，实验记录如下：$F=1.004$，$T=18.02$mg/ml，$m_1=0.4062$g，$m_2=0.4080$g，$V_1=22.26$ml，$V_2=22.35$ml。试判断该批产品的含量是否符合规定？

解：

$$含量（\%）= \frac{TVF}{m_S(1-干燥失重) \times 1000} \times 100\%$$

$$含量_1（\%）= \frac{18.02 \times 22.26 \times 1.004}{0.4062 \times (1-0.4\%) \times 1000} \times 100\% = 99.54\%$$

$$含量_2（\%）= \frac{18.02 \times 22.35 \times 1.004}{0.4080 \times (1-0.4\%) \times 1000} \times 100\% = 99.51\%$$

$$平均值 = \frac{99.54\% + 99.51\%}{2} = 99.52\% \quad 修约为99.5\%$$

判断：该产品含量为99.5%，符合规定。

▶▶ 实例分析

实例 某药厂生产阿司匹林片剂，质检部检验员小杨对原料药进行抽查检验，在含量测定时，按照《中国药典》规定使用直接中和法进行滴定，通过计算测得3次结果分别为101.3%、101.2%、101.6%。

问题 1. 被测阿司匹林原料药是否符合规定？

2. 测定结果高于101.0%的原因有哪些？

3. 有何措施可以防止结果偏高？

答案解析

（二）高效液相色谱法

高效液相色谱法是一种在线分离检测技术，具有高效、快速、高灵敏度的特点，被广泛应用于本类药物的含量测定。《中国药典》收载的对氨基水杨酸钠肠溶片及注射剂，贝诺酯及其片剂，阿司匹林片及其肠溶片、泡腾片、肠溶胶囊、栓剂等均采用高效液相色谱法测定含量。下面以贝诺酯为例，介绍其测定方法。

色谱条件与系统适用性试验　用十八烷基硅烷键合硅胶为填充剂；以水（用磷酸调节 pH 值至 3.5）–甲醇（44∶56）为流动相；检测波长为240nm。理论板数按贝诺酯峰计算不低于3000，贝诺酯与相邻杂质峰之间的分离度应符合要求。

测定方法　取本品，精密称定，加甲醇溶解并定量稀释制成每1ml中约含0.4mg的溶液，摇匀，作为供试品溶液，精密量取10μl，注入液相色谱仪，记录色谱图；另取贝诺酯对照品，同法测定。按外标法以峰面积计算，即得。计算公式见式（6–2）。

$$含量（\%）= \frac{A_X \times c_R \times V}{A_R \times m_S} \times 100\%　　　　（6-2）$$

式中，A_X 为供试品的峰面积；A_R 为对照品的峰面积；c_R 为对照品溶液的浓度，mg/ml；V 为供试品溶液的体积，ml；m_S 为供试品的取样量，mg。

即学即练 6-2

关于贝诺酯与相邻杂质峰之间的分离度，下列符合要求的是（　）

A. 0.5　　　　B. 1.0　　　　C. 1.2　　　　D. 1.5

答案解析

第二节　苯甲酸类药物的分析

本类药物包括苯甲酸及其钠盐、甲芬那酸、泛影酸、丙磺舒等。苯甲酸是常用的消毒防腐药，苯甲酸钠为药用辅料，是一种常用抑菌剂，甲芬那酸为解热镇痛非甾体抗炎药，泛影酸为诊断用药，丙磺舒为抗痛风药。本节重点介绍苯甲酸、苯甲酸钠及丙磺舒的分析。

一、结构与性质

（一）化学结构

典型药物结构如下。

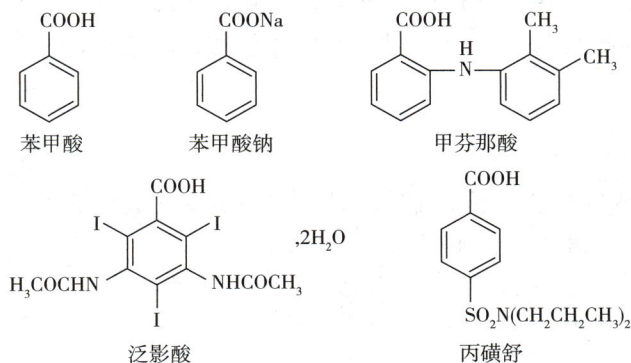
苯甲酸　　苯甲酸钠　　甲芬那酸　　泛影酸　　丙磺舒

（二）理化性质

1. 酸性　苯甲酸、丙磺舒和甲芬那酸分子结构中具有羧基，显弱酸性，可用酸碱滴定法测定其含量。

2. 与铁盐的反应　苯甲酸钠的中性或苯甲酸的碱性溶液及丙磺舒的钠盐水溶液与三氯化铁试液反应，生成有色沉淀，可用于鉴别。

3. 光谱吸收特征　本类药物结构中具有苯环共轭体系，紫外光区有特征吸收，可用于鉴别、含量测定及片剂溶出度测定。分子结构中的苯环和特征官能团，具有红外特征吸收，可供鉴别。

二、鉴别试验 🇪 微课2

（一）三氯化铁反应

（1）苯甲酸的碱性溶液和苯甲酸钠的中性溶液，可与三氯化铁试液反应，生成碱式苯甲酸铁盐的赭色沉淀。如苯甲酸钠的鉴别，其反应式如下。

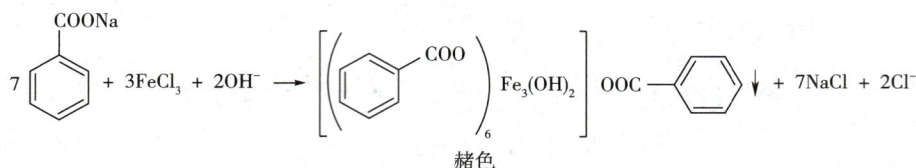

$$7\left[\text{COONa}\right] + 3FeCl_3 + 2OH^- \longrightarrow \left[\left(\text{COO}\right)_6 Fe_3(OH)_2\right]OOC\text{——}\downarrow + 7NaCl + 2Cl^-$$
（赭色）

（2）丙磺舒加少量氢氧化钠试液生成钠盐后（pH 值为 5.0～6.0），与三氯化铁试液反应，生成米黄色铁盐沉淀。其产物是：

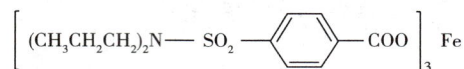

$$\left[(CH_3CH_2CH_2)_2N\text{——}SO_2\text{——}\text{——}COO\right]_3 Fe$$

【应用实例】苯甲酸和丙磺舒的鉴别

苯甲酸的鉴别　取本品约 0.2g，加 0.4% 氢氧化钠溶液 15ml，振摇，滤过，滤液中加三氯化铁试液 2 滴，即生成赭色沉淀。

丙磺舒的鉴别　取本品约 5mg，加 0.1mol/L 氢氧化钠溶液 0.2ml，用水稀释至 2ml（pH 值为 5.0～6.0），加三氯化铁试液 1 滴，即生成米黄色沉淀。

（二）氧化反应

甲芬那酸加硫酸溶解后，与重铬酸钾试液反应，即显深蓝色，随即变为棕绿色。《中国药典》方法：取甲芬那酸约 5mg，加硫酸 2ml 使溶解，加 0.5% 重铬酸钾溶液 0.05ml，即显深蓝色，随即变为棕绿色。

（三）分解产物的反应

（1）丙磺舒与氢氧化钠熔融时分解出亚硫酸钠，被硝酸氧化成硫酸钠，用盐酸酸化后，可与氯化钡试液反应生成硫酸钡沉淀。其反应式如下。

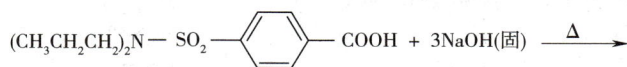

$$(CH_3CH_2CH_2)_2N\text{——}SO_2\text{——}\text{——}COOH + 3NaOH(\text{固}) \xrightarrow{\Delta}$$

$$(CH_3CH_2CH_2)_2NH + NaSO_3 + \text{〈苯环〉} - ONa + CO_2\uparrow + H_2O$$

$$NaSO_3 + 2HNO_3 \longrightarrow Na_2SO_4 + 2NO_2 + H_2O$$

$$SO_4^{2-} + Ba^{2+} \longrightarrow BaSO_4\downarrow$$

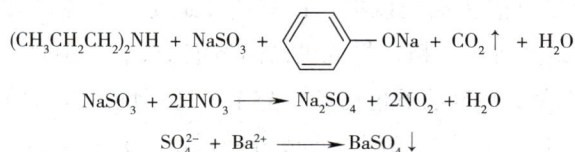

【应用实例】丙磺舒的鉴别

取本品约 0.1g，加氢氧化钠 1 粒，小火加热熔融数分钟，放冷，残渣加硝酸数滴，再加盐酸溶解使成酸性，加水少许稀释，滤过，滤液显硫酸盐的鉴别反应。

（2）泛影酸是有机碘化物，能发生碘蒸气反应。《中国药典》方法：取泛影酸约 10mg，置坩埚中，小火加热，即产生紫色的碘蒸气。这是一般含碘有机化合物的反应，用于鉴别与苯环相连的碘。

（四）紫外－可见分光光度法

丙磺舒和甲芬那酸在紫外光区有特征吸收，可通过测定其最大吸收波长及吸光度来鉴别。如鉴别丙磺舒：取本品，加含有盐酸的乙醇 [取盐酸溶液（9→1000）2ml，加乙醇稀释至 100ml] 制成每 1ml 中含 20μg 的溶液，照紫外－可见分光光度法测定，在 225nm 与 249nm 波长处有最大吸收，在 249nm 波长处的吸光度约为 0.67。如甲芬那酸的鉴别：取本品，加 1mol/L 盐酸溶液－甲醇（1：99）混合溶液溶解并稀释制成每 1ml 中含 20μg 的溶液，照紫外－可见分光光度法测定，在 279nm 与 350nm 的波长处有最大吸收，其吸光度分别为 0.69～0.74 与 0.56～0.60。

（五）红外分光光度法

《中国药典》对苯甲酸及其钠盐、丙磺舒、甲芬那酸、泛影酸等均采用红外分光光度法鉴别。丙磺舒的红外吸收光谱图见图 6－2。

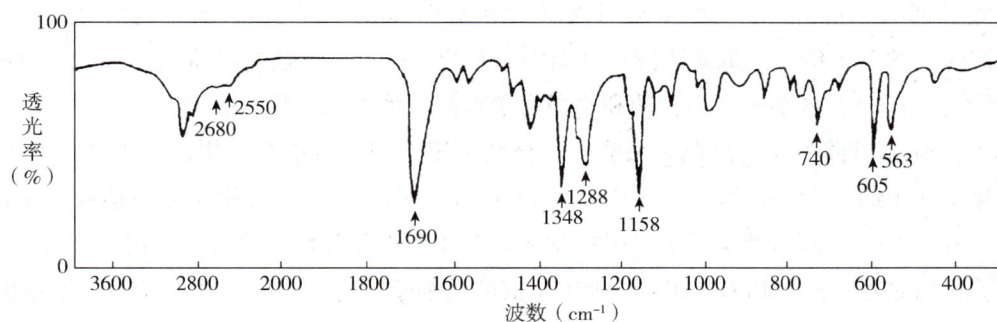

图 6－2　丙磺舒的红外吸收光谱图

（六）荧光分光光度法

《中国药典》中甲芬那酸的鉴别方法之一，采用了荧光分光光度法。鉴别方法：取甲芬那酸约 25mg，加三氯甲烷 15ml 溶解后，置紫外光灯（254nm）下检视，显绿色荧光。

三、杂质检查

（一）丙磺舒中有关物质检查

丙磺舒的有关物质主要是在生产过程中可能带入的起始原料、中间体、副产物，以及在贮藏过程中产生的降解产物等。

《中国药典》采用高效液相色谱法检查该项目：取本品适量，加流动相溶解并定量稀释制成每 1ml 中约含 60μg 的溶液，作为供试品溶液；精密量取供试品溶液 1ml，置 100ml 量瓶中，用流动相稀释至刻度，摇匀，作为对照溶液。照含量测定项下色谱条件与系统适用性试验，精密量取对照溶液与供试品溶液各 20μl，分别注入液相色谱仪，记录色谱图至主成分峰保留时间的 5 倍。供试品溶液色谱图中如有杂质峰，单个杂质峰面积不得大于对照溶液主峰面积的 0.5 倍（0.5%），各杂质峰面积的和不得大于对照溶液主峰面积的 2 倍（2.0%）。

（二）甲芬那酸的特殊杂质检查

甲芬那酸主要以邻 - 氯苯甲酸和 2，3 - 二甲基苯胺为原料，在铜的催化下缩合而成，其合成工艺如下。

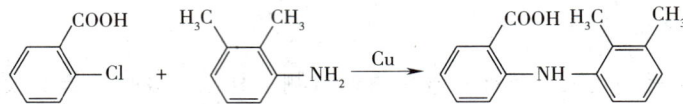

甲芬那酸除了检查干燥失重、炽灼残渣、重金属等项目外，《中国药典》用原子吸收分光光度法检查铜，限量为 0.001%。因 2，3 - 二甲基苯胺可引起高铁血红蛋白血症，并对中枢神经系统及肝脏有损害。故《中国药典》采用 HPLC 法不加校正因子的主成分自身对照法检查有关物质，气相色谱法检查 2，3 - 二甲基苯胺。

1. 有关物质的检查 取本品适量，加流动相溶解并稀释制成每 1ml 中约含 1mg 的溶液，作为供试品溶液；精密量取供试品溶液适量，用流动相定量稀释制成每 1ml 中约含 5μg 的溶液，作为对照溶液。照高效液相色谱法测定。用十八烷基硅烷键合硅胶为填充剂；以 0.05mol/L 磷酸二氢铵溶液（用氨试液调节 pH 值至 5.0）-乙腈-四氢呋喃（40∶46∶14）为流动相；检测波长为 254nm。理论板数按甲芬那酸峰计算不低于 5000。精密量取对照溶液与供试品溶液各 10μl，分别注入液相色谱仪，记录色谱图至主成分峰保留时间的 2.5 倍。供试品溶液色谱图中如有杂质峰，单个杂质峰面积不得大于对照溶液主峰面积的 0.2 倍（0.1%），各杂质峰面积的和不得大于对照溶液主峰面积（0.5%）。

2. 2，3 - 二甲基苯胺的检查 取本品适量，精密称定，加二氯甲烷-甲醇（3∶1）溶液溶解并定量稀释制成每 1ml 中约含 25mg 的溶液，作为供试品溶液；另取 2，3 - 二甲基苯胺适量，精密称定，加二氯甲烷-甲醇（3∶1）溶液溶解并定量稀释制成每 1ml 中约含 2.5μg 的溶液，作为对照品溶液。照气相色谱法试验，以聚乙二醇（PEG - 20M）为固定液的毛细管柱为色谱柱，对照品溶液采用恒温 150℃，供试品溶液采用程序升温，起始温度为 150℃，维持至 2，3 - 二甲基苯胺峰出峰后，以每分钟 70℃ 的速率升温至 220℃，维持 20 分钟；进样口温度为 250℃；检测器温度为 260℃。精密量取对照品溶液与供试品溶液各 1μl，分别注入气相色谱仪，记录色谱图。供试品溶液色谱图中如有与 2，3 - 二甲基苯胺保留时间一致的色谱峰，其峰面积不得大于对照溶液中 2，3 - 二甲基苯胺峰面积（0.01%）。

四、含量测定

（一）酸碱滴定法

苯甲酸和甲芬那酸的结构中均含有羧基，具有酸性，故可用氢氧化钠滴定液直接滴定测定含量。以苯甲酸为例，反应原理如下：

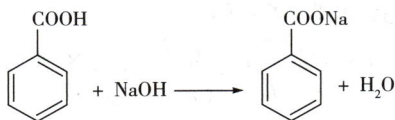

测定方法　取本品约0.25g，精密称定，加中性稀乙醇（对酚酞指示液显中性）25ml溶解后，加酚酞指示液3滴，用氢氧化钠滴定液（0.1mol/L）滴定。每1ml氢氧化钠滴定液（0.1mol/L）相当于12.21mg的$C_7H_6O_2$（分子量122.12），含$C_7H_6O_2$不得少于99.0%。

即学即练6-3

采用酸碱滴定法测定苯甲酸的含量时，已知苯甲酸的分子量为122.1，所用氢氧化钠滴定液浓度为0.1mol/L，1ml氢氧化钠滴定液相当于苯甲酸的量应为（　　）

答案解析

A. 122.1mg　　　　　B. 122.1g　　　　　C. 12.21mg　　　　　D. 12.21g

（二）银量法

泛影酸为有机碘化物，含量测定时要先使有机碘转变为无机碘化物，再用银量法测定。含卤素的有机药物分子中，卤素与有机分子结合的不太牢固（如三氯叔丁醇，卤素结合在脂肪碳链上），可加碱回流，使卤素脱下后用银量法测定。如果卤素结合在芳环上，卤素与有机分子结合比较牢固，单纯加碱回流不能使卤素脱下来。需要在碱性溶液中用锌粉还原，使碳卤键断裂，形成无机卤化物，再用银量法测定。《中国药典》采用银量法测定泛影酸的含量，反应原理如下。

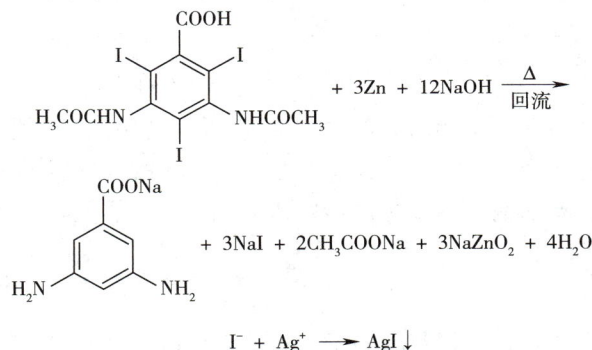

$$I^- + Ag^+ \longrightarrow AgI\downarrow$$

测定方法　取本品约0.4g，精密称定，加氢氧化钠试液30ml与锌粉1.0g，加热回流30分钟，放冷，冷凝管用少量水洗涤，滤过，烧瓶与滤器用水洗涤3次，每次15ml，合并洗液与滤液，加冰醋酸5ml与曙红钠指示液5滴，用硝酸银滴定液（0.1mol/L）滴定。每1ml硝酸银滴定液（0.1mol/L）相当于20.46mg的$C_{11}H_9I_3N_2O_4$。按干燥品计算，含$C_{11}H_9I_3N_2O_4$不得少于98.5%。

（三）紫外-可见分光光度法

丙磺舒在紫外光区有特征吸收，《中国药典》采用紫外-可见分光光度法测定丙磺舒片的含量，由于片粉中含有不溶性辅料对测定有干扰，须过滤消除干扰。

测定方法　取本品10片，精密称定，研细，精密称取适量（约相当于丙磺舒60mg），置200ml量瓶中，加乙醇150ml与盐酸溶液（9→100）4ml，置70℃水浴上加热30分钟，放冷，用乙醇稀释至刻度，摇匀，滤过，精密量取续滤液5ml，置100ml量瓶中，加盐酸溶液（9→100）2ml，用乙醇稀释至刻度，摇匀，照紫外-可见分光光度法，在249nm的波长处测定吸光度，按$C_{13}H_{19}NO_4S$的吸收系数

（$E_{1cm}^{1\%}$）为 338 计算，即得。计算公式见式（6-3）。

$$标示量(\%) = \frac{A \times 1\% \times V \times 稀释倍数 \times 平均片重}{E_{1cm}^{1\%} \times m_S \times 标示量} \times 100\% \qquad (6-3)$$

式中，A 为吸光度；$E_{1cm}^{1\%}$ 为百分吸收系数；V 为供试品初配溶液体积，ml，m_S 为供试品的取样量，g。

（四）高效液相色谱法

《中国药典》采用高效液相色谱法测定苯甲酸钠、丙磺舒、甲芬那酸片和胶囊的含量，现以丙磺舒含量测定为例。

色谱条件与系统适用性试验　用十八烷基硅烷键合硅胶为填充剂；以 0.05mol/L 磷酸二氢钠（加1% 冰醋酸，用磷酸调节 pH 值至 3.0）-乙腈（50∶50）为流动相；检测波长为 245nm。理论板数按丙磺舒峰计算不低于 3000。

测定方法　取本品适量，精密称定，加流动相溶解并定量稀释制成每 1ml 中含 60μg 的溶液，精密量取 20μl，注入液相色谱仪，记录色谱图；另取丙磺舒对照品，同法测定。按外标法以峰面积计算，即得。

📱 **知识链接**

苯甲酸钠

苯甲酸钠也称安息香酸钠，为白色颗粒、粉末或结晶性粉末，无臭或微带安息香的气味，味微甜而有收敛性，在空气中稳定。本品在水中易溶，在乙醇中微溶。作为防腐剂在食品工业中广泛使用，在医药工业中为药用辅料，是一种常用抑菌剂。苯甲酸钠的急性毒性较小，动物最大无作用计量（MNL）为 500mg/kg 体重。但其在人体肠道的酸环境下可转化为毒性较强的苯甲酸。小鼠摄入苯甲酸及其钠盐，会导致体重下降、腹泻、出血、瘫痪甚至死亡。因此超过国家标准使用苯甲酸钠危害较大，其含量测定《中国药典》2010 年版使用双相滴定法测定，2015 年版使用非水滴定法测定，2020 年版中改为高效液相色谱法测定，高效液相色谱法高效、快速、高灵敏度，这也体现了我国药品检验行业的飞速进步，现代分析技术进一步扩大应用，药品的安全性保障进一步提高，质量控制进一步完善。

第三节　其他芳酸类药物的分析

PPT

《中国药典》收载的其他芳酸类药物主要有降血脂药氯贝丁酯，解热镇痛非甾体抗炎药布洛芬、右布洛芬、酮洛芬及萘普生等，本节重点介绍氯贝丁酯和布洛芬的质量分析。

一、结构与性质

（一）化学结构

典型药物的结构如下。

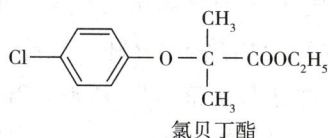

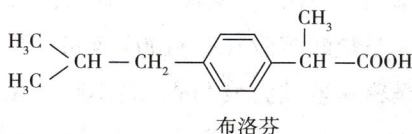

氯贝丁酯　　　　布洛芬

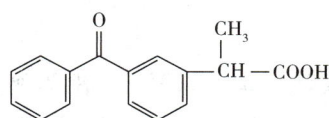

酮洛芬

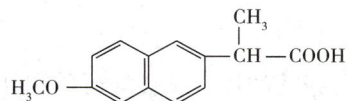

萘普生

（二）理化性质

1. 酸性 布洛芬、酮洛芬、萘普生结构中具有羧基，显弱酸性，可采用酸碱滴定法测定其含量。

2. 水解性 氯贝丁酯结构中具有酯键，可发生水解，可用于鉴别和含量测定。

3. 光谱吸收特征 本类药物分子中具有苯环和特征官能团，具有紫外和红外特征吸收，可用于鉴别。

二、鉴别试验

（一）异羟肟酸铁盐反应

氯贝丁酯分子结构中具有酯的结构，经碱水解后与盐酸羟胺生成异羟肟酸盐，在弱酸性条件下加三氯化铁即生成紫色异羟肟酸铁。反应原理如下。

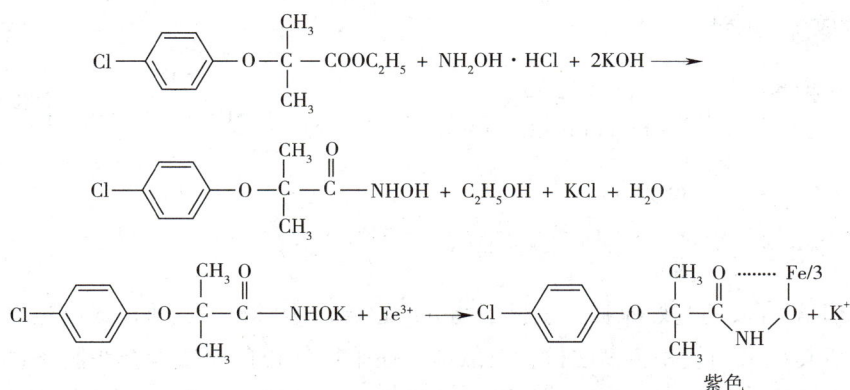

紫色

（二）紫外－可见分光光度法

本类药物分子中具有苯环共轭体系，有紫外吸收特征，据此可进行鉴别。《中国药典》采用紫外－可见分光光度法鉴别布洛芬及其片、口服溶液、胶囊、混悬滴剂、糖浆，氯贝丁酯及其胶囊，萘普生及其片、胶囊、栓剂和颗粒剂等。

1. 氯贝丁酯的鉴别 取本品，加无水乙醇溶解并稀释制成每 1ml 中约含 0.10mg 的溶液①和每 1ml 中约含 10μg 的溶液②，照紫外－可见分光光度法测定，溶液②在 226nm 的波长处有最大吸收，溶液①在 280nm 与 288nm 的波长处有最大吸收。

2. 布洛芬的鉴别 取本品，加 0.4% 氢氧化钠溶液制成每 1ml 中约含 0.25mg 的溶液，照紫外－可见分光光度法测定，在 265nm 与 273nm 的波长处有最大吸收，在 245nm 和 271nm 的波长处有最小吸收，在 259nm 的波长处有一肩峰。布洛芬的紫外吸收图谱见图 6 - 3。

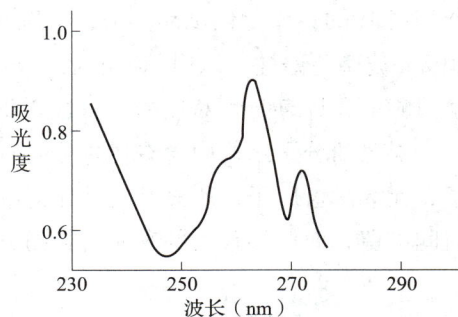

图 6 - 3 布洛芬紫外吸收图谱

（三）红外分光光度法

氯贝丁酯，布洛芬及其片、胶囊均可采用红外分光光度法鉴别。以氯贝丁酯为例，取本品，按红外分光光度法测定红外光吸收图谱，本品的红外光吸收图谱与对照图谱（光谱集 494 图）应一致。

三、杂质检查

（一）布洛芬的杂质检查

布洛芬在制备过程中可能带入异丁苯乙酮、异丁苯乙醇和 2 -（4 - 异丁苯基）- 2 - 羟基丙酸等有关物质，《中国药典》采用薄层色谱法、运用供试品溶液自身稀释对照法检查布洛芬的有关物质。

检查方法　取本品，用三氯甲烷制成每 1ml 中含 100mg 的溶液，作为供试品溶液；精密量取适量，用三氯甲烷定量稀释制成每 1ml 中含 1mg 的溶液，作为对照溶液。照薄层色谱法试验，吸取上述两种溶液各 5μl，分别点于同一硅胶 G 薄层板上，以正己烷 - 乙酸乙酯 - 冰醋酸（15：5：1）为展开剂，展开，晾干，喷以 1% 高锰酸钾的稀硫酸溶液，在 120℃ 加热 20 分钟，置紫外光灯（365nm）下检视。供试品溶液如显杂质斑点，与对照溶液的主斑点比较，不得更深。

（二）氯贝丁酯的杂质检查

氯贝丁酯的合成工艺如下。

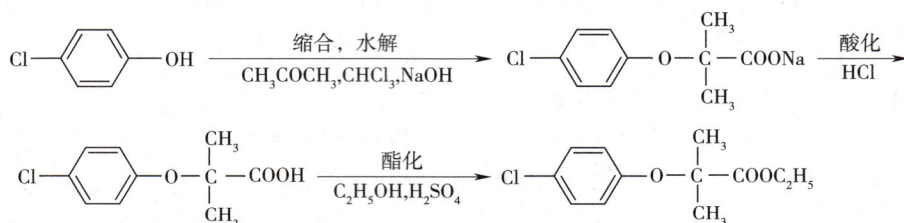

对氯酚为氯贝丁酯合成的起始原料，氯贝丁酯分解也会产生对氯酚，所以成品也常有微量存在，因其毒性大，《中国药典》采用气相色谱法检查对氯酚。还采用气相色谱法检查在制备过程中引入的挥发性杂质，另外制备中使用了盐酸、硫酸，可能使成品带入酸性杂质，所以《中国药典》也检查酸度。下面介绍对氯酚的检查方法。

取本品约 10g，精密称定，加氢氧化钠试液 20ml，振摇提取，分取下层液，用水 5ml 振摇洗涤后，留作挥发性物质检查用。上述水洗液并入碱性提取液中，用三氯甲烷振摇洗涤 2 次，每次 5ml，弃去三氯甲烷液，加稀盐酸使成酸性，用三氯甲烷提取 2 次，每次 5ml，合并三氯甲烷提取液，并加三氯甲烷稀释成 10ml，作为供试品溶液；另取 0.0025% 对氯酚的三氯甲烷溶液作为对照品溶液。照气相色谱法，用 2m 玻璃色谱柱，以甲基硅橡胶（SE - 30）为固定液，涂布浓度为 5%，在柱温 160℃ 测定。按外标法以峰面积计算，含对氯酚不得过 0.0025%。

对氯酚分子结构中含有供电子原子和活泼氢原子，为极性化合物。氯贝丁酯分子中仅有供电子原子，无活泼氢原子，所以其极性比对氯酚小。采用非极性固定液 SE - 30，则能使药物在色谱柱内较长时间滞留，而极性较大的杂质对氯酚先出峰，达到分离和检测的目的。

四、含量测定

（一）直接中和法

布洛芬、萘普生和酮洛芬结构中均含有游离羧基，遇碱发生中和反应，《中国药典》采用直接中和法测定这些药物的含量，下面以布洛芬的含量测定为例。

测定方法　取本品约 0.5g，精密称定，加中性乙醇（对酚酞指示液显中性）50ml 溶解后，加酚酞指示液 3 滴，用氢氧化钠滴定液（0.1mol/L）滴定。每 1ml 氢氧化钠滴定液（0.1mol/L）相当于 20.63mg 的 $C_{13}H_{18}O_2$（分子量 206.28），按干燥品计算，含 $C_{13}H_{18}O_2$ 不得少于 98.5%。

（二）两步滴定法

《中国药典》采用两步滴定法测定氯贝丁酯及其胶囊的含量。为了消除供试品中酸性杂质的干扰，在加热水解前，滴加氢氧化钠滴定液（0.1mol/L）中和溶液至中性（对酚酞指示液显中性）。然后加入定量过量的氢氧化钠滴定液（0.5mol/L），加热回流水解，生成对氯苯氧异丁酸钠和乙醇，剩余的氢氧化钠用盐酸滴定液（0.5mol/L）滴定，并将滴定的结果用空白试验校正。根据氯贝丁酯消耗的氢氧化钠滴定液（0.5mol/L）的体积计算含量。反应原理如下。

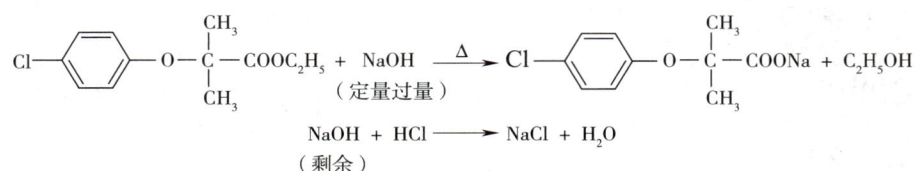

测定方法　取本品 2g，精密称定，置锥形瓶中，加中性乙醇（对酚酞指示液显中性）10ml 与酚酞指示液数滴，滴加氢氧化钠滴定液（0.1mol/L）至显粉红色，再精密加氢氧化钠滴定液（0.5mol/L）20ml，加热回流 1 小时至油珠完全消失，放冷，用新沸过的冷水洗涤冷凝管，洗液并入锥形瓶中，加酚酞指示液数滴，用盐酸滴定液（0.5mol/L）滴定，并将滴定的结果用空白试验校正。每 1ml 氢氧化钠滴定液（0.5mol/L）相当于 121.4mg 的 $C_{12}H_{15}ClO_3$（分子量 242.70），含 $C_{12}H_{15}ClO_3$ 不得少于 98.5%。计算公式见式（6-4）。

$$含量（\%）= \frac{T \times (V_0 - V) \times F}{m_S \times 1000} \times 100\% \qquad (6-4)$$

式中，T 为氢氧化钠滴定液（0.5mol/L）的滴定度，mg/ml；V_0 为空白试验消耗盐酸滴定液的体积，ml；V 为供试品试验消耗盐酸滴定液的体积，ml；F 为盐酸滴定液的浓度校正因数；m_S 为供试品的取样量，g。

【应用实例】氯贝丁酯的含量测定

按《中国药典》方法测定氯贝丁酯的含量，平行测定 2 份，实验数据如下：$F = 0.995$，$T = 121.4mg/ml$，$m_1 = 2.0630g$，$m_2 = 2.0642g$，$V_1 = 3.36ml$，$V_2 = 3.42ml$，$V_{01} = 20.40ml$，$V_{02} = 20.50ml$。请计算氯贝丁酯的百分含量。

解：

$$含量（\%）= \frac{T \times (V_0 - V) \times F}{m_S \times 1000} \times 100\%$$

$$含量_1（\%）= \frac{121.4 \times (20.40 - 3.36) \times 0.995}{2.0630 \times 1000} = 99.77\%$$

$$含量_2（\%）= \frac{121.4 \times (20.50 - 3.42) \times 0.995}{2.0642 \times 1000} = 99.95\%$$

$$平均值 = \frac{99.77\% + 99.95\%}{2} = 99.86\% \quad 修约为 99.9\%$$

判断：该产品的含量为 99.9%，符合规定。

（三）高效液相色谱法

《中国药典》采用高效液相色谱法测定萘普生片、胶囊、酮洛芬肠溶胶囊及布洛芬片、口服溶液、胶囊、混悬滴剂、缓释胶囊及糖浆的含量。下面以布洛芬片的含量测定为例。

色谱条件与系统适用性试验　用十八烷基硅烷键合硅胶为填充剂；以醋酸钠缓冲液（取醋酸钠6.13g，加水750ml 使溶解，用冰醋酸调节 pH 值至 2.5）– 乙腈（40∶60）为流动相；检测波长为263nm。理论板数按布洛芬峰计算不低于2500。

测定方法　取本品 20 片（糖衣片应除去包衣），精密称定，研细，精密称取适量（约相当于布洛芬50mg），置100ml 量瓶中，加甲醇适量，振摇使布洛芬溶解，用甲醇稀释至刻度，摇匀，滤过，取续滤液作为供试品溶液，精密量取 20μl 注入液相色谱仪，记录色谱图；另取布洛芬对照品 25mg，精密称定，置50ml 量瓶中，加甲醇 2ml 溶解，用甲醇稀释至刻度，摇匀，同法测定。按外标法以峰面积计算，即得。

✍ 实践实训

实训七　氢氧化钠滴定液的配制与标定 🅔 微课3

PPT

一、目的要求

1. 掌握氢氧化钠滴定液（0.1mol/L）的配制和标定方法。
2. 熟悉滴定液配制及标定要求，熟悉用酚酞指示剂判断滴定终点。
3. 能及时正确记录实验数据，会数据处理和结果判断。

二、基本原理

氢氧化钠纯度不够且性质不稳定，能吸收空气中的二氧化碳而转化为碳酸钠，故采用间接法配制，然后再标定。《中国药典》采用基准邻苯二甲酸氢钾标定，其反应原理为：

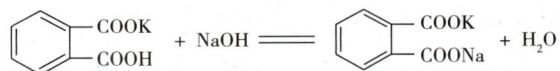

三、仪器与试剂

1. 仪器　药匙，烧杯（1000ml），量筒（500ml，50ml），玻璃棒，聚乙烯试剂瓶，刻度吸管（10ml），分析天平（感量0.1mg），扁形称量瓶，碱式（或两用）滴定管（50ml），锥形瓶（250ml）。耗材：称量纸，标签。

2. 试剂　氢氧化钠（分析纯或化学纯），基准邻苯二甲酸氢钾，酚酞指示液。

四、实训内容

（一）配制

1. 配制要求　滴定液浓度的标定值应与名义值相一致，若不一致时，其最大与最小标定值应在名

义值的 ±5% 之间或浓度校正因数（F）在 0.95 ~ 1.05。

2. 配制方法　取氢氧化钠 500g，加水 450 ~ 500ml 振摇使溶解成饱和溶液，冷却后，置聚乙烯塑料瓶中，静置数日，澄清后备用。

氢氧化钠滴定液（0.1mol/L）取澄清氢氧化钠饱和溶液 5.6ml，加新沸过的冷水使成 1000ml，搅拌均匀，转移至聚乙烯塑料瓶中，盖紧瓶塞，待标定。标定后，贴好标签，备用。

（二）标定

1. 标定要求　由配制人标定 3 份，相对平均偏差不得大于 0.1%。滴定液由第一人标定后，必须由第二人进行再标定（复标），复标 3 份，相对平均偏差不得大于 0.1%。初标平均值与复标平均值的相对偏差不得大于 0.1%。标定结果按初、复标的平均值计算，取 4 位有效数字。

2. 标定方法　取在 105℃ 干燥至恒重的基准邻苯二甲酸氢钾约 0.6g，精密称定，加新沸过的冷水 50ml，振摇，使其尽量溶解；加酚酞指示液 2 滴，用本液滴定；在接近终点时，应使邻苯二甲酸氢钾完全溶解，滴定至溶液显粉红色。每 1ml 氢氧化钠滴定液（0.1mol/L）相当于 20.42mg 的邻苯二甲酸氢钾。根据本液的消耗量与邻苯二甲酸氢钾的取用量，按下面的公式计算出本液的浓度 c，即得。

3. 计算公式

$$c = \frac{m_{\mathrm{s}} \times 0.1 \times 1000}{20.42 \times V}$$

式中，m_{s} 为邻苯二甲酸氢钾的重量，g；V 为滴定所耗滴定液的体积，ml。

五、注意事项

1. 配制本滴定液，采用量取澄清的氢氧化钠饱和溶液和新沸过的冷水制成，其目的在于排除碳酸钠和二氧化碳的干扰。

2. 氢氧化钠饱和溶液在贮存过程中，液面因吸收二氧化碳而生成少量的碳酸钠膜状物；在取用澄清的氢氧化钠饱和溶液时，宜用刻度吸管插入溶液的澄清部分吸取（注意避免吸管内的溶液倒流而冲浑），以免因混入碳酸钠而影响浓度。

3. 标定过程中所用的水均应为新沸过的冷水，以避免二氧化碳的干扰。因邻苯二甲酸氢钾在水中溶解缓慢，故基准邻苯二甲酸氢钾在干燥前应尽可能研细，以利于标定时的溶解。

4. 在滴定接近终点之前，必须使邻苯二甲酸氢钾完全溶解，否则，在滴定至酚酞指示剂显粉红色后，将因邻苯二甲酸氢钾的继续溶解而迅速褪色。

六、思考题

1. 如何配制标定氢氧化钠滴定液（0.5mol/L）？每 1ml 氢氧化钠滴定液（0.5mol/L）相当于多少的邻苯二甲酸氢钾？

2. 什么是基准物质？对基准物质有什么要求？

3. 标定的误差来源于哪些方面？如何减免？

七、实训评价

表 6–2　氢氧化钠滴定液（0.1mol/L）的配制与标定实训评价参考表

评价内容	分值	评价标准	评分
实训态度	10 分	预习充分、实训认真、与他人合作良好	
仪器试剂准备	5 分	正确选用仪器、试剂，数量足够而不多余	
实验操作（60 分）			
配制滴定液	10 分	称量、溶解、移液、定容等操作正确、熟练	
清洗锥形瓶	5 分	清洗锥形瓶，内壁不挂水珠，并标号	
检查天平，调水平，调零	3 分	操作正确	
减重称量法称量	5 分	操作正确	
称样范围	5 分	称样范围在规定量的 ±10% 以内	
称量结束整理台面	2 分	称量结束，药品归位，天平恢复原状，并填写使用记录	
溶解样品，滴加指示剂	2 分	操作正确	
滴定管润洗	3 分	润洗 2~3 次，每次用液 5~10ml，每次冲洗管尖	
装液	1 分	装液时不得洒到滴定管外面	
排气泡	3 分	操作正确	
调零	3 分	持管时手应在液面上方，视线与溶液凹面同一水平线	
滴定前管尖残留液蹭去	3 分	残留液用锥形瓶外壁蹭去	
滴定	5 分	操作正确、熟练，滴定速度控制得当	
终点判断	5 分	操作正确	
读数	5 分	到终点等待 1 分钟再读数，读数正确	
操作现场整理（5 分）	5 分	操作台整洁，试剂及时归位，仪器洗涤或恢复原状	
数据处理及报告（20 分）	20 分	数据记录及时无误，项目齐全，结果结论正确	
总计	100 分		

实训八　水杨酸的含量测定 🄴 微课4

PPT

一、目的要求

1. 掌握水杨酸含量测定的原理及操作方法。
2. 熟悉用酚酞指示剂判断滴定终点。
3. 能及时正确记录实验数据，会数据处理和结果判断。

二、基本原理

水杨酸结构中具有游离的羧基，可采用碱滴定液直接滴定测定其含量，其反应原理为：

三、仪器与试剂

1. 仪器　药匙、烧杯（100ml）、量筒（25ml）、分析天平（感量 0.1mg）、称量纸、碱式（或两用）滴定管（50ml）、锥形瓶（250ml）。耗材：称量纸。

2. 试剂　水杨酸、中性乙醇、酚酞指示液、氢氧化钠滴定液（0.1mol/L）。

四、实训内容

1. 中性稀乙醇的配制　取 95% 乙醇 529ml，加水稀释至 1000ml，摇匀，即为稀乙醇。取此液，加酚酞指示液，用氢氧化钠滴定液（0.1mol/L）滴定至溶液显微红色，即得。

2. 水杨酸含量测定　取本品约 0.3g，精密称定，加中性稀乙醇（对酚酞指示液显中性）25ml 溶解后，加酚酞指示液 3 滴，用氢氧化钠滴定液（0.1mol/L）滴定。每 1ml 氢氧化钠滴定液（0.1mol/L）相当于 13.81mg 的 $C_7H_6O_3$。《中国药典》规定水杨酸含 $C_7H_6O_3$ 不得少于 99.5%。平行测定 2 份，按下式计算本品含量。

$$含量(\%) = \frac{TVF}{m_S \times 1000} \times 100\%$$

式中，T 为滴定度，本测定中为 13.81mg/ml；V 为滴定液消耗的体积，ml；F 为浓度校正因数；m_S 为供试品重量，g。

五、注意事项

1. 水杨酸在生产和贮藏的过程中可能引入未完全反应的原料、中间体和副产物，包括苯酚、4 - 羟基苯甲酸、4 - 羟基间苯二甲酸等酸性物质，在滴定过程中也会消耗氢氧化钠滴定液，从而使测定结果偏高。

2.《中国药典》规定，原料药的百分含量，如规定上限为 100% 以上时，系指用本药典规定的分析方法测定时可能达到的数值，它为药典规定的限度或允许偏差，并非真实含有量；如未规定上限时，不超过 101.0% 都视为符合要求。

六、思考题

1. 如何配制中性稀乙醇？为什么要用中性稀乙醇溶解样品？

2. 水杨酸可否采用其他方法进行含量测定？其测定原理是什么？

3. 酸碱滴定法作为一种典型的容量分析方法，该法的精密度相对标准偏差（RSD）应符合什么要求？应平行测定多少个样本？

七、实训评价

表 6 - 3　水杨酸的含量测定实训评价参考表

评价内容	分值	目标要求	得分
实训态度	5分	预习充分、实训认真、与他人合作良好	
仪器试剂准备	5分	正确选用仪器、试剂，数量足够而不多余	

续表

评价内容	分值	目标要求	得分
配制中性稀乙醇	10分	观察仔细、记录完整	
含量测定	50分	操作规范熟练、读数准确、计算正确	
操作现场整理	10分	操作台面整洁、仪器洗涤或复原、试剂及时归位	
数据记录及报告	20分	记录完整、结果正确	
总计	100分		

目标检测

答案解析

一、单项选择题

1. 鉴别水杨酸及其盐类，常用的试液是（　　）

　　A. 碘化钾　　　　　　B. 碘化汞钾　　　　　C. 三氯化铁　　　　　D. 硫酸亚铁

2. 在中性条件下，可与三氯化铁试液反应，生成赭色沉淀的药物是（　　）

　　A. 水杨酸钠　　　　　　　　　　　B. 对氨基水杨酸

　　C. 阿司匹林　　　　　　　　　　　D. 苯甲酸钠

3. 某药物与碳酸钠试液加热水解，放冷，加稀硫酸酸化后，析出白色沉淀并有醋酸臭气产生，则该药物是（　　）

　　A. 对氨基水杨酸钠　　　B. 阿司匹林　　　　C. 盐酸普鲁卡因　　　D. 布洛芬

4. 三氯化铁鉴别反应是根据基团（　　）

　　A. 羧基　　　　　　　B. 酚羟基　　　　　　C. 苯环　　　　　　　D. 芳伯氨基

5. 阿司匹林中限量最高的杂质是（　　）

　　A. 水杨酸　　　　　　B. 水杨酰水杨酸　　　C. 水杨酸酐　　　　　D. 乙酰水杨酸酐

6. 丙磺舒的含量测定，《中国药典》采用的方法是（　　）

　　A. 直接中和法　　　　B. 两步滴定法　　　　C. UV法　　　　　　　D. HPLC法

7. 贝诺酯中检查对氨基酚，所使用的试剂是（　　）

　　A. 硫酸铁铵　　　　　　　　　　　B. 亚硝基铁氰化钠

　　C. 三氯化铁　　　　　　　　　　　D. 亚硝酸钠

8. 《中国药典》用TLC法检查以下哪个项目（　　）

　　A. 丙磺舒中有关物质检查　　　　　　B. 布洛芬中有关物质检查

　　C. 阿司匹林中检查游离水杨酸　　　　D. 贝诺酯中检查游离水杨酸

二、配伍选择题

（1~5共用备选答案）

　　A. 酸碱滴定法　　　　B. 两步滴定法　　　　C. 高效液相色谱法

　　D. 银量法　　　　　　E. 紫外分光光度法

1. 贝诺酯的含量测定方法为（　　）

2. 水杨酸的含量测定方法为（　　）

3. 泛影酸的含量测定方法为（　　）

4. 丙磺舒片的含量测定方法为（　　）

5. 氯贝丁酯的含量测定方法为（　　）

三、简答题

1. 用直接中和法测定阿司匹林的含量，怎样才能防止阿司匹林的水解？

2. 氯贝丁酯杂质检查的内容主要有哪些？分别用什么方法检查？

四、计算题

1. 精密称取水杨酸 $m_1 = 0.3125g$，$m_2 = 0.3133g$，各加中性稀乙醇（对酚酞指示液显中性）25ml 溶解后，加酚酞指示液 3 滴，用氢氧化钠滴定液（0.1015mol/L）滴至终点，消耗氢氧化钠滴定液分别为 $V_1 = 22.34ml$，$V_2 = 22.42ml$。每 1ml 氢氧化钠滴定液（0.1mol/L）相当于 13.81mg 的 $C_7H_6O_3$，求水杨酸的百分含量为多少？是否符合规定？（本品含 $C_7H_6O_3$ 不得少于 99.5%）

2. 阿司匹林的含量测定：按《中国药典》方法测定阿司匹林的含量（已知测定其干燥失重为 0.2%），平行测定两份，实验数据如下：$F = 1.018$，$T = 18.02mg/ml$，$m_1 = 0.3895g$，$m_2 = 0.3900g$，$V_1 = 21.12ml$，$V_2 = 21.18ml$。求阿司匹林的百分含量为多少？是否符合规定？（按干燥品计算，本品含 $C_9H_8O_4$ 不得少于 99.5%）

3. 取标示量为 0.25g 的丙磺舒 10 片，称其总重为 7.9612g，研细后，精密称取片粉 $m_1 = 191.0mg$，$m_2 = 190.0mg$，各置 200ml 量瓶中，按《中国药典》规定用含盐酸的乙醇稀释至刻度，摇匀。滤过，取续滤液用含盐酸的乙醇定量稀释 20 倍。照紫外－可见分光光度法，在 249nm 的波长处测得吸光度分别为 $A_1 = 0.498$，$A_2 = 0.495$。按 $C_{13}H_{19}NO_4S$ 的百分吸收系数为 338 计算，求丙磺舒片的标示百分含量为多少？是否符合规定？（本品含 $C_{13}H_{19}NO_4S$ 应为标示量的 95.0%~105.0%）

4. 精密称取布洛芬 $m_1 = 0.5200g$，$m_2 = 0.5186g$，已知测定其干燥失重为 0.3%。各加中性乙醇（对酚酞指示液显中性）50ml 溶解后，加酚酞指示液 3 滴，用氢氧化钠滴定液（0.1009mol/L）滴定至终点，消耗氢氧化钠滴定液分别为 $V_1 = 24.80ml$，$V_2 = 24.75ml$。每 1ml 氢氧化钠滴定液（0.1mol/L）相当于 20.63mg 的 $C_{13}H_{18}O_2$，求布洛芬的百分含量为多少？是否符合规定？（按干燥品计算，本品含 $C_{13}H_{18}O_2$ 不得少于 98.5%）

书网融合……

知识回顾　　微课1　　微课2　　微课3　　微课4　　习题

第七章　芳胺及芳烃胺类药物的分析

学习引导

　　对乙酰氨基酚属于酰苯胺类药物典型药物之一，临床用于感冒发热、关节痛、神经痛及偏头痛、癌性痛及手术后止痛，抑制中枢神经系统中前列腺素合成的作用与阿司匹林相似，抗炎作用较弱。还可用于对阿司匹林过敏、不耐受或不适于应用阿司匹林的患者。用于解热连续使用不超过 3 天，用于止痛不超过 10 天。服用期间不得饮酒或含有酒精的饮料。对乙酰氨基酚具有什么结构和性质？如何控制其质量呢？

　　本章介绍芳胺类及芳烃胺类药物的分类，结构与性质、鉴别、检查、含量测定的方法和原理。

学习目标

　　1. **掌握**　酰苯胺类、对氨基苯甲酸酯类药物的鉴别、含量测定的方法和原理。

　　2. **熟悉**　芳胺及芳烃胺类药物的结构特征及其主要性质；苯乙胺类药物的鉴别、含量测定的方法和原理。

　　3. **了解**　酰苯胺类、对氨基苯甲酸酯类和苯乙胺类药物的特殊杂质的来源和检查方法。

第一节　酰苯胺类药物的分析 微课 1

PPT

　　本类药物属于苯胺的酰基衍生物，结构中具有芳酰氨基。临床常用的药物有对乙酰氨基酚、盐酸利多卡因、盐酸布比卡因及醋氨苯砜等。对乙酰氨基酚是解热镇痛药。盐酸利多卡因、盐酸布比卡因为局部麻醉药，其中盐酸利多卡因还是抗心律失常药。醋氨苯砜是抗麻风病药。本类药物多为白色结晶或结晶性粉末，游离碱难溶于水，其盐酸盐易溶于水和乙醇。本节重点药物是对乙酰氨基酚。

一、结构与性质 微课 2

（一）化学结构

酰苯胺类药物的基本结构为：

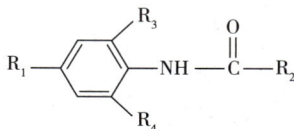

典型药物结构如下：

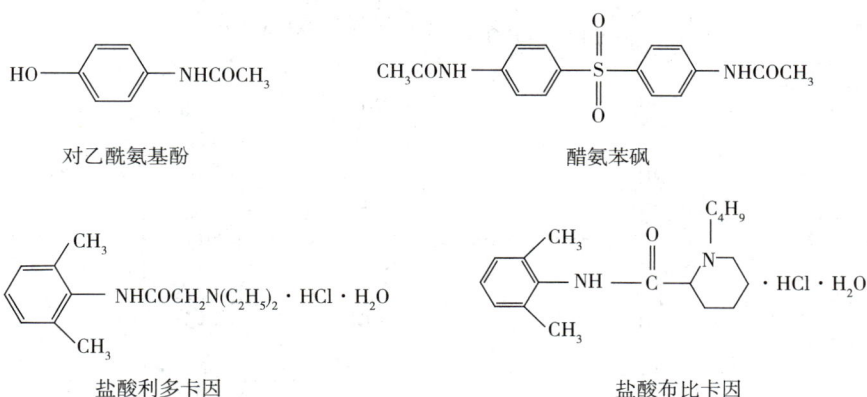

对乙酰氨基酚

醋氨苯砜

盐酸利多卡因

盐酸布比卡因

（二）理化性质

1. 酰胺的特性　对乙酰氨基酚和醋氨苯砜都具有芳酰氨基，可水解成芳伯氨基，能发生重氮化 - 偶合反应。但利多卡因和布比卡因由于酰苯氨基的邻位上存在两个甲基产生空间位阻影响较难水解。

2. 酚羟基的特性　对乙酰氨基酚具有酚羟基，可与三氯化铁发生呈色反应，此性质可用于鉴别。

3. 弱碱性　利多卡因和布比卡因的脂烃胺侧链叔胺氮原子显弱碱性，可与酸成盐。在水溶液中不能用盐酸直接滴定，需要在非水溶剂中滴定。

4. 与重金属离子发生沉淀反应　利多卡因和布比卡因酰胺上的氮在水溶液中可与铜离子或钴离子发生配位反应，生成有色的配位化合物沉淀，此沉淀可溶于三氯甲烷等有机溶剂后呈色，可以供鉴别。

5. 光谱吸收特征　分子中有苯环等特征官能团具有紫外吸收特征，可供鉴别和测定含量。分子中具有特征官能团有红外特征吸收，可供鉴别。

二、鉴别试验

（一）三氯化铁反应

对乙酰氨基酚结构中具有酚羟基，其水溶液可直接与三氯化铁试液反应，即显蓝紫色。其反应式如下。

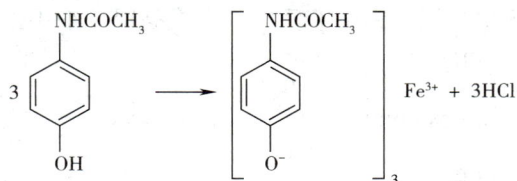

（二）重氮化 - 偶合反应

对乙酰氨基酚和醋氨苯砜结构中都具有潜在的芳伯氨基，在酸性溶液中水解后产生游离的芳伯氨基，在盐酸酸性溶液中，与亚硝酸钠试液发生重氮化反应生成重氮盐，再与碱性 β - 萘酚试液偶合产生红色沉淀。

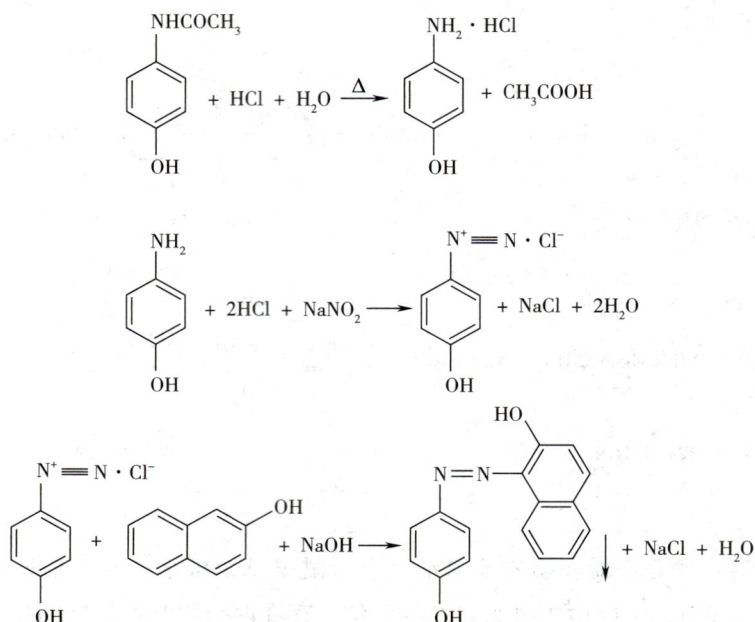

【应用实例】对乙酰氨基酚的鉴别

取本品约 0.1g，加稀盐酸 5ml，置水浴中加热 40 分钟，放冷；取 0.5ml，滴加亚硝酸钠试液 5 滴，摇匀，用水 3ml 稀释后，加碱性 β - 萘酚试液 2ml，振摇，即显红色。

（三）与重金属离子反应

盐酸利多卡因分子中具有芳酰胺结构，在碳酸钠试液中，与硫酸铜试液反应生成蓝紫色配位化合物，此有色物转溶入三氯甲烷中显黄色。

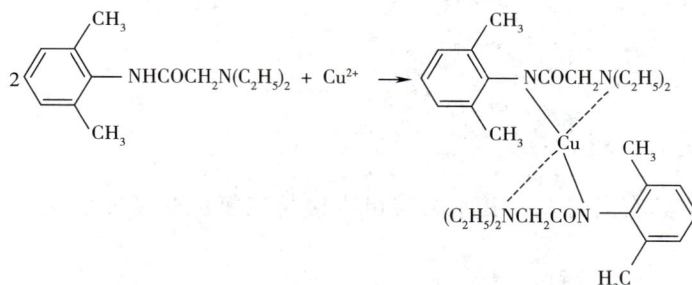

盐酸利多卡因，在酸性溶液中与氯化钴试液反应，生成亮绿色细小钴盐沉淀。

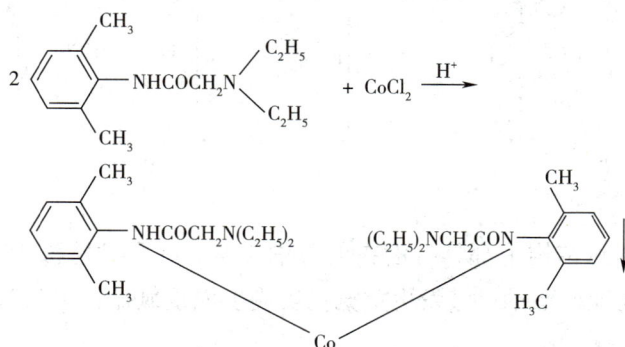

【应用实例】盐酸利多卡因的鉴别

取本品 0.2g，加水 20ml 溶解后，取溶液 2ml，加硫酸铜试液 0.2ml 与碳酸钠试液 1ml，即显蓝紫色；加三氯甲烷 2ml 振摇后放置，三氯甲烷层显黄色。

（四）紫外－可见分光光度法

本类药物结构中均有苯环，具有紫外特征吸收，因此，国内外药典常采用紫外－可见分光光度法作为鉴别本类药物的常用方法之一。

1. 盐酸布比卡因的鉴别　取本品，精密称定，按干燥品计算，加 0.01mol/L HCl 溶液溶解并定量稀释制成每 1ml 中约含 0.40mg 的溶液，照紫外－可见分光光度法测定，在 263nm 与 271nm 的波长处有最大吸收，其吸光度分别为 0.53～0.58 与 0.43～0.48。

2. 醋氨苯砜的鉴别　取本品，加无水乙醇制成每 1ml 中约含 5μg 的溶液，照紫外－可见分光光度法测定，在 256nm 与 284nm 的波长处有最大吸收。

（五）红外分光光度法

对本类典型的药物，国内外药典均采用红外分光光度法进行鉴别。对乙酰氨基酚的红外吸收图谱，见图 7－1（光谱集 131 图）。

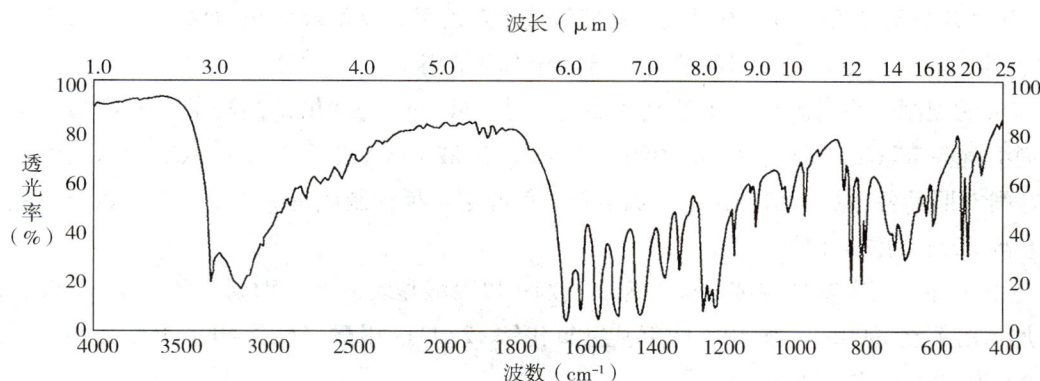

图 7－1　对乙酰氨基酚红外吸收图谱

三、杂质检查

对乙酰氨基酚的合成工艺主要是：以对硝基氯苯为原料，水解后制得对硝基酚，经还原生成对氨基酚，再经乙酰化而制得；或者以苯酚为原料经亚硝基化及还原反应制得对氨基酚。在生产过程中除可能引入一般杂质外，还可能引入特殊杂质。因此，《中国药典》在对乙酰氨基酚检查项目下除了检查酸度、氯化物、硫酸盐、重金属、干燥失重和炽灼残渣等一般杂质外，还需检查以下项目。

1. 乙醇溶液的澄清度与颜色　对乙酰氨基酚的生产工艺中使用铁粉作为还原剂，可能带入成品中，致使乙醇溶液产生浑浊。中间体对氨基酚的有色氧化产物，在乙醇中显橙红色或棕色。

检查方法　取本品 1.0g，加乙醇 10ml 溶解后，溶液应澄清无色；如显浑浊，与 1 号浊度标准液比较，不得更浓；如显色，与棕红色 2 号或橙红色 2 号标准比色液比较，不得更深。

2. 有关物质　由于本品的生产工艺路线较多，不同的生产工艺路线所带入的杂质也有所不同，这些有机杂质主要包括中间体、副产物及分解产物。例如：对氨基酚、对氯乙酰苯胺、O－乙酰基对乙酰氨基酚、偶氮苯、氧化偶氮苯、苯醌和醌亚胺等。同时对乙酰氨基酚因贮藏不当发生水解也会引入对氨基酚。这些杂质不仅毒性较大，而且影响成品质量，应严格加以控制。因此《中国药典》采用 HPLC 法检查有关物质，检查方法如下。

（1）溶液的配制　临用新制。①溶剂：甲醇－水（4∶6）。②供试品溶液：取本品适量，精密称定，加溶剂溶解并定量稀释制成每 1ml 中约含 20mg 的溶液。③对照品溶液：取对氨基酚对照品适量，精密称定，加溶剂溶解并定量稀释制成每 1ml 中约含 0.1mg 的溶液。④对照溶液：精密量取对照品溶液与供试品溶液各 1ml，置同一 100ml 量瓶中，用溶剂稀释至刻度，摇匀。

（2）色谱条件　用辛基硅烷键合硅胶为填充剂；以磷酸盐缓冲液（取磷酸氢二钠 8.95g，磷酸二氢钠 3.9g，加水溶解至 1000ml，加 10% 四丁基氢氧化铵溶液 12ml）－甲醇（90∶10）为流动相；检测波长为 245nm；柱温为 40℃；进样体积 20μl。

（3）系统适用性要求　理论板数按对乙酰氨基酚峰计算不低于 2000，对氨基酚峰与对乙酰氨基酚峰之间的分离度应符合要求。

（4）测定方法　精密量取供试品溶液与对照溶液，分别注入液相色谱仪，记录色谱图至主峰保留时间的 4 倍。

（5）限度　供试品溶液色谱图中如有与对氨基酚保留时间一致的色谱峰，按外标法以峰面积计算，含对氨基酚不得过 0.005%，其他单个杂质峰面积不得大于对照溶液中对乙酰氨基酚峰面积的 0.1 倍（0.1%），其他各杂质峰面积的和不得大于对照溶液中对乙酰氨基酚峰面积的 0.5 倍（0.5%）。

3. 对氯苯乙酰胺　照高效液相色谱法（通则 0512）测定。

（1）溶液的配制　临用新制。①溶剂：甲醇－水（4∶6）。②供试品溶液：取本品适量，精密称定，加溶剂溶解并定量稀释制成每 1ml 中约含 20mg 的溶液。③对照品溶液：取对氯苯乙酰胺对照品与对乙酰氨基酚对照品各适量，精密称定，加溶剂溶解并定量稀释制成每 1ml 中约含对氯苯乙酰胺 1μg 与对乙酰氨基酚 20μg 的混合溶液。

（2）色谱条件　用辛基硅烷键合硅胶为填充剂；以磷酸盐缓冲液（取磷酸氢二钠 8.95g，磷酸二氢钠 3.9g，加水溶解至 l000ml，加 10% 四丁基氢氧化铵 12ml）－甲醇（60∶40）为流动相；检测波长为 245nm；柱温为 40℃；进样体积 20μl。

（3）系统适用性要求　理论板数按对乙酰氨基酚峰计算不低于 2000，对氯苯乙酰胺峰与对乙酰氨基酚峰之间的分离度应符合要求。

（4）测定方法　精密量取供试品溶液与对照品溶液，分别注入液相色谱仪，记录色谱图。按外标法以峰面积计算，含对氯苯乙酰胺不得过 0.005%。

四、含量测定

（一）紫外－可见分光光度法

对乙酰氨基酚结构中有苯环，在 0.04% 氢氧化钠溶液中，于 257nm 波长处有最大吸收，其紫外吸收特征可用于其原料及其制剂（片剂、栓剂、胶囊剂、颗粒剂）的含量测定。以对乙酰氨基酚原料的测定为例说明。

1. 测定方法　取本品约 40mg，精密称定，置 250ml 量瓶中，加 0.4% 氢氧化钠溶液 50ml 溶解后，加水稀释至刻度，摇匀，精密量取 5ml，置 100ml 量瓶中，加 0.4% 氢氧化钠溶液 10ml，加水稀释至刻度，摇匀，照紫外－可见分光光度法，在 257nm 的波长处测定吸光度，按 $C_8H_9NO_2$ 的吸收系数（$E_{1cm}^{1\%}$）为 715 计算，即得。本品按干燥品计算，含 $C_8H_9NO_2$ 应为 98.0% ~ 102.0%。

2. 含量计算　可用式（7-1）计算药物含量。

$$含量（\%）= \frac{A \times 1\% \times V \times D}{E_{1cm}^{1\%} \times m_S \times (1 - 干燥失重)} \times 100\% \qquad (7-1)$$

式中，A 为测定的吸光度；$E_{1cm}^{1\%}$ 为供试品的百分吸收系数；V 为供试品初次配制的体积，ml；D 为供试品的稀释倍数；m_S 为称取的供试品重量，g。

【应用实例】对乙酰氨基酚的含量测定

按《中国药典》方法测定对乙酰氨基酚的含量，平行测定两次，实验数据如下：$m_1 = 0.0411g$，$m_2 = 0.0420g$，$A_1 = 0.582$，$A_2 = 0.595$，$E_{1cm}^{1\%} = 715$，干燥失重 0.4%。试判断该批产品的含量是否符合规定？

解：对乙酰氨基酚含量计算如下：

$$含量(\%) = \frac{A \times 1\% \times V \times D}{E_{1cm}^{1\%} \times m_S \times (1 - 干燥失重)} \times 100\%$$

$$含量_1(\%) = \frac{0.582 \times 1\% \times 250 \times 100}{715 \times 5 \times 0.0411 \times (1 - 0.4\%)} \times 100\% = 99.42\%$$

$$含量_2(\%) = \frac{0.595 \times 1\% \times 250 \times 100}{715 \times 5 \times 0.0420 \times (1 - 0.4\%)} \times 100\% = 99.46\%$$

$$含量平均值 = \frac{99.42\% + 99.46\%}{2} = 99.44\% \quad 修约为 99.4\%$$

判断：该产品含量符合规定。

》》 实例分析

实例 肖晓在检验岗位按照《中国药典》做对乙酰氨基酚的含量测定，但紫外 - 可见分光光度计使用前没有校正仪器波长，也没有核对吸收峰波长。结果为 98.2%，判断为符合规定。

问题 肖晓用的什么方法测定对乙酰氨基酚含量？他的结果可靠吗？

答案解析

（二）高效液相色谱法

《中国药典》收载的对乙酰氨基酚注射液、泡腾片、滴剂及凝胶剂，盐酸利多卡因及其注射液，盐酸布比卡因注射液均采用高效液相色谱法测定含量。下面以对乙酰氨基酚泡腾片含量测定为例。

1. 色谱条件与系统适用性 用十八烷基硅烷键合硅胶为填充剂；以磷酸盐缓冲液（pH 4.5）（取磷酸二氢钠二水合物 15.04g，磷酸氢二钠 0.0627g，加水溶解并稀释至 1000ml，调节 pH 值至 4.5）- 甲醇（80∶20）为流动相；检测波长为 254nm。取对氨基酚对照品和对乙酰氨基酚对照品适量，加流动相溶解并稀释成每 1ml 中含对氨基酚 10μg 和对乙酰氨基酚 0.1mg 的溶液，取 10μl 注入液相色谱仪，记录色谱图，理论板数按对乙酰氨基酚峰计算不低于 5000，对乙酰氨基酚峰与对氨基酚峰的分离度应符合要求。

2. 测定方法 取本品 10 片，精密称定，研细，精密称取适量（约相当于对乙酰氨基酚 25mg），置 50ml 量瓶中，加流动相溶解并稀释至刻度，摇匀，滤过，精密量取续滤液 10ml 置 50ml 量瓶中，用流动相稀释至刻度，摇匀，作为供试品溶液。精密量取供试品溶液 10μl，注入液相色谱仪，记录色谱图；另取对乙酰氨基酚对照品适量，精密称定，加流动相溶解并定量稀释制成每 1ml 中约含 0.1mg 的溶液，同法测定。按外标法以峰面积计算，即得。

（三）非水溶液滴定法

盐酸布比卡因侧链哌啶环上的叔胺氮具有弱碱性，其原料药可以采用非水溶液滴定法测定含量。以冰醋酸、醋酐为溶剂，以电位滴定法指示终点，用高氯酸滴定液（0.1mol/L）滴定。

测定方法 取本品约0.2g，精密称定，加冰醋酸20ml与醋酐20ml溶解后，照电位滴定法，用高氯酸滴定液（0.1mol/L）滴定，并将滴定的结果用空白试验校正。每1ml高氯酸滴定液（0.1mol/L）相当于32.49mg的盐酸布比卡因（$C_{18}H_{28}N_2O \cdot HCl$，分子量为324.89）。

（四）亚硝酸钠法

醋氨苯砜结构中具有潜在芳伯氨基，在强酸性溶液中加热煮沸的条件下能水解生成芳伯氨基，《中国药典》收载的醋氨苯砜及其注射液均采用亚硝酸钠法测定含量。下面介绍醋氨苯砜的含量测定方法。

测定方法 取本品约0.5g，精密称定，置锥形瓶中，加盐酸溶液（1→2）75ml，瓶口放一小漏斗，加热使沸后，保持微沸约30分钟，放冷，将溶液转移至烧杯中，锥形瓶用水25ml分次洗涤，洗液并入烧杯，照永停滴定法，用亚硝酸钠滴定液（0.1mol/L）滴定。每1ml亚硝酸钠滴定液（0.1mol/L）相当于16.62mg的醋氨苯砜（$C_{16}H_{16}N_2O_4S$，分子量为332.38）。

即学即练 7-1

能用亚硝酸钠滴定液测定含量，发生重氮化反应的药物主要因为其结构中含有（   ）

答案解析   A. 伯胺   B. 仲胺   C. 芳伯氨基   D. 芳香脂胺

第二节 对氨基苯甲酸酯类药物的分析 微课3

PPT

本类药物苯环上多具有芳伯氨基或同时具有脂烃胺侧链，其游离碱多为碱性油状液体或低熔点固体，难溶于水，可溶于有机溶剂；它们的盐酸盐多为白色结晶性粉末，易溶于水和乙醇，难溶于有机溶剂。《中国药典》收载的本类药物主要有局部麻醉药盐酸普鲁卡因、苯佐卡因和盐酸丁卡因等。本节重点药物是盐酸普鲁卡因。

一、结构与性质 微课4

（一）化学结构

对氨基苯甲酸酯类药物的基本结构为：

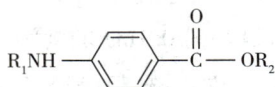

典型药物结构如下：

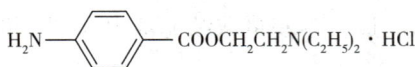

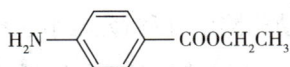

盐酸普鲁卡因　　　　　　　　　　　　　苯佐卡因

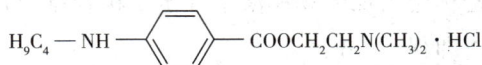

盐酸丁卡因

（二）理化性质

1. 芳伯氨基的特性　除盐酸丁卡因外，本类药物结构中具有芳伯氨基，显重氮化－偶合反应；可用于鉴别及含量测定。与芳醛缩合成 Schiff 碱；易氧化变色。

2. 水解性　药物结构中含有酯键，易水解。尤其是药物受光、热或碱性条件的影响，更易促进其水解。苯佐卡因、盐酸普鲁卡因水解产物主要为对氨基苯甲酸（PABA），盐酸丁卡因水解产物为对丁氨基苯甲酸（BABA）。

3. 弱碱性　除苯佐卡因外，本类药物结构中脂烃胺侧链上叔胺氮原子均具有弱碱性，能与生物碱沉淀剂发生沉淀反应，可用非水溶液滴定法测定含量。

4. 光谱吸收特征　分子中有苯环等特征官能团具有紫外吸收特征，可供鉴别和测定含量。分子中具有苯环、酯等特征官能团，具有红外特征吸收，可供鉴别。

二、鉴别试验

（一）重氮化－偶合反应

苯佐卡因和盐酸普鲁卡因都具有芳伯氨基，在盐酸溶液中与亚硝酸钠作用生成重氮盐，重氮盐进一步与碱性 β －萘酚偶合，生成有色偶氮化合物。盐酸普鲁卡因的鉴别反应如下：

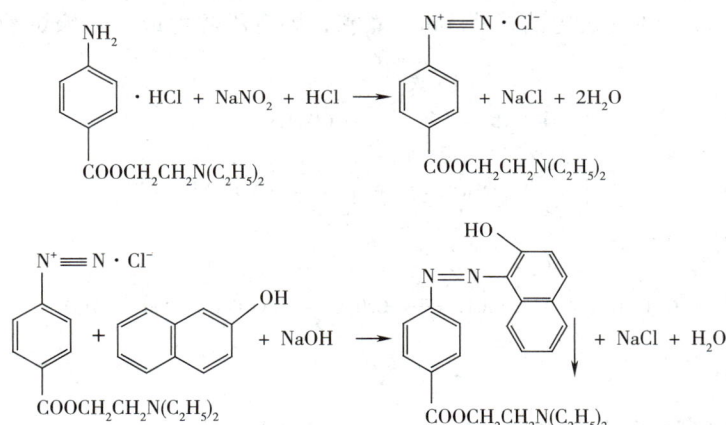

【应用实例】盐酸普鲁卡因的重氮化－偶合反应鉴别

取供试品约 50mg，加稀盐酸 1ml 使溶解，加 0.1mol/L 亚硝酸钠溶液数滴，滴加碱性 β －萘酚试液数滴，生成橙黄到猩红色的沉淀。

盐酸丁卡因结构中无芳伯氨基，不发生重氮化－偶合反应，但其结构中的芳香仲胺在酸性溶液中与亚硝酸钠反应，生成 N －亚硝基化合物的乳白色沉淀，可与具有芳伯氨基的同类药物相区别。

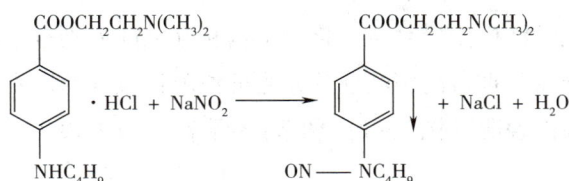

（二）水解产物反应

1. 盐酸普鲁卡因的鉴别 取本品约 0.1g，加水 2ml 溶解后，加 10% 氢氧化钠溶液 1ml，即生成白色沉淀；加热，变成油状物（普鲁卡因），继续加热，反应产生的蒸气（二乙氨基乙醇）能使湿润的红色石蕊试纸变蓝；热至油状物消失，放冷，加盐酸酸化，即析出白色沉淀（对氨基苯甲酸）；此沉淀可溶于过量的盐酸。

鉴别反应如下：

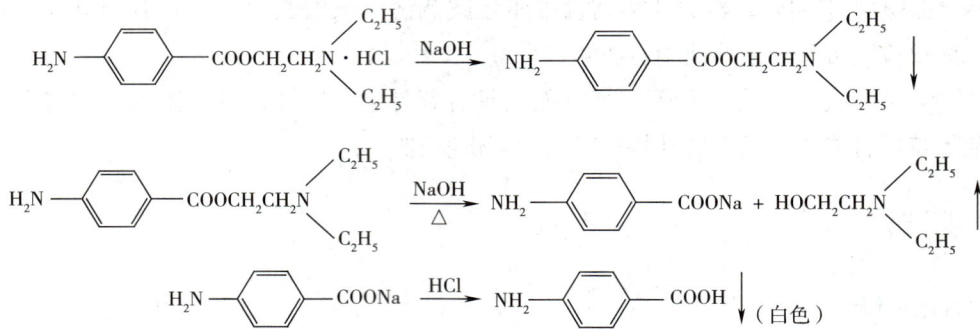

2. 苯佐卡因的鉴别 本品在氢氧化钠试液中加热煮沸，酯键水解生成对氨基苯甲酸钠与乙醇，加碘试液后，乙醇与碘在加热的条件下发生碘仿反应，生成黄色沉淀，同时产生碘仿的臭气。

方法：取本品约 0.1g，加氢氧化钠试液 5ml，煮沸，即有乙醇生成；加碘试液，加热，即生成黄色沉淀，并发生碘仿的臭气。

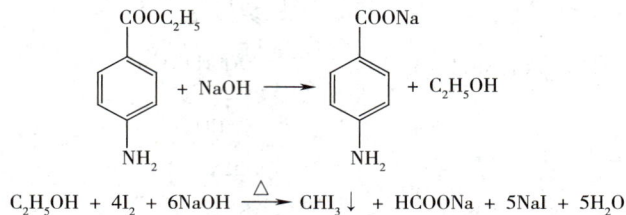

$$C_2H_5OH + 4I_2 + 6NaOH \xrightarrow{\triangle} CHI_3\downarrow + HCOONa + 5NaI + 5H_2O$$

（三）氯化物的反应

盐酸普鲁卡因中的 Cl^- 显氯化物鉴别（1）的反应（通则 0301）。

（四）制备衍生物测熔点

制备衍生物测定熔点是国内外药典常采用的鉴别方法之一。盐酸丁卡因采用测定硫氰酸盐衍生物的熔点进行鉴别。方法：取本品约 0.1g，加 5% 醋酸钠溶液 10ml 溶解后，加 25% 硫氰酸铵溶液 1ml，即析出硫氰酸盐的白色结晶；滤过，结晶用水洗涤，在 80℃ 干燥后，测定其熔点约为 131℃。

（五）红外分光光度法

红外分光光度法适用于化学结构比较复杂、化学结构相互之间差别较小的药物的鉴别与区别。因为这些药物采用其他理化性质难以区别，而用红外分光光度法就比较容易区别。以盐酸普鲁卡因与盐酸普鲁卡因胺的红外吸收光谱图为例说明（图 7-2、图 7-3 及表 7-1、表 7-2、表 7-3）。

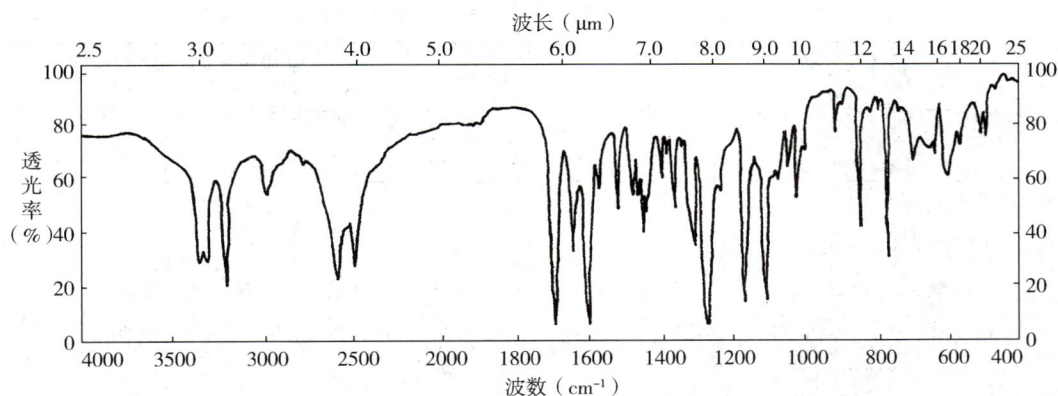

图 7-2　盐酸普鲁卡因的红外吸收图谱（氯化钾压片）

表 7-1　盐酸普鲁卡因红外吸收图谱分析

峰位（cm^{-1}）	归属	峰位（cm^{-1}）	归属
3315，3200	ν_{NH_2}（伯胺）	1645	δ_{N-H}（胺基）
2585	ν_{NH^+}（胺基）	1604，1520	$\nu_{C=C}$（苯环）
1692	$\nu_{C=O}$（酯羰基）	1271，1170，1115	ν_{C-O}（酯基）

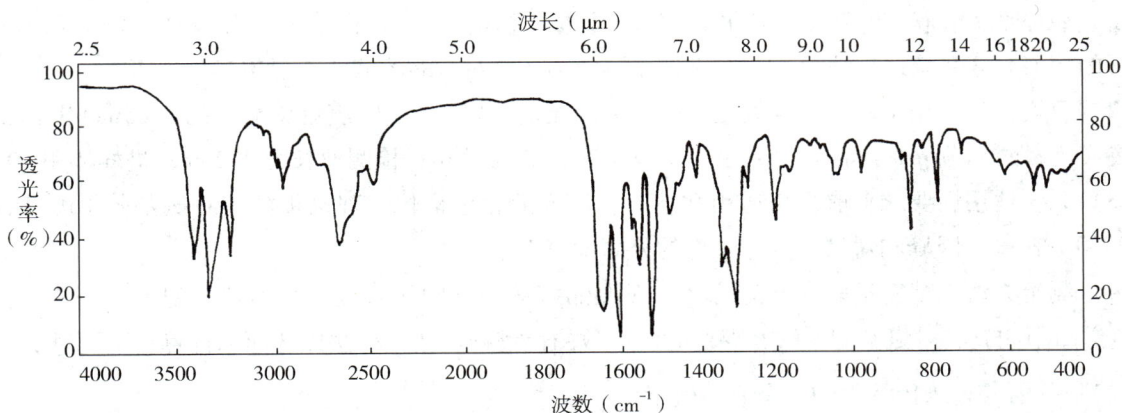

图 7-3　盐酸普鲁卡因胺红外吸收图谱（氯化钾压片）

表 7-2　盐酸普鲁卡因胺红外吸收图谱分析

峰位（cm^{-1}）	归属	峰位（cm^{-1}）	归属
3100～3500	ν_{NH_2}（酰胺）	1600，1515	$\nu_{C=C}$（苯环）
2645	ν_{NH^+}（胺基）	1550	δ_{N-H}（酰胺 II 带）
1640	$\nu_{C=O}$（酰胺 I 带）	1280	ν_{C-N}（酰胺 III 带）

表 7 – 3   盐酸普鲁卡因与盐酸普鲁卡因胺的红外吸收光谱的主要区别

盐酸普鲁卡因 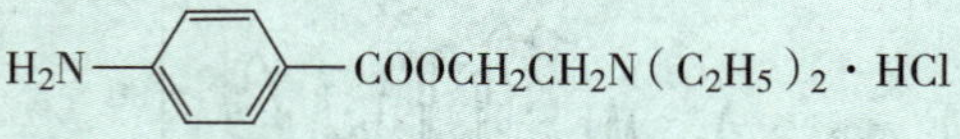 H_2N—〈苯环〉—$COOCH_2CH_2N(C_2H_5)_2 \cdot HCl$ 波数（cm^{-1}）	盐酸普鲁卡因胺 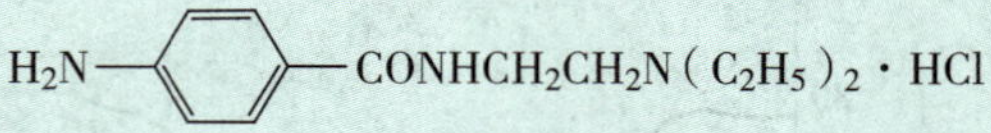 H_2N—〈苯环〉—$CONHCH_2CH_2N(C_2H_5)_2 \cdot HCl$ 波数（cm^{-1}）
1692（酯羰基 $\nu_{C=O}$）	—
1271、1170、1115（酯基 ν_{C-O}）	—
2585（二乙胺盐 ν_{NH^+}）	2645（二乙胺盐 ν_{NH^+} 略向高波数移动）
—	1550（δ_{N-H} 酰胺Ⅱ带）
—	1280（ν_{C-N} 酰胺Ⅲ带）

三、杂质检查

（一）盐酸普鲁卡因的杂质检查

盐酸普鲁卡因的杂质检查项目除酸度、溶液的澄清度、干燥失重、炽灼残渣、铁盐及重金属外，还检查特殊杂质对氨基苯甲酸。因盐酸普鲁卡因在生产、贮藏过程中都可能引入对氨基苯甲酸，《中国药典》采用高效液相色谱法检查对氨基苯甲酸，检查方法如下。

（1）溶液的配制 ①供试品溶液：取本品，精密称定，加水溶解并定量稀释制成每 1ml 中含 0.2mg 的溶液。②对照品溶液：取对氨基苯甲酸对照品适量，精密称定，加水溶解并定量稀释制成每 1ml 中约含 1μg 的溶液。③系统适用性溶液：取供试品溶液 1ml 与对照品溶液 9ml 混匀。

（2）色谱条件 用十八烷基硅烷键合硅胶为填充剂；以含 0.1% 庚烷磺酸钠的 0.05mol/L 磷酸二氢钾溶液（用磷酸调节 pH 值至 3.0）– 甲醇（68：32）为流动相；检测波长为 279nm；进样体积 10μl。

（3）系统适用性要求 取系统适用性溶液，注入液相色谱仪，理论板数按对氨基苯甲酸峰计算不低于 2000，普鲁卡因峰和对氨基苯甲酸峰的分离度应大于 2.0。

（4）测定方法 精密量取供试品溶液与对照品溶液，分别注入液相色谱仪，记录色谱图。供试品溶液色谱图中如有与对氨基苯甲酸峰保留时间一致的色谱峰，按外标法以峰面积计算，不得过 0.5%。

（二）盐酸普鲁卡因注射液的杂质检查

盐酸普鲁卡因注射液的检查项目有 pH 值、有关物质、渗透压摩尔浓度、细菌内毒素等。盐酸普鲁卡因结构中有酯键，易发生水解反应。其注射液在制备过程中受灭菌温度、时间、溶液 pH 值、贮藏时间以及光线和金属离子等因素的影响，可发生水解反应生成对氨基苯甲酸和二乙氨基乙醇。其中对氨基苯甲酸随贮藏时间的延长或高温加热，可进一步脱羧转化为苯胺，苯胺又可被氧化为有色物质，使注射液变黄。

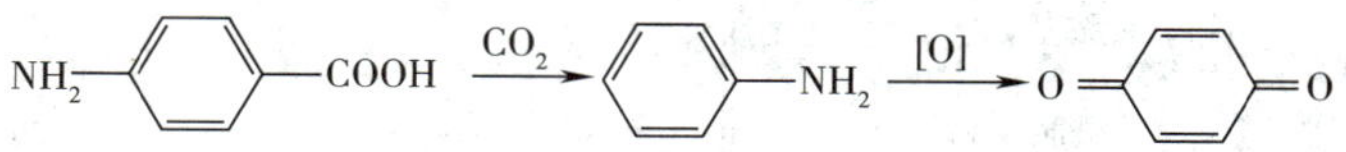

$$NH_2—〈苯环〉—COOH \xrightarrow{CO_2} 〈苯环〉—NH_2 \xrightarrow{[O]} O=〈苯环〉=O$$

已变黄的注射液不仅疗效下降，而且毒性增加。《中国药典》规定检查盐酸普鲁卡因注射液有关物质。检查方法同原料药中"对氨基苯甲酸"项下，只是对照溶液有两种，一种是每 1ml 中含对氨基苯甲酸 2.4μg，另一种是供试品溶液定量稀释 100 倍的溶液，分别控制对氨基苯甲酸限量不得过盐酸普鲁卡因标示量的 1.2%（限度比原料药宽些），其他杂质总和不得过 1.0%。

四、含量测定

（一）亚硝酸钠法

盐酸普鲁卡因、苯佐卡因的结构中均含有芳香第一胺的结构，《中国药典》对上述药物及注射用盐酸普鲁卡因均采用亚硝酸钠法进行含量测定，永停滴定法指示终点。

1. 基本原理　含芳香第一胺结构的药物在酸性溶液中与亚硝酸钠定量反应，生成重氮盐，药物与亚硝酸钠反应的摩尔比为 1：1。

$$Ar - NH_2 + NaNO_2 + 2HCl \longrightarrow Ar - N_2^+ Cl^- + NaCl + 2H_2O$$

2. 测定主要条件　重氮化反应的速度受多种因素的影响，亚硝酸钠滴定液及反应生成的重氮盐也不够稳定，因此在测定中应注意以下主要条件。

（1）加入适量溴化钾加快反应速度　重氮化反应在 HBr 中的反应速度最快，其次是在 HCl 中。当使用 HBr 时，生成 NOBr 的量大，所以反应速度快。但由于 HBr 价格很贵，用盐酸来代替，为加快反应速度，需要加入 KBr（催化剂）。测定中一般向供试品中加入溴化钾 2g，使重氮化反应速度加快。

（2）加过量盐酸加速反应　盐酸的用量按其反应，1mol 的芳胺需与 2mol 的盐酸作用，但实际测定时盐酸的用量要多些。因为过量的盐酸有下列作用：①重氮化反应速度较快；②重氮盐在酸性溶液中稳定；③防止生成偶氮氨基化合物而影响测定结果。

$$Ar - N_2^+ Cl^- + H_2N - Ar \rightleftharpoons Ar - N = N - HN - Ar + HCl$$

酸度加大，反应向左进行，故可以防止偶氮氨基化合物的生成。若酸度过大，又可阻碍芳伯氨基的游离，反而影响重氮化反应速度。在太浓的盐酸中还可使亚硝酸分解。所以，加入盐酸的量一般按芳胺类药物与酸的摩尔比为 1：2.5 ~ 1：6。

（3）室温（10 ~ 30℃）条件下滴定　通常温度高，重氮化反应速度加快，但温度太高，可使亚硝酸逸失并可使重氮盐分解释放氮气。但低温时反应太慢，所以，一般在室温下进行。

（4）滴定管尖端插入液面下滴定　重氮化反应为分子反应，反应速度较慢，故滴定不宜太快。为了避免滴定过程中亚硝酸挥发和分解，滴定时将滴定管尖端插入液面下约 2/3 处，一次将大部分亚硝酸钠滴定液在搅拌条件下迅速加入，使其尽快反应。然后将滴定管尖端提出液面，用少量纯化水淋洗滴定管尖端，洗液并入溶液中，再缓缓滴定。尤其是在近终点时，因尚未反应的芳伯氨基药物的浓度极稀，须在最后一滴加入后，搅拌 1 ~ 5 分钟，再确定终点是否真正到达。这样可以缩短滴定时间，也不影响结果。

3. 指示终点的方法　有电位法、永停滴定法、外指示剂法和内指示剂法等。《中国药典》规定用永停法指示亚硝酸钠法的终点。永停滴定仪可按图 7 - 4 装置，或使用自动永停滴定仪。电极为铂 - 铂电极系统。

取供试品适量，精密称定，置烧杯中，一般可加水 40ml 与盐酸溶液（1→2）15ml，而后置电磁搅拌器上，搅拌使溶解，再加溴化钾 2g，插入铂电极后，将滴定管按上述要求，用亚硝酸钠滴定液滴定。终点前，线路无电流通过，电流计指针指零。终点时，溶液中有微量亚硝酸存在，电极即起氧化还原反应，线路中有电流通过，电流计指针突然偏转，并不再回复。

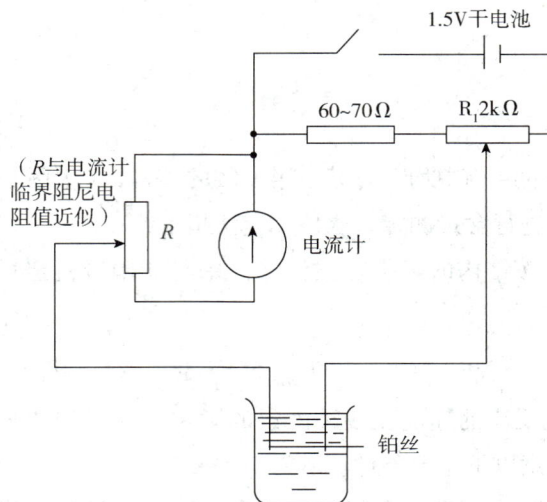

图 7-4　永停滴定仪装置图

4. 测定方法　以盐酸普鲁卡因的含量测定为例。取本品约 0.6g，精密称定，照永停滴定法，在 15~25℃，用亚硝酸钠滴定液（0.1mol/L）滴定，每 1ml 亚硝酸钠滴定液（0.1mol/L）相当于 27.28mg 的 $C_{13}H_{20}N_2O_2 \cdot HCl$（盐酸普鲁卡因，分子量为 272.77）。按干燥品计算，含 $C_{13}H_{20}N_2O_2 \cdot HCl$ 不得少于 99.0%。计算公式见式（7-2）。

$$含量（\%）= \frac{TVF}{m_S(1-干燥失重) \times 1000} \times 100\% \qquad (7-2)$$

式中，T 为滴定度，mg/ml；V 为供试品消耗滴定液的体积，ml；F 为滴定液浓度校正因数；m_S 为供试品取样量，g。

【应用实例】盐酸普鲁卡因的含量测定

按《中国药典》方法测定盐酸普鲁卡因的含量（已知测得干燥失重为 0.3%），平行测定两次，实验数据如下：$m_1 = 0.5496g$，$m_2 = 0.5489g$，$V_1 = 19.96ml$，$V_2 = 19.92ml$，$F = 1.005$，$T = 27.28mg/ml$，试判断该批产品的含量是否符合规定？

解：

$$含量（\%）= \frac{T \times V \times F}{m_S \times (1-干燥失重) \times 1000} \times 100\%$$

$$含量_1（\%）= \frac{19.96 \times 27.28 \times 1.005}{0.5496 \times (1-0.3\%) \times 1000} \times 100\% = 99.87\%$$

$$含量_2（\%）= \frac{19.92 \times 27.28 \times 1.005}{0.5489 \times (1-0.3\%) \times 1000} \times 100\% = 99.80\%$$

$$平均值 = \frac{99.87\% + 99.80\%}{2} = 99.84\%　修约为 99.8\%$$

判断：该产品含量符合规定。

（二）高效液相色谱法

盐酸普鲁卡因注射液为盐酸普鲁卡因加氯化钠适量使成等渗的灭菌水溶液。含盐酸普鲁卡因（$C_{13}H_{20}N_2O_2 \cdot HCl$）应为标示量的 95.0%~105.0%。含量测定照高效液相色谱法测定。

色谱条件与系统适用性试验　用十八烷基硅烷键合硅胶为填充剂；以 0.1% 庚烷磺酸钠的 0.05mol/L 磷酸二氢钾溶液（用磷酸调节 pH 至 3.0）－甲醇（68∶32）为流动相；检测波长为 290nm。理论板数按普鲁卡因峰计算不低于 2000，普鲁卡因峰与相邻杂质峰的分离度应符合要求。

测定方法　精密量取本品适量，用水定量稀释制成每 1ml 中含盐酸普鲁卡因 0.02mg 的溶液，作为供试品溶液，精密量取 10μl 注入液相色谱仪，记录色谱图；另取盐酸普鲁卡因对照品，精密称定，加水溶解并定量稀释制成每 1ml 中含盐酸普鲁卡因 0.02mg 的溶液，同法测定，按外标法以峰面积计算，即得。

（三）电位滴定法

《中国药典》2005 年版采用非水溶液滴定法测定盐酸丁卡因含量，2010 年版开始均采用电位滴定法。下面介绍电位滴定法。

测定方法　取本品约 0.25g，精密称定，加乙醇 50ml 振摇使溶解，加 0.01mol/L 盐酸溶液 5ml，摇匀，照电位滴定法，用氢氧化钠滴定液（0.1mol/L）滴定，两个突跃点体积的差作为滴定体积。每 1ml 氢氧化钠滴定液（0.1mol/L）相当于 30.08mg 的 $C_{15}H_{24}N_2O_2 \cdot HCl$。按干燥品计算，含 $C_{15}H_{24}N_2O_2 \cdot HCl$ 不得少于 99.0%。

（四）紫外－可见分光光度法

注射用盐酸丁卡因是无菌冻干品，含盐酸丁卡因（$C_{15}H_{24}N_2O_2 \cdot HCl$）应为标示量的 93.0% ～ 107.0%。《中国药典》采用紫外－可见分光光度法对照品法测定含量。

溶液的配制　供试品溶液：取本品 10 瓶，分别加水溶解，并分别定量转移至 250ml 量瓶中，用水稀释至刻度，摇匀。对照品溶液：取盐酸丁卡因对照品，精密称定，加水溶解并定量稀释制成每 1ml 中约含 0.2mg 的溶液。

测定方法　精密量取供试品溶液与对照品溶液各 3ml，分别置 100ml 量瓶中，加盐酸溶液（1→200）5ml 与磷酸盐缓冲液（pH 6.0）（取磷酸氢二钾 20g 与磷酸二氢钾 80g，加水溶解并稀释至 1000ml，用 6mol/L 磷酸溶液或 10mol/L 氢氧化钾溶液调节 pH 值至 6.0）10ml，用水稀释至刻度，摇匀，照紫外－可见分光光度法在 310nm 的波长处分别测定吸光度，计算每瓶的含量，并求出平均含量，即得。

> **即学即练 7 - 2**
>
> 《中国药典》规定的亚硝酸钠法指示终点的方法是（　　）
>
> 答案解析　A. 外指示剂法　　　B. 内指示剂法　　　C. 电位法　　　D. 永停法

第三节　苯乙胺类药物的分析　微课5

PPT

本类药物为拟肾上腺素类药物，临床上主要用作升压、平喘、充血治疗等，应用广泛。其结构的共性为具有苯乙胺的基本结构。大多数药物的苯环上都有酚羟基。其中肾上腺素、盐酸异丙肾上腺素、重酒石酸去甲肾上腺素和盐酸多巴胺等药物分子结构中苯环的 3，4 位上都有 2 个邻位酚羟基，与儿茶酚胺类似，都属于儿茶酚胺类药物。本节以肾上腺素为重点药物讲述苯乙胺类药物的质量分析。

一、结构与性质

（一）化学结构

苯乙胺类药物的基本结构为：

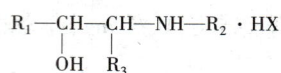

$$R_1-CH-CH-NH-R_2 \cdot HX$$
$$\quad\ |\quad\ |$$
$$\quad OH\quad R_3$$

典型药物结构见表 7-4。

表 7-4　苯乙胺类典型药物的结构

药物名称	R1	R2	R3	HX
肾上腺素	HO—〇—（邻苯二酚）	—CH₃	—H	
盐酸异丙肾上腺素	HO—〇—（邻苯二酚）	—CH(CH₃)CH₃	—H	HCl
重酒石酸去甲肾上腺素	HO—〇—（邻苯二酚）	—H	—H	CH(OH)COOH / CH(OH)COOH
盐酸去氧肾上腺素	HO—〇—（间苯酚）	—CH₃	—H	HCl
盐酸多巴胺	HO—〇—（邻苯二酚）	—H	—H	HCl
重酒石酸间羟胺	HO—〇—（间苯酚）	—H	—CH₃	CH(OH)COOH / CH(OH)COOH
盐酸克仑特罗	H₂N—〇（2,6-二氯苯胺）	—C(CH₃)₂CH₃	—H	HCl
硫酸沙丁胺醇	HO—〇—CH₂OH	—C(CH₃)₂CH₃	—H	H₂SO₄

（二）理化性质

1. 碱性　本类药物结构中脂烃胺侧链氮原子显弱碱性，可用非水溶液滴定法测定含量。

2. 酚羟基特性　本类药物结构中具有邻苯二酚（或苯酚）结构，可与三价铁离子配位呈色；露置空气中或遇光、热易氧化，色渐变深，在碱性溶液中更易氧化变色。

3. 光学活性　多数药物结构中具有手性碳原子，具有旋光性。

4. 其他性质　药物结构中的苯环上有其他取代基，各具特性，可供分析用。如盐酸克仑特罗有芳伯氨基结构，可供鉴别和含量测定。还可以利用其紫外吸收特征和红外吸收特征进行分析。

二、鉴别试验

（一）三氯化铁反应

本类药物的结构中具有酚羟基，可与 Fe^{3+} 配位显色，加入碱性溶液，随即被高铁离子氧化而显紫色或紫红色等。本类药物的显色反应鉴别方法见表 7-5。

表 7-5　部分苯乙胺类药物与三氯化铁的显色反应

药物名称	鉴别方法
肾上腺素	加盐酸溶液（9→1000）2～3 滴溶解后，加水 2ml 与三氯化铁试液 1 滴，即显翠绿色；再加氨试液 1 滴，即变紫色，最后变成紫红色。
重酒石酸去甲肾上腺素	加水 1ml 溶解后，加三氯化铁试液 1 滴，振摇，即显翠绿色；再缓缓加碳酸氢钠试液，即显蓝色，最后变成红色。
盐酸异丙肾上腺素	加水 2ml 溶解后，加三氯化铁试液 2 滴，即显深绿色；滴加新制的 5% 碳酸氢钠溶液，即变蓝色，然后变成红色。
盐酸去氧肾上腺素	加水 1ml 溶解后，加三氯化铁试液 1 滴，即显紫色。

（二）氧化反应

本类药物结构中多数有酚羟基，易被碘、过氧化氢、铁氰化钾等氧化剂氧化而呈现不同的颜色。《中国药典》收载的本类药物肾上腺素、盐酸异丙肾上腺素和重酒石酸去甲肾上腺素均采用了氧化反应进行鉴别。在 pH 6.5 的缓冲液条件下，3 种药物均可被碘氧化产生红色，故在 pH 6.5 条件下加碘试液无法区别这 3 种药物。在 pH 3.5 的缓冲液条件下肾上腺素和盐酸异丙肾上腺素可被氧化产生明显的红棕色或紫色。而重酒石酸去甲肾上腺素为无色或仅显微红色或淡紫色，可与肾上腺素或盐酸异丙肾上腺素相区别。

（三）与甲醛-硫酸反应

具有酚羟基取代的本类药物可与甲醛在硫酸中反应，形成具有醌式结构的有色化合物。如肾上腺素显红色，盐酸异丙肾上腺素显棕色至暗紫色，重酒石酸去甲肾上腺素显淡红色，盐酸去氧肾上腺素呈玫瑰红→橙红色→深棕红色的变化过程。《中国药典》用此反应鉴别盐酸甲氧明。

（四）双缩脲反应

盐酸去氧肾上腺素结构中，芳环侧链具有氨基醇结构，可显双缩脲特征反应。《中国药典》收载的盐酸去氧肾上腺素的鉴别法之一即为双缩脲反应。鉴别方法：取本品约 10mg，加水 1ml 溶解后，加硫酸铜试液 1 滴与氢氧化钠试液 1ml，摇匀，即显紫色；加乙醚 1ml 振摇，乙醚层应不显色。

盐酸麻黄碱也发生此显色反应，不过麻黄碱与硫酸铜生成的络合物易溶于乙醚，乙醚层呈现紫红色，这是二者的区别。

（五）脂肪伯胺的 Rimini 试验

药物分子结构中具有脂肪伯氨基，加亚硝基铁氰化钠、丙酮数滴与碳酸氢钠少量，加热后即显红紫色。此为有脂肪族伯胺专属的 Rimini 反应。值得注意的是，试验中所用的丙酮不得含甲醛。《中国药典》用此法鉴别重酒石酸间羟胺。鉴别方法：取本品约 5mg，加水 0.5ml 使溶解，加亚硝基铁氰化钠试液 2 滴、丙酮 2 滴与碳酸氢钠 0.2g，在 60℃ 的水浴中加热 1 分钟，即显红紫色。

（六）紫外 – 可见分光光度法与红外分光光度法

本类药物具有苯环共轭体系，有紫外特征吸收可供鉴别，通常用测定最大吸收波长或同时测定吸光度进行鉴别。《中国药典》收载的部分苯乙胺类药物采用紫外 – 可见分光光度法进行鉴别，具体方法见表 7 – 6。

表 7 – 6　紫外 – 可见分光光度法鉴别的部分苯乙胺类药物

药物名称	溶剂	浓度（mg/ml）	λ_{max}（nm）	吸光度（A）
重酒石酸间羟胺	水	0.1	272	
盐酸异丙肾上腺素	水	0.05	280	0.50
盐酸克仑特罗	0.1mol/L 盐酸	0.03	243，296	
硫酸沙丁胺醇	水	0.08	276	

红外吸收光谱特征性强，本类药物大部分采用了红外分光光度法鉴别。表 7 – 4 的苯乙胺类药物均采用红外分光光度法鉴别。

三、杂质检查

（一）酮体

肾上腺素、重酒石酸去甲肾上腺素、盐酸去氧肾上腺素等均检查酮体。这些药物在生产中均由其酮体经氢化还原制得，若氢化不完全易引入酮体杂质，影响药品质量。《中国药典》均采用紫外 – 可见分光光度法对酮体进行限量检查。下面以肾上腺素中酮体的检查为例。

检查原理　利用酮体的盐酸盐水溶液在 310nm 波长有最大吸收，而药物主成分在此波长几乎没有吸收，因此通过限制在 310nm 波长处的吸光度值控制酮体的限量。

检查方法　取本品，加盐酸溶液（9→2000）制成每 1ml 中含 2.0mg 的溶液，照紫外 – 可见分光光度法（通则 0401），在 310nm 的波长处测定，吸光度不得过 0.05。

（二）有关物质

有关物质主要指生产过程中可能引入的中间体、副产物，以及贮藏过程中的氧化分解产物等杂质。在本类所列举的典型药物中，除盐酸克仑特罗外，均需检查有关物质。其中盐酸去氧肾上腺素选择薄层色谱法，而其他药物均采用高效液相色谱法检查有关物质。如《中国药典》采用高效液相色谱法主成分自身对照法检查肾上腺素中有关物质，控制单个杂质限量 0.2%，各杂质总量 0.5%。

四、含量测定

（一）非水溶液滴定法

在列举的典型药物如肾上腺素、重酒石酸去甲肾上腺素、盐酸异丙肾上腺素、盐酸多巴胺和硫酸沙丁胺醇等原料药均采用非水溶液滴定法测定含量。常用的测定条件为：冰醋酸为溶剂，如碱性较弱，终点不明显可加入醋酐，提高其碱性，使终点突跃明显。其测定的主要条件详见表7-7。

表 7-7　非水溶液滴定法测定部分苯乙胺类药物的主要条件

药物名称	取样量（g）	加冰 HAc 量（ml）	加 Hg（Ac）₂ 液量（ml）	指示剂	终点颜色
肾上腺素	0.15	10	—	结晶紫	蓝绿色
重酒石酸去甲肾上腺素	0.2	10	—	结晶紫	蓝绿色
盐酸异丙肾上腺素	0.15	30	5	结晶紫	蓝色
盐酸多巴胺	0.15	25	5	结晶紫	蓝绿色
硫酸沙丁胺醇	0.4	10	加醋酐 15	结晶紫	蓝绿色

下面以肾上腺素的含量测定为例。

（1）测定方法　取本品约 0.15g，精密称定，加冰醋酸 10ml，振摇溶解后，加结晶紫指示液 1 滴，用高氯酸滴定液（0.1mol/L）滴定至溶液显蓝绿色，并将滴定结果用空白试验校正。每 1ml 高氯酸滴定液（0.1mol/L）相当于 18.32mg 的肾上腺素（$C_9H_{13}NO_3$，分子量为 183.21）。按干燥品计算，含 $C_9H_{13}NO_3$ 不得少于 98.5%。

（2）含量计算　计算公式见式（7-3）。

$$含量(\%) = \frac{T \times (V - V_0) \times F}{m_S \times (1 - 干燥失重) \times 1000} \times 100\% \qquad (7-3)$$

式中，T 为滴定度，mg/ml；V 为供试品消耗滴定液的体积，ml；V_0 为空白试验消耗滴定液的体积，ml；F 为滴定液浓度校正因数；m_S 为供试品取样量，g。

【应用实例】肾上腺素的含量测定

按《中国药典》规定的方法测定肾上腺素的含量，平行测定两次，实验数据如下：$T = 18.32$mg/ml，$F = 1$，$m_1 = 0.1501$g，$m_2 = 0.1504$g，$V_1 = 8.14$ml，$V_2 = 8.16$ml，$V_0 = 0.04$ml，干燥失重为 0.6%。试判断该批产品的含量是否符合规定？

解：

$$含量(\%) = \frac{T \times (V - V_0) \times F}{m_S \times (1 - 干燥失重) \times 1000} \times 100\%$$

$$含量_1(\%) = \frac{18.32 \times (8.14 - 0.04) \times 1}{0.1501 \times (1 - 0.6\%) \times 1000} \times 100\% = 99.46\%$$

$$含量_2(\%) = \frac{18.32 \times (8.16 - 0.04) \times 1}{0.1504 \times (1 - 0.6\%) \times 1000} \times 100\% = 99.51\%$$

$$含量平均值 = \frac{99.46\% + 99.51\%}{2} = 99.48\% \quad 修约为 99.5\%$$

判断：该产品含量符合规定。

（二）溴量法

《中国药典》收载的重酒石酸间羟胺、盐酸去氧肾上腺素及其注射液均采用溴量法测定含量。药物分子中的苯酚结构，在酸性溶液中酚羟基的邻位、对位活泼氢能与过量的溴定量地发生溴代反应，再以碘量法测定剩余的溴，根据与药物定量反应消耗的溴滴定液的量，即可计算供试品的含量。以盐酸去氧肾上腺素的含量测定为例。

1. 基本原理 以反应式表示：

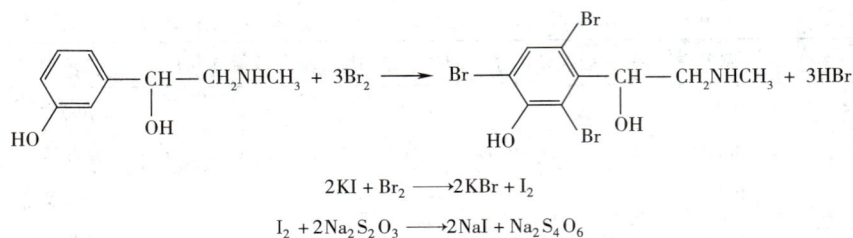

$$\text{（结构式）} + 3Br_2 \longrightarrow \text{（溴代产物）} + 3HBr$$

$$2KI + Br_2 \longrightarrow 2KBr + I_2$$

$$I_2 + 2Na_2S_2O_3 \longrightarrow 2NaI + Na_2S_4O_6$$

2. 测定方法 取本品约 0.1g，精密称定，置碘量瓶中，加水 20ml 使溶解，精密加溴滴定液（0.05mol/L）50ml，再加盐酸 5ml，立即密塞，放置 15 分钟并时时振摇，注意微开瓶塞，加碘化钾试液 10ml，立即密塞，振摇后，用硫代硫酸钠滴定液（0.1mol/L）滴定，至近终点时，加淀粉指示液，继续滴定至蓝色消失，并将滴定结果用空白试验校正。每 1ml 溴滴定液（0.05mol/L）相当于 3.395mg 的盐酸去氧肾上腺素（$C_9H_{13}NO_2 \cdot HCl$，分子量为 203.67）。按干燥品计算，含 $C_9H_{13}NO_2 \cdot HCl$ 应为 98.5% ~ 102.0%。

3. 含量计算 计算公式见式（7-4）。

$$含量(\%) = \frac{T \times (V_0 - V) \times F}{m_S(1 - 干燥失重) \times 1000} \times 100\% \tag{7-4}$$

式中，T 为滴定度，mg/ml；V_0 为空白试验消耗硫代硫酸钠滴定液的体积，ml；V 为供试品消耗硫代硫酸钠滴定液的体积，ml；F 为硫代硫酸钠滴定液浓度校正因数；m_S 为供试品取样量，g。

（三）亚硝酸钠法

盐酸克仑特罗结构中有芳伯氨基，《中国药典》采用亚硝酸钠法测定其含量。

测定方法 取本品约 0.25g，精密称定，置 100ml 烧杯中，加盐酸溶液（1→2）25ml 使溶解，再加水 25ml，照永停滴定法，用亚硝酸钠滴定液（0.05mol/L）滴定。每 1ml 亚硝酸钠滴定液（0.05mol/L）相当于 15.68mg 的盐酸克仑特罗（$C_{12}H_{18}Cl_2N_2O \cdot HCl$，分子量为 313.65）。

（四）比色法

药物结构中有芳伯氨基可进行重氮化-偶合反应显色，可采用高灵敏度的比色法测定药物含量。以盐酸克仑特罗栓的含量测定为例。

1. 溶液的配制

（1）供试品溶液：取本品 20 粒，精密称定，切成小片，精密称取适量（约相当于盐酸克仑特罗 0.36mg），置分液漏斗中，加温热的三氯甲烷 20ml 使溶解，用盐酸溶液（9→100）振摇提取 3 次（20ml、15ml、10ml），分取酸提取液，置 50ml 量瓶中，用盐酸溶液（9→100）稀释至刻度，摇匀，滤过，取续滤液。

（2）对照品溶液：取盐酸克仑特罗对照品适量，精密称定，加盐酸溶液（9→100）溶解并定量稀释成每 1ml 中含 7.2μg 的溶液。

2. 测定方法 精密量取对照品溶液与供试品溶液各 15ml，分别置 25ml 量瓶中，各加盐酸溶液（9→100）5ml 与 0.1% 亚硝酸钠溶液 1ml，摇匀，放置 3 分钟，各加 0.5% 氨基磺酸铵溶液 1ml，摇匀，时时振摇 10 分钟。再各加 0.1% 盐酸萘乙二胺溶液 1ml，混匀，放置 10 分钟，用盐酸溶液（9→100）稀释至刻度，摇匀，在 500nm 的波长处分别测定吸光度，计算。

3. 注意事项　因偶合试剂遇亚硝酸也能显色，所以经重氮化后，需加入氨基磺酸铵将剩余的亚硝酸分解除去，再加偶合试剂显色。

（五）高效液相色谱法

《中国药典》收载的盐酸肾上腺素注射液，盐酸异丙肾上腺素注射液，重酒石酸去甲肾上腺素注射液，硫酸沙丁胺醇片及吸入气雾剂、胶囊、注射液、缓释片等均采用高效液相色谱法测定含量。以盐酸肾上腺素注射液的含量测定为例。

测定方法　精密量取本品适量，用流动相定量稀释制成每 1ml 中含肾上腺素 0.2mg 的溶液，作为供试品溶液；另取肾上腺素对照品适量，精密称定，加流动相适量，加冰醋酸 2 ~ 3 滴，振摇使肾上腺素溶解，用流动相定量稀释制成每 1ml 中含肾上腺素 0.2mg 的溶液，摇匀，作为对照品溶液。除检测波长为 280nm 外，照肾上腺素有关物质项下的色谱条件，精密量取供试品溶液与对照品溶液各 20μl，分别注入液相色谱仪，记录色谱图，按外标法以峰面积计算，即得。

📱 知识链接

执业药师

执业药师（Licensed Pharmacist）也称药剂师、药师，同时有执业药师资格证书和执业药师注册证，并在药品生产、流通、使用单位执业，负责提供药物知识及药事服务的专业技术人员，是药物的专家，也是解答大众有关药物问题的最适当人选。每年的 9 月 25 日为世界药师日。到 2020 年，我国执业药师服务水平显著提高，每万人口执业药师数超过 4 人，所有零售药店主要管理者具备执业药师资格、营业时有执业药师指导合理用药。执业药师这支专业技术队伍必将成为我国药学服务和药品安全系统工程坚强的技术支撑和专业基石，也必将为保障公众用药安全、维护人民健康权益发挥愈来愈重要的作用，身为新时代大学生的你，是否也有跃跃欲试的想法了呢？

✍ 实践实训

实训九　注射用盐酸普鲁卡因的含量测定　📱 微课6

PPT

一、目的要求

1. 掌握亚硝酸钠法测定注射用盐酸普鲁卡因的原理和方法。
2. 熟练掌握称量、溶解、滴定等操作；会熟练判断滴定终点。
3. 能及时正确地记录实验数据，并会计算和结果判断。

二、基本原理

盐酸普鲁卡因分子结构中具有芳伯氨基，在盐酸酸性条件下可与亚硝酸钠定量反应生成重氮盐，可采用永停滴定法或外用指示剂法指示终点。

$$\underset{\text{COOCH}_2\text{CH}_2\text{N(C}_2\text{H}_5)_2}{\underset{\text{NH}_2}{\bigcirc}} \cdot \text{HCl} \quad + \text{NaNO}_2 + \text{HCl} \longrightarrow \underset{\text{COOCH}_2\text{CH}_2\text{N(C}_2\text{H}_5)_2}{\underset{\text{N}^+ \equiv \text{N} \cdot \text{Cl}^-}{\bigcirc}} \quad + \text{NaCl} + 2\text{H}_2\text{O}$$

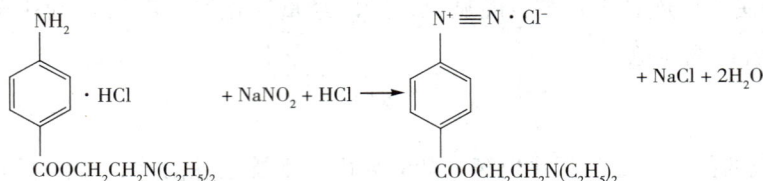

三、仪器与试剂

1. 仪器 电子天平（感量 0.1mg），烧杯（100ml），量筒（10ml、50ml），洗瓶，酸式滴定管（50ml或 25ml）。

（1）永停滴定法用仪器 永停滴定仪，铂电极，电磁搅拌器及搅拌转子。

（2）外指示剂法用仪器 白瓷板、玻璃棒。

2. 试剂 溴化钾（分析纯），注射用盐酸普鲁卡因（规格 0.15g 或 1g），盐酸溶液（1→2），亚硝酸钠滴定液（0.1mol/L）。

外指示剂法还需：含锌碘化钾淀粉指示液或试纸。配制标定亚硝酸钠滴定液（0.1mol/L）还需：无水碳酸钠，基准对氨基苯磺酸，浓氨试液。

四、实训内容

1. 亚硝酸钠滴定液（0.1mol/L）的配制与标定

（1）配制 取亚硝酸钠 7.2g，加无水碳酸钠（Na_2CO_3）0.10g，加水适量使溶解成 1000ml，摇匀。

（2）标定 取在 120℃干燥至恒重的基准对氨基苯磺酸约 0.5g，精密称定，加水 30ml 与浓氨试液 3ml，溶解后，加盐酸溶液（1→2）20ml，搅拌，在 30℃以下用本液迅速滴定，采用永停滴定法指示终点，至电流计指针持续 1 分钟不回复。每 1ml 亚硝酸钠滴定液（0.1mol/L）相当于 17.32mg 的对氨基苯磺酸，按下式计算亚硝酸钠滴定液的浓度。

$$c = \frac{m_S \times 0.1}{0.01732 \times V}$$

式中，m_S 为对氨基苯磺酸的重量，g；V 为滴定所耗滴定液的体积，ml。

算出亚硝酸钠滴定液的浓度，即得。置具玻璃塞的棕色玻璃瓶中，贴好标签，密闭保存。

2. 注射用盐酸普鲁卡因的含量测定

（1）永停法 取装量差异项下的内容物，混合均匀，精密称取适量（约相当于盐酸普鲁卡因 0.6g）置烧杯中，加水 40ml 与盐酸溶液（1→2）15ml，置电磁搅拌器上，搅拌使溶解，再加溴化钾 2g，搅拌溶解后，插入铂－铂电极后，照永停滴定法（通则 0701），在 15～25℃，用亚硝酸钠滴定液（0.1mol/L）滴定，滴定时将滴定管尖端插入液面下约 2/3 处，随滴随搅拌；至近终点时，将滴定管尖端提出液面，用少量水冲洗管尖，洗液并入溶液中，继续缓缓滴定，至电流计指针突然偏转并不再回复，即为滴定终点。每 1ml 亚硝酸钠滴定液（0.1mol/L）相当于 27.28mg 的 $C_{13}H_{20}N_2O_2 \cdot HCl$。按平均装量计算，含盐酸普鲁卡因（$C_{13}H_{20}N_2O_2 \cdot HCl$）应为标示量的 95.0%～105.0%。

（2）外指示剂法 同（1）"取装量差异项下的内容物，……继续缓缓滴定"，每加一滴亚硝酸钠滴定液，搅拌 1 分钟。然后用细玻璃棒蘸取溶液少许，在滴有含锌碘化钾淀粉指示液的白瓷板上轻轻划过，如立即显蓝色条纹，即为滴定终点。

平行测定 3 次，按下式计算本品含量。

$$标示量（\%）=\frac{TVF\times 平均装量}{m_S\times 标示量}\times 100\%$$

式中，T 为滴定度，mg/ml；V 为供试品消耗滴定液的体积，ml；F 为滴定液浓度校正因数；m_S 为供试品取样量，g。计算时注意统一单位。

五、注意事项

1. 铂电极在使用前可用加有少量三氯化铁的硝酸或铬酸液浸洗活化。

2. 滴定时电磁搅拌的速度不宜过快，以不产生空气漩涡为宜。

3. 永停滴定法确定终点的现象是当滴定接近终点时，每加 1 滴亚硝酸钠滴定液都有较大的偏转，并且回到原点的速度减慢，但在 1 分钟内仍能回到原点或原点附近。当达到滴定终点时，指针偏转较大，并在 1 分钟内不能回到原点或原点附近。

4. 外指示剂法终点判断应为边划边出现蓝色条纹，搅拌 3 分钟再用细玻璃棒蘸取溶液少许，同样操作，如立即出现蓝色即为滴定终点。如果不是立即出现蓝色，而是过一段时间后出现蓝色则不是终点。

六、思考题

1. 亚硝酸钠滴定法的基本原理是什么？影响测定结果的因素有哪些？

2. 永停法和外指示剂法指示终点的原理各是什么？

七、实训评价

表 7-8　注射用盐酸普鲁卡因的含量测定实训评价参考表

评价内容	分值	目标要求	得分
实训态度	5 分	预习充分、实训认真、与他人合作良好	
仪器试剂准备	5 分	正确选用仪器、试剂，数量足够而不多余	
亚硝酸钠滴定液的配制与标定	30 分	操作正确、熟练，判断正确	
含量测定	30 分	操作规范熟练、读数准确、计算正确	
操作现场整理	10 分	操作台面整洁、仪器洗涤或复原、试剂及时归位	
数据记录及报告	20 分	记录及时完整、结果正确	
总计	100 分		

目标检测

答案解析

一、单项选择题

1. 亚硝酸钠法测定含量时，加入溴化钾的作用是（　　）

　　A. 抑制反应进行　　　　　　　　　　B. 生成 Br_2

　　C. 生成 NOBr　　　　　　　　　　　D. 生成溴化钠

2. 不能用于亚硝酸钠法指示终点的方法是（　　）

    A. 永停法   B. 外指示剂法

    C. 自身指示剂法   D. 电位法

3. 《中国药典》规定，对乙酰氨基酚应检查的特殊杂质是（　　）

    A. 对氨基酚   B. 间氨基酚

    C. 苯胺   D. 对氨基苯甲酸

4. 盐酸普鲁卡因不具有的性质是（　　）

    A. 显重氮化 – 偶合反应   B. 与芳醛缩合成希夫碱

    C. 具有旋光性   D. 具有酯键，可水解

5. 《中国药典》规定，盐酸普鲁卡因应检查的特殊杂质是（　　）

    A. 硝基苯   B. 氨基苯

    C. 对氨基酚   D. 对氨基苯甲酸

二、多项选择题

1. 盐酸普鲁卡因采用亚硝酸钠法测定含量时的反应条件是（　　）

    A. 强酸   B. 加入适量的溴化钾   C. 室温条件下滴定

    D. 滴定管尖端插入液面下 2/3 处   E. 永停法指示终点

2. 下列能用亚硝酸钠法测定含量的药物是（　　）

    A. 盐酸普鲁卡因   B. 对乙酰氨基酚   C. 盐酸丁卡因

    D. 对硝基苯酚   E. 对氨基水杨酸

3. 亚硝酸钠法测定含量过程中加入了过量的盐酸，其目的是（　　）

    A. 重氮化反应速度加快   B. 重氮化反应速度减慢

    C. 防止生成偶氮氨基化合物   D. 重氮盐在酸性溶液中稳定

    E. 重氮盐在酸性溶液中易分解

三、配伍选择题

（1~5 共用备选答案）

    A. 溴量法   B. 紫外分光光度法   C. 亚硝酸钠法

    D. RP – HPLC 法   E. 非水滴定法

1. 盐酸去氧肾上腺素（　　）

2. 肾上腺素注射液（　　）

3. 盐酸普鲁卡因（　　）

4. 对乙酰氨基酚（　　）

四、问答题

叙述亚硝酸钠测定法的影响因素有哪些？

五、计算题

1. 分别精密称取对乙酰氨基酚（已知干燥失重为 0.7%）41.8mg、42.0mg，按《中国药典》规定用适当溶剂配成 250ml 溶液，再取 5ml 稀释为 100ml，在 257nm 波长处测定的吸光度分别为 0.589、0.592，百分吸收系数为 715，计算含量并判断该批产品的含量是否符合规定？

2. 盐酸普鲁卡因的含量测定如下：分别精密称取本品 0.5156g、0.5143g，照永停滴定法，在 15～25℃，用亚硝酸钠滴定液（0.1mol/L）滴定，分别消耗体积为 18.75ml、18.72ml，试求其百分含量，并判断该批产品的含量是否符合规定？已知 F = 1.005，干燥失重为 0.2%，每 1ml 亚硝酸钠滴定液（0.1mol/L）相当于 27.28mg 的盐酸普鲁卡因。

书网融合……

| 知识回顾 | 微课 1 | 微课 2 | 微课 3 |
| 微课 4 | 微课 5 | 微课 6 | 习题 |

第八章　维生素类药物的分析 🇪 微课1

学习引导

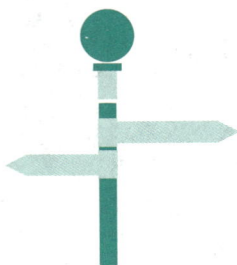

人类对维生素的认识始于3000多年前，当时古埃及人发现夜盲症可以被一些食物治愈。1519年，葡萄牙航海家麦哲伦率领的远洋船队环球航行，有三分之二的船员因缺乏维生素C导致坏血病死亡。1912年，波兰科学家丰克，经过千百次的试验，终于从米糠中提取出一种能够治疗脚气病的白色物质，丰克称它为"维持生命的营养素"，简称Vitamin（维他命），又称维生素。随着时间的推移，越来越多的维生素种类被人们发现和认识。人们认识到若长期缺乏某种维生素会导致疾病的发生，但过量、随意补充维生素也会对机体产生危害。什么是维生素？分为哪几类？如何控制维生素类药物的质量呢？

本章介绍维生素A、维生素E、维生素B_1，维生素C的结构与性质、鉴别、检查、含量测定的方法和原理。

📖 学习目标

1. **掌握**　维生素A、维生素E、维生素B_1、维生素C的鉴别试验；维生素B_1和维生素C含量测定的方法和原理。

2. **熟悉**　维生素A、维生素E、维生素B_1、维生素C的结构特征与理化性质、主要特殊杂质检查方法和原理；维生素E的含量测定方法和原理。

3. **了解**　维生素A三点校正法测定含量的原理和方法。

维生素是维持人体正常代谢功能所必需的生物活性物质，主要用于机体的能量转移和代谢调节。大多数维生素在体内不能自行合成，需要从食物中摄取。维生素种类很多，根据化学结构，可分为醇、酚、酸、酯、醛、胺类等。各类维生素结构不同，理化性质和生理功能也各异。根据溶解度，维生素可分为脂溶性维生素（维生素A、维生素D_2、维生素D_3、维生素E等）和水溶性维生素（维生素B_1、维生素B_2、维生素C、烟酸、叶酸等）两大类。

《中国药典》收载的维生素类药物包括维生素A、维生素B_1、维生素B_2、维生素B_6、维生素B_{12}、维生素C、维生素D_2、维生素D_3、维生素E、维生素K_1、叶酸、烟酰胺等原料及制剂共40多个品种。

第一节　维生素 A 的分析

PPT

维生素A在自然界主要来自鲛类无毒海鱼肝脏中提取的脂肪油（通称鱼肝油），目前主要采用人工合成的方法获取。人体若缺乏维生素 A，会影响身体发育，并出现皮肤干燥、眼干燥症、夜盲症等。

《中国药典》收载的维生素 A 是指用每 1g 含 270 万 IU 以上的维生素 A 醋酸酯结晶加精制植物油制成的油溶液，其制剂有维生素 A 软胶囊、维生素 AD 软胶囊和维生素 AD 滴剂 3 个品种。

一、结构与性质

（一）化学结构

维生素 A 是一系列维生素 A 醇的衍生物，包括视黄醇（维生素 A$_1$）、去氢维生素 A（维生素 A$_2$）和去水维生素 A（维生素 A$_3$）等，其中维生素 A$_1$ 活性最高，故通常所说的维生素 A 系指维生素 A$_1$，又称全反式维生素 A，是一种不饱和脂肪醇。其结构为具有一个共轭多烯醇侧链的环己烯，因而具有许多立体异构体，R 不同则可以是维生素 A 醇或其酯。结构式如下：

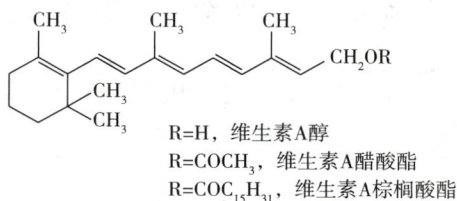

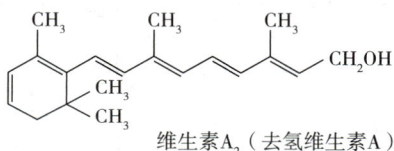

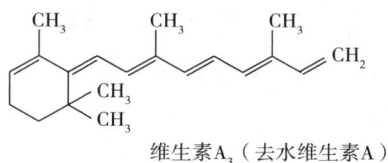

R=H，维生素 A 醇
R=COCH$_3$，维生素 A 醋酸酯
R=COC$_{15}$H$_{31}$，维生素 A 棕榈酸酯

维生素 A$_2$（去氢维生素 A）

维生素 A$_3$（去水维生素 A）

（二）理化性质

1. 溶解性 维生素 A 与三氯甲烷、乙醚、环己烷或石油醚能任意混合，在乙醇中微溶，在水中不溶。

2. 稳定性 维生素 A 分子结构中有多个不饱和键，性质不稳定，易被空气中氧或氧化剂氧化，也易受紫外光影响而裂解变质，特别在受热或有金属离子存在时更易氧化变质，生成无生物活性的环氧化合物、维生素 A 醛或维生素 A 酸。因此，《中国药典》规定应装于铝制或其他适宜的容器内，充氮气，密封，在凉暗处保存。

3. 紫外吸收特性 维生素 A 分子结构中具有共轭多烯侧链，且与环己烯环共轭，在 325～328nm 波长处有最大吸收，可用于鉴别和含量测定。其最大吸收峰波长随溶剂的不同而异，如在环己烷和异丙醇中维生素 A 醋酸酯和维生素 A 醇的紫外吸收数据见表 8-1。

表 8-1 维生素 A 在不同溶剂中的紫外吸收数据及换算因数

药物	溶剂	λ_{max}（nm）	$E_{1cm}^{1\%}$	换算因数
维生素 A 醋酸酯	环己烷	328	1530	1900
维生素 A 醇	异丙醇	325	1820	1830

4. 与三氯化锑呈色反应 维生素 A 在三氯甲烷中与三氯化锑作用产生不稳定的蓝色，渐变成紫红

色。可利用此性质进行鉴别或用比色法测定含量。

二、鉴别试验

维生素 A 的鉴别方法有三氯化锑反应、紫外 – 可见分光光度法和薄层色谱法等。《中国药典》收载的维生素 A 及其制剂均采用三氯化锑反应鉴别。

（一）三氯化锑反应（Carr – Price 反应）

1. 鉴别方法 （以维生素 A 为例）取本品 1 滴，加三氯甲烷 10ml 振摇使溶解；取出 2 滴，加三氯甲烷 2ml 与 25% 三氯化锑的三氯甲烷溶液 0.5ml，即显蓝色，渐变成紫红色。

2. 原理 维生素 A 在三氯甲烷溶液中，与饱和无水三氯化锑试剂中的亲电试剂氯化高锑（5 价）作用形成碳正离子，而产生不稳定的蓝色，渐变成紫红色。由于水可使三氯化锑水解成氯化氧锑（SbOCl），乙醇又可使碳正离子的正电荷消失，所以该反应须在无水、无醇条件下进行。反应式为：

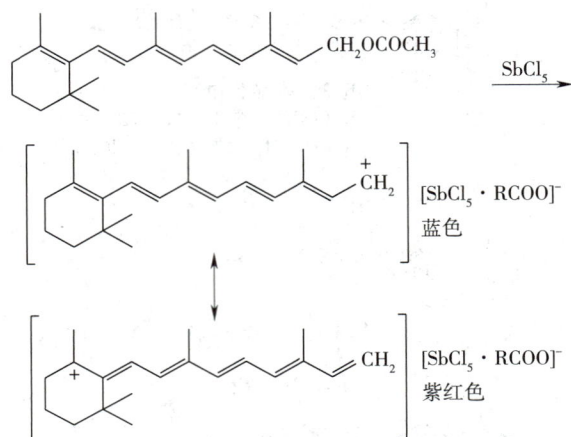

（二）紫外 – 可见分光光度法

由于分子中含有 5 个共轭双键，维生素 A 的无水乙醇溶液在 326nm 波长处有最大吸收。在盐酸催化下加热时，则发生脱水反应生成去水维生素 A。后者比维生素 A 多一个共轭双键，因此最大吸收峰向长波方向位移（红移），在 348nm、367nm 和 389nm 波长处出现 3 个尖锐的吸收峰，同时在 332nm 附近有较低的吸收峰或曲折，见图 8 – 1 所示。

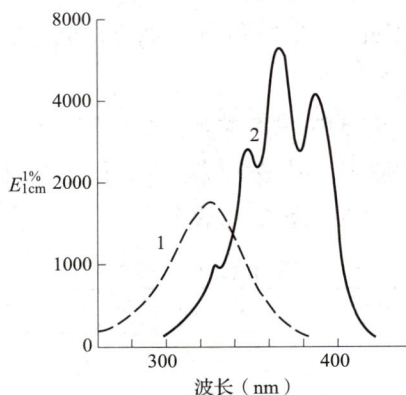

图 8 – 1　维生素 A 和去水维生素 A 的紫外吸收光谱图

1. 维生素 A；2. 去水维生素 A

三、杂质检查

《中国药典》规定本品需检查"酸值"和"过氧化值"。

（一）酸值

酸值是指中和脂肪、脂肪油或其他类似物质 1g 中含有的游离脂肪酸所需氢氧化钾的重量（mg），但在测定时可采用氢氧化钠滴定液（0.1mol/L）进行滴定。维生素 A 在制备过程中酯化不完全，或在贮藏过程中水解，均可生成醋酸。酸度大，不利于维生素 A 的稳定，故用酸碱滴定法检查酸值。由于溶解样品的乙醇和乙醚中也可能含有酸性杂质，需先以氢氧化钠滴定液中和至中性，以消除溶剂中酸性杂质的干扰。

检查方法　取乙醇与乙醚各 15ml，置锥形瓶中，加酚酞指示液 5 滴，滴加氢氧化钠滴定液（0.1mol/L）至微显粉红色，再加本品 2.0g，振摇使溶解，用氢氧化钠滴定液（0.1mol/L）滴定至粉红色 30 秒钟不褪，酸值应不大于 2.0。

（二）过氧化值

维生素 A 分子结构中含有共轭双键，易被氧化生成过氧化物杂质。该杂质在酸性溶液中可将碘化钾氧化为碘，碘遇淀粉指示液显蓝色。用氧化还原滴定法控制过氧化物杂质限量。

检查方法　取本品 1.0g，加冰醋酸 – 三氯甲烷（6∶4）30ml，振摇使溶解，加碘化钾饱和溶液 1ml，振摇 1 分钟，加水 100ml 与淀粉指示液 1ml，用硫代硫酸钠滴定液（0.01mol/L）滴定至紫蓝色消失，并将滴定的结果用空白试验校正。消耗硫代硫酸钠滴定液（0.01mol/L）不得过 1.5ml。

四、含量测定

维生素 A 的含量，以生物效价"单位/克（IU/g）"表示。维生素 A 的国际单位规定：1IU 维生素 A 等于 0.300μg 的全反式维生素 A 醇或 0.344μg 的全反式维生素 A 醋酸酯，也即 1g 全反式维生素 A 醇纯品相当于 3.33×10^6IU；1g 全反式维生素 A 醋酸酯纯品相当于 2.907×10^6IU。《中国药典》采用紫外 – 可见分光光度法测定维生素 A 及其软胶囊的含量，采用高效液相色谱法测定维生素 AD 软胶囊、维生素 AD 滴剂中维生素 A 的含量。

（一）紫外 – 可见分光光度法（三点校正法）

维生素 A 在 325～328nm 波长处有最大吸收峰，可用以测定含量。但由于维生素 A 原料中常混有多种异构体、合成中间体、反应副产物、氧化降解产物等杂质，且维生素 A 制剂中含有稀释用油，它们在 325～328nm 波长处也有吸收，故对维生素 A 的测定有干扰。为了得到准确的测定结果，《中国药典》采用"三点校正法"，即在 3 个波长处测得吸光度后，在规定条件下，用校正公式校正干扰物质的无关吸收所引入的误差，再计算维生素 A 的真实含量。测定前仪器波长应校正。

1. 基本原理

（1）杂质的吸收在 310～340nm 波长范围内几乎为一条直线，且随波长的增大而吸光度变小。

（2）物质对光吸收呈加和性，即在供试品的吸收曲线上，各波长处的吸光度是维生素 A 与杂质吸光度的代数和，其吸收曲线也是二者吸收的叠加。

2. 三点波长的选择　其中一点是在维生素 A 的最大吸收波长处，即 $\lambda_1 = \lambda_{max}$，其余两点在 λ_1 两侧

各选一点为 λ_2 和 λ_3。

（1）等波长差法　使 $\lambda_3 - \lambda_1 = \lambda_1 - \lambda_2$，《中国药典》测定维生素 A 醋酸酯时以环己烷为溶剂，故 $\lambda_1 = 328nm$，$\lambda_2 = 316nm$，$\lambda_3 = 340nm$，$\Delta\lambda = 12nm$。

（2）等吸收比法　使 $A_{\lambda_2} = A_{\lambda_3} = 6/7 A_{\lambda_1}$，测定维生素 A 醇时以异丙醇为溶剂，故 $\lambda_1 = 325nm$，λ_2 和 λ_3 分别是 310nm、334nm。

3. 测定方法

（1）直接测定法　取供试品适量，精密称定，加环己烷溶解并定量稀释制成每 1ml 中含 9~15IU 的溶液，照紫外－可见分光光度法，分别在 300nm、316nm、328nm、340nm、360nm 五个波长处测其吸光度，计算各吸光度与波长 328nm 处吸光度的比值 A_i/A_{328}，并与表 8-2 中规定的理论值比较，视比较结果选择合适的吸光度值计算 $E_{1cm}^{1\%}$ 值。

表 8-2　测定波长及各波长与 328nm 波长处的吸光度理论比值

波长（nm）	300	316	328	340	360
吸光度比值（A_i/A_{328}）	0.555	0.907	1.000	0.811	0.299

①如果吸收峰波长在 326~329nm 之间，且所测得的各波长处的吸光度比值均不超过表 8-2 中规定值的 ±0.02，可直接用 A_{328} 计算 $E_{1cm}^{1\%}$。

②如果吸收峰波长在 326~329nm 之间，但所测得的各波长处的吸光度比值只要有一个超过表 8-2 中规定值的 ±0.02，则需先用式（8-1）计算出 328nm 波长处的校正吸光度 $A_{328(校正)}$，再按表 8-3 中计算式计算后确定是否用 $A_{328(校正)}$ 计算 $E_{1cm}^{1\%}$。

$$A_{328(校正)} = 3.52(2A_{328} - A_{316} - A_{340}) \tag{8-1}$$

表 8-3　计算 $E_{1cm}^{1\%}$ 时 A_{328} 的选择

计算式	数值（f）	结论
$f = \dfrac{A_{328(校正)} - A_{328}}{A_{328}} \times 100\%$	-3.0% ~ +3.0%	用 A_{328} 计算 $E_{1cm}^{1\%}$
	-15% ~ -3%	用 $A_{328(校正)}$ 计算 $E_{1cm}^{1\%}$
	< -15% 或 > +3%	改用皂化法测定

由式 $E_{1cm}^{1\%} = \dfrac{A_{328} 或 A_{328(校正)}}{cl}$ 求得吸收系数后，再由式（8-2）计算 1g 供试品中含有的维生素 A 醋酸酯的生物效价；最后由式（8-3）计算维生素 A 醋酸酯制剂相当于标示量的百分含量。

$$每 1g 供试品中含维生素 A 的单位（IU/g）= E_{1cm}^{1\%} \times 1900 \tag{8-2}$$

式中，1900 为维生素 A 醋酸酯的效价换算因数。

$$标示量（\%）= 效价（IU/g）\times \dfrac{平均丸重}{标示量} \times 100\% \tag{8-3}$$

③如果吸收峰波长不在 326~329nm 之间，则改用皂化法测定。判断方法见图 8-2。

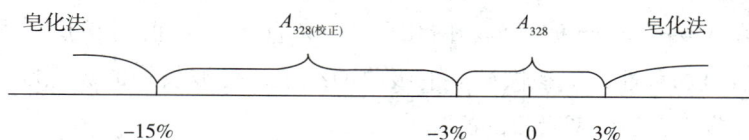

图 8-2　判断方法及 A 值选择的示意图

（2）皂化法　精密称取供试品适量（约相当于维生素 A 总量 500IU 以上，重量不多于 2g），置皂化瓶中，加乙醇 30ml 与 50% 氢氧化钾溶液 3ml，置水浴中煮沸回流 30 分钟，冷却后，得到的皂化液再经乙醚提取、洗涤、滤过、浓缩等处理后，迅速加异丙醇溶解并定量稀释制成每 1ml 中含维生素 A 9～15IU，照紫外 - 可见分光光度法，在 300nm、310nm、325nm 与 334nm 四个波长处测定吸光度，并测定吸收峰波长（应为 325nm）。

①如果吸收峰波长在 323～327nm，且 300nm 波长处的吸光度与 325nm 波长处的吸光度的比值（A_{300}/A_{325}）不超过 0.73，则先按式（8-4）计算校正吸光度 $A_{325（校正）}$，再按表 8-4 中计算式计算后确定是否用 $A_{325（校正）}$ 计算 $E_{1cm}^{1\%}$。

$$A_{325（校正）} = 6.815A_{325} - 2.555A_{310} - 4.260A_{334} \tag{8-4}$$

表 8-4　计算 $E_{1cm}^{1\%}$ 时 A_{325} 的选择

计算式	数值（f）	结论
$f = \dfrac{A_{325（校正）} - A_{325}}{A_{325}} \times 100\%$	-3.0%～+3.0%	用 A_{325} 计算 $E_{1cm}^{1\%}$
	<-3% 或 >+3%	用 $A_{325（校正）}$ 计算 $E_{1cm}^{1\%}$

由式 $E_{1cm}^{1\%} = \dfrac{A_{325} 或 A_{325（校正）}}{cl}$ 求得吸收系数后，再由式（8-5）计算 1g 供试品中含有的维生素 A 醇的生物效价；最后同样由式（8-3）计算维生素 A 占标示量的百分含量。

$$每 1g 供试品中含维生素 A 的单位（IU/g） = E_{1cm}^{1\%} \times 1830 \tag{8-5}$$

式中，1830 为维生素 A 醇的效价换算因数。

②如果吸收峰波长不在 323～327nm，或 300nm 波长处的吸光度与 325nm 波长处的吸光度的比值（A_{300}/A_{325}）超过了 0.73，表示供试品中杂质含量过高，应采用色谱法将未皂化部分纯化后再进行测定。

【应用实例】三点校正法测定维生素 A 软胶囊的含量

精密称取本品（规格：5000IU）装量差异项下的内容物 0.1027g（平均装量为 0.08246g），加环己烷溶解并定量转移至 50ml 量瓶中，用环己烷稀释至刻度，摇匀，精密量取 5ml，置另一 50ml 量瓶中，用环己烷稀释至刻度，摇匀。以环己烷为空白，测得最大吸收波长为 328nm，各波长处的吸光度分别为 0.354（300nm）、0.561（316nm）、0.628（328nm）、0.523（340nm）、0.216（360nm）。试计算该软胶囊中维生素 A 标示百分含量。《中国药典》规定，本品含维生素 A 应为标示量的 90.0%～120.0%。

解：该法为三点校正法中的直接测定法。

第 1 步：计算 A_i/A_{328}，并与规定值比较（表 8-5）。

表 8-5　不同波长处测得的吸光度比值与规定比值的比较

波长（nm）	300	316	328	340	360
规定比值（A_i/A_{328}）	0.555	0.907	1.000	0.811	0.299
实际比值（A_i/A_{328}）	0.564	0.893	1.000	0.833	0.344
比值之差	+0.009	-0.014	0	+0.022	+0.045

最大吸收波长为 328nm，其中比值 A_{340}/A_{328}，A_{360}/A_{328} 与规定比值之差均超过规定限度 ±0.02，应计算校正吸光度。

第 2 步：计算校正吸光度，并与实测值比较。

$$A_{328（校正）} = 3.52(2A_{328} - A_{316} - A_{340}) = 3.52(2 \times 0.628 - 0.561 - 0.523) = 0.605$$

$$\left[A_{328(校正)} - A_{328}\right]/A_{328} \times 100\% = -3.66\%$$

校正吸光度与实测值之偏差在 -15% ~ -3% 之间，故应以 $A_{328(校正)}$ 计算含量。

第 3 步：计算维生素 A 软胶囊标示量的百分含量。

$$标示量(\%) = 效价(IU/g) \times \frac{平均丸重}{标示量} \times 100\%$$

$$= \frac{A_{328(校正)} \times D \times V \times 1900 \times 平均丸重}{m_S \times 100 \times l \times 标示量} \times 100\%$$

$$= \frac{0.605 \times \frac{50 \times 50}{5} \times 1900 \times 0.08246}{0.1027 \times 100 \times 5000} \times 100\%$$

$$= 92.3\%$$

结论：本品含量符合《中国药典》（2020 年版）规定。

即学即练 8 - 1

用三点校正法测定维生素 A 含量的依据是（　　）

A. 维生素 A 在可见区有吸收

B. 维生素 A 可发生三氯化锑反应

C. 杂质吸收在 310 ~ 340nm 范围内几乎呈一条直线，且随波长的增大吸光度下降

D. 物质对光的吸收具有加和性

E. 维生素 A 可发生硫色素反应

答案解析

（二）高效液相色谱法

1. 色谱条件与系统适用性试验　用硅胶为填充剂，以正己烷 - 异丙醇（997：3）为流动相，检测波长为 325nm。取系统适用性试验溶液 10μl 注入液相色谱仪，维生素 A 醋酸酯峰与其顺式异构体峰的分离度应大于 3.0。精密量取对照品溶液 10μl，注入液相色谱仪，连续进样 5 次，主成分峰面积的相对标准偏差不得过 3.0%。

2. 系统适用性试验溶液的制备　取维生素 A 对照品适量（约相当于维生素 A 醋酸酯 300mg），置烧杯中，加入碘试液 0.2ml，混匀，放置约 10 分钟，定量转移至 200ml 量瓶中，用正己烷稀释至刻度，摇匀，精密量取 1ml，置于 100ml 量瓶中，用正己烷稀释至刻度，摇匀。

3. 测定方法　精密称取供试品适量（约相当于 15mg 维生素 A 醋酸酯），置 100ml 量瓶中，用正己烷稀释至刻度，摇匀，精密量取 5ml，置于 50ml 量瓶中，用正己烷稀释至刻度，摇匀，作为供试品溶液。另精密称取维生素 A 对照品适量，同法制成对照品溶液。精密量取供试品溶液与对照品溶液各 10μl，分别注入液相色谱仪，记录色谱图，按外标法以峰面积计算，应符合规定。

第二节　维生素 E 的分析

PPT

维生素 E 是 α - 生育酚及其各种酯类的总称，有天然品与合成品之分。天然的维生素 E 广泛存在于动植物食品中，其中以麦胚油、玉米油、花生油、芝麻油、大豆油等植物油料中含量丰富。人体若缺乏

维生素 E，会影响生育、免疫力下降、促使机体衰老等。

《中国药典》收载的维生素 E 是 α - 生育酚的醋酸酯，有天然型和合成型两种，天然型为右旋体（d - α），合成型为消旋体（dl - α），天然型和合成型的生物效价比为 1.4：10；收载的维生素 E 制剂有片剂、软胶囊、注射液及粉剂。

一、结构与性质

（一）化学结构

维生素 E 具有苯并二氢吡喃的结构，根据苯环上 5 位和 7 位是否连有甲基又分为 α、β、γ 及 δ 等多种异构体，其中 α - 异构体的生理活性最强。结构式（合成型）为：

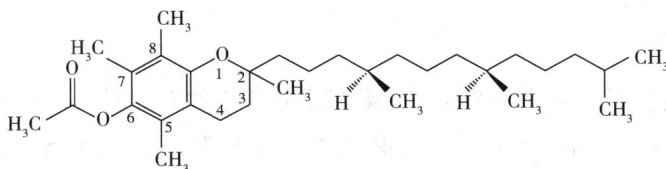

（二）理化性质

1. 溶解性　维生素 E 为微黄色至黄色或黄绿色澄清的黏稠液体，在无水乙醇、丙酮、乙醚或植物油中易溶，在水中不溶。

2. 旋光性　天然维生素 E 结构中苯并二氢吡喃环上的第二位碳原子和侧链上两个碳原子为手性碳原子，具有旋光性，比旋度不低于 + 24°。

3. 不稳定性　生育酚的醋酸酯在酸性或碱性溶液中加热均可水解生成游离生育酚。游离生育酚对氧十分敏感，暴露于空气和日光中极易被氧化成醌型化合物而变色，故维生素 E 应避光密封保存。

4. 紫外吸收特性　维生素 E 结构中有苯环，故有紫外吸收，其无水乙醇溶液在 284nm 的波长处有最大吸收，吸收系数 $E_{1cm}^{1\%}$ 为 41.0 ~ 45.0。

二、鉴别试验

《中国药典》用硝酸反应、气相色谱法和红外分光光度法鉴别维生素 E。

（一）硝酸反应

1. 鉴别方法　取本品约 30mg，加无水乙醇 10ml 溶解后，加硝酸 2ml，摇匀，在 75℃ 加热约 15 分钟，溶液显橙红色。

2. 原理　维生素 E 在酸性条件下先水解生成生育酚，生育酚进一步被硝酸氧化生成具有邻醌结构的生育红而显橙红色。本法简便、快速，呈色反应明显。

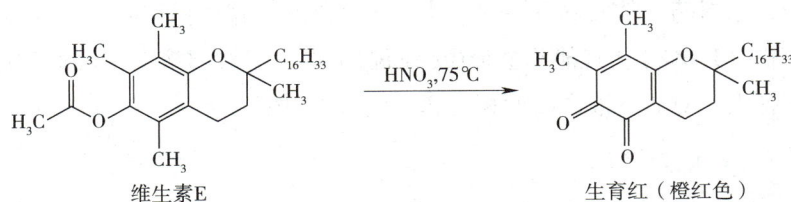

（二）气相色谱法

要求在含量测定项下记录的色谱图中，供试品溶液主峰的保留时间应与对照品溶液主峰的保留时间一致。

（三）红外分光光度法

维生素 E 鉴别项下规定，该品的红外光吸收图谱应与对照的图谱（光谱集 1206 图）一致。

三、杂质检查

《中国药典》规定本品需检查"酸度"、"生育酚（天然型）"、"有关物质（合成型）"和"残留溶剂（正己烷）"。

（一）酸度

维生素 E 可能残留合成时未能完全酯化或贮藏时水解产生的游离醋酸，可用酸碱滴定法进行检查。

检查方法　取乙醇与乙醚各 15ml，置锥形瓶中，加酚酞指示液 0.5ml，滴加氧氧化钠滴定液（0.1mol/L）至微显粉红色，加本品 1.0g，溶解后，用氢氧化钠滴定液（0.1mol/L）滴定，消耗的氢氧化钠滴定液（0.1mol/L）不得过 0.5ml。

（二）生育酚（天然型）

生育酚具有较强的还原性，可以被多种氧化剂氧化，《中国药典》采用铈量法检查天然型维生素 E 中的生育酚，因维生素 E 的酚羟基被乙酰化，故对生育酚的检查无干扰。通过在规定条件下，限制硫酸铈滴定液（0.01mol/L）消耗的体积来控制生育酚的限量不得过 2.15%。

反应式为：

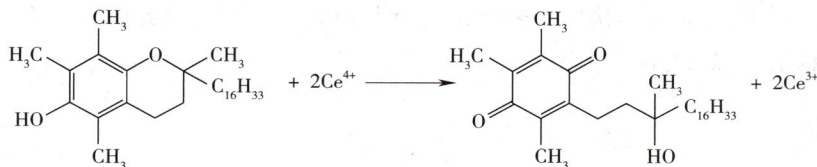

检查方法　取本品 0.10g，加无水乙醇 5ml 溶解后，加二苯胺试液 1 滴，用硫酸铈滴定液（0.01mol/L）滴定，消耗的硫酸铈滴定液（0.01mol/L）不得过 1.0ml。每 1ml 硫酸铈滴定液（0.01mol/L）相当于 2.154mg 的生育酚。

（三）有关物质（合成型）

《中国药典》采用气相色谱法检查合成型维生素 E 原料药及其制剂中的有关物质，其检查对象以生育酚为主。要求按含量测定项下的色谱条件，以主成分自身对照法控制杂质的限量。要求供试品溶液的色谱图中如有杂质峰，原料药、软胶囊和注射液中 α-生育酚（相对保留时间约为 0.87）的峰面积不得大于对照溶液主峰面积（1.0%），其他单个杂质峰面积不得大于对照溶液主峰面积的 1.5 倍（1.5%），各杂质峰面积的和不得大于对照溶液主峰面积的 2.5 倍（2.5%）。

（四）残留溶剂（正己烷）

《中国药典》采用气相色谱法检查天然型维生素 E 中的残留溶剂，是为了控制生产过程中引入的正己烷杂质。正己烷属于第二类溶剂，以毛细管柱顶空进样程序升温法测定，限度为 0.029%。

四、含量测定

维生素 E 的含量测定方法较多，主要是利用其水解产物生育酚的还原性，用各种不同的方法测定。如用硫酸铈标准液直接滴定；或将 Fe^{3+} 还原为 Fe^{2+} 后，再与不同试剂生成配位化合物比色测定；也可用硝酸氧化，与邻苯二胺缩合后用荧光分光光度法测定等。近年来，各国药典多采用气相色谱，该法集分离与测定于一体，适合于多组分混合物的定性与定量分析，具有高度选择性，可分离维生素 E 及其异构体，选择性的测定维生素 E，简便、快速、专属性强。《中国药典》收载的维生素 E 及其制剂的含量测定均采用气相色谱法内标法。

1. 色谱条件与系统适用性试验　以硅酮（OV – 17）为固定液，涂布浓度为 2% 的填充柱，或用 100% 二甲基聚硅氧烷为固定液的毛细管柱，柱温为 265℃。理论板数按维生素 E 峰计算不低于 500（填充柱）或 5000（毛细管柱），维生素 E 峰与正三十二烷峰的分离度应符合要求。

2. 校正因子的测定　取正三十二烷适量，加正己烷溶解并稀释成每 1ml 中含 1.0mg 的溶液，作为内标溶液。另取维生素 E 对照品约 20mg，精密称定，置棕色具塞锥形瓶中，精密加内标溶液 10ml，密塞，振摇使溶解，作为对照品溶液，取 1 ~ 3μl 注入气相色谱仪，按式（8 – 6）计算校正因子。

$$校正因子(f) = \frac{A_S/c_S}{A_R/c_R} \tag{8 – 6}$$

式中，A_S 为对照品溶液中内标物的峰面积或峰高；A_R 为对照品溶液中维生素 E 的峰面积或峰高；c_S 为内标物浓度，mg/ml；c_R 为维生素 E 对照品的浓度，mg/ml。

3. 测定方法　取本品约 20mg，精密称定，置棕色具塞锥形瓶中，精密加入内标溶液 10ml，密塞，振摇使溶解，取 1 ~ 3μl 注入气相色谱仪，测定，以式（8 – 7）和（8 – 8）计算，即得。

$$c_X = f \times \frac{A_X}{A_S/c_S} \tag{8 – 7}$$

$$含量(\%) = \frac{c_X \times V}{m_S} \times 100\% \tag{8 – 8}$$

式中，c_X 为供试品溶液中维生素 E 的浓度，mg/ml；c_S 为内标物的浓度，mg/ml；A_X 为供试品溶液中维生素 E 的峰面积或峰高；A_s 为供试品溶液中内标物的峰面积或峰高；V 为供试品溶液配制体积，ml；m_S 为供试品的取样量；mg。

第三节　维生素 B_1 的分析

PPT

维生素 B_1 又称盐酸硫胺，具有保护神经系统、维持糖代谢、促进肠胃蠕动等作用，主要用于治疗脚气病、多发性神经炎和胃肠道疾病。天然的维生素 B_1 广泛存在于米糠、麦麸、酵母、花生、黄豆以及绿色蔬菜和牛乳、蛋黄中，药用的维生素 B_1 主要来源于人工合成。

《中国药典》收载有维生素 B_1 及其片剂和注射液。

一、结构与性质

（一）化学结构

维生素 B_1 是由氨基嘧啶环和噻唑环通过亚甲基连接而成的季铵化合物，噻唑环上季铵及嘧啶环上氨基均为碱性基团，药物为它们的盐酸盐。结构式为：

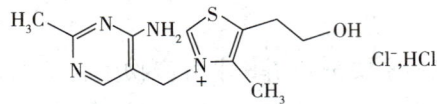

（二）理化性质

1. 溶解性　维生素 B_1 为白色结晶或结晶性粉末；有引湿性，干燥品在空气中能迅速吸收约4%的水分；本品易溶于水，微溶于乙醇，不溶于乙醚。其水溶液显酸性。

2. 稳定性　维生素 B_1 在酸性溶液中稳定，在碱性溶液中不稳定，易被氧化和受热破坏。其氧化产物硫色素溶于正丁醇显蓝色荧光，是维生素 B_1 的专属性鉴别反应。

3. 与生物碱沉淀试剂的反应　维生素 B_1 结构中的两个杂环可与生物碱沉淀试剂硅钨酸、碘化汞钾等反应生成沉淀。

4. 紫外特征吸收　维生素 B_1 由于含有共轭体系，对紫外光有吸收，其浓度约为 12.5μg/ml 的盐酸溶液（9→1000）在 246nm 波长处有最大吸收，吸收系数 $E_{1cm}^{1\%}$ 为 406～436。

二、鉴别试验 🅔 微课2

《中国药典》维生素 B_1 鉴别项下收载的鉴别方法有硫色素反应、氯化物反应和红外分光光度法3 种。

（一）硫色素反应

1. 鉴别方法　取供试品约 5mg，加氢氧化钠试液 2.5ml 溶解后，加铁氰化钾试液 0.5ml 与正丁醇 5ml，强力振摇 2 分钟，放置使分层，上面的醇层显强烈的蓝色荧光；加酸使成酸性，荧光即消失；再加碱使成碱性，荧光又显出。

2. 原理　维生素 B_1 结构中的噻唑环在碱性介质中可开环，与嘧啶环上的氨基环合，被铁氰化钾氧化成硫色素。硫色素溶于正丁醇或异丁醇中，显蓝色荧光。反应式如下：

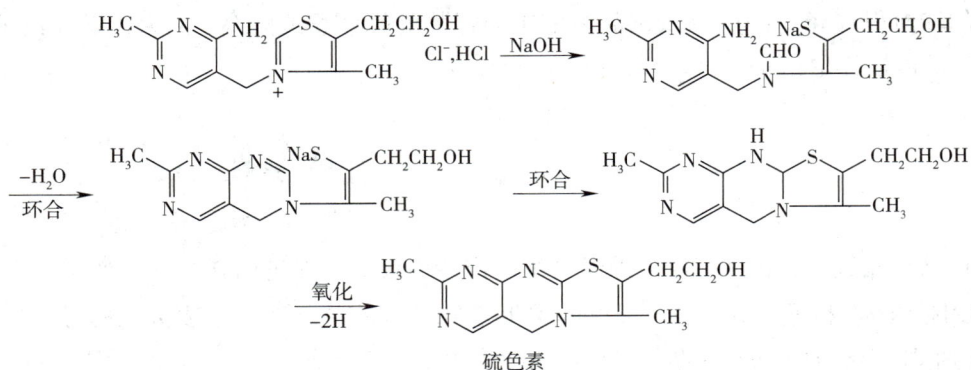

硫色素

（二）氯化物反应

维生素 B_1 的水溶液显氯化物的鉴别反应。《中国药典》用此法对维生素 B_1 及其制剂进行鉴别。

（三）红外分光光度法

《中国药典》中维生素 B_1 原料药用本法鉴别。

鉴别方法　取本品适量，加水溶解，水浴蒸干，在 105℃ 干燥 2 小时测定，其红外光吸收图谱应与对照图谱（光谱集 1205 图）一致。

三、杂质检查

维生素 B_1 的检查项目较多，有酸度、溶液的澄清度与颜色、硫酸盐、硝酸盐、有关物质、干燥失重、炽灼残渣、铁盐、重金属、总氯量，共计十项。下面介绍硝酸盐、有关物质和总氯量的检查方法。

（一）硝酸盐

维生素 B_1 在合成工艺中使用了硝酸盐，故需用靛胭脂法检查其限量。

检查方法　取本品 1.0g，加水溶解并稀释至 100ml，取 1.0ml，加水 4.0ml 与 10% 氯化钠溶液 0.5ml，摇匀，精密加稀靛胭脂试液〔取靛胭脂试液，加等量的水稀释。临用前，量取本液 1.0ml，用水稀释至 50ml，照紫外－可见分光光度法，在 610nm 的波长处测定，吸光度应为 0.3 ~ 0.4〕1ml，摇匀，沿管壁缓缓加硫酸 5.0ml，立即缓缓振摇 1 分钟，放置 10 分钟，与标准硝酸钾溶液（精密称取在 105℃ 干燥至恒重的硝酸钾 81.5mg，置 50ml 量瓶中，加水溶解并稀释至刻度，摇匀，精密量取 5ml，置 100ml 量瓶中，用水稀释至刻度，摇匀。每 1ml 相当于 50μg 的 NO_3）0.50ml 用同法制成的对照液比较，不得更浅（0.25%）。

（二）有关物质

色谱条件与系统适用性试验　用十八烷基硅烷键合硅胶为填充剂；以甲醇－乙腈－0.02mol/L 庚烷磺酸钠溶液（含 1% 三乙胺，用磷酸调节 pH 值至 5.5）（9 : 9 : 82）为流动相；检测波长为 254nm。理论板数按维生素 B_1 峰计算不低于 2000，维生素 B_1 峰与相邻峰的分离度均应符合要求。

检查方法　取本品，精密称定，用流动相溶解并稀释制成每 1ml 中约含 1mg 的溶液，作为供试品溶液；精密量取供试品溶液 1ml，置 100ml 量瓶中，加流动相稀释至刻度，摇匀，作为对照溶液。精密量取供试品溶液与对照溶液各 20μl，分别注入液相色谱仪，记录色谱图至主成分峰保留时间的 3 倍。供试品溶液色谱图中如有杂质峰，各杂质峰面积的和不得大于对照溶液主峰面积 0.5 倍（0.5%）。

（三）总氯量

取本品约 0.2g，精密称定，加水 20ml 溶解后，加稀醋酸 2ml 与溴酚蓝指示液 8 ~ 10 滴，用硝酸银滴定液（0.1mol/L）滴定至显蓝紫色。每 1ml 硝酸银滴定液（0.1mol/L）相当于 3.54mg 的氯（Cl）。按干燥品计算，含总氯量应为 20.6% ~ 21.2%。

四、含量测定

维生素 B_1 及其制剂常用的含量测定方法有非水溶液滴定法、紫外－可见分光光度法和硫色素荧光法等。《中国药典》用非水溶液滴定法测定维生素 B_1 原料药的含量，用紫外－可见分光光度法测定维生素 B_1 制剂的含量。

（一）非水溶液滴定法

此法操作简便、结果准确，各国药典广泛用作原料药的测定方法。

1. 基本原理　维生素 B_1 为有机碱盐酸盐，分子结构中含有两个碱性基团，即嘧啶环上的氨基和噻唑环上的季铵基团，在非水溶液中均可与高氯酸定量反应，所以维生素 B_1 与高氯酸反应的摩尔比为 1 : 2。以电位滴定法指示终点，根据消耗高氯酸滴定液的体积计算维生素 B_1 的含量。

2. 测定方法　取本品约 0.12g，精密称定，加冰醋酸 20ml，微热使溶解，放冷，加醋酐 30ml，照电位滴定法，用高氯酸滴定液（0.1mol/L）滴定，并将滴定的结果用空白试验校正。每1ml高氯酸滴定液（0.1mol/L）相当于16.86mg的$C_{12}H_{17}ClN_4OS \cdot HCl$（分子量337.27）。

（二）紫外–可见分光光度法

1. 基本原理 维生素B_1分子结构中具有共轭双键，在紫外光区有吸收。在pH=2的溶液中，于246nm波长处有最大吸收，测其吸光度即可计算含量。

2. 测定方法 取维生素B_1片20片，精密称定，研细，精密称取适量（约相当于维生素$B_1$25mg），置100ml量瓶中，加盐酸溶液（9→1000）约70ml，振摇15分钟使维生素B_1溶解，用上述溶剂稀释至刻度，摇匀，用干燥滤纸滤过，精密量取续滤液5ml，置另一100ml量瓶中，再加上述溶剂稀释至刻度，摇匀，照紫外–可见分光光度法，在246nm波长处测定吸光度，按$C_{12}H_{17}C1N_4OS \cdot HCl$的吸收系数（$E_{1cm}^{1\%}$）为421计算，即得。《中国药典》规定，维生素$B_1$片的含量应为标示量的90.0%~110.0%。计算公式见式（8–9）。

$$标示量(\%) = \frac{A \times 1\% \times V \times D \times 平均片重}{E_{1cm}^{1\%} \times m_S \times 标示量} \times 100\% \tag{8-9}$$

式中，A为供试品溶液的吸光度；$E_{1cm}^{1\%}$为供试品的百分吸收系数；D为供试品的稀释倍数；V为供试品初次配制的体积，ml；m_S为维生素B_1片粉的称样量，g。

知识链接

维生素B_1含量测定方法的改进

随着分析检测技术的发展，药物的检验方法也在不断改进。硅钨酸重量法曾经是测定维生素B_1的经典方法，其结果准确、稳定，但操作繁琐、费时。《中国药典》从1995年版起，维生素B_1的含量测定改用非水溶液滴定法，以喹哪啶红–亚甲蓝混合液为指示剂，用高氯酸滴至溶液显天蓝色，30秒钟不褪色为终点。用此法测定时，为消除盐酸对测定的干扰，滴定前需加醋酸汞的冰醋酸溶液，使之与盐酸生成不解离的氯化汞。但醋酸汞有剧毒，严重污染环境。为减少环境污染，践行"绿水青山就是金山银山"的发展理念，自《中国药典》2010年版起，维生素B_1含量测定以电位滴定法指示终点。

第四节 维生素C的分析

PPT

维生素C又称作L–抗坏血酸，广泛存在于新鲜的水果、蔬菜中，特别是柑橘、猕猴桃、枣、辣椒、苦瓜、西红柿等食品中含量尤其丰富。人体严重缺乏时可引起坏血病，表现齿龈肿胀、出血，皮下瘀点，关节及肌肉疼痛等。

《中国药典》收载的品种有维生素C及其制剂（片剂、泡腾片、泡腾颗粒、颗粒、注射液）、维生素C钠和维生素C钙。

一、结构与性质

（一）化学结构

维生素C在化学结构上和糖类十分相似，有2个手性碳原子（C_4，C_5），4个光学异构体，其中以

L－构型右旋体的生物活性最强，《中国药典》及美、英、日等国家药典收载的均为 L（＋）－抗坏血酸。结构式为：

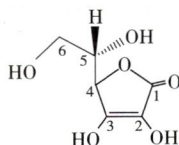

（二）理化性质

维生素 C 分子结构中具有与羰基共轭的烯二醇结构及五元内酯环，性质极为活泼。

1. 溶解性　本品为白色结晶或结晶性粉末；在水中易溶，水溶液呈酸性，在乙醇中略溶，在三氯甲烷或乙醚中不溶。

2. 旋光性　维生素 C 分子结构中有 4 个光学异构体，其中 L（＋）－抗坏血酸活性最强。含本品为 0.10g/ml 的水溶液，比旋度为 ＋20.5°～＋21.5°。

3. 酸性　维生素 C 结构中具有烯二醇基，具有酸性。其中 C_3－OH 由于受共轭效应的影响，酸性较强（$pK_1 = 4.17$）；C_2－OH 与羰基形成分子内氢键而酸性极弱（$pK_2 = 11.57$），故维生素 C 一般表现为一元酸，可与碳酸氢钠作用生成钠盐。

4. 还原性　维生素 C 分子结构中的烯二醇基具有极强的还原性，易被氧化为具有二酮基结构的去氢维生素 C，加氢又可还原为维生素 C。在碱性溶液或强酸性溶液中，去氢维生素 C 可进一步水解生成二酮古洛糖酸而失去活性。此性质常用于鉴别和含量测定。

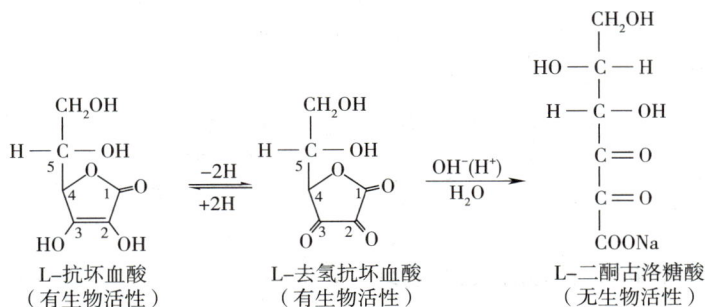

L－抗坏血酸　　　　L－去氢抗坏血酸　　　　L－二酮古洛糖酸
（有生物活性）　　　（有生物活性）　　　　（无生物活性）

5. 糖类的性质　维生素 C 的化学结构与糖类似，具有糖的性质和反应。如：维生素 C 在三氯醋酸或盐酸存在下水解、脱羧生成戊糖，再失水，转化为糠醛，加入吡咯，加热至 50℃产生蓝色。

6. 紫外吸收特性　由于维生素 C 分子结构中具有共轭双键，其稀盐酸溶液在 243nm 波长处有最大吸收，在中性或碱性条件下，则最大吸收波长红移至 265nm 处。

二、鉴别试验

《中国药典》收载的维生素 C 原料药及各种制剂的鉴别方法有多种，分别介绍如下。

（一）与硝酸银试液反应

《中国药典》采用该方法鉴别维生素 C 原料药及除注射剂外的其他制剂。

1. 方法　取供试品 0.2g，加水 10ml 溶解后，取该溶液 5ml，加硝酸银试液 0.5ml，即生成银的黑色沉淀。

2. 原理　维生素 C 结构中烯二醇基具有较强的还原性，可被硝酸银氧化为去氢抗坏血酸，同时产生黑色的单质银沉淀。反应式如下：

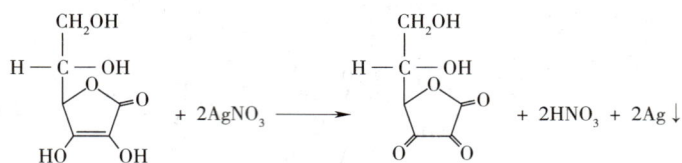

（二）与 2，6 - 二氯靛酚钠试液反应

《中国药典》采用该方法鉴别维生素 C 原料药、除注射剂外的其他制剂及维生素 C 钙。

1. 方法　取供试品 0.2g，加水 10ml 溶解后，取溶液 5ml，加 2，6 - 二氯靛酚钠试液 1~2 滴，试液的颜色即消失。

2. 原理　2，6 - 二氯靛酚钠为一具有氧化性的染料，其氧化型在酸性介质中为玫瑰红色，在碱性介质中为蓝色，当与维生素 C 作用后生成还原型的无色酚亚胺，颜色消失。反应式如下：

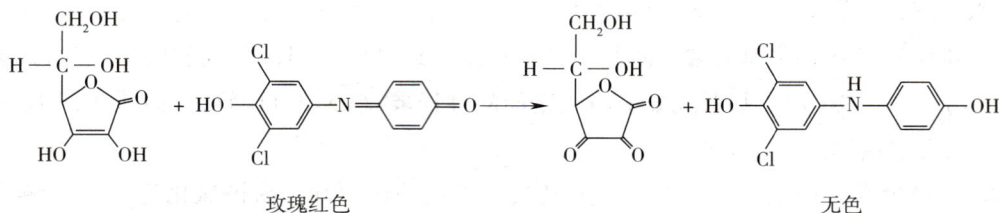

实例分析

实例　药品检验员有两瓶原料药分别为维生素 B$_1$ 和维生素 C，但瓶上的标签却已掉落。药品检验员需要将掉落的标签重新贴好。

问题　采用哪些化学方法能区分维生素 B$_1$ 和维生素 C？

答案解析

（三）与亚甲蓝乙醇溶液反应

《中国药典》从 2010 年版起新增此方法鉴别维生素 C 注射液。

1. 方法　取维生素 C 注射液，用水稀释制成 1ml 中含维生素 C 10mg 的溶液，取 4ml，加 0.1mol/L 的盐酸溶液 4ml，混匀，加 0.05% 亚甲蓝乙醇溶液 4 滴，置 40℃ 水浴中加热，3 分钟内溶液应由深蓝色变为浅蓝色或完全褪色。

2. 原理　维生素 C 具有还原性，可还原亚甲蓝，使深蓝色的亚甲蓝褪色。

（四）与碱性酒石酸铜试液反应

《中国药典》采用该方法鉴别维生素 C 钠。

1. 方法　取维生素 C 钠水溶液（1→50）4ml，加 0.1mol/L 盐酸溶液 1ml，加碱性酒石酸铜试液数滴，加热，生成红色沉淀。

2. 原理　维生素 C 与碱性酒石酸铜共热，可将 Cu^{2+} 还原生成红色氧化亚铜沉淀。

（五）红外分光光度法

《中国药典》采用红外分光光度法鉴别维生素 C 原料药和维生素 C 钠、维生素 C 钙。它们的红外吸收图谱应分别与各自的对照图谱一致。维生素 C 的主要特征峰见图 8 - 3。

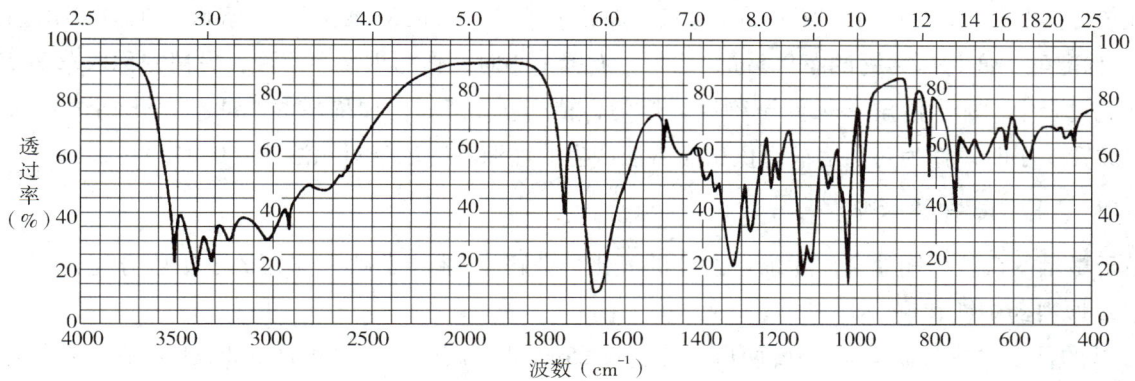

图 8-3　维生素 C 的红外吸收光谱图

（六）薄层色谱法

《中国药典》从 2010 年版起新增了用薄层色谱法鉴别维生素 C 所有制剂。

鉴别方法　维生素 C 片为例。取本品细粉适量（约相当于维生素 C 10mg），加水 10ml，振摇使维生素 C 溶解，滤过，取滤液作为供试品溶液；另取维生素 C 对照品，加水溶解并稀释制成 1ml 中约含 1mg 的溶液，作为对照品溶液。照薄层色谱法试验，吸取上述两种溶液各 2μl，分别点于同一硅胶 GF_{254} 薄层板上，以乙酸乙酯 - 乙醇 - 水（5：4：1）为展开剂，展开，晾干，立即（1 小时内）置紫外光灯（254nm）下检视。供试品溶液所显主斑点的位置和颜色应与对照品溶液的主斑点相同。

即学即练 8-2

维生素 C 的鉴别反应，常采用的试剂有（　　）

A. 碱性酒石酸铜　　　　　B. 硝酸银　　　　　C. 2，6 - 二氯靛酚钠

D. 碘化铋钾　　　　　　　E. 乙酰丙酮

三、杂质检查

维生素 C 检查项目包括溶液的澄清度与颜色、草酸、炽灼残渣、铁、铜、重金属和细菌内毒素等。

（一）溶液的澄清度与颜色

维生素 C 及其制剂在贮存期间易变色，且颜色随贮藏时间延长而逐渐加深。这是由于维生素 C 的水溶液在高于或低于 pH 5～6 时，受空气、光线和温度等影响，分子中的内酯环发生水解，进一步发生脱羧，生成糠醛并聚合而呈现颜色，所生成的有色杂质在 420nm（原料和注射液）或 440nm（片剂）处有紫外吸收，而维生素 C 在此波长处无吸收，因此《中国药典》采用紫外 - 可见分光光度法，通过测定吸光度控制维生素 C 原料和注射液、片剂中的有色杂质限量。

检查方法　取本品 3.0g，加水 15ml，振摇使溶解，溶液应澄清无色，如显色，将溶液经 4 号垂熔玻璃漏斗滤过，取滤液，照紫外 - 可见分光光度法，在 420nm 的波长处测定吸光度，不得过 0.03。

（二）草酸

草酸与钙等金属离子作用易产生沉淀，所以《中国药典》从 2010 年版起对维生素 C 原料、注射液

和维生素 C 钠中的草酸进行检查和控制。

检查方法　以原料为例。取本品 0.25g，加水 4.5ml，振摇使维生素 C 溶解，加氢氧化钠试液 0.5ml、稀醋酸 1ml 与氯化钙试液 0.5ml，摇匀，放置 1 小时，作为供试品溶液；另精密称取草酸 75mg，置 500ml 量瓶中，加水溶解并稀释至刻度，摇匀，精密量取 5ml，加稀醋酸 1ml 与氯化钙试液 0.5ml，摇匀，放置 1 小时，作为对照溶液。供试品溶液产生的浑浊不得浓于对照溶液（0.3%）。

（三）铁盐和铜盐的检查

由于微量的铁盐和铜盐会加速维生素 C 的氧化、分解，《中国药典》采用原子吸收分光光度法检查维生素 C 原料药中铁和铜。

1. 铁的检查方法　取本品 5.0g 两份，分别置 25ml 的量瓶中，一份中加 0.1mol/L 硝酸溶液溶解并稀释至刻度，摇匀，作为供试品溶液（B）；另一份中加标准铁溶液（精密称取硫酸铁铵 863mg，置 1000ml 量瓶中，加 1mol/L 硫酸溶液 25ml，用水稀释至刻度，摇匀，精密量取 10ml，置 100ml 量瓶中，用水稀释至刻度，摇匀）1.0ml，加 0.1mol/L 硝酸溶液溶解并稀释至刻度，摇匀，作为对照溶液（A）。照原子吸收分光光度法，在 248.3nm 的波长处分别测定，应符合规定［若 A 和 B 溶液测得吸光度分别为 a 和 b，则要求 $b \leqslant (a-b)$］。

2. 铜的检查方法　取本品 2.0g 两份，分别置 25ml 量瓶中，一份中加 0.1mol/L 硝酸溶液溶解并稀释至刻度，摇匀，作为供试品溶液（B）；另一份中加标准铜溶液（精密称取硫酸铜 393mg，置 1000ml 量瓶中，加水溶解并稀释至刻度，摇匀，精密量取 10ml，置 100ml 量瓶中，加水稀释至刻度，摇匀）1.0ml，加 0.1mol/L 硝酸溶液溶解并稀释至刻度，摇匀，作为对照溶液（A）。照原子吸收分光光度法，在 324.8nm 波长处分别测定，应符合规定。

（四）细菌内毒素

供注射用的维生素 C 需检查细菌内毒素。

检查方法　取本品，加碳酸钠（170℃加热 4 小时以上）适量，使混合，依"细菌内毒素检查法"检查，每 1mg 维生素 C 中含内毒素的量应小于 0.020EU。

四、含量测定

维生素 C 具有强还原性，可被不同氧化剂定量氧化，因此可用氧化还原滴定法测定其含量，如碘量法、2，6-二氯靛酚滴定法等。《中国药典》历版都用碘量法测定维生素 C 及制剂含量。

（一）碘量法

1. 基本原理　维生素 C 在稀醋酸酸性条件下可被碘定量氧化，以淀粉为指示剂，终点时溶液显蓝色。根据消耗碘滴定液的体积可计算出维生素 C 的含量。反应式为：

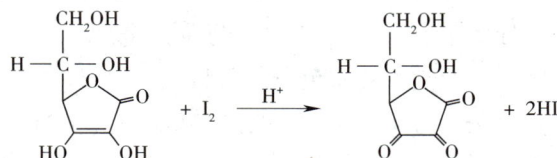

2. 测定方法　维生素 C 原料药为例。取本品约 0.2g，精密称定，加新沸过的冷水 100ml 与稀醋酸 10ml 使溶解，加淀粉指示液 1ml，立即用碘滴定液（0.05mol/L）滴定，至溶液显蓝色并在 30 秒钟内不

褪。每 1ml 碘滴定液（0.05mol/L）相当于 8.806mg 的 $C_6H_8O_6$。

3. 讨论 ①由于在酸性介质中受空气中氧的氧化速度减慢，所以滴定时须加入稀醋酸 10ml（维生素 C 钠应加入 H_2SO_4）使滴定在酸性溶液中进行。但样品溶于稀酸后仍需立即滴定。②需用新沸过的冷水溶解供试品，以减少水中溶解的氧对滴定的影响。③本法测定维生素 C 片、泡腾片、颗粒剂和注射剂含量，滴定前需进行必要的处理，以消除制剂中辅料对测定的干扰。如片剂溶解后应过滤；注射剂滴定前加入 2ml 丙酮作掩蔽剂，以消除注射液中抗氧剂焦亚硫酸钠或亚硫酸氢钠对测定的影响。

（二）2，6 – 二氯靛酚滴定法

1. 基本原理 维生素 C 的强还原性可使 2，6 – 二氯靛酚还原而褪色。滴定时，2，6 – 二氯靛酚与维生素 C 在酸性溶液中定量发生氧化还原反应，终点前溶液为无色，终点时 2，6 – 二氯靛酚过量一滴即可使溶液显玫瑰红色，无需另加指示剂指示终点。

2. 测定方法 精密量取本品适量（约相当于维生素 C 50mg，如有必要，先用水稀释），置 100ml 量瓶中，加偏磷酸 – 醋酸试液 20ml，用水稀释至刻度，摇匀。精密量取稀释液适量（约相当于维生素 C 2mg）置 50ml 锥形瓶中，加偏磷酸 – 醋酸试液 5ml，用 2，6 – 二氯靛酚滴定液滴定至溶液显玫瑰红色，并持续 5 秒钟不褪。另取偏磷酸 – 醋酸试液 5.5ml，加水 15ml，用 2，6 – 二氯靛酚滴定液滴定，作为空白试验校正。

3. 讨论 ①本法并非维生素 C 的专属反应，其他还原性物质对测定也有干扰，但维生素 C 较干扰物质的氧化速度快，故应快速滴定以减少干扰物质的影响，同时也减少了滴定过程中维生素 C 被空气氧化。②2，6 – 二氯靛酚滴定液贮存时易缓缓分解，故需经常标定，贮存期不宜超过 1 周。③该法多用于含维生素 C 的制剂及食品中维生素 C 的分析。

📝 实践实训

实训十　碘滴定液的标定 ⓔ 微课3

PPT

一、目的要求

1. 掌握碘滴定液（0.05mol/L）的配制和标定方法。
2. 熟悉滴定液配制及标定要求，熟悉用淀粉指示剂判断滴定终点。
3. 能及时正确记录实验数据，会数据处理和结果判断。

二、基本原理

碘滴定液是常用的滴定液，《中国药典》用硫代硫酸钠滴定液进行标定。碘具有氧化性，在酸性条件和过量的碘化钾存在下，碘可被硫代硫酸钠滴定。反应原理为：

$$2Na_2S_2O_3 + I_2 \longrightarrow Na_2S_4O_6 + 2NaI$$

三、仪器与试剂

1. 仪器 药匙，天平，量筒（50ml），量瓶（1000ml），垂熔玻璃漏斗，移液管（25ml），碘量瓶（250ml），碱式（或两用）滴定管（50ml 或 25ml），棕色玻璃瓶。

2. 试剂 碘，碘化钾，盐酸，淀粉指示液（临用新制），硫代硫酸钠滴定液（0.1mol/L）。

四、实训内容

1. 配制方法 取碘 13.0g，加碘化钾 36g 与水 50ml 溶解后，加盐酸 3 滴与水适量使成 1000ml，摇匀，用垂熔玻璃滤器滤过。置玻璃塞的棕色玻瓶中，密闭，置于凉处，待 1 周后标定。

2. 标定方法 精密量取本液 25ml，置碘瓶中，加水 100ml 与盐酸溶液（9→100）1ml，轻摇混匀，用硫代硫酸钠滴定液（0.1mol/L）滴定至近终点时，加淀粉指示液 2ml，继续滴定至蓝色消失。根据硫代硫酸钠滴定液（0.1mol/L）的消耗量，算出本液的浓度，即得。滴定液配制及标定要求同前面氢氧化钠滴定液的配制与标定。

3. 计算公式

$$c_{碘} = \frac{V_{硫代硫酸钠} \times c_{硫代硫酸钠}}{2V_{碘}}$$

五、注意事项

1. 碘在水中几乎不溶，且有挥发性，但在碘化钾的水溶液中能形成三碘络离子（I_3^-）而溶解，并可降低碘的挥发性，而碘的氧化性并不改变。因此在配制中，为促使碘的溶解，宜先将碘化钾 36g 置具塞锥形瓶中，加水 50ml 溶解制成高浓度的碘化钾溶液后再加入研细的碘 13.0g，振摇使碘完全溶解；而后加盐酸 3 滴，再加水稀释使成 1000ml，摇匀，经 3 号垂熔玻璃漏斗滤过，即得。

2. 加入盐酸的作用是除去碘中微量碘酸盐杂质，防止碘在碱性溶液中发生自身氧化还原反应；并在与硫代硫酸钠反应过程中用于中和硫代硫酸钠滴定液中加有的稳定剂（Na_2CO_3）。

3. 本滴定液具有挥发性和腐蚀性，应贮存于具有玻塞的棕色（或用黑布包裹）玻瓶中，避免与软木塞或橡皮塞等有机物接触。

六、思考题

1. 为什么要在配制后 1 周再标定？
2. 硫代硫酸钠滴定液中为什么要加 Na_2CO_3？

七、实训评价

表 8-6 碘滴定液的标定实训评价参考表

评价内容	分值	目标要求	得分
实训态度	10 分	无迟到早退，预习充分、实训认真、与他人合作良好	
仪器试剂准备	5 分	正确选用仪器、试剂，数量足够而不浪费	
配制滴定液	20 分	称量、过滤等操作正确、熟练，取样量符合要求	
标定	40 分	仪器洗涤符合要求，移液、滴定操作熟练、读数和终点判断正确	
操作现场整理	10 分	操作台面整洁、仪器洗涤或复原、试剂及时归位	
数据记录及报告	15 分	记录完整、结果计算正确	
总计	100 分		

实训十一　维生素 C 片的含量测定 📱微课4

PPT

一、目的要求

1. 掌握直接碘量法测定维生素 C 片含量的原理和操作方法。
2. 熟悉常用辅料对制剂含量测定的影响和排除干扰的方法。
3. 能及时正确记录实验数据，会结果的计算和判断。

二、基本原理

维生素 C 结构中的烯二醇结构具有较强的还原性，在稀醋酸溶液中可被碘定量氧化。以淀粉为指示剂，终点时溶液显蓝色。根据消耗碘滴定液的体积可计算出维生素 C 的含量。反应式为：

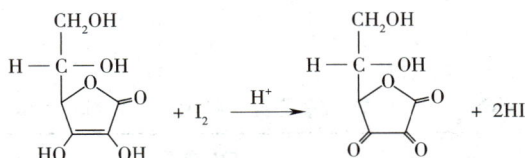

$$
\begin{array}{ccc}
\underset{\text{(烯二醇结构)}}{\text{烯二醇}} & + \text{I}_2 \xrightarrow{\text{H}^+} & + 2\text{HI}
\end{array}
$$

测定维生素 C 片含量时，应加稀醋酸溶解，过滤除去赋形剂的干扰。《中国药典》收载维生素 C 片的规格有：25mg；50mg；100mg；250mg。均要求：本品含维生素 C（$C_6H_8O_6$）应为标示量的 93.0% ~ 107.0%。

三、仪器与试剂

1. 仪器　电子天平（感量为 0.1mg），药匙，研钵，量瓶（100ml），胶头滴管，量筒（100ml、10ml），烧杯，漏斗，玻棒，移液管（50ml），洗耳球，酸式滴定管（25ml），碘量瓶（250ml）等。耗材：称量纸，滤纸。

2. 试剂　维生素 C 片，稀醋酸，淀粉指示液（临用新制），碘滴定液（0.05mol/L）。

四、实训内容

取本品 20 片，精密称定，研细，精密称取适量（约相当于维生素 C 0.2g），置 100ml 量瓶中，加新沸过的冷水 100ml 与稀醋酸 10ml 的混合液适量，振摇使维生素 C 溶解并稀释至刻度，摇匀，迅速滤过，精密量取续滤液 50ml，加淀粉指示液 1ml，立即用碘滴定液（0.05mol/L）滴定，至溶液显蓝色并持续 30 秒钟不褪。每 1ml 碘滴定液（0.05mol/L）相当于 8.806mg 的 $C_6H_8O_6$。平行操作 2 次，按下式计算维生素 C 片的标示百分含量。

$$
\text{标示量（\%）} = \frac{TVF \times \text{平均片重}}{m_S \times \dfrac{50}{100} \times \text{标示量} \times 1000} \times 100\%
$$

式中，T 为滴定度，mg/ml；V 为供试品测定消耗滴定液的体积，ml；F 为滴定液浓度校正因数；m_S 为供试品的取样量，g。

五、注意事项

1. 用碘量法测维生素 C 片时，应考虑辅料对测定的影响，片粉溶解后滤过，取续滤液测定，以消除辅料干扰。

2. 实验中溶解过滤要注意规范操作，用干燥滤纸过滤，滤纸紧贴漏斗壁，防止产生气泡影响过滤速度。

3. 碘滴定液为有色溶液，读数时应读取溶液最高点（平面）。

六、思考题

1. 溶解样品时为什么要用新煮沸放冷的纯化水？

2. 加稀醋酸的目的是什么？

七、实训评价

表 8 – 7　维生素 C 片的含量测定实训评价参考表

评价内容	分值	目标要求	得分
实训态度	10 分	预习充分、实训认真、与他人合作良好	
仪器试剂准备	5 分	正确选用仪器、试剂，数量足够而不浪费	
称量、配液	30 分	称量、定容、过滤、移液等操作正确、熟练	
滴定操作	30 分	操作熟练、读数正确、计算正确	
操作现场整理	10 分	操作台面整洁、仪器洗涤或复原、试剂及时归位	
数据记录及报告	15 分	记录完整、结果正确	
总计	100 分		

实训十二　维生素 E 的含量测定 🅴 微课 5

PPT

一、目的要求

1. 掌握气相色谱法测定维生素 E 含量的原理。

2. 熟悉气相色谱法的一般操作方法及气相色谱仪的保养维护。

3. 能及时正确记录实验数据，会结果计算和判断。

二、基本原理

维生素 E 原料及制剂各国药典多采用气相色谱法，该法具有高度选择性，可分离维生素 E 及其异构体，选择性地测定维生素 E。维生素 E 的沸点虽高达 350℃，但仍可不经衍生化直接用气相色谱法测定含量。《中国药典》收载的维生素 E 及其制剂均采用气相色谱法测定含量。

三、仪器与试剂

1. 仪器　气相色谱仪，微量注射器，电子天平（感量为 0.01mg），量瓶（50ml），移液管（1ml、

10ml），棕色具塞锥形瓶等。

2. 试剂　正三十二烷（色谱纯），正己烷（色谱纯），维生素 E 对照品，维生素 E。

四、实训内容

（一）气相色谱仪的使用

1. 一般检查

（1）气相色谱仪属于国家规定需检定的计量仪器，应按规定定期进行检定，并符合规定。

（2）仪器的各调节旋钮、按键和开关应功能正常，指示灯显示准确。管路为无死体积连接，气路中无堵塞和漏气，在设定的检测器灵敏度条件下，基线噪声和漂移应能满足分析要求。

（3）具体仪器在使用前应仔细阅读仪器说明书或操作规程。

2. 仪器操作一般步骤

（1）打开稳压电源。

（2）打开氮气阀，打开净化器上的载气开关阀，然后检查是否漏气，保证气密性良好。

（3）调节总流量为适当值（根据刻度的流量表测得）。

（4）调节分流阀使分流流量为实验所需的流量（用皂膜流量计在气路系统面板上实际测量），柱流量即为总流量减去分流量。

（5）打开空气、氢气开关阀，调节空气、氢气流量为适当值。

（6）根据实验需要设置柱温、进样口温度和 FID 检测器温度。

（7）打开计算机与工作站。

（8）FID 检测器温度达到 150℃以上，按 FIRE 键点燃 FID 检测器火焰。

（9）设置 FID 检测器灵敏度和输出信号衰减。

（10）待所设参数达到设置，基线稳定后即可进样分析。

（11）用微量注射器吸取液体试样，应先用少量试样洗涤多次，再慢慢抽入试样，并稍多于需要量。如内有气泡则将针头朝上，使气泡上升排出，再将过量的试样排出，用滤纸擦净针头外部。进样时，注射器针头全部插入进样口，迅速注入试样，完成后立即拔出注射器，整个动作应进行得稳当、连贯、迅速。

（12）分析完毕，关掉恒温箱、进样器和检测器的加热器，使系统开始降温。再关掉氢气和空气。待温度降到 30℃以下，再关掉仪器开关，断开仪器电源，最后关掉氮气。

（二）维生素 E 的含量测定

1. 色谱条件与系统适用性试验　以硅酮（OV－17）为固定液，涂布浓度为 2% 的填充柱，或用 100% 二甲基聚硅氧烷为固定液的毛细管柱，柱温 265℃。理论板数按维生素 E 峰计算不低于 500（填充柱）或 5000（毛细管柱），维生素 E 峰与内标物质峰的分离度应符合要求。

2. 测定方法

（1）校正因子的测定　取正三十二烷适量，加正己烷溶解并稀释成每 1ml 中含 1.0mg 的溶液，作为内标溶液。另取维生素 E 对照品约 20mg，精密称定，置棕色具塞瓶中，精密加内标溶液 10ml，密塞，振摇使溶解，取 1～3μl 注入气相色谱仪，计算校正因子。

（2）测定法　取本品约 20mg，精密称定，置棕色具塞瓶中，精密加内标溶液 10ml，密塞，振摇使溶解，取 1～3μl 注入气相色谱仪，测定，计算，即得。

3. 计算

（1）计算校正因子

$$校正因子(f) = \frac{A_S \times c_R}{A_R \times c_S}$$

式中，A_S 为标准溶液中内标物的峰面积；A_R 为标准溶液中维生素 E 对照品的峰面积；c_S 为内标物浓度，mg/ml；c_R 为维生素 E 对照品的浓度，mg/ml。

（2）计算供试品中维生素 E 的百分含量

$$含量(\%) = \frac{f \times A_X \times c'_S \times V}{A'_S \times m_S} \times 100\%$$

式中，A_X 为供试品的峰面积；V 为供试品溶液的体积，ml；A'_S 为供试品溶液中内标物的峰面积；c'_S 为内标物浓度，mg/ml；m_S 为供试品取样量，mg。

五、注意事项

1. 氢气发生器液位不得过高或过低。
2. 空气源每次使用后必须进行放水操作。
3. 进样操作要迅速，每次操作要保持一致。
4. 使用完毕后须在记录本上记录使用情况。

六、思考题

1. 气相色谱测定维生素 E 含量时为什么使用内标法？
2. 试述气相色谱法的特点及分析适用范围。
3. 维生素 E 含量测定的其他方法有哪些？各有什么特点？

七、实训评价

表 8－8 维生素 E 的含量测定实训评价参考表

评价内容	分值	目标要求	得分
实训态度	5 分	预习充分、实训认真、与他人合作良好	
仪器试剂准备	5 分	正确选用仪器、试剂，数量足够而不多余	
样品溶液配制	20 分	样品取样、称量正确，溶液定量配制熟练	
气相色谱仪操作	20 分	操作正确、熟练、判断正确	
含量测定	25 分	读数准确、操作熟练、计算正确	
操作现场整理	10 分	操作台面整洁、仪器洗涤或复原、试剂及时归位	
数据记录及报告	15 分	记录完整、结果正确	
总计	100 分		

目标检测

答案解析

一、单项选择题

1. 三点校正法测定维生素 A 醋酸酯含量时，吸光度的校正公式为（ ）

    A. $A_{328(校)} = 3.52（2A_{328} + A_{316} + A_{340}）$ B. $A_{328(校)} = 3.52（2A_{316} - A_{328} - A_{340}）$

    C. $A_{328(校)} = 3.52（2A_{340} - A_{328} - A_{316}）$ D. $A_{328(校)} = 3.52（2A_{328} - A_{316} - A_{340}）$

2. 可采用三氯化锑反应进行鉴别的药物为（ ）

    A. 维生素 A   B. 维生素 B_1 C. 维生素 C   D. 维生素 E

3. 可与硝酸试剂生成橙红色的维生素是（ ）

    A. 维生素 A   B. 维生素 B_1 C. 维生素 C   D. 维生素 E

4. 需检查特殊杂质游离生育酚的药物是（ ）

    A. 维生素 A   B. 维生素 B_1 C. 维生素 C   D. 维生素 E

5. 《中国药典》（2020 年版）测定维生素 E 含量的方法为（ ）

    A. 气相色谱法   B. 高效液相色谱法   C. 碘量法   D. 荧光分光光度法

6. 能发生硫色素特征反应的药物是（ ）

    A. 维生素 A   B. 维生素 B_1 C. 维生素 C   D. 维生素 E

7. 《中国药典》（2020 年版）规定维生素 B_1 原料药的含量测定方法为（ ）

    A. 碘量法   B. 非水溶液滴定法   C. 紫外 – 可见分光光度法   D. 酸性染料比色法

8. 2，6 – 二氯靛酚法测定维生素 C 含量，终点时溶液（ ）

    A. 红色→无色   B. 蓝色→无色   C. 无色→红色   D. 无色→蓝色

9. 可与 $AgNO_3$ 反应生成黑色沉淀的维生素是（ ）

    A. 维生素 A   B. 维生素 B_1 C. 维生素 C   D. 维生素 E

10. 测定维生素 C 注射液含量时，加入丙酮的目的是（ ）

    A. 保持维生素 C 的稳定   B. 增加维生素 C 的溶解度

    C. 消除注射液中抗氧剂的干扰   D. 加快反应速度

二、多项选择题

1. 维生素 C 的鉴别方法包括（ ）

    A. 与硝酸银反应生成黑色银沉淀

    B. 与碱性酒石酸铜试液反应生成砖红色沉淀

    C. 在三氯醋酸存在下水解，脱羧，失水，再加入吡咯加热至 50℃产生蓝色

    D. 在碱性溶液中被铁氰化钾氧化生成硫色素，硫色素溶于正丁醇显蓝紫色荧光

    E. 在三氯甲烷溶液中，与三氯化锑试液反应即显蓝色，渐变为紫红色

2. 鉴别维生素 B_1 的反应包括（ ）

    A. 羟肟酸铁反应   B. Kober 反应   C. 硫色素反应

    D. 与硅钨酸反应   E. 与苦酮酸反应

3. 碘量法测定维生素 C 注射液含量时需下列条件（　　）

    A. 加入乙醇　　　　　　　　　B. 加入丙酮　　　　　　　　C. 稀醋酸酸性下

    D. 淀粉指示液　　　　　　　　E. 碘化钾 – 淀粉指示液

4. 下面哪些描述适用于维生素 A 结构及性质（　　）

    A. 分子具有烯二醇结构，易被氧化

    B. 具有较长的全反式共轭多烯醇结构

    C. 含酯键，经水解后产生苯并二氢吡喃衍生物，易被氧化

    D. 与三氯化锑反应呈不稳定的蓝色，很快转变为紫红色

    E. 样品用无水乙醇溶解后，加硝酸加热后，呈橙红色

三、问答题

1. 什么是三点校正法？等波长差法和等吸收比法的测定对象、最大吸收波长和换算因子分别是什么？

2. 《中国药典》（2020 年版）规定维生素 E 的含量测定采用什么方法？天然型维生素 E 中检查 α – 生育酚用的是什么方法？检查原理是什么？

3. 维生素 B_1 的专属鉴别试验及其原理是什么？其原料和制剂的含量测定方法有什么不同？

4. 维生素 C 中需检查的主要杂质以及检查的方法是什么？

四、计算题

1. 维生素 C 注射液（规格 2ml : 0.1g）的含量测定：平行操作 2 份。精密量取本品 4ml，按《中国药典》方法测定含量，用碘滴定液（0.0502mol/L）滴定至终点，分别消耗 21.12ml、21.16ml。已知每 1ml 碘滴定液（0.05mol/L）相当于 8.806mg 的 $C_6H_8O_6$。计算该注射液中维生素 C 的标示百分含量，并判断是否符合《中国药典》规定？《中国药典》规定本品含维生素 C 应为标示量的 93.0% ~107.0%。

2. 维生素 B_1 片的含量测定：平行操作 2 份。取本品（标示量 10mg）20 片，精密称定为 1.6090g，研细。精密称取片粉两份 0.2095g、0.2085g，分别置 100ml 量瓶中，各加盐酸溶液（9→1000）溶解并稀释至刻度，摇匀；滤过，分别精密量取续滤液 5ml，分别加上述溶剂制成 100ml 溶液，摇匀，照紫外 – 可见分光光度法，在 246nm 波长处测定，吸光度分别为 0.553、0.548。按 $C_{12}H_{17}ClN_4OS \cdot HCl$ 的吸收系数（$E_{1cm}^{1\%}$）为 421 计算。《中国药典》规定本品含维生素 B_1 应为标示量的 90.0% ~110.0%，试计算本品含量是否符合规定。

书网融合……

知识回顾　　微课 1　　微课 2　　微课 3　　微课 4　　微课 5　　习题

2020 年 3 月 24 日是第 25 个世界防治结核病日，这年我国的宣传主题是"携手抗疫防痨、守护健康呼吸"。结核是常见并可致命的一种慢性传染病，由结核分枝杆菌导致，严重危害人类健康。目前广泛使用的抗结核药物有异烟肼、利福平、乙胺丁醇等。异烟肼是本章我们将要学习的杂环类药物中的典型药物之一，异烟肼具有什么结构特征和性质？如何控制其质量呢？除了异烟肼还有哪些常见杂环类药物？如何控制它们的质量呢？

本章介绍杂环类药物的分类，结构与性质、鉴别、检查、含量测定的方法和原理。

学习目标

1. **掌握** 吡啶类药物的鉴别方法及含量测定的原理；苯并噻嗪类、苯并二氮杂草类典型药物的鉴别、含量测定的方法和原理。
2. **熟悉** 杂环类药物的结构特征、理化性质与分析方法的关系。
3. **了解** 杂环类药物的特殊杂质的来源和检查方法。

第一节　吡啶类药物的分析 ⓔ微课1

PPT

吡啶类药物的分子结构中，均含有氮杂原子六元单环。现以常用且具有代表性的药物异烟肼、尼可刹米和硝苯地平为例，就其结构与理化性质、鉴别、杂质检查、含量测定等有关问题进行讨论。

一、结构与性质

（一）化学结构

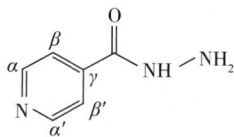
异烟肼

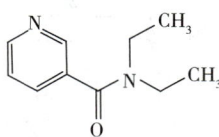
尼可刹米

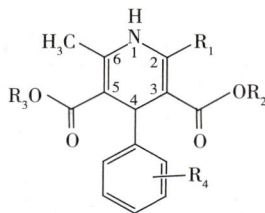

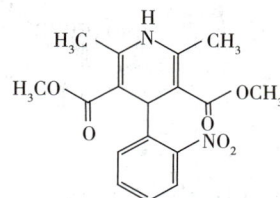
硝苯地平

（二）理化性质

1. 吡啶环的特性

（1）弱碱性　本类药物母核吡啶环上的氮原子为叔胺氮原子，具有弱碱性，吡啶环的 pK_b 值为 8.8（水中）。可采用非水溶液滴定法测定其含量。

（2）开环特性　本类药物分子结构中均含有吡啶环，可发生开环反应（特性反应）。尼可刹米、异烟肼的吡啶环 α、α' 位未取代，而 β 或 γ 位被羧基衍生物所取代，其吡啶环可发生开环反应，可用于鉴别。硝苯地平吡啶环 α、α' 位被甲基取代，而 β、β' 位被甲酸甲酯所取代，其吡啶环不能发生开环反应。

（3）沉淀反应　吡啶环上叔胺氮原子显碱性，可与生物碱沉淀试剂反应形成沉淀。

（4）紫外吸收特征　吡啶环为芳杂环，具有紫外特征吸收，可用于药物的鉴别和含量测定。

2. 取代基的特性

（1）酰肼基　异烟肼的吡啶环 γ 位上被酰肼基取代，具有较强的还原性，可被不同的氧化剂氧化，也可与某些含羰基的化合物发生缩合反应，可用于鉴别。

（2）酯键和酰胺基　硝苯地平含有两个酯键，可发生水解反应。尼可刹米含有酰胺基，在碱性条件下水解产生二乙胺可供鉴别。

（3）硝基　硝苯地平遇光极不稳定，发生光歧化反应，生成硝基吡啶和亚硝基吡啶的衍生物。

二、鉴别试验

（一）吡啶环的反应

1. 沉淀反应　本类药物吡啶环上的碱性叔胺氮原子，可与重金属盐类（如氯化汞、硫酸铜、碘化铋钾）及苦味酸等试剂生成沉淀。如尼可刹米可与硫酸铜及硫氰酸铵作用生成草绿色配位化合物沉淀。异烟肼、尼可刹米可与氯化汞形成白色沉淀。

2. 开环反应　又称戊烯二醛反应，溴化氰与吡啶环作用，使吡啶环上氮原子由 3 价转变成 5 价后发生水解反应生成戊烯二醛，再与芳伯胺缩合，生成有色的戊烯二醛衍生物。沉淀颜色随所用芳胺不同而有所差异，当芳伯胺为联苯胺时生成的戊烯二醛衍生物为粉红至红色，当芳伯胺为苯胺时生成的戊烯二醛衍生物为黄色至黄棕色。

本反应适用于吡啶环 α、α' 位未取代，以及 β 或 γ 位为烷基或羧基的衍生物。异烟肼和尼可刹米均具有此反应，《中国药典》只用于尼可刹米的鉴别，所用芳香第一胺为苯胺。

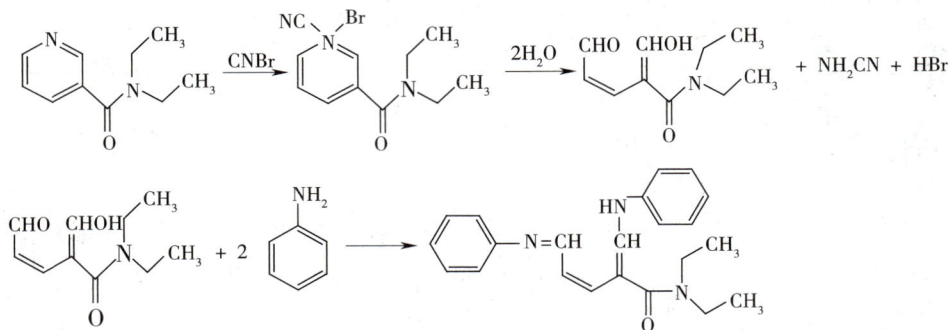

【应用实例】尼可刹米的开环反应鉴别

取本品 1 滴，加水 50ml，摇匀，分取 2ml，加溴化氰试液 2ml 与 2.5% 苯胺溶液 3ml，摇匀，溶液渐显黄色。

3. 颜色反应　二氢吡啶类药物的丙酮溶液与氢氧化钠试液作用，二氢吡啶环 1 位、4 位氢解离形成 $p-\pi$ 共轭而发生颜色反应。《中国药典》用于硝苯地平的鉴别。方法：取本品约 25mg，加丙酮 1ml 溶解，加 20% 氢氧化钠溶液 3~5 滴，振摇，溶液显橙红色。

（二）酰肼基的银镜反应

异烟肼分子中酰肼基具有还原性，与氨制硝酸银试液作用，生成氮气和黑色金属银而使溶液变浑浊，并在试管壁上生成银镜。《中国药典》用于异烟肼、异烟肼片及注射用异烟肼的鉴别。

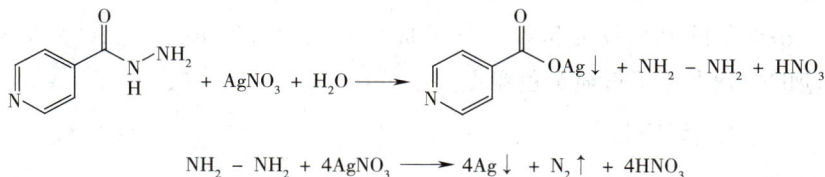

$$\text{（吡啶-CO-NH-NH}_2\text{)} + AgNO_3 + H_2O \longrightarrow \text{（吡啶-CO-OAg}\downarrow\text{)} + NH_2-NH_2 + HNO_3$$

$$NH_2-NH_2 + 4AgNO_3 \longrightarrow 4Ag\downarrow + N_2\uparrow + 4HNO_3$$

【应用实例】异烟肼的银镜反应鉴别

取本品约 10mg，置试管中，加水 2ml 溶解后，加氨制硝酸银试液 1ml，即发生气泡与黑色浑浊，并在试管壁上生成银镜。

即学即练 9 - 1

答案解析

与氨制硝酸银试液反应发生气泡和黑色浑浊，并在管壁上生成银镜的药物是（　　）

A. 甲硝唑　　　　B. 阿苯达唑　　　　C. 诺氟沙星　　　　D. 异烟肼

（三）分解产物的反应

尼可刹米与氢氧化钠试液加热，有二乙胺的碱性气体逸出，能使湿润的红色石蕊试纸变蓝。《中国药典》采用该法鉴别尼可刹米。

（四）紫外－可见分光光度法

本类药物均含芳杂环，有紫外特征吸收，可用于药物的鉴别。如硝苯地平的无水乙醇溶液在 237nm 处有最大吸收，在 320~355nm 的波长处有较大的宽幅吸收。

（五）红外分光光度法

红外吸收光谱具有指纹特性，同时可以专属地反映分子结构中的官能团信息，常用于原料药物的鉴别。《中国药典》收载的异烟肼、尼可刹米、硝苯地平，均采用红外分光光度法鉴别。规定供试品的红外吸收图谱应与对照图谱一致。如鉴别尼可刹米，《中国药典》规定：本品的红外光吸收图谱应与对照的图谱（光谱集 135 图）一致。

三、杂质检查

（一）异烟肼中游离肼的检查

异烟肼中的游离肼是由制备时反应不完全或储存过程中降解反应而引入。肼是一种诱变剂和致癌物质，故许多国家药典规定了异烟肼及其制剂中游离肼的限度检查。检查方法有薄层色谱法、比浊法和差示分光光度法等。《中国药典》采用薄层色谱法检查异烟肼原料、片剂及注射用异烟肼中的游离肼。下面介绍异烟肼中游离肼的检查。

检查方法 取本品，加丙酮－水（1∶1）溶解并稀释制成每1ml约含100mg的溶液，作为供试品溶液；另取硫酸肼对照品，加丙酮－水（1∶1）溶解并稀释制成每1ml中约含0.08mg（相当于游离肼20μg）的溶液，作为对照品溶液；取异烟肼与硫酸肼各适量，加丙酮－水（1∶1）溶解并稀释制成每1ml中分别含异烟肼100mg及硫酸肼0.08mg的混合溶液，作为系统适用性溶液。照薄层色谱法试验，吸取上述三种溶液各5μl，分别点于同一硅胶 G 薄层板上，以异丙醇－丙酮（3∶2）为展开剂，展开后，晾干，喷以乙醇制对二甲氨基苯甲醛试液，15分钟后检视。系统适用性溶液所显游离肼与异烟肼的斑点应完全分离，游离肼的 R_f 值约为0.75，异烟肼的 R_f 值约为0.56。在供试品溶液主斑点前方与对照品溶液主斑点相应的位置上，不得显黄色斑点。

（二）硝苯地平中有关物质检查

硝苯地平极不稳定，遇光分子内部发生歧化反应，分解为2，6－二甲基－4－（2－硝基苯基）－3，5－吡啶二甲酸二甲酯（杂质Ⅰ）和2，6－二甲基－4－（2－亚硝基苯基）－3，5－吡啶二甲酸二甲酯（杂质Ⅱ），其反应如下。

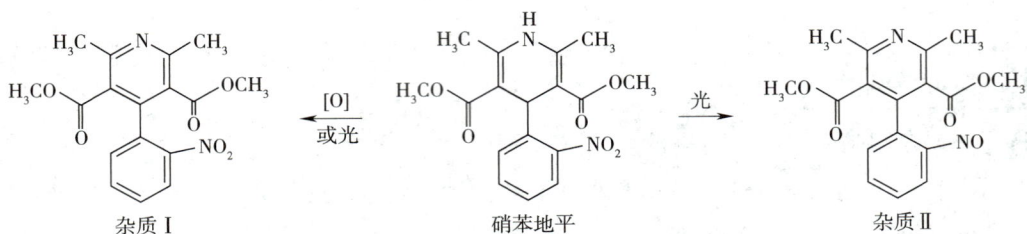

本品在生产和贮藏过程中均可能引入上述杂质，因此国内外药典均进行该项检查。《中国药典》采用高效液相色谱法，要求在避光的条件下操作。

检查方法 避光操作。取本品，精密称定，加甲醇溶解并定量稀释制成每1ml中约含1mg的溶液，作为供试品溶液；另取杂质Ⅰ对照品与杂质Ⅱ对照品，精密称定，加甲醇溶解并定量稀释制成每1ml中各约含10μg的混合溶液，作为对照品贮备液；分别精密量取供试品溶液与对照品贮备液各适量，用流动相定量稀释制成每1ml中分别含硝苯地平2μg、杂质Ⅰ1μg与杂质Ⅱ1μg的混合溶液，作为对照溶液。照高效液相色谱法试验，用十八烷基硅烷键合硅胶为填充剂，以甲醇－水（60∶40）为流动相，检测波长为235nm。取硝苯地平对照品、杂质Ⅰ对照品与杂质Ⅱ对照品各适量，加甲醇溶解并稀释制成每1ml中各约含1mg、10μg与10μg的混合溶液，取20μl，注入液相色谱仪，杂质Ⅰ峰、杂质Ⅱ峰与硝苯地平峰之间的分离度均应符合要求。精密量取供试品溶液与对照溶液各20μl，分别注入液相色谱仪，记录色谱图至主成分峰保留时间的2倍。供试品溶液的色谱图中如有与杂质Ⅰ峰、杂质Ⅱ峰保留时间一致的色谱峰，按外标法以峰面积计算，均不得过0.1%；其他单个杂质峰面积不得大于对照溶液中硝苯地平峰面积（0.2%）；杂质总量不得过0.5%。

四、含量测定

（一）非水溶液滴定法

非水溶液滴定法是在非水溶剂中进行滴定的方法。主要用来测定有机碱及其氢卤酸盐、磷酸盐、硫酸盐或有机酸盐，以及有机酸碱金属盐类药物的含量。也用于测定某些有机弱酸的含量。非水溶液滴定法收载在《中国药典》四部通则0702中。

尼可刹米分子中的吡啶环具有弱碱性，可在冰醋酸溶剂中与高氯酸定量生成高氯酸盐，以结晶紫为指示剂指示终点。《中国药典》采用本法测定尼可刹米的含量。

测定方法　取本品约0.15g，精密称定，加冰醋酸10ml与结晶紫指示液1滴，用高氯酸滴定液（0.1mol/L）滴定至溶液显蓝绿色，并将滴定的结果用空白试验校正。每1ml高氯酸滴定液（0.1mol/L）相当于17.82mg的$C_{10}H_{14}N_2O$（分子量178.23）。本品含$C_{10}H_{14}N_2O$不得少于98.5%（g/g）。

（二）铈量法

铈量法是药物分析中常用的氧化还原方法之一，硝苯地平具有还原性，在酸性介质中可以用硫酸铈滴定液直接滴定，用邻二氮菲作指示剂指示终点。终点前，邻二氮菲与指示液中的Fe^{2+}形成邻二氮菲亚铁配位离子，显橙红色，终点时，微过量的Ce^{4+}将指示剂中的Fe^{2+}氧化成Fe^{3+}，橙红色消失指示终点到达。

测定方法　取本品约0.4g，精密称定，加无水乙醇50ml，微温使溶解，加高氯酸溶液（取70%高氯酸8.5ml，加水至100ml）50ml、邻二氮菲指示液3滴，立即用硫酸铈滴定液（0.1mol/L）滴定，至近终点时，在水浴中加热至50℃左右，继续缓缓滴定至橙红色消失，并将滴定的结果用空白试验校正。每1ml硫酸铈滴定液（0.1mol/L）相当于17.32mg的$C_{17}H_{18}N_2O_6$（分子量346.34）。本品按干燥品计算，含$C_{17}H_{18}N_2O_6$应为98.0%～102.0%。计算公式见式（9-1）。

$$含量（\%）=\frac{T\times(V-V_0)\times F}{m_S\times1000\times(1-干燥失重)}\times100\% \qquad (9-1)$$

式中，T为滴定度，mg/ml；V为样品试验消耗硫酸铈滴定液的体积，ml；V_0为空白试验消耗硫酸铈滴定液的体积，ml；F为浓度校正因数；m_S为供试品取样量，g。

（三）紫外-可见分光光度法

为避免注射液中水分对非水溶液滴定法的干扰，《中国药典》采用紫外-可见分光光度法测定尼可刹米注射液的含量。

测定方法　用内容量移液管精密量取本品2ml，置200ml量瓶中，用0.5%硫酸溶液分次洗涤移液管内壁，洗液并入量瓶中，加0.5%硫酸溶液稀释至刻度，摇匀；精密量取适量，加0.5%硫酸溶液定量稀释成每1ml中约含尼可刹米20μg的溶液，照紫外-可见分光光度法，在263nm的波长处测定吸光度，按$C_{10}H_{14}N_2O$的吸收系数（$E_{1cm}^{1\%}$）为292计算，即得。计算公式见式（9-2）。

$$标示量（\%）=\frac{A\times1\%\times D}{E_{1cm}^{1\%}\times标示量（g/ml）}\times100\% \qquad (9-2)$$

式中，A为供试品溶液的吸光度；$E_{1cm}^{1\%}$为供试品的百分吸收系数；D为稀释倍数。

（四）高效液相色谱法

高效液相色谱法分离效能好，灵敏度高，非常适合于"有关物质"普遍存在的杂环类药物的含量测定。《中国药典》采用此法测定硝苯地平片、硝苯地平胶囊、硝苯地平软胶囊、异烟肼、异烟肼片、注射用异烟肼等药物的含量。下面以硝苯地平片为例，介绍其测定方法。

1. 色谱条件与系统适用性试验　用十八烷基硅烷键合硅胶为填充剂；以甲醇-水（60∶40）为流动相；检测波长为235nm。理论板数按硝苯地平峰计算不低于2000，硝苯地平峰与相邻杂质峰的分离度应符合要求。

2. 测定方法 避光操作。取本品 20 片，除去包衣，精密称定，研细，精密称取适量（约相当于硝苯地平 10mg），置 50ml 量瓶中，加甲醇适量，超声处理使硝苯地平溶解，放冷，用甲醇稀释至刻度，摇匀，滤过，精密量取续滤液 5ml，置 50ml 量瓶中，用甲醇稀释至刻度，摇匀，作为供试品溶液，精密量取 20μl，注入液相色谱仪，记录色谱图；另取硝苯地平对照品，精密称定，加甲醇溶解并定量稀释制成每 1ml 中约含 20μg 的溶液，同法测定。按外标法以峰面积计算，即得。本品含硝苯地平（$C_{17}H_{18}N_2O_6$）应为标示量的 90.0% ~ 110.0%。

即学即练 9 – 2

用铈量法测定硝苯地平的含量时，常用的指示剂是（　　）

A. 甲基橙　　　　　B. 曙红　　　　　C. 荧光黄　　　　　D. 邻二氮菲

答案解析

📖 **知识链接** ┄┄

异烟肼

1952 年的纽约，一种能治愈肺结核的神奇新药的消息迅速地占领了各大报纸的头版，时代周刊甚至欢呼："在人类和肺结核病斗争的漫长历史中还从来没有对一种药物如此兴奋过！"这种神奇的药物就是异烟肼，又叫雷米封。异烟肼问世之后没有多久，从十九世纪后期到二十世纪前半段曾经遍布欧洲和美国的结核病疗养院就纷纷关门了。

经过多年的使用，人们发现异烟肼具有杀菌力强，选择性高，副作用少等优点。尤其是它的价格便宜，可以被一些贫困地区的人们消费得起。异烟肼的灭菌特性在于：它可以抑制结核菌菌壁分枝菌酸成分的合成，从而使结核杆菌丧失多种能力而死亡，异烟肼还能与结核菌菌体辅酶结合，起到干扰脱氧核糖核酸和核糖核酸合成的作用，从而达到杀灭结核菌的目的。六十多年过去了，现在绝大多数医生仍然认为，在新的特效药出现以前，异烟肼是治疗结核病的一个不可缺少的主药。

第二节　苯并噻嗪类药物的分析

PPT

一、结构与性质

（一）化学结构

苯并噻嗪类药物分子结构中均含有吩噻嗪环母核，吩噻嗪环又称硫氮杂蒽环，为三环共轭 π 系统。结构上的差异，主要表现在 10 位氮原子上的 R 取代基和 2 位碳原子上的 R′取代基的不同。其基本结构为：

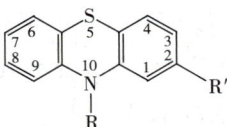

典型药物的化学结构如下：

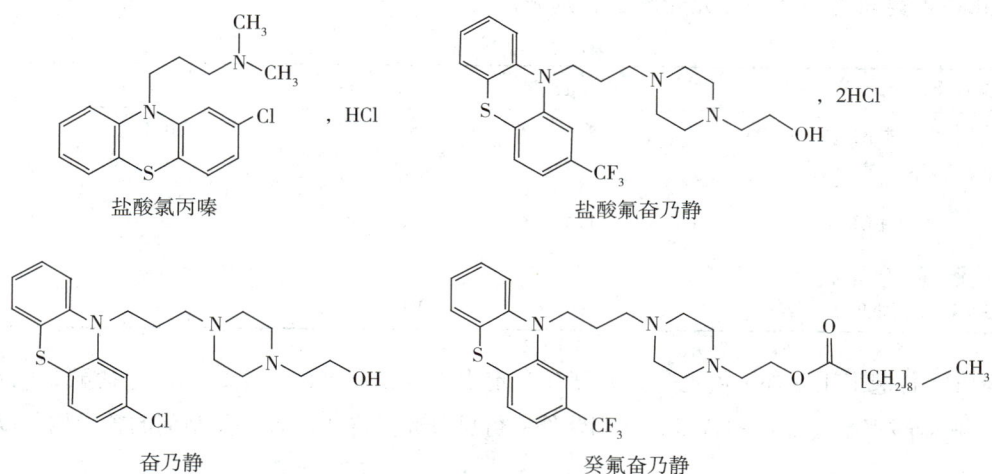

盐酸氯丙嗪

盐酸氟奋乃静

奋乃静

癸氟奋乃静

（二）理化性质

1. 弱碱性　本类药物母核上氮原子的碱性极弱，10 位侧链上烃胺（二甲氨基）或哌嗪基碱性较强，可用非水溶液滴定法测定含量。

2. 还原性　硫氮杂蒽母核中的二价硫易氧化，遇不同的氧化剂如硫酸、硝酸、三氯化铁试液及过氧化氢等，母核易被氧化成亚砜、砜等不同的产物，随取代基的不同，呈现不同的颜色，可用于鉴别。

3. 与金属离子络合呈色　母核上硫原子有两对孤对电子，未被氧化的硫可与钯离子形成红色配位化合物，而氧化产物亚砜、砜则不能，可用于鉴别和含量测定，具有专属性。

4. 卤素离子的反应　2 位取代基一般含有卤素，含卤素的有机药物经过适当的前处理，将有机卤素变成无机卤素离子，显卤素离子的特征鉴别反应。

5. 紫外吸收光谱特性　吩噻嗪母核为共轭三环的 π 系统，紫外区有三个吸收峰值，约 205nm、254nm、300nm，最强峰多在 254nm 附近，两个最小吸收峰则在 220nm 及 280nm 附近。2 位、10 位取代基不同，可引起最大吸收峰的位移。当母核的二价硫被氧化为砜或亚砜，则呈现四个吸收峰，见图 9－1 所示。因此，可以利用紫外吸收光谱的这些特征测定药物中氧化物存在的量；同时也可在药物含量测定时对氧化产物的干扰进行校正。

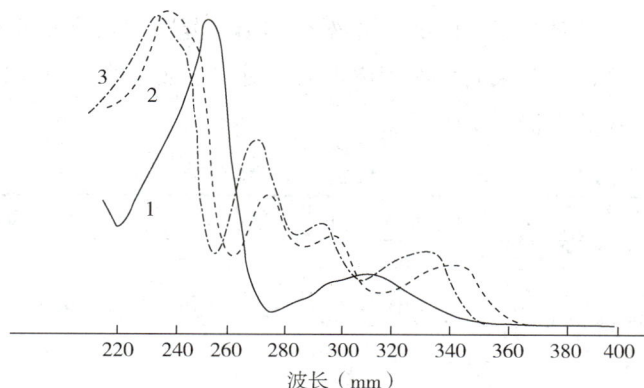

波长（mm）

图 9－1　吩噻嗪及其氧化产物的紫外吸收图谱

1. 吩噻嗪；2. 吩噻嗪的亚砜化物；3. 吩噻嗪的砜化物

各国药典常根据紫外吸收峰波长的不同和吸光度的不同鉴别本类药物，或测定本类药物制剂的含量。部分苯并噻嗪类药物的紫外分光光度法鉴别条件见表9-1。

表9-1 部分苯并噻嗪类药物的紫外分光光度法鉴别条件

药物名称	溶剂	浓度（μg/ml）	λ_{max}（nm）	A	A_1/A_2
盐酸氯丙嗪	盐酸（9→1000）	5	254	0.46	
			306	-	
奋乃静	甲醇	10	313、258		0.12~0.13
癸氟奋乃静	乙醇	10	260		
盐酸三氟拉嗪片	盐酸（1→20）	10	256	-	

《中国药典》普遍采用紫外-可见分光光度法测定本类药物制剂的含量，如测定盐酸氯丙嗪片、注射液，奋乃静片和盐酸三氟拉嗪片的含量，并用紫外-可见分光光度法检查有关制剂的含量均匀度和溶出度。

即学即练9-3

吩噻嗪类药物具有下列性质（　　）

A. 3个吸收峰的紫外光谱特征　　　　B. 易被氧化

C. 能与金属离子络合　　　　　　　　D. 侧链上氮原子有碱性

答案解析

二、质量检查

1. 有关物质　本类药物遇光不稳定，在生产和贮藏过程中易引入有关物质。《中国药典》规定盐酸氯丙嗪、盐酸异丙嗪、奋乃静、癸氟奋乃静的原料和制剂均需检查有关物质。有关物质的检查目前使用的方法主要是高效液相色谱法。如杂质不明确，可以采用主成分自身对照法，通过控制单一杂质峰面积、各杂质峰面积的和与对照溶液主峰面积的比例关系来控制杂质限量。如盐酸氟奋乃静的有关物质检查。

取本品适量，加流动相A溶解并稀释制成每1ml中约含0.4mg的溶液，作为供试品溶液；精密量取供试品溶液1ml，置100ml量瓶中，用流动相A稀释至刻度，摇匀，作为对照溶液。照高效液相色谱法。用十八烷基硅烷键合硅胶为填充剂；以0.01mol/L磷酸二氢钾溶液（用磷酸调节pH值至2.5）-甲醇-乙腈（52:28:20）为流动相A，以甲醇-乙腈（58:42）为流动相B，按表9-2进行梯度洗脱；检测波长为259nm。精密量取对照溶液与供试品溶液各20μl，分别注入液相色谱仪，记录色谱图。供试品溶液的色谱图中如有杂质峰，单个杂质峰面积不得大于对照溶液主峰面积（1.0%），各杂质峰面积的和不得大于对照溶液主峰面积的2倍（2.0%）。

表9-2 盐酸氟奋乃静的有关物质检查梯度洗脱条件

时间（分钟）	流动相A（%）	流动相B（%）
0	100	0
36	100	0
60	70	30
61	100	0
70	100	0

2. 溶液的澄清度与颜色　吩噻嗪类药物具有还原性，易被氧化，氧化产物具有颜色。《中国药典》规定盐酸异丙嗪、盐酸氯丙嗪等药物的原料药需检查"溶液的澄清度与颜色"，奋乃静需检查"甲醇溶液的澄清度与颜色"。

3. 含量均匀度和溶出度　《中国药典》规定检查奋乃静片、盐酸三氟拉嗪片和盐酸氟奋乃静片的含量均匀度，盐酸氯丙嗪片和盐酸异丙嗪片需测定溶出度。下面以盐酸氯丙嗪片为例介绍其溶出度检查方法。

检查方法　避光操作。取本品，照溶出度与释放度测定法（篮法），以水 1000ml 为溶出介质，转速为每分钟 100 转，依法操作，经 30 分钟时，取溶出液 10ml 滤过，精密量取续滤液适量，用盐酸溶液（9→1000）定量稀释制成每 1ml 中含盐酸氯丙嗪 5μg 的溶液，摇匀，照紫外 – 可见分光光度法，在 254nm 的波长处测定吸光度，按 $C_{17}H_{19}ClN_2S \cdot HCl$ 的吸收系数（$E_{1cm}^{1\%}$）为 915 计算出每片的溶出量，限度为标示量的 70%，应符合规定。

三、盐酸氯丙嗪的分析

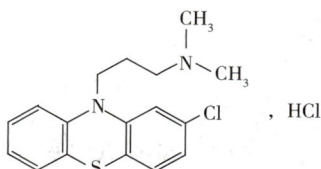

本品为 *N*，*N* – 二甲基 – 2 – 氯 – 10*H* – 吩噻嗪 – 10 – 丙胺盐酸盐。按干燥品计算，含盐酸氯丙嗪 $C_{17}H_{19}ClN_2S \cdot HCl$ 不得少于 99.0%。本品为白色或乳白色结晶性粉末；有微臭，有引湿性；遇光渐变色；水溶液显酸性反应。在水、乙醇或三氯甲烷中易溶，在乙醚或苯中不溶。熔点为 194 ~ 198℃。

本品的制剂有盐酸氯丙嗪片和盐酸氯丙嗪注射液。

（一）鉴别

1. 氧化显色　取本品约 10mg，加水 1ml 溶解后，加硝酸 5 滴即显红色，渐变淡黄色，是因为本品被氧化成 3 – 吩噻嗪酮 – 5 – 亚砜而显色。

2. 紫外 – 可见分光光度法　取本品，加盐酸溶液（9→1000）制成每 1ml 中含 5μg 的溶液，照紫外 – 可见分光光度法测定，在 254nm 与 306nm 的波长处有最大吸收，在 254nm 的波长处吸光度约为 0.46。

3. 红外分光光度法　本品的红外吸收图谱应与对照的图谱（光谱集 391 图）一致。

4. 氯化物的反应　盐酸氯丙嗪为盐酸盐，溶液中含氯离子，显氯化物的鉴别反应。

（二）检查

《中国药典》规定盐酸氯丙嗪除检查"干燥失重"、"炽灼残渣"外，还应检查"溶液的澄清度与颜色"和"有关物质"两项，具体检查方法如下。

1. 溶液的澄清度与颜色　主要控制产品中游离的氯丙嗪及其氧化产物的量。

检查方法　取本品 0.50g，加水 10ml，振摇使溶解后，溶液应澄清无色；如显浑浊，与 1 号浊度标准液比较，不得更浓；如显色，与黄色 3 号或黄绿色 3 号标准比色液比较，不得更深，并不得显其他颜色。

2. 有关物质　主要控制盐酸氯丙嗪在生产过程中可能引入的原料、中间体、副产物，如氯吩噻嗪、间氯二苯胺和其他烷基化吩噻嗪等杂质，以及因贮藏不当或存放时间过长产生的氧化产物等。《中国药典》采用 HPLC 法不加校正因子的主成分自身对照法检查有关物质。

检查方法　避光操作。取本品 20mg，置 50ml 量瓶中，加流动相溶解并稀释至刻度，摇匀，作为供试品溶液；精密量取供试品溶液适量，用流动相定量稀释制成每 1ml 中含 2μg 的溶液，作为对照溶液。照高效液相色谱法试验，用辛烷基硅烷键合硅胶为填充剂；以乙腈－0.5% 三氟乙酸（用四甲基乙二胺调节 pH 值至 5.3）（50∶50）为流动相；检测波长为 254nm。精密量取对照溶液与供试品溶液各 10μl，分别注入液相色谱仪，记录色谱图至主成分峰保留时间的 4 倍。供试品溶液色谱图中如有杂质峰，单个杂质峰面积不得大于对照溶液主峰面积（0.5%），各杂质峰面积的和不得大于对照溶液主峰面积的 2 倍（1.0%）。

实例分析

实例　小明在实习岗位做盐酸氯丙嗪的有关物质检查，用透明玻璃器皿操作。

问题　小明的判断正确吗？

答案解析

（三）含量测定

盐酸氯丙嗪常用非水溶液滴定法测定其含量。盐酸氯丙嗪片剂与盐酸氯丙嗪注射液，因其赋形剂、稳定剂等附加剂的干扰，用紫外－可见分光光度法测定药物含量。

1. 非水溶液滴定法　盐酸氯丙嗪侧链上的氮原子具有碱性，《中国药典》采用非水溶液滴定法测定其含量。以冰醋酸与醋酐的混合液为溶剂，高氯酸为滴定液，电位法指示终点。

测定方法　取本品约 0.2g，精密称定，加冰醋酸 10ml 与醋酐 30ml 溶解后，照电位滴定法，用高氯酸滴定液（0.1mol/L）滴定，并将滴定的结果用空白试验校正。每 1ml 高氯酸滴定液（0.1mol/L）相当于 35.53mg 的 $C_{17}H_{19}ClN_2S \cdot HCl$（分子量为 355.33）。本品按干燥品计算，含 $C_{17}H_{19}ClN_2S \cdot HCl$ 不得少于 99.0%。

2. 紫外－可见分光光度法　盐酸氯丙嗪母核具有三环共轭的 π 系统，产生紫外特征吸收光谱，在其最大吸收波长 254nm 处测定吸光度，利用吸收系数计算含量。下面介绍盐酸氯丙嗪注射液的含量测定。

测定方法　避光操作。精密量取本品适量（约相当于盐酸氯丙嗪 50mg），置 200ml 量瓶中，加盐酸溶液（9→1000）稀释至刻度，摇匀；精密量取 2ml，置 100ml 量瓶中，加盐酸溶液（9→1000）稀释至刻度，摇匀，照紫外－可见分光光度法，在 254nm 的波长处测定吸光度，按 $C_{17}H_{19}ClN_2S \cdot HCl$ 的吸收系数（$E_{1cm}^{1\%}$）为 915 计算，即得。

PPT

第三节　苯二氮䓬类药物的分析

一、结构与性质

（一）化学结构

环庚三烯正离子简称䓬，为具有芳香性的七元碳环，其 1 位和 4 位夹杂 2 个氮原子时称为 1，4－二氮䓬。苯二氮䓬类药物为苯环和 1，4 - 二氮䓬并合而成的有机药物。苯二氮䓬类药物是目前临床应用最广泛的抗焦虑、抗惊厥药物。《中国药典》收载的品种有地西泮、艾司唑仑、氯氮䓬、阿普唑仑、三唑仑、盐酸氟西泮、氯硝西泮和奥沙西泮等药物。上述药物除了氯氮䓬外，均为地西泮的衍生物（具有 1，4 - 苯二氮䓬 - 2 - 酮的基本结构）。

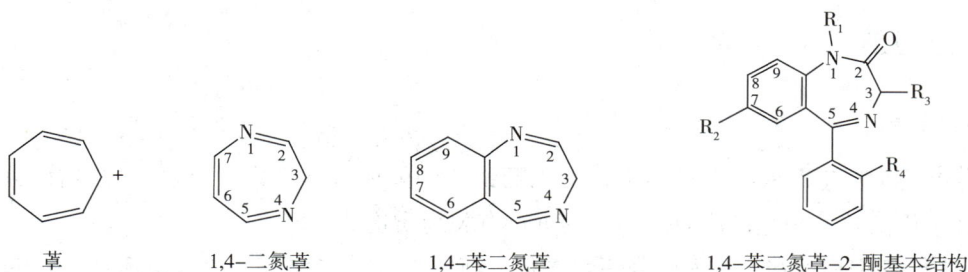

草　　　　　1,4-二氮䓬　　　　1,4-苯二氮䓬　　　1,4-苯二氮䓬-2-酮基本结构

典型药物的化学结构如下：

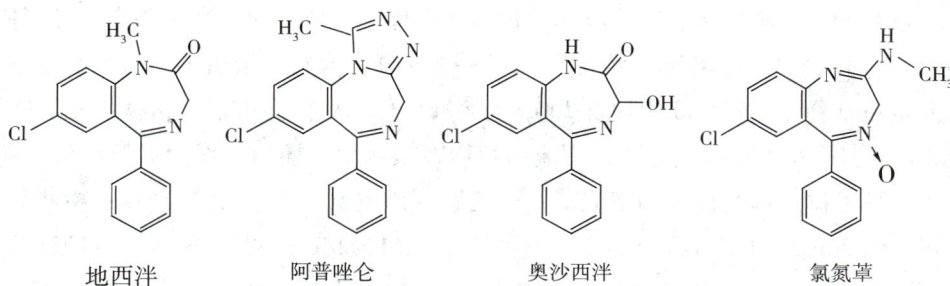

地西泮　　　　　　阿普唑仑　　　　　　奥沙西泮　　　　　　氯氮䓬

（二）理化性质

1. 弱碱性　二氮杂䓬七元环上氮原子具有强的碱性，苯基并合后使碱性降低，其含量测定可采用非水溶液滴定法。同时，氮原子还可以和某些生物碱沉淀剂如碘化铋钾试液等发生沉淀反应，可用于鉴别。

2. 水解性　结构中的环一般比较稳定，但在强酸性溶液中可水解开环，形成相应的二苯甲酮衍生物。如药物在 N_1 位没有取代基，其水解产物具有芳伯氨基，可显芳香第一胺类鉴别反应。例如：氯氮䓬水解生成芳伯氨基，显重氮化 - 偶合反应。

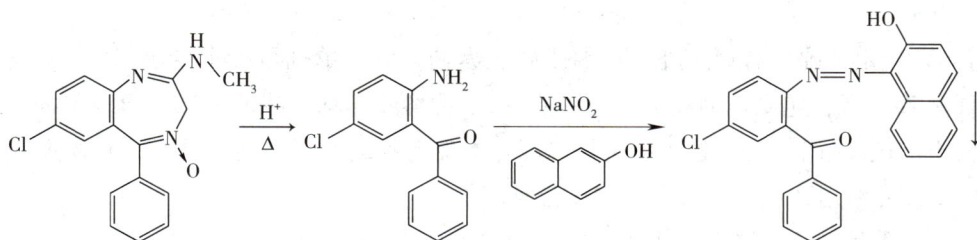

3. 有机氯　本类药物均为有机氯化合物，可使用适当的方法进行有机破坏后，将有机卤素变成 Cl^-，显 Cl^- 的特征鉴别反应。

4. 紫外吸收特征　本类药物分子中有共轭体系，在紫外区有特征吸收，常利用这一特征鉴别本类药物或测定其制剂的含量。例如，地西泮溶于 0.5% 硫酸的甲醇溶液后，在 242nm、284nm、366nm 波长处有最大吸收；硝西泮溶于无水乙醇后，在 220nm、260nm、310nm 波长处有最大吸收；氯氮䓬溶于盐酸溶液（9→1000）后，在 245nm 和 308nm 波长处有最大吸收。

5. 荧光特征　苯二氮䓬类药物溶于硫酸后，在紫外光（365nm）激发下，可激发出不同颜色的荧光，如氯氮䓬显黄色、地西泮显黄绿色、硝西泮显淡蓝色、艾司唑仑显亮绿色。若溶于稀硫酸，荧光颜色略有不同，如氯氮䓬显紫色，地西泮显黄色，艾司唑仑显天蓝色。《中国药典》采用此法鉴别地西泮、地西泮片、艾司唑仑、艾司唑仑片、艾司唑仑注射液等药物。

二、质量检查

（一）有关物质

苯二氮䓬类药物在生产或贮藏过程中易引入药物的中间体、副产物、分解产物等有关物质。目前，国内外药典多采用高效液相色谱法对此类药物进行有关物质检查。

《中国药典》规定地西泮、艾司唑仑、氯氮䓬、阿普唑仑、三唑仑、盐酸氟西泮、氯硝西泮和奥沙西泮等苯二氮䓬类药物均需检查有关物质，采用高效液相色谱法。下面介绍氯氮䓬的有关物质检查。

检查方法　避光操作。临用新制。取本品适量，精密称定，加流动相溶解并定量稀释制成每1ml中约含0.2mg的溶液，作为供试品溶液；另取2-氨基-5-氯二苯酮（杂质Ⅰ）对照品适量，精密称定，加流动相溶解并定量稀释制成每1ml中约含20μg的溶液，作为对照品溶液；精密量取供试品溶液0.2ml与对照品溶液1ml，置同一100ml量瓶中，用流动相稀释至刻度，摇匀，作为对照溶液。照高效液相色谱法试验，用十八烷基硅烷键合硅胶为填充剂；以乙腈-水（50∶50）为流动相；检测波长为254nm。称取氯氮䓬对照品约20mg，加流动相5ml振摇使溶解，加1mol/L盐酸溶液5ml，室温放置约20小时，加1mol/L氢氧化钠溶液5ml，用流动相稀释至100ml，摇匀，作为系统适用性溶液，量取10μl注入液相色谱仪，记录色谱图。出峰顺序依次为7-氯-5-苯基-1,3-二氢-1,4-苯并二氮䓬-2-酮-4-氧化物（杂质Ⅱ）与氯氮䓬，杂质Ⅱ相对保留时间约为0.7，二者分离度应大于5.0。精密量取对照溶液与供试品溶液各10μl，分别注入液相色谱仪，记录色谱图至主成分峰保留时间的5倍。供试品溶液色谱图中如有与杂质Ⅰ保留时间一致的色谱峰，按外标法以峰面积计算，不得过0.1%，如有与杂质Ⅱ保留时间一致的色谱峰，其峰面积不得大于对照溶液中氯氮䓬峰面积（0.2%），其他单个杂质峰面积不得大于对照溶液中氯氮䓬峰面积的0.5倍（0.1%），各杂质峰面积和不得大于对照溶液中氯氮䓬峰面积的2.5倍（0.5%），小于对照溶液中氯氮䓬峰面积的0.25倍的色谱峰忽略不计。

（二）含量均匀度

《中国药典》规定：除另有规定外，片剂或硬胶囊剂，每个单剂量标示量小于25mg或主药含量小于每个单剂重量25%者；包衣片剂（薄膜包衣除外）、内容物非均一溶液的软胶囊、单剂量包装的复方固体制剂（冻干制剂除外），均应检查含量均匀度。本类药物的片剂规格均较小，在需要检查含量均匀度的范围内。下面介绍地西泮片的含量均匀度检查。

检查方法　取本品1片，置100ml量瓶中，加水5ml，振摇，使药片崩解；加0.5%硫酸的甲醇溶液约60ml，充分振摇使地西泮溶解，用0.5%硫酸的甲醇溶液稀释至刻度，摇匀，滤过，精密量取续滤液10ml，置25ml量瓶中，用0.5%硫酸的甲醇溶液稀释至刻度，摇匀。在284nm波长处测定吸光度，按地西泮百分吸收系数为454计算含量，应符合规定。

（三）溶出度

《中国药典》规定检查地西泮片、艾司唑仑片、硝西泮片、奥沙西泮片的溶出度。如地西泮片的溶出度检查方法如下。

检查方法　取本品，照溶出度与释放度测定法（桨法），以水 500ml 为溶出介质，转速为每分钟 75 转，依法操作，经 60 分钟时，取溶出液约 10ml，滤过，取续滤液，（2.5mg 规格）或精密量取续滤液 5ml，用水稀释至 10ml（5mg 规格）为供试品溶液。另取地西泮对照品约 10mg，精密称定，用甲醇 5ml 溶解后，加水稀释成 100ml，精密量取 5ml，置 100ml 量瓶中，用水稀释至刻度，摇匀，作为对照品溶液。取供试品溶液与对照品溶液，照紫外 – 可见分光光度法，在 230nm 的波长处测定吸光度，计算每片的溶出量。限度为标示量的 75%，应符合规定。

三、地西泮的分析　📱微课 2

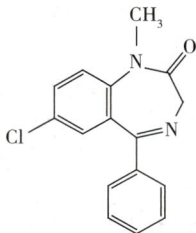

本品为 1 – 甲基 – 5 – 苯基 – 7 – 氯 – 1，3 – 二氢 – 2H – 1，4 – 苯并二氮杂䓬 – 2 – 酮，按干燥品计算，含 $C_{16}H_{13}ClN_2O$ 不得少于 98.5%。本品为白色或类白色的结晶性粉末；无臭。本品在丙酮或三氯甲烷中易溶，在乙醇中溶解，在水中几乎不溶。熔点为 130~134℃。

本品的制剂有地西泮片和地西泮注射液。

（一）鉴别

1. 原料药的鉴别

（1）硫酸 – 荧光反应　取本品约 10mg，加硫酸 3ml，振摇使溶解，在紫外光灯（365nm）下检视，显黄绿色荧光。

（2）紫外 – 可见分光光度法　取本品，加 0.5% 硫酸的甲醇溶液制成每 1ml 中含 5μg 的溶液，照紫外 – 可见分光光度法测定，在 242nm、284nm 与 366nm 的波长处有最大吸收；在 242nm 波长处的吸光度约为 0.51，在 284nm 波长处的吸光度约为 0.23。

（3）红外分光光度法　本品的红外光吸收图谱应与对照的图谱（光谱集 138 图）一致。

（4）氯化物的反应　取本品 20mg，用氧瓶燃烧法进行有机破坏，以 5% 氢氧化钠溶液 5ml 为吸收液，燃烧完全后，用稀硝酸酸化，并缓缓煮沸 2 分钟，溶液显氯化物鉴别（1）的反应。

2. 地西泮片的鉴别

（1）硫酸 – 荧光反应　取本品的细粉适量（约相当于地西泮 10mg），加丙酮 10ml，振摇使地西泮溶解，滤过，滤液蒸干，加硫酸 3ml，振摇使溶解，在紫外光灯（365nm）下检视，显黄绿色荧光。

（2）HPLC 法鉴别　在含量测定项下记录的色谱图中，供试品溶液主峰的保留时间应与对照品溶液主峰的保留时间一致。

3. 地西泮注射液的鉴别

（1）与生物碱沉淀试剂反应　取本品 2ml，滴加稀碘化铋钾试液，即生成橙红色沉淀。

（2）HPLC 法鉴别　在含量测定项下记录的色谱图中，供试品溶液主峰的保留时间应与对照品溶液主峰的保留时间一致。

（二）检查

1. 乙醇溶液的澄清度与颜色 取本品 0.10g，加乙醇 20ml，振摇使溶解，溶液应澄清无色；如显色，与黄色 1 号标准比色液（通则 0901 第一法）比较，不得更深。

2. 氯化物 取本品 1.0g，加水 50ml，振摇 10 分钟，滤过，分取滤液 25ml，依法检查（通则 0801），与标准氯化钠溶液 7.0ml 制成的对照液比较，不得更浓（0.014%）。

3. 有关物质 地西泮在合成过程中，若 N_1 位甲基化不完全，可能产生杂质去甲基地西泮，分解又可产生 2 - 甲氨基 - 5 - 氯二苯酮等杂质。《中国药典》采用高效液相色谱法不加校正因子的主成分自身对照法检查地西泮中的有关物质。

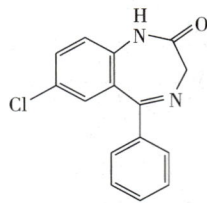

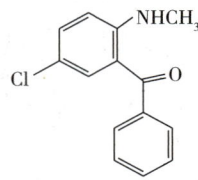

去甲基地西泮　　　　　　　2-甲氨基-5-氯二苯酮

检查方法 取本品，加甲醇溶解并稀释制成每 1ml 中含地西泮 1mg 的溶液作为供试品溶液；精密量取供试品溶液 1ml，置 200ml 量瓶中，加甲醇稀释至刻度，摇匀，作为对照溶液。照高效液相色谱法测定。用十八烷基硅烷键合硅胶为填充剂；以甲醇 - 水（70：30）为流动相；检测波长为 254nm。理论板数按地西泮峰计算不低于 1500。精密量取供试品溶液与对照溶液各 10μl，分别注入液相色谱仪，记录色谱图至主成分峰保留时间的 4 倍。供试品溶液色谱图中如有杂质峰，各杂质峰面积的和不得大于对照液主峰面积的 0.6 倍（0.3%）。

4. 干燥失重 取本品，在 105℃ 干燥至恒重，减失重量不得过 0.5%。

5. 炽灼残渣 不得过 0.1%。

（三）含量测定

1. 非水溶液滴定法 地西泮二氮杂䓬七元环上的氮原子显弱碱性，可采用非水溶液滴定法测定含量，以冰醋酸 - 醋酐为溶剂，结晶紫为指示剂，高氯酸滴定液直接滴定。

测定方法 取本品约 0.2g，精密称定，加冰醋酸与醋酐各 10ml 使溶解，加结晶紫指示液 1 滴，用高氯酸滴定液（0.1mol/L）滴定至溶液显绿色。每 1ml 高氯酸滴定液（0.1mol/L）相当于 28.47mg 的 $C_{16}H_{13}ClN_2O$（分子量为 284.74）。本品按干燥品计算，含地西泮（$C_{16}H_{13}ClN_2O$）不得少于 98.5%。

2. 高效液相色谱法 地西泮注射液和地西泮片的处方中含有附加剂，可干扰非水溶液滴定法的测定。因此，采用高效液相色谱法测定其含量。地西泮片的含量测定方法如下。

色谱条件与系统适用性试验 用十八烷基硅烷键合硅胶为填充剂；以甲醇 - 水（70：30）为流动相；检测波长为 254nm。理论板数按地西泮峰计算不低于 1500。

测定方法 取本品 20 片，精密称定，研细，精密称取适量（约相当于地西泮 10mg），置 50ml 量瓶中，加甲醇适量，振摇，使地西泮溶解，用甲醇稀释至刻度，摇匀，滤过，精密量取续滤液 10μl，注入液相色谱仪，记录色谱图；另取地西泮对照品约 10mg，精密称定，同法测定。按外标法以峰面积计算，即得。本品含地西泮（$C_{16}H_{13}ClN_2O$）应为标示量的 90.0% ~ 110.0%。

实践实训

实训十三　紫外 – 可见分光光度法测定盐酸氯丙嗪片的含量　📱 微课3

PPT

一、目的要求

1. 掌握紫外 – 可见分光光度法测定盐酸氯丙嗪片含量的实验方法和操作技能。
2. 掌握片剂的取样方法，并正确计算片粉的取样范围；熟悉样品前处理方法。
3. 能熟练操作紫外 – 可见分光光度计，会紫外 – 可见分光光度计的保养和维护。

二、基本原理

盐酸氯丙嗪具有三环共轭的 π 系统，产生紫外特征吸收光谱，可用紫外 – 可见分光光度法测定其片剂的含量，片剂中的不溶性辅料通过滤过对测定无干扰。取滤液在其最大吸收波长 254nm 处测定吸光度，利用吸收系数计算标示百分含量。

三、仪器与试剂

1. 仪器　电子天平（万分之一），紫外 – 可见分光光度计，1cm 石英吸收池，漏斗，量瓶（100ml），量筒（100ml），刻度吸管（5ml），洗耳球，烧杯，胶头滴管，研钵，玻璃棒，药匙，洗瓶，小刀片。耗材：称量纸，滤纸。

2. 试剂　盐酸氯丙嗪片、盐酸溶液（9→1000）等。

四、实训内容

（一）紫外 – 可见分光光度计的使用

1. 仪器的准备

（1）开启电源，使仪器预热 20 分钟。

（2）开机前，先确认仪器样品室是否有东西挡在光路上，以免影响仪器自检。

2. 仪器的操作步骤　①设置波长（254nm）；②空白调零；③样品测定；④数据记录与结果处理；⑤将吸收池洗净装盒，关机。

3. 填写仪器使用记录　使用仪器后，按要求填写使用记录。

（二）盐酸氯丙嗪片的含量测定

取盐酸氯丙嗪片（标示量：25mg）10 片，除去包衣后，精密称定，研细，精密称取适量（约当于盐酸氯丙嗪 10mg），置 100ml 量瓶中，加盐酸溶液（9→1000）70ml，振摇使盐酸氯丙嗪溶解，用同一溶剂稀释至刻度，摇匀，滤过，精密量取续滤液 5ml，置 100ml 量瓶中，加同一溶剂稀释至刻度，摇匀，照紫外 – 可见分光光度法，在 254nm 的波长处测定吸光度，按 $C_{17}H_{19}ClN_2S \cdot HCl$ 的吸收系数（$E_{1cm}^{1\%}$）为 915 计算。《中国药典》规定本品含盐酸氯丙嗪（$C_{17}H_{19}ClN_2S \cdot HCl$）应为标示量的 93.0% ~ 107.0%。

计算公式：

$$标示量（\%）= \frac{A \times 1\% \times D \times V \times 平均片重}{E_{1cm}^{1\%} \times m_S \times 标示量} \times 100\%$$

式中，A 为供试品溶液的吸光度；$E_{1cm}^{1\%}$ 为供试品的百分吸收系数；V 为供试品初次配制的体积，ml；D 为供试品的稀释倍数；m_S 为称取的供试品重量，g。

五、注意事项

1. "精密称定"系指称取重量应准确至所称取重量的千分之一，"精密量取"系指量取体积的准确度应符合国家标准中对该体积移液管的精度要求。

2. 紫外 – 可见分光光度法的空白对照溶液对于吸光度的测定十分重要，本次实验应使用盐酸溶液（9→1000）作为空白对照溶液。

3. 本次实验测定的是盐酸氯丙嗪的片剂，应考虑辅料对测定的影响，样品溶解后用干燥滤纸滤过，弃去初滤液约 5ml，取续滤液测定，以消除辅料干扰。

六、思考题

1. 简述盐酸氯丙嗪片含量测定的原理。

2. 简述吸收系数法测定药物含量的特点和一般方法。

3. 如何计算供试品中盐酸氯丙嗪的标示百分含量？

七、实训评价

表 9 – 3　紫外 – 可见分光光度法测定盐酸氯丙嗪片的含量实训评价参考表

评价内容	分值	目标要求	得分
实训态度	10 分	预习充分、实训认真、与他人合作良好	
仪器试剂准备	10 分	正确选用仪器、试剂，数量足够而不浪费	
称量、配液	20 分	称量、溶解、定容、过滤、移液等操作正确、熟练	
紫外分光光度计操作	30 分	操作熟练、读数正确	
操作现场整理	10 分	操作台面整洁、仪器洗涤或复原、试剂及时归位	
数据记录及报告	20 分	记录完整、结果正确	
总计	100 分		

目标检测

答案解析

一、单项选择题

1. 杂环类药较易有紫外分析特征，是由于（　　）

　　A. 分子中含有芳香结构和 O、N、S 等杂原子具有丰富的光谱信息

　　B. 易于进行化学反应

C. 易于氧化还原显色

D. 易于改变结构发生荧光

2. 异烟肼不具有的性质和反应是（　　）

A. 还原性　　　　　　　　　　　　　　B. 与芳醛缩合呈色反应

C. 弱碱性　　　　　　　　　　　　　　D. 重氮化偶合反应

3.《中国药典》采用何种方法测定异烟肼制剂中的药物的含量（　　）

A. 非水滴定法　　　　B. 铈量法　　　　C. UV 法　　　　D. 高效液相色谱法

4.《中国药典》规定鉴别某药物的方法：取药物约 10mg，置试管中，加水 2ml 溶解后，加氨制硝酸银试液 1ml，即发生气泡与黑色浑浊，并在试管壁上形成银镜，该反应称为（　　）

A. 氧化还原反应　　　　B. 偶合反应　　　　C. 银镜反应　　　　D. 沉淀反应

5.《中国药典》对异烟肼中游离肼的检查采用的方法是（　　）

A. 薄层色谱法　　　　B. 纸色谱法　　　　C. 高效液相色谱法　　　　D. 紫外分光光度法

6. 非水滴定法测定苯并噻嗪类药物时，能和高氯酸滴定液发生反应是由于（　　）

A. 母核上氮原子　　　　　　　　　　　B. 侧链上氮原子

C. 分子中所有氮原子　　　　　　　　　D. 未被氧化的分子

7. 某药物经酸水解后可用重氮化 – 偶合反应鉴别，此药物是（　　）

A. 盐酸氯丙嗪　　　　B. 氯氮䓬　　　　C. 地西泮　　　　D. 醋酸氢化可的松

8. 关于苯二氮䓬类药物的鉴别反应的现象，以下说法不正确的是（　　）

A. 加硫酸后呈现不同颜色的荧光，且在稀硫酸中荧光的颜色略有不同

B. 可在氨水溶液中与碘化铋钾反应，形成沉淀

C. 1 位氮原子未被取代的苯二氮䓬类药物水解后可以呈芳伯氨基反应

D. 含有共轭体系，具有紫外特征光谱

二、问答题

1. 杂环类药物包括哪几类？每一类药物中举出一至两个典型药物？

2. 根据吩噻嗪类药物的结构特点，分析有哪几种定量分析方法？

三、计算题

按《中国药典》方法测定盐酸氯丙嗪含量：精密称取盐酸氯丙嗪 0.2134g、0.2089g 分别加冰醋酸 10ml 与醋酐 30ml，振摇溶解后，用高氯酸滴定液（0.1014mol/L）滴定，终点时分别消耗高氯酸滴定液 5.92ml、5.82ml，空白试验消耗高氯酸滴定液 0.02ml。已知每 1ml 高氯酸滴定液（0.1mol/L）相当于 35.53mg 的 $C_{17}H_{19}ClN_2S \cdot HCl$。试计算并判断该供试品的含量是否符合规定。

书网融合……

第十章　生物碱类药物的分析

学习引导

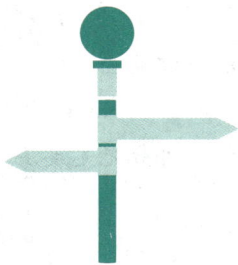

生物碱具有特殊而显著的生理活性，广泛应用于临床，但部分生物碱具有一定的毒性，临床应用须慎重，故应严格控制其质量，以确保用药安全。常见生物碱类药物类型有哪些？各有哪些典型药物？如何控制生物碱药物的质量？

本章重点讨论苯烃胺类、托烷类、喹啉类、异喹啉类、吲哚类、黄嘌呤类等六大类生物碱中代表性药物的结构、性质，以及其鉴别、检查、含量测定的原理和方法。

学习目标

1. **掌握**　生物碱类药物的特征鉴别试验；含量测定的基本原理及方法。
2. **熟悉**　生物碱类药物的结构特征、主要性质及特殊杂质检查。
3. **了解**　常用生物碱药物的理化性质与分析方法的关系。

第一节　概　述

PPT

一、通性

生物碱是一类含氮的有机化合物，绝大多数存在于植物体内，大多具有特殊而强烈的生理活性和毒性，大部分显碱性，故称为生物碱。生物碱的碱性随分子中氮原子结合状态的不同而异。受电效应及立体效应等影响，碱性强弱差异较大。一般碱性由强到弱的顺序为：季铵碱 > 脂环胺和脂肪胺 > 芳香脂胺 > 氨 > 芳胺 > N – 芳杂胺 > 环酰胺（近中性）。碱性强度可用酸式解离常数 pK_a 和碱式解离常数 pK_b 表示，pK_a 值越大，碱性越强。

生物碱及其盐多为结晶或结晶性粉末，具有一定的熔点。游离生物碱大都不溶或难溶于水，能溶或易溶于有机溶剂，在稀酸水溶液中成盐而溶解；生物碱的盐类多易溶于水，不溶或难溶于有机溶剂。少数生物碱能溶于水，如咖啡因、麻黄碱等。生物碱分子大多数具有手性碳原子，有光学活性，以左旋体居多，有疗效的也以左旋体为主；也有少数有疗效的生物碱为右旋体（奎尼丁）或消旋体（阿托品）。

> **知识链接**
>
> 生物碱在过去很长时间被称为赝碱，现代被"生物碱"所统一替代，赝碱即假碱、有类似碱的性质。

二、结构与性质 ⓔ 微课1

（一）苯烃胺类

苯烃胺类生物碱又称有机胺类生物碱，其特点是氮原子不在环状结构内。现以盐酸麻黄碱和盐酸伪麻黄碱为例，进行讨论。

1. 化学结构

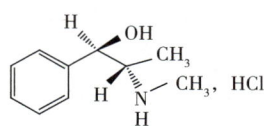

盐酸麻黄碱

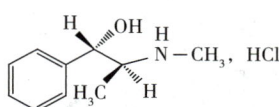

盐酸伪麻黄碱

2. 理化性质

（1）碱性　两者都具苯烃胺结构，均为仲胺氮，显弱碱性，可与酸成盐。

（2）旋光性　两者侧链上均有两个手性碳原子，有旋光性，盐酸麻黄碱（水溶液）的比旋度为 $-33° \sim -35.5°$，盐酸伪麻黄碱（水溶液）的比旋度为 $+61.0° \sim +62.5°$。

（3）氨基醇性质　芳环侧链上具有氨基醇结构，可发生双缩脲反应，可供鉴别。

（4）光谱吸收特性　苯烃胺类生物碱分子结构中含有苯环及特征官能团，故有紫外和红外光谱吸收特性，可用于药物的定性鉴别或定量测定。

（二）托烷类

托烷类生物碱主要包括颠茄生物碱和古柯生物碱。现以硫酸阿托品、氢溴酸山莨菪碱、氢溴酸东莨菪碱为例，进行讨论。

1. 化学结构

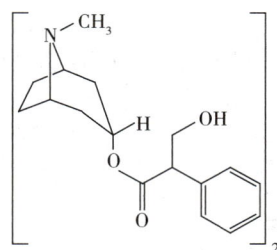

硫酸阿托品

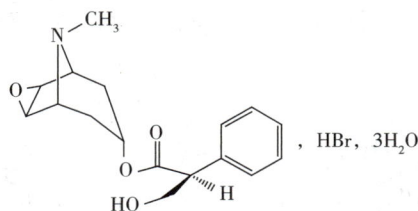

氢溴酸东莨菪碱

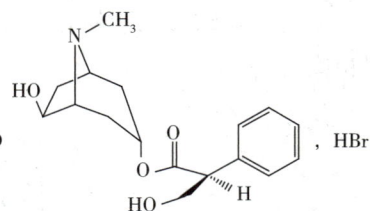

氢溴酸山莨菪碱

2. 理化性质

（1）碱性　五元脂环上的叔胺氮原子，显弱碱性，可与酸成盐，大多制成硫酸盐或氢溴酸盐。

（2）旋光性　托烷类生物碱分子结构中含有不对称碳原子，具有光学活性。氢溴酸东莨菪碱和氢溴酸山莨菪碱均为左旋体，其（水溶液）比旋度分别为 $-24° \sim 27°$ 和 $-9.0° \sim -11.5°$，阿托品因外消旋化而无旋光性。

（3）水解性　托烷类生物碱是由莨菪醇与莨菪酸缩合而成的酯类生物碱，酯键易水解，其水解产物莨菪酸发生 Vitali 反应，可用于鉴别。

（三）喹啉类

本类生物碱分子结构中含有吡啶与苯稠合而成的喹啉环。常见药物有硫酸奎宁、硫酸奎尼丁、磷酸氯喹、磷酸哌喹等。现以硫酸奎宁、硫酸奎尼丁为例，进行讨论。

1. 化学结构

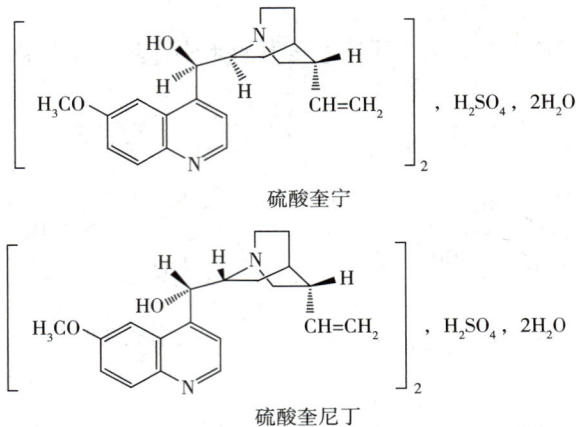

硫酸奎宁

硫酸奎尼丁

2. 理化性质

（1）碱性　奎宁和奎尼丁均由喹啉环和喹核碱两部分组成，为二元生物碱，喹啉环上的氮为 N – 芳杂胺，碱性较弱，不能与硫酸成盐；喹核碱中的脂环氮为叔胺，碱性较强，可与硫酸成盐。

（2）旋光性　硫酸奎宁和硫酸奎尼丁分子式相同，仅喹核碱部分立体结构不同。硫酸奎宁为左旋体，其（0.1mol/L 盐酸溶液）比旋度为 $-237°$ ～ $-244°$；硫酸奎尼丁为右旋体，其（0.1mol/L 盐酸溶液）比旋度为 $+275°$ ～ $+290°$。

（3）绿奎宁反应　奎宁和奎尼丁均为 6 位含氧的喹啉衍生物，与氯水、氨水发生绿奎宁反应。

（4）光谱特征吸收与荧光特性　喹啉环为芳杂环，有紫外和红外光谱吸收特性；硫酸奎宁和硫酸奎尼丁在稀硫酸溶液中均显蓝色荧光。可用于鉴别。

（四）异喹啉类

本类生物碱常见药物有吗啡、可待因、罂粟碱、小檗碱等。现以盐酸吗啡和磷酸可待因为例，进行讨论。

1. 化学结构

盐酸吗啡

磷酸可待因

2. 理化性质

（1）碱性　吗啡分子结构中有酚羟基和叔胺基，显酸碱两性，但碱性略强，可与酸形成稳定的盐；可待因分子中含叔胺基，不含酚羟基，碱性较吗啡强。

（2）旋光性　盐酸吗啡的分子结构中有不对称碳原子，具有旋光性，为左旋体。

（3）显色反应　盐酸吗啡与甲醛 - 硫酸试液、钼硫酸试液发生显色反应，可用于鉴别；亦可与铁氰化钾试液反应，生成蓝绿色产物，与可待因区别。

（4）光谱特征吸收　异喹啉环为芳杂环，具有特征的紫外吸收光谱和红外吸收光谱。

📖 知识链接

吗啡的来源

1803 年，德国药剂师泽尔蒂纳从鸦片中分离出一种生物碱，为了进一步验证其效果，他冒着生命危险，亲自服用，以致差点丧命。醒来之后，他感觉自己刚刚像进入了梦幻王国一般，这让他想到了古希腊神话中的睡梦之神——吗啡斯（Morpheus），于是，这种新化合物就被命名为"吗啡"（Morphine）。

（五）吲哚类

吲哚类生物碱是由苯环与吡咯环稠合而成的以吲哚为母核的生物碱。常见的药物有利血平、长春碱、长春新碱、硝酸士的宁、毒扁豆碱、麦角新碱等，下面以硝酸士的宁和利血平为例，进行讨论：

1. 化学结构

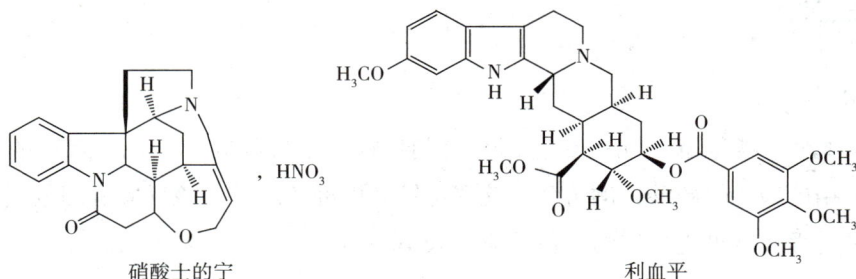

硝酸士的宁　　　　　　　　　　　　　利血平

2. 理化性质

（1）碱性　吲哚环上的氮由于与苯环共轭，几乎无碱性，不与酸成盐；士的宁分子中脂环叔胺氮碱性较强，能与硝酸成盐，而利血平分子中的脂环叔胺氮受邻近基团空间位阻的影响，碱性极弱，不能与酸结合成盐，而以游离状态存在。

（2）旋光性　利血平为左旋体，其 10mg/ml 三氯甲烷液测定比旋度应为 -115° ~ -131°。

（3）水解性　利血平分子结构中含有酯键，酸性及碱性条件下易水解。

（4）还原性　利血平在光照及有氧条件下极易被氧化，氧化产物为黄色的 3，4 - 二去氢利血平，并带有黄绿色荧光，进一步氧化为 3，4，5，6 - 四去氢利血平显蓝色荧光。

（5）显色反应　利血平与新制的香草醛缩合显玫瑰红色；与对二甲氨基苯甲醛缩合显绿色。

（六）黄嘌呤类

黄嘌呤类生物碱以黄嘌呤为基本母核，数目较多。现以咖啡因和茶碱为例，进行讨论。

1. 化学结构

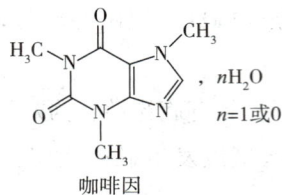 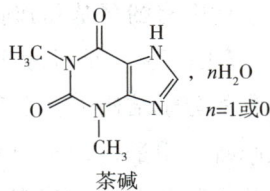

咖啡因 　　　　　　　　　　　　　　　茶碱

2. 理化性质

（1）酸碱性　咖啡因与茶碱是由嘧啶和咪唑并合而成的双杂环化合物，结构中含有四个氮原子，但受到邻位羰基吸电子效应和 $p-\pi$ 共轭的影响，碱性极弱。咖啡因不能与酸结合成稳定的盐，故以游离碱的形式供药用；茶碱结构中有活泼氢，显酸性，与乙二胺形成氨茶碱供药用。

（2）紫脲酸铵反应　黄嘌呤类生物碱加盐酸和氯酸钾在水浴上共热蒸干，残渣遇氨气呈紫色，再加氢氧化钠溶液，颜色即消失。

第二节　鉴别试验 🄴 微课 2

PPT

生物碱种类繁多，结构复杂，鉴别方法多样，可采用化学鉴别法、熔点测定法、光谱法、色谱法等方法鉴别本类药物。

一、化学鉴别法

（一）显色反应

1. 一般鉴别试验　多数生物碱可与生物碱显色剂反应，呈现不同的颜色，常用的生物碱显色剂有浓硫酸、浓硝酸、钼硫酸、钒硫酸、硒硫酸、硫酸铈铵和甲醛硫酸等。该反应机理较复杂，一般涉及脱水、氧化、缩合等过程。常见生物碱的显色反应见表 10-1。

表 10-1　常见生物碱的显色反应

药物名称	显色剂	试验现象
盐酸吗啡	钼硫酸试液	显紫色，继变为蓝色，最后变为棕绿色
	甲醛硫酸试液	紫堇色
磷酸可待因	含亚硒酸的硫酸溶液	显绿色，渐变为蓝色
利血平	0.1% 钼酸钠的硫酸溶液	显黄色，5 分钟后变为蓝色
茶碱	重氮苯磺酸试液	红色

2. 特征鉴别试验　不同母核结构的生物碱具有特殊的理化性质，《中国药典》中多收载此类反应以区别不同种类的药物，常见生物碱的特征鉴别试验如下。

（1）双缩脲反应　芳环侧链具有氨基醇结构药物的特征反应。如盐酸麻黄碱在碱性溶液中，与 Cu^{2+} 形成蓝紫色配位化合物，溶于乙醚使醚层显紫红色，水层由于硫酸铜的存在显蓝色。

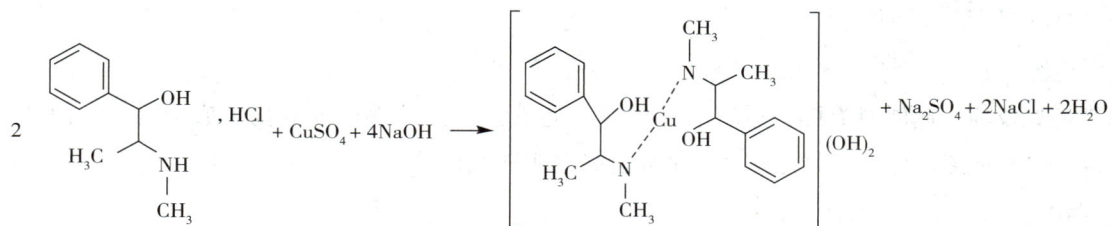

【应用实例】盐酸麻黄碱的鉴别

取本品约 10mg，加水 1ml 溶解后，加硫酸铜试液 2 滴与 20% 氢氧化钠溶液 1ml，即显蓝紫色；加乙醚 1ml，振摇后，放置，乙醚层即显紫红色，水层变成蓝色。

（2）Vitali 反应　托烷类生物碱结构中莨菪酸的特征反应。托烷类生物碱的酯键在酸性条件下水解生成莨菪酸，再与发烟硝酸共热，得黄色三硝基衍生物，再与醇制氢氧化钾作用，生成深紫色的醌型化合物。

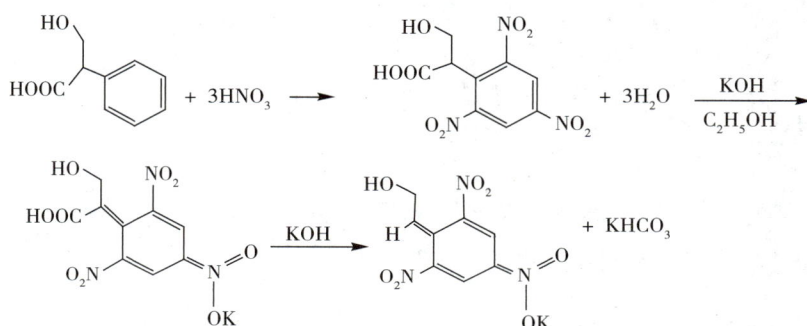

【应用实例】硫酸阿托品的鉴别

取本品约 10mg，加发烟硝酸 5 滴，置水浴上蒸干，得黄色残渣，放冷，加乙醇 2～3 滴湿润，加固体氢氧化钾一小粒，即显深紫色。

（3）绿奎宁反应　6 位含氧喹啉衍生物的特征反应。6 位含氧喹啉经溴水（或氯水）氧化、溴化（氯化），与氨水缩合，生成翠绿色的二醌基亚胺的铵盐。硫酸奎宁和硫酸奎尼丁均采用该法进行鉴别。

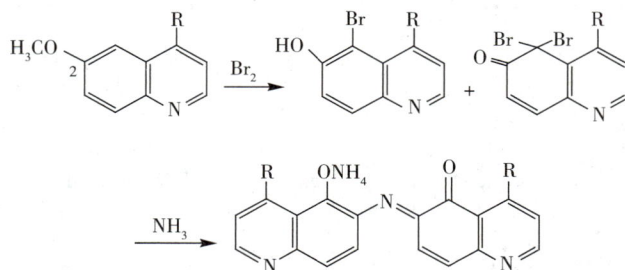

【应用实例】硫酸奎宁的鉴别

取本品约 20mg，加水 20ml 溶解后，取溶液 5ml，加溴试液 3 滴与氨试液 1ml，即显翠绿色。

（4）Marquis 反应　此反应为含酚羟基的异喹啉类生物碱的特征反应，如吗啡遇甲醛硫酸试液（Marquis 试液）可生成具有醌式结构的有色化合物。

【应用实例】盐酸吗啡的鉴别

取本品约 1mg，加甲醛硫酸试液 1 滴，即显紫堇色。

（5）还原反应 吗啡具有酚羟基，有还原性，遇铁氰化钾试液可被氧化生成伪吗啡，而铁氰化钾被还原为亚铁氰化钾，再与三氯化铁反应生成蓝绿色亚铁氰化铁。

【应用实例】吗啡的鉴别

取本品约 1mg，加水 1ml 溶解后，加稀铁氰化钾试液 1 滴，即显蓝绿色（与可待因区别）。

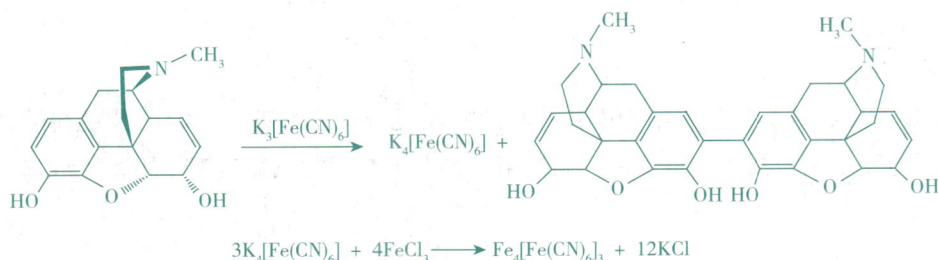

$$3K_4[Fe(CN)_6] + 4FeCl_3 \longrightarrow Fe_4[Fe(CN)_6]_3 + 12KCl$$

实例分析

实例 药柜上吗啡和可待因的标签已脱落，脱落标签的药品是不能使用的。

问题 如何利用化学方法鉴别出此两种药物？

答案解析

（6）紫脲酸铵反应 黄嘌呤类生物碱的特征反应。如咖啡因、茶碱等，与盐酸及氯酸钾加热后，咪唑环开环，遇氨气即缩合生成四甲基紫脲酸铵，显紫色。再加氢氧化钠试液，颜色即消失。

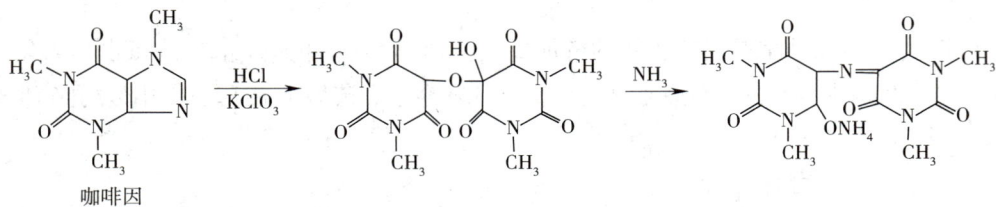

咖啡因

【应用实例】咖啡因的鉴别

取本品约 10mg，加盐酸 1ml 与氯酸钾 0.1g，置水浴上蒸干，残渣遇氨气即显紫色；再加氢氧化钠试液数滴，紫色即消失。

（7）官能团反应 吲哚生物碱类的特征反应，如利血平吲哚环上的 β - 氢原子较活泼，可与芳醛缩合而显色。

【应用实例】利血平的鉴别

取本品约 1mg，加新制的香草醛试液 0.2ml，约 2 分钟后显玫瑰红色；取本品约 0.5mg，加对二甲氨基苯甲醛 5mg、冰醋酸 0.2ml 与硫酸 0.2ml，混匀，即显绿色，再加冰醋酸 1ml，转变为红色。

在弱酸性溶液中，加过量溴水，再加过量氨水，呈翠绿色的反应是（　　）
A. 紫脲酸铵反应　　　　B. 绿奎宁反应　　　　C. 双缩脲反应　　　　D. 维他立反应

（二）沉淀反应

大多数生物碱类药物在酸性水溶液中，可与重金属盐类或大分子酸类反应生成难溶于水的复盐或配位化合物。常见沉淀试剂有三硝基苯酚、碘化铋钾、碘化汞钾、碘－碘化钾、二氯化汞、氯化金、氯化铂、硅钨酸、磷钨酸等。但由于该反应的专属性不强，故仅个别药物利用此反应加以鉴别。

【应用实例】咖啡因的鉴别

取本品的饱和水溶液 5ml，加碘试液 5 滴，不生成沉淀；再加稀盐酸 3 滴，即生成红棕色的沉淀，并能在稍过量的氢氧化钠试液中溶解。

二、光谱鉴别法

（一）紫外－可见分光光度法

多数生物碱类药物结构中含苯环、芳香杂环、共轭双键及其他官能团，在紫外光区有一个或几个特征吸收峰，可作为药物鉴别的依据。一般通过比较 λ_{max}、λ_{min}、百分吸收系数等特征参数或光谱的一致性予以鉴别；如果有几个特征吸收峰，也可通过比较某两个吸收峰的比值（$A_{\lambda_1}/A_{\lambda_2}$）予以鉴别。《中国药典》利用本法鉴别盐酸伪麻黄碱、硫酸吗啡及其注射液、磷酸氯喹及其片剂等。如盐酸伪麻黄碱的鉴别：取本品，加水制成每 1ml 中含 0.5mg 的溶液，照紫外－可见分光光度法测定，在 251nm、257nm 与 263nm 的波长处有最大吸收。

（二）红外分光光度法

红外光谱能反映分子结构的细微特征，具有很强的专属性，是分析物质化学结构和鉴别物质的有效手段。《中国药典》收载的生物碱原料药广泛采用了此方法鉴别。将药品在规定条件下获得的吸收光谱与相应标准图谱比较，如峰位、峰形、相对强度都一致，即为同一种药物。

三、色谱鉴别法

色谱法常用于生物碱类药物的鉴别，其中最常用的是薄层色谱法。薄层色谱法中多以硅胶为吸附剂，生物碱类药物以游离碱形式才能顺利迁移，但生物碱类药物多以盐的形式供临床使用，生物碱盐的极性较强，不易随展开剂移动，且与硅胶产生牢固吸附造成严重拖尾。常采用以下 3 种方法加以解决：①在中性展开剂中加入碱性试剂，如加入一定量的氨水或二乙胺；②在湿法铺板时加一定量的氢氧化钠溶液，使硅胶板呈碱性；③在展开容器中放一盛有氨水的小杯，使生物碱以游离碱的形式以减少拖尾。因大多数游离状态的生物碱极性极弱，所以，展开剂常以甲苯、三氯甲烷、丙酮等为主体，再根据生物碱的极性加入极性调节剂，使展开剂的极性与生物碱的极性相适应。

【应用实例】消旋山莨菪碱的鉴别

取本品与消旋山莨菪碱对照品，分别加甲醇制成每 1ml 中含 3mg 的溶液，照薄层色谱法试验，吸取上述溶液各 10μl，分别点于同一硅胶 GF$_{254}$薄层板上，用甲苯－丙酮－乙醇－浓氨液（4：5：0.6：0.4）为展开剂，展开，晾干，置紫外光灯（254nm）下检视，供试品溶液所显主斑点的位置和颜色应与对照品溶液的主斑点一致。

HPLC 法是色谱法的一个重要分支，具有分离检测功能。在生物碱含量测定或有关物质检查采用了此法，则常采用此法，通过对比供试品与对照品保留时间的一致性进行鉴别。以盐酸麻黄碱注射液的鉴别为例：在含量测定项下记录的色谱图中，供试品溶液主峰的保留时间应与对照品溶液主峰的保留时间一致。

第三节　特殊杂质检查

PPT

生物碱类药物大多数是从植物中提取、半合成或合成的。由于其结构复杂、生产工艺路线长，引入杂质的途径较多，且生物碱一般又有较强的生理活性和毒性，为保证用药安全，对生物碱类药物中存在的特殊杂质应严格控制。常用生物碱类药物中存在的特殊杂质及检查方法见表 10-2。

表 10-2　常用生物碱类药物中存在的特殊杂质及检查方法

药物名称	特殊杂质（检查法）
硫酸阿托品	莨菪碱（旋光）、有关物质（HPLC）
氢溴酸东莨菪碱	其他生物碱（氨试液的混浊）、易氧化物（KMnO$_4$法）、有关物质（HPLC）
盐酸伪麻黄碱	有关物质（HPLC）
硫酸奎宁	三氯甲烷－乙醇中不溶物（重量法）、其他金鸡纳碱（TLC）
硫酸奎尼丁	三氯甲烷－乙醇中不溶物（重量法）、有关物质（TLC）
盐酸吗啡	阿扑吗啡、罂粟酸（显色试验）、有关物质（HPLC）
磷酸可待因	有关物质（HPLC）
盐酸麻黄碱	有关物质（HPLC）
利血平	氧化产物（UV）、有关物质（HPLC）
咖啡因	有关物质（TLC）
茶碱	有关物质（HPLC）
氨茶碱	有关物质（TLC）
盐酸小檗碱	有关物质（HPLC）、有机腈（TLC）
硫酸长春新碱	有关物质（HPLC）

药物中特殊杂质的检查，主要是根据药物与杂质在理化性质上的差异选择合适的方法。

一、利用药物与杂质在物理性质上的差异检查

（一）旋光性质的差异

硫酸阿托品为外消旋体，无旋光性，而生产过程中由于消旋化不完全引入的莨菪碱为左旋体，毒性较大，故通过测定旋光度控制硫酸阿托品中莨菪碱的限量。

检查方法　取本品，按干燥品计算，加水溶解并制成每1ml 中含50mg 的溶液，依法测定（通则0621），旋光度不得过 -0.40°。

（二）溶解行为的差异

硫酸奎宁制备过程中可能引入醇不溶性杂质或无机盐类等，而制成的硫酸奎宁易溶于三氯甲烷 – 无水乙醇（2∶1）的混合溶液。《中国药典》要求检查硫酸奎宁中三氯甲烷 – 乙醇中不溶物。

检查方法　取本品 2.0g，加三氯甲烷 – 无水乙醇（2∶1）的混合液 15ml，在 50℃加热 10 分钟后，用称定重量的垂熔坩埚滤过，滤渣用上述混合液分 5 次洗涤，每次 10ml，在 105℃干燥至恒重，遗留残渣不得过 2mg。

（三）对光吸收性质的差异

利血平不稳定，在光照和有氧条件下易氧化变质，其氧化产物随着共轭体系的延长，在 388nm 波长处产生紫外吸收，而利血平在此波长处无吸收，因此，通过测定一定浓度的供试品溶液在该波长处的吸光度，以控制利血平中氧化产物的限量。

检查方法　取本品 20mg，置 100ml 量瓶中，加冰醋酸溶解并稀释至刻度，摇匀，照紫外 – 可见分光光度法（通则 0401），在 388nm 波长处测定吸光度，不得过 0.10。

二、利用药物与杂质在化学性质上的差异检查

（一）氧化还原性的差异

吗啡在酸性溶液中加热，可脱水并经分子重排生成阿扑吗啡。阿扑吗啡有邻二酚结构，在碱性条件下可被碘试液氧化，生成水溶性绿色化合物且溶于乙醚显红色，而吗啡无此显色反应。

检查方法　取盐酸吗啡 50mg，加水 4ml 溶解后，加碳酸氢钠 0.10g 与 0.1mol/L 碘溶液 1 滴，加乙醚 5ml，振摇提取，静置分层后，乙醚层不得显红色，水层不得显绿色。

（二）杂质与一定试剂反应产生颜色

阿片中含有罂粟酸，因此，在提取吗啡的过程中可能引入。利用罂粟酸在微酸性条件下可与三氯化铁生成红色的罂粟酸铁，而吗啡无此反应的特点，控制吗啡中罂粟酸的限量。

检查方法　取本品 0.15g，加水 5ml 溶解后，加稀盐酸 5ml 与三氯化铁试液 2 滴，不得显红色。

三、利用药物与杂质色谱行为的差异检查

（一）薄层色谱法

薄层色谱法具有操作简便、快速、灵敏度较高、不需特殊设备等优点，在杂质检查中广泛应用。用于检查生物碱中的有机杂质时，多使用硅胶 G 薄层板；展开系统含有碱性溶剂，以防止生物碱拖尾；常使用生物碱沉淀剂显色。如《中国药典》规定硫酸奎宁中其他金鸡纳碱的检查、咖啡因和磷酸氯喹中有关物质的检查、氢溴酸山莨菪碱中其他生物碱的检查即用此法。

氢溴酸山莨菪碱在生产过程中可能引入其他生物碱，而影响其纯度和质量。《中国药典》采用薄层色谱法中的灵敏度法进行检查。

检查方法　取本品与氢溴酸山莨菪碱对照品，分别加甲醇制成每 1ml 中含 10mg 的溶液。照薄层色谱法试验，吸取上述两种溶液各 10μl，分别点于同一氧化铝（中性，活度Ⅱ～Ⅲ级）薄层板上，用三氯甲烷 – 无水乙醇（95∶5）为展开剂，展开，晾干，喷以稀碘化铋钾试液 – 碘化钾碘试液（1∶1）。供

试品溶液除显一个与对照品溶液主斑点位置相同的灰黑色斑点外，不得显其他斑点。

（二）高效液相色谱法

高效液相色谱法不仅可以准确地测定各组分的含量，而且在杂质检查中的应用也日趋增多。下面以硫酸阿托品中有关物质的检查为例。

取本品，加水溶解并稀释制成每 1ml 中含 0.5mg 的溶液，作为供试品溶液；精密量取 1ml，置 100ml 量瓶中，用水稀释至刻度，摇匀，作为对照溶液。照高效液相色谱法试验，用十八烷基硅烷键合硅胶为填充剂，以 0.05mol/L 磷酸二氢钾溶液（含 0.0025mol/L 庚烷磺酸钠）-乙腈（84∶16）（用磷酸或氢氧化钠试液调 pH 值至 5.0）为流动相，检测波长为 225nm，阿托品峰与相邻杂质峰的分离度应符合要求。精密量取对照溶液与供试品溶液各 20μl，分别注入液相色谱仪，记录色谱图至主成分峰保留时间的 2 倍。供试品溶液色谱图中如有杂质峰，扣除相对保留时间 0.17 之前的色谱峰，各杂质峰面积和不得大于对照溶液主峰面积（1.0%）。

即学即练 10 -2

《中国药典》（2020 年版）规定盐酸吗啡需检查的特殊杂质是（　　）

答案解析

A. 药根碱　　　　B. 三氯甲烷 - 乙醇不溶物　　　C. 马钱子碱　　　D. 阿扑吗啡

第四节　含量测定

PPT

生物碱类药物品种多，含量测定的方法也多种多样。常用的方法有非水溶液滴定法、提取酸碱滴定法、酸性染料比色法、紫外 - 可见分光光度法和高效液相色谱法等。现就应用广泛的几种含量测定方法进行讨论。

一、非水溶液滴定法

生物碱类药物通常显弱碱性，在水溶液中用酸直接滴定没有明显的突跃，终点难以观测，而在非水酸性（如冰醋酸、醋酐）介质中，其相对碱强度明显增大，用高氯酸滴定液直接滴定，能获得满意结果。《中国药典》收载的多数生物碱原料药及部分制剂采用此法测定含量。

（一）原理与方法

生物碱类药物，除少数为游离碱外，多以盐的形式存在（$BH^+ \cdot A^-$）。生物碱盐的滴定过程，实质上是一个置换反应，即强酸（如高氯酸）置换出与生物碱结合的较弱的酸（HA）。其反应原理的通式如下：

$$BH^+ \cdot A^- + HClO_4 \rightleftharpoons BH^+ \cdot ClO_4^- + HA$$

由于被置换出的 HA 酸性强弱不同，对滴定反应的影响也不同，因此对不同的生物碱盐，应根据实际情况采用相应的测定条件，使滴定反应顺利完成。

一般方法　除另有规定外，精密称取供试品适量〔消耗高氯酸滴定液（0.1mol/L）约 8ml〕，加冰醋酸 10～30ml 溶解（必要时可温热使溶解，放冷），加各品种项下规定的指示液 1～2 滴，或以电位法指示终点，并将滴定结果用空白试验校正。

（二）测定条件的选择

1. 适用范围及溶剂选择　非水溶液滴定法主要用于 $K_b < 10^{-8}$ 的有机弱碱性药物及其盐类的含量测定。如有机弱碱，它们的氢卤酸盐、有机酸盐、硫酸盐、磷酸盐、硝酸盐以及有机酸的碱金属盐。对于碱性较弱的药物，只要选择合适的溶剂、滴定剂和指示终点的方法，可使 K_b 为 $10^{-13} \sim 10^{-8}$ 的弱碱性药物采用非水溶液滴定法测定含量，见表 10 - 3。

表 10 - 3　非水溶液滴定法测定生物碱类药物含量的条件

序号	pK_b	代表药物	溶剂	指示剂	终点颜色	备注
1	8 ~ 10	盐酸麻黄碱	冰醋酸	结晶紫	翠绿色	加醋酸汞
		氢溴酸山莨菪碱	冰醋酸	结晶紫	纯蓝色	加醋酸汞
		硝酸士的宁	冰醋酸			硝酸有干扰电位法
		硫酸阿托品	醋酐 - 冰醋酸	结晶紫	纯蓝色	
2	10 ~ 12	硫酸奎宁	冰醋酸	结晶紫	蓝绿色	需加醋酐
		硫酸奎尼丁	冰醋酸	结晶紫	绿色	需加醋酐
3	>12	咖啡因	醋酐 - 冰醋酸	结晶紫	黄色	

2. 酸根的影响　在生物碱盐的滴定中被置换出的酸（在冰醋酸中）的酸性强弱对滴定能否顺利进行有重要影响。无机酸在冰醋酸中的酸性由强至弱按下列次序递减：

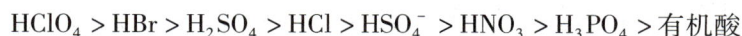

$$HClO_4 > HBr > H_2SO_4 > HCl > HSO_4^- > HNO_3 > H_3PO_4 > 有机酸$$

若滴定过程中置换出的 HA 酸性较强，反应将不能进行到底，需进行一定的处理，排除 HA 的干扰。如测定生物碱的氢卤酸盐时，需加入一定量的醋酸汞冰醋酸溶液进行前处理，使其生成难解离的卤化汞，以消除干扰。但醋酸汞有毒性，且对环境有污染，在有其他替代方法的情况下，应尽量避免使用。

3. 指示终点方法的选择　确定终点的方法有电位法和指示剂法。硝酸盐类采用电位法，其余多数生物碱采用指示剂法，常用指示剂为结晶紫。在不同的酸度条件下，结晶紫的变色较复杂，由碱性区域到酸性区域的颜色变化依次为紫、蓝、蓝绿、绿、黄绿、黄。在滴定不同强度碱时，终点颜色不同。滴定较强生物碱时以蓝色为终点，如硫酸阿托品等；碱性次之以蓝绿色或绿色为终点，如硫酸奎宁等；滴定较弱碱时，以黄绿色或黄色为终点，如咖啡因。

4. 滴定剂的注意事项

（1）冰醋酸具有挥发性，且膨胀系数较大，长期贮存或温度变化均影响浓度，故高氯酸滴定液需根据温度变化进行校正，使用时与标定时的温度差超过 10℃ 则需重新标定。

（2）冰醋酸和高氯酸中含有微量水分，干扰突跃，因此配制高氯酸滴定液时应加入计算量的醋酐。

（3）浓高氯酸与醋酐混合会引起爆炸，配制时应将高氯酸用冰醋酸稀释后，再加入醋酐。

（三）应用实例

1. 氢卤酸盐的测定　生物碱的氢卤酸盐多为盐酸盐和氢溴酸盐，盐酸、氢溴酸在冰醋酸中的酸性较强，对非水溶液滴定法有干扰。因此，滴定前先加入过量的醋酸汞冰醋酸溶液消除盐酸或氢溴酸干扰，再用高氯酸滴定液滴定。

盐酸吗啡的含量测定　取本品约 0.2g，精密称定，加冰醋酸 10ml 与醋酸汞试液 4ml 溶解后，加结晶紫指示液 1 滴，用高氯酸滴定液（0.1mol/L）滴定至溶液显绿色，并将滴定结果用空白试验校正。每 1ml 高氯酸滴定液（0.1mol/L）相当于 32.18mg 的 $C_{17}H_{19}NO_3 \cdot HCl$。

2. 硫酸盐的测定 硫酸在水溶液中是二元酸，能完成二级解离，生成 SO_4^{2-}，但在冰醋酸非水介质中，显示一元酸，只解离为 HSO_4^-，所以生物碱的硫酸盐在冰醋酸中，只能滴定至硫酸氢盐，可以直接用高氯酸滴定液（0.1mol/L）滴定。下面以硫酸阿托品和硫酸奎宁的含量测定为例加以阐述。

（1）硫酸阿托品的含量测定 阿托品分子中有一个氮原子，为一元碱，高氯酸滴定硫酸阿托品的反应式为：

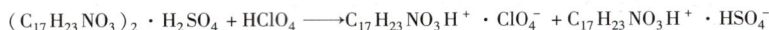

$$(C_{17}H_{23}NO_3)_2 \cdot H_2SO_4 + HClO_4 \longrightarrow C_{17}H_{23}NO_3H^+ \cdot ClO_4^- + C_{17}H_{23}NO_3H^+ \cdot HSO_4^-$$

从上式可知，1mol 硫酸阿托品消耗 1mol 高氯酸。

测定方法 取本品约 0.5g，精密称定，加冰醋酸与醋酐各 10ml 溶解后，加结晶紫指示液 1～2 滴，用高氯酸滴定液（0.1mol/L）滴定至溶液显纯蓝色，并将滴定的结果用空白试验校正。每 1ml 高氯酸滴定液（0.1mol/L）相当于 67.68mg 的 $(C_{17}H_{23}NO_3)_2 \cdot H_2SO_4$。

（2）硫酸奎宁的含量测定 奎宁分子中有两个氮原子，为二元碱，由于喹核碱的碱性较强，可与硫酸成盐；而喹啉环的碱性极弱，不能与硫酸成盐，但在冰醋酸介质中用高氯酸滴定时却能与高氯酸成盐，反应式为：

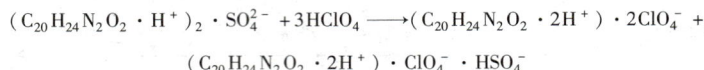

$$(C_{20}H_{24}N_2O_2 \cdot H^+)_2 \cdot SO_4^{2-} + 3HClO_4 \longrightarrow (C_{20}H_{24}N_2O_2 \cdot 2H^+) \cdot 2ClO_4^- +$$
$$(C_{20}H_{24}N_2O_2 \cdot 2H^+) \cdot ClO_4^- \cdot HSO_4^-$$

从上式可知，1mol 硫酸奎宁消耗 3mol 高氯酸。

测定方法 取本品约 0.2g，精密称定，加冰醋酸 10ml 溶解后，加醋酐 5ml 与结晶紫指示液 1～2 滴，用高氯酸滴定液（0.1mol/L）滴定至溶液显蓝绿色，并将滴定的结果用空白试验校正。每 1ml 高氯酸滴定液（0.1mol/L）相当于 24.90mg 的 $(C_{20}H_{24}N_2O_2)_2 \cdot H_2SO_4$。

当测定硫酸奎宁片时，由于片剂中存在的辅料如硬脂酸镁、苯甲酸盐也消耗高氯酸滴定液，故应先用氢氧化钠溶液碱化处理，生成游离奎宁碱，经三氯甲烷提取分离后，再用高氯酸滴定液滴定。每 1mol 硫酸奎宁可转为 2mol 奎宁，故 1mol 硫酸奎宁消耗 4mol 的高氯酸。

二、提取酸碱滴定法

提取酸碱滴定法适用于某些碱性较强（pK_b 6～9）的生物碱类药物的含量测定，目的是通过提取分离，排除其他组分的干扰。该方法虽然操作繁琐，但仪器简单，试剂较常用。《中国药典》收载的磷酸可待因糖浆和磷酸氯喹注射液等药物的含量测定即用此法。

（一）基本原理

生物碱盐可溶于水，而游离生物碱不溶于水，但溶于有机溶剂。利用生物碱及其盐类溶解性质上的差异，将供试品溶于水或稀酸，然后碱化使生物碱游离，用有机溶剂提取，再采用酸碱滴定法测定药物的含量。酸碱滴定法的形式有以下三种。

（1）有机溶剂蒸干后，残渣用中性乙醇溶解，酸滴定液直接滴定。

（2）有机溶剂蒸干后，残渣用过量的酸滴定液溶解，再用碱滴定液回滴剩余的酸。

（3）不蒸干有机溶剂，加入定量过量的酸滴定液使游离生物碱重新成盐溶于水相，再用碱滴定液回滴水相。

（二）测定条件的选择

1. 常用碱化试剂 常用碱化试剂有氨水、碳酸氢钠、氢氧化钠、氢氧化钙、氧化镁等。但强碱不适于含酯、酚结构的生物碱，也不适于含脂肪性共存物的药物。氨水是最常用的碱化试剂，其强度适中，pK_b为4.76，不会造成生物碱分解或乳化现象，易于挥发除去，对滴定不产生干扰。

2. 常用提取溶剂及用量 选择提取溶剂的原则：①与水不相混溶，沸点低，对生物碱的溶解度大，而对其他物质的溶解度尽可能小；②与生物碱或碱化试剂不起任何反应。常用提取溶剂有三氯甲烷、乙醚等。三氯甲烷是最有效、最常用的提取溶剂，具有选择性好，不与水混溶，易于挥发等优点，但与强碱长时间接触或加热可分解为盐酸，与生物碱成盐，影响测定结果，而且三氯甲烷为提取溶剂时不宜完全蒸干。乙醚具有沸点低、易挥发、易燃，在水中溶解度较大等特点，应用不如三氯甲烷广泛。为了减少乙醚在水中的溶解度，常加入中性盐如氯化钠，使水层饱和，使其与水充分分离而使提取完全。使用乙醚时应注意安全：因为乙醚易被氧化为过氧化物，蒸发时避免蒸干引起爆炸。

一般4～5次提取后，生物碱可提取完全，一般每次提取溶剂的体积为生物碱溶液体积的1/2或1/4。

3. 指示剂 生物碱的碱性一般不强，用强酸滴定时生成强酸弱碱盐，溶液显酸性。因此，选择在酸性区域变色的指示剂，如溴酚蓝、甲基红、溴甲酚紫等。

（三）应用实例

磷酸可待因糖浆的含量测定 用内容量移液管精密量取本品10ml，以水洗出移液管内的附着液，置分液漏斗中，加氨试液使成碱性，用三氯甲烷振摇提取至少4次，第一次25ml，以后每次各15ml，至可待因提尽为止，每次得到的三氯甲烷液均用同一份水10ml洗涤，洗液用三氯甲烷5ml振摇提取，合并三氯甲烷液，置水浴上蒸干，精密加硫酸滴定液（0.01mol/L）25ml，加热使溶解，放冷，加甲基红指示液2滴，用氢氧化钠滴定液（0.02mol/L）滴定。每1ml硫酸滴定液（0.01mol/L）相当于8.488mg的$C_{18}H_{21}NO_3 \cdot H_3PO_4 \cdot 3/2H_2O$。

三、酸性染料比色法

一些酸性染料在一定的pH值条件下，可与有机碱类药物定量结合显色，利用比色法测定其含量，方法具有一定的专属性和准确度，样品用量少，灵敏度高，适用于小剂量药物制剂或生物体内有机碱类药物的定量分析。《中国药典》多用本法测定一些含量较低的生物碱制剂。

（一）基本原理

在适当的pH值介质中，生物碱类药物（B）可与溶液中的氢离子结合成生物碱阳离子（BH^+），一些酸性染料（HIn）如溴甲酚绿在此条件下可解离成阴离子（In^-），生物碱阳离子与酸性染料阴离子定量结合成有色离子对（$BH^+ \cdot In^-$），用有机溶剂定量提取该离子对，在一定波长处测定吸光度，即可计算出生物碱类药物的含量。

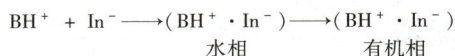

$$BH^+ + In^- \longrightarrow \underset{水相}{(BH^+ \cdot In^-)} \longrightarrow \underset{有机相}{(BH^+ \cdot In^-)}$$

（二）测定条件的选择

采用酸性染料比色法测定生物碱类药物时，关键在于能否定量地将生物碱以离子对的形式转入有机相中，因此，测定条件的选择显得至关重要。该法主要受水相的pH值、酸性染料、有机溶剂的影响。

1. 水相最佳pH值的选择 水相pH值过低，抑制酸性染料解离，In^-浓度太低，从而影响离子对的形成；水相pH值过高，生物碱呈游离状态，同样影响离子对的形成。只有选择合适的水相pH值，

使生物碱形成 BH^+，酸性染料解离出足够的 In^-，BH^+ 与 In^- 才能定量形成离子对，也才能进行定量测定。《中国药典》多采用邻苯二甲酸氢钾缓冲液。

2. 酸性染料种类及浓度的选择 选择酸性染料应遵循以下 3 点：①酸性染料不但能与生物碱定量结合，而且生成的离子对在有机相中的溶解度要足够大；②酸性染料本身在有机相中溶解度足够小；③离子对在测定波长处有较大的吸收系数。

常用的酸性染料有溴麝香草酚蓝（BTB）、溴酚蓝（BPB）、溴甲酚紫（BCP）、溴甲酚绿（BCG）和甲基橙等。

一般认为其浓度应保证足够量即可，适当增加浓度，可提高测定的灵敏度。

3. 提取溶剂的选择 常用提取溶剂有三氯甲烷、二氯甲烷、苯、甲苯、四氯化碳等。其中三氯甲烷因能与离子对形成氢键，提取效率高，选择性好，水中溶解度小，所以是最常用的提取溶剂。

4. 水分的干扰及排除 微量水分混入有机相，一方面水相中未反应的染料会干扰测定结果，另一方面水分还会使溶液混浊影响比色。待测有机相存在少许水分时，可采用加入脱水剂（如无水硫酸钠）或用干燥滤纸过滤的方法去除。

（三）应用实例

硫酸阿托品片的含量测定方法如下。

1. 供试品溶液的制备 取本品 20 片，精密称定，研细，精密称取适量（约相当于硫酸阿托品 2.5mg），置 50ml 量瓶中，加水振摇使硫酸阿托品溶解并稀释至刻度，用干燥滤纸滤过，取续滤液，即得。

2. 对照品溶液的制备 取硫酸阿托品对照品约 25mg，精密称定，置 25ml 量瓶中，加水溶解并稀释至刻度，摇匀，精密量取 5ml，置 100ml 量瓶中，加水稀释至刻度，摇匀，即得。

3. 测定方法 精密量取供试品溶液与对照品溶液各 2ml，分别置预先精密加入三氯甲烷 10ml 的分液漏斗中，各加溴甲酚绿溶液（取溴甲酚绿 50mg 与邻苯二甲酸氢钾 1.021g，加 0.2mol/L 氢氧化钠溶液 6.0ml 使溶解，再用水稀释至 100ml，摇匀，必要时滤过）2.0ml，振摇提取 2 分钟后，静置使分层，分取澄清的三氯甲烷液，照紫外 - 可见分光光度法，在 420nm 的波长处分别测定吸光度，计算，并将结果乘以 1.027，即得。本品含硫酸阿托品 $[(C_{17}H_{23}NO_3)_2 \cdot H_2SO_4 \cdot H_2O]$ 应为标示量的 90.0% ~ 110.0%。按式（10 - 1）计算含量。

$$标示量（\%） = \frac{A_X \times c_R \times 50 \times 1.027 \times 平均片重}{A_R \times m_S \times 标示量} \times 100\% \qquad (10 - 1)$$

式中，A_X 为供试品溶液的吸光度；A_R 为对照品溶液的吸光度；c_R 为对照品溶液的浓度；m_S 为供试品取样量，mg；1.027 为换算因数，系 1g 无水硫酸阿托品相当于硫酸阿托品 $[(C_{17}H_{23}NO_3)_2 \cdot H_2SO_4 \cdot H_2O]$ 的克数。

四、紫外 - 可见分光光度法

大多数生物碱类药物的分子结构中含有不饱和双键或苯环，在紫外光区有特征吸收，可用紫外 - 可见分光光度法进行含量测定。如《中国药典》盐酸吗啡片及其注射液、磷酸氯喹片等药物采用此法测定含量。下面以盐酸吗啡片的含量测定为例。

测定方法 取本品 20 片（如为薄膜衣片，仔细除去薄膜衣），精密称定，研细，精密称取适量（约相当于盐酸吗啡 10mg），置 100ml 量瓶中，加水 50ml，振摇，使盐酸吗啡溶解，用水稀释至刻度，摇匀，滤过，精密量取续滤液 15ml，置 50ml 量瓶中，加 0.2mol/L 氢氧化钠溶液 25ml，用水稀释至刻度，摇匀，照紫外 – 可见分光光度法，在 250nm 波长处测定吸光度；另取吗啡对照品适量，精密称定，用 0.1mol/L 氢氧化钠溶液溶解并定量稀释成每 1ml 中约含 20μg 的溶液，同法测定。计算，结果乘以 1.317，即得盐酸吗啡（$C_{17}H_{19}NO_3 \cdot HCl \cdot 3H_2O$）的含量。1.317 是质量换算因数，系 1g 吗啡（$C_{17}H_{19}NO_3$）对照品相当于盐酸吗啡（$C_{17}H_{19}NO_3 \cdot HCl \cdot 3H_2O$）的克数。即盐酸吗啡分子量与吗啡分子量的比值。

五、高效液相色谱法

高效液相色谱法具有分离模式多样、适用范围广、选择性和专属性强、分析速度快等优点。《中国药典》采用 HPLC 法测定磷酸可待因片、氢溴酸东莨菪碱及其片剂和注射液、盐酸吗啡缓释片、利血平及其注射液、盐酸麻黄碱注射液等药物的含量。下面以盐酸麻黄碱注射液的含量测定为例。

1. 色谱条件与系统适用性试验　用十八烷基硅烷键合硅胶为填充剂；以磷酸盐缓冲液（取磷酸二氢钾 6.8g、三乙胺 5ml、磷酸 4ml，加水至 1000ml，用稀磷酸或三乙胺调节 pH 值至 3.0 ± 0.1）– 乙腈（90∶10）为流动相；检测波长为 210nm。理论板数按盐酸麻黄碱计算不低于 3000，麻黄碱峰与相邻杂质峰的分离度应符合要求。

2. 测定方法　精密量取本品适量，用流动相定量稀释制成每 1ml 中约含 30μg 的溶液，精密量取 10μl 注入液相色谱仪，记录色谱图；另取盐酸麻黄碱对照品，同法测定，按外标法以峰面积计算，即得。

目标检测

答案解析

一、单项选择题

1. 咖啡因和茶碱的特征鉴别反应是（　　）

　　A. 双缩脲反应　　　　　　B. Vitali 反应　　　　　　C. 紫脲酸铵反应　　　　D. 绿奎宁反应

2. 既可溶于酸又可溶于碱的药物是（　　）

　　A. 阿托品　　　　　　　　B. 奎尼丁　　　　　　　　C. 吗啡　　　　　　　　D. 可待因

3. 结构中含有莨菪酸的药物是（　　）

　　A. 利血平　　　　　　　　B. 硫酸奎尼丁　　　　　　C. 盐酸吗啡　　　　　　D. 硫酸阿托品

4. 属于喹啉类生物碱的药物是（　　）

　　A. 硫酸阿托品　　　　　　B. 硫酸奎尼丁　　　　　　C. 盐酸吗啡　　　　　　D. 磷酸可待因

5. 属于异喹啉类生物碱的药物是（　　）

　　A. 硫酸阿托品　　　　　　B. 硫酸奎尼丁　　　　　　C. 盐酸吗啡　　　　　　D. 盐酸麻黄碱

6. 能用维他立反应鉴别的药物是（　　）

　　A. 盐酸麻黄碱　　　　　　B. 硫酸奎宁　　　　　　　C. 磷酸可待因　　　　　D. 硫酸阿托品

7. 托烷类生物碱的特征鉴别反应是（　　）

　　A. 重氮化 – 偶合反应　　　　　　　　　　　　　B. Vitali 反应

　　C. 绿奎宁反应　　　　　　　　　　　　　　　　D. 与三氯化铁反应

8. 加盐酸和氯酸钾在水浴上共热蒸干，残渣加氨水呈紫色，再加氢氧化钠试液，紫色即消失的药物是（ ）

    A. 盐酸伪麻黄碱   B. 利血平   C. 咖啡因   D. 氢溴酸山莨菪碱

9. 能区别盐酸吗啡和磷酸可待因的反应是（ ）

    A. 铁氰化钾反应   B. 双缩脲反应   C. Vitali 反应   D. 紫脲酸铵反应

10. 检查硫酸阿托品中的莨菪碱采用的方法是（ ）

    A. 薄层色谱法   B. 高效液相色谱法   C. 比色法   D. 旋光法

11. 硫酸奎宁中其他金鸡纳碱的检查采用（ ）

    A. 薄层色谱法   B. 高效液相色谱法

    C. 比色法   D. 紫外－可见分光光度法

12. 提取酸碱滴定法中常用的碱化试剂是（ ）

    A. 氢氧化钠   B. 乙二胺   C. 氨水   D. 氯化铵

二、多项选择题

1. 用非水溶液滴定法测定盐酸吗啡含量时，应使用（ ）

    A. 5% 醋酸汞冰醋酸溶液   B. 盐酸   C. 冰醋酸

    D. 高氯酸   E. 结晶紫

2. 属于生物碱的药物是（ ）

    A. 硫酸阿托品   B. 地西泮   C. 盐酸麻黄碱

    D. 硫酸奎宁   E. 盐酸吗啡

三、问答题

1. 生物碱类药物含量测定常用方法有哪些？

2. 用 TLC 法鉴别生物碱类药物常需加入碱性试剂，其目的是什么？

书网融合……

知识回顾   微课1   微课2   习题

第十一章 甾体激素类药物的分析

学习引导

随着群众健康保健意识的提高，人们经常听到"激素"药品，有些人谈"激素"色变，似乎不管什么疾病都不愿使用"激素"。可是，他们真的了解激素吗？其实，我们平时所说的"激素"一般是特指"糖皮质激素"。糖皮质激素，顾名思义，具有调节人体三大物质（糖、蛋白质、脂肪）代谢的生理作用。1950年，英国药学家亨奇和肯德尔因为发现糖皮质激素，并且确证了它在风湿性疾病治疗上的效果而获得了诺贝尔医学奖。目前，糖皮质激素在临床使用非常广泛，可以说各个系统的疾病都需要用到这类药物。糖皮质激素按结构属于哪一类药物？它们具有什么结构和性质？如何控制激素类药物的质量呢？

本章介绍甾体激素类药物的分类、结构与性质、鉴别、检查、含量测定的方法和原理。

学习目标

1. **掌握** 甾体激素类药物的基本结构、分类、结构特征与分析方法的关系及化学鉴别法。
2. **熟悉** 甾体激素类药物的鉴别、特殊杂质检查及含量测定主要方法。
3. **了解** 甾体激素类药物含量测定方法中的比色法。

PPT

第一节 概 述

甾体激素类药物是具有甾体结构的激素类药物，均具有环戊烷并多氢菲的母核（甾烷），其在维持生命、调节性功能和机体发育、免疫调节、皮肤疾病治疗以及生育控制等方面有明确作用，是临床上一类较为重要的药物。

一、结构与分类

（一）基本结构

甾体激素类药物均具有环戊烷并多氢菲的母核，由 A、B、C、D 四个环构成，其基本骨架及位次编号如下。

甾烷　　　　　雌甾烷　　　　　孕甾烷　　　　　雄甾烷

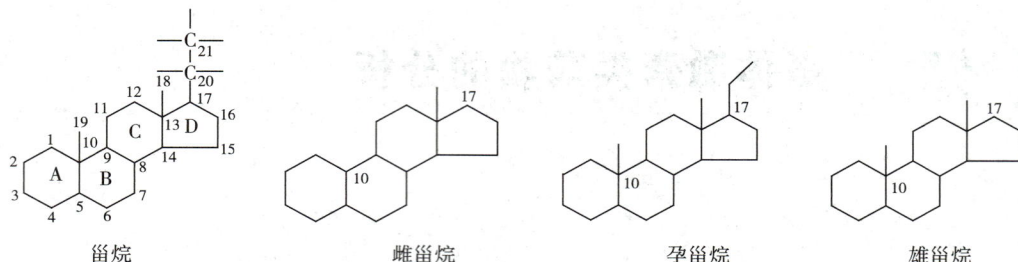

甾烷中 A 环多数为脂环，且 $C_4 \sim C_5$ 间有双键，并与 C_3 酮基共轭，标记为 $\Delta^4 - 3 -$ 酮基；少数 A 环为苯环；C_3 和 C_{11} 可能有酮基或羟基；C_{10} 和 C_{13} 多数有角甲基，少数 C_{10} 上无角甲基；C_{17} 可能有羟基、酮基、甲酮基、α - 醇酮基、甲基、乙炔基等；人工合成的甾体激素类药物有些在 C_6 或 C_9 上引入卤素，C_{16} 上引入甲基或羟基，以及 $C_1 \sim C_2$ 间有双键。

（二）分类

甾体激素类药物按化学结构可分为雌甾烷、雄甾烷和孕甾烷三大类。其中雄甾烷 C_{10} 和 C_{13} 位均有角甲基；孕甾烷 C_{10} 和 C_{13} 位均有角甲基，且 C_{17} 位含有两个碳的侧链；雌甾烷 C_{13} 位有角甲基。

甾体激素类药物按药理作用可分为肾上腺皮质激素和性激素两大类，性激素又可分为雄激素及蛋白质同化激素、孕激素和雌激素等。

1. 肾上腺皮质激素　肾上腺皮质激素（简称皮质激素），按药理作用分为盐皮质激素和糖皮质激素。前者主要调节机体的水、盐代谢和维持电解质平衡；后者主要与糖、脂肪、蛋白质的代谢及生长发育有关，大剂量应用时，可产生抗炎、抗毒、抗休克及抗过敏等作用，故又称为抗炎激素；临床主要使用糖皮质激素为药用物质。这类药物有的是天然皮质激素，有的是对天然皮质激素进行结构改造而成的，代表性药物主要有氢化可的松、醋酸可的松、醋酸地塞米松、地塞米松磷酸钠、醋酸曲安奈德等。典型药物结构如下。

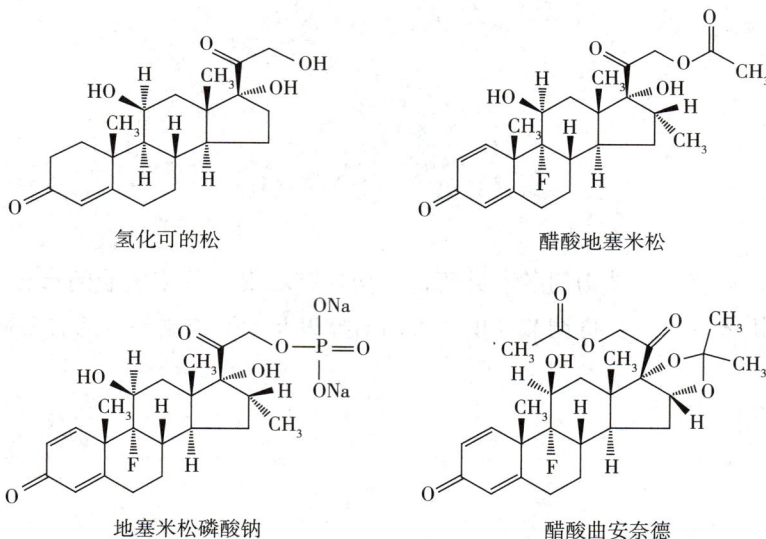

氢化可的松　　　　　　　　　　　　醋酸地塞米松

地塞米松磷酸钠　　　　　　　　　　醋酸曲安奈德

该类药物结构的共同特征为：

（1）A 环为 $\Delta^4 - 3 -$ 酮基，为共轭体系，在 240nm 附近有紫外吸收。

（2）C$_{17}$位上有α-醇酮基，具有还原性。多数药物C$_{17}$位上还有α-羟基，如氢化可的松、地塞米松；部分药物α-醇酮基上的醇羟基与酸成酯，如醋酸地塞米松、地塞米松磷酸钠、醋酸曲安奈德。

（3）部分药物C$_{11}$位上有羟基或酮基，C$_1$~C$_2$间有双键，如醋酸地塞米松。

（4）部分药物C$_6$α或C$_9$α位有卤素取代，如地塞米松、醋酸氟轻松、丙酸倍氯米松、丙酸氯倍他索等，显有机氟或氯化物反应。

2. 雄激素与蛋白同化激素　天然的雄激素主要为睾酮，经过结构改造的合成品有甲睾酮、丙酸睾酮等。雄激素既有雄性活性，还有蛋白同化活性。它能促进蛋白质的合成，抑制蛋白质的代谢。对其结构改造使其蛋白同化作用增强，雄性作用降低，成为蛋白同化激素药物。常用的蛋白同化激素药物有苯丙酸诺龙等。典型药物结构如下。

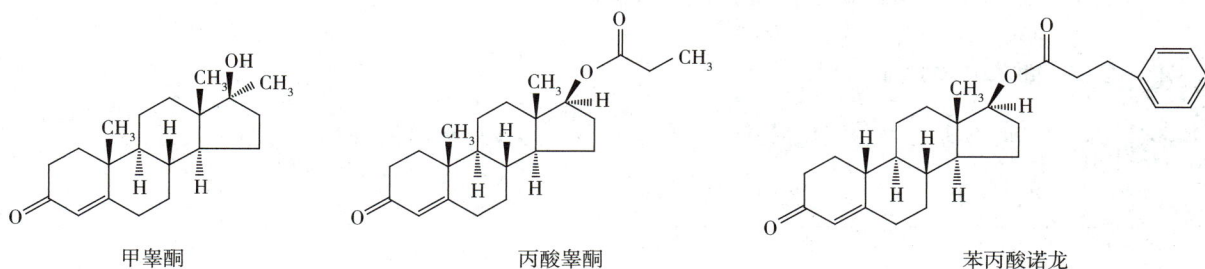

| 甲睾酮 | 丙酸睾酮 | 苯丙酸诺龙 |

该类药物结构的共同特征为：

（1）A环为Δ^4-3-酮基，为共轭体系。

（2）多数药物C$_{17}$位上有β-羟基，部分药物的羟基被酯化。

（3）雄激素的母核有19个碳原子，蛋白同化激素多数在C$_{10}$位上一般无角甲基，母核只有18个碳原子。

3. 孕激素　天然孕激素是卵巢分泌的具有生物活性的主要激素之一。黄体酮是临床上应用广泛的天然孕激素，但其口服后易代谢失活，只能注射给药。对黄体酮进行结构改造，得到可口服及长效的孕激素，如醋酸甲地孕酮、炔诺酮、炔诺孕酮和炔孕酮。典型药物结构特征如下。

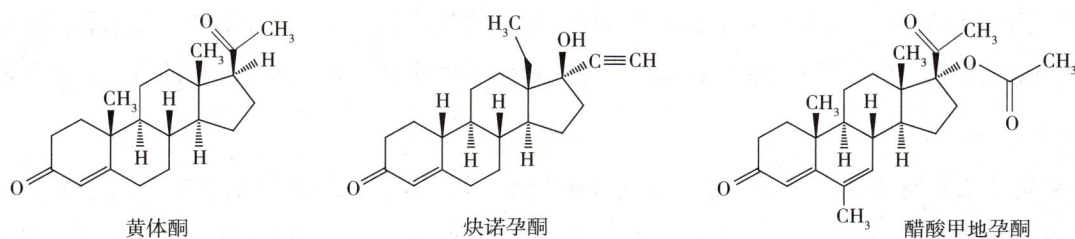

| 黄体酮 | 炔诺孕酮 | 醋酸甲地孕酮 |

该类药物结构的共同特征为：

（1）A环为Δ^4-3-酮基，为共轭体系。

（2）C$_{17}$位上有甲酮基（黄体酮、醋酸甲地孕酮）或乙炔基（炔诺酮、炔诺孕酮、炔孕酮）。

（3）多数药物C$_{17}$位上有羟基，部分药物的羟基被酯化，如己酸羟孕酮。

4. 雌激素　雌激素是最早被发现的甾体激素，天然雌激素有雌二醇、雌酮及雌三醇。以雌二醇活性最强，是主要天然雌激素，但是口服几乎无效，经过其结构改造，得到一系列高效和长效的雌激素类药物，如炔雌醇、戊酸雌二醇、苯甲酸雌二醇等。典型药物结构如下。

雌二醇　　　　　　　　　　炔雌醇

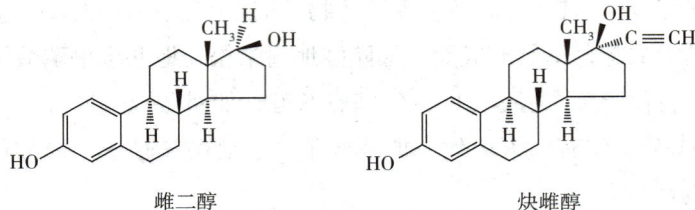

该类药物结构的共同特征为：

（1）A 环为苯环，C_3 位上有酚羟基，在波长 280nm 附近有最大吸收。C_3 位羟基也可成酯或成醚。

（2）C_{17} 位有 β – 羟基，有些药物的 C_{17} 位上羟基成酯，如戊酸雌二醇。

（3）有些药物 C_{17} 位上有乙炔基，如炔雌醇、炔雌醚等。

即学即练 11 –1

雄性激素及蛋白同化激素、孕激素和肾上腺皮质激素的基本结构中皆具有（　　）

A. 苯环　　　　　　B. 酚羟基　　　　　　C. $\triangle^4$ –3 – 酮基　　　　　　D. 芳伯氨基

答案解析

二、结构特征与分析方法的关系

甾体激素类药物种类较多，均具有甾体母核，具有一些共同的理化性质，如为弱极性化合物，为白色至微黄色粉末或结晶性粉末；具有脂溶性、旋光性和紫外特征吸收等。本类药物基本结构相似，又具有各自的结构特点，其分子结构中的特征基团可供分析，主要官能团结构特征与分析方法的关系如下。

（一）$\triangle^4$ –3 – 酮基

$\triangle^4$ –3 – 酮基为共轭体系，在 240nm 波长处有紫外特征吸收，可用于甾体激素类药物的鉴别和含量测定。如炔孕酮片的鉴别、醋酸可的松片的含量测定均采用紫外 – 可见分光光度法。

$\triangle^4$ –3 – 酮基可与羰基试剂 2，4 – 二硝基苯肼、异烟肼等呈色，可应用于鉴别。如黄体酮的鉴别。

此外，$\triangle^4$ –3 – 酮基还可与羟胺，氨基脲等试剂发生缩合反应，测定其生成物的熔点，可供鉴别。

（二）C_{17} – α – 醇酮基

肾上腺皮质激素类药物 C_{17} – α – 醇酮基具有还原性，能与碱性酒石酸铜试液反应，生成橙红色的氧化亚铜沉淀；与氨制硝酸银试液发生反应，生成黑色单质银沉淀；能与碱性四氮唑试液反应呈现颜色。以上反应均可用于鉴别，其中与四氮唑盐的反应还可用于肾上腺皮质激素类药物的薄层色谱显色以及含量测定等。

具有 C_{17} – α – 醇酮基结构的药物也可与硫酸苯肼反应，形成单苯腙，再与 C_3 位羰基缩合形成双苯腙，显黄色，可供鉴别。如醋酸可的松的鉴别。

（三）酯键

部分甾体激素类药物具有酯的结构，能水解生成相应的羧酸，可供鉴别。如醋酸地塞米松是醋酸形成的酯，水解后生成醋酸，再与乙醇酯化生成乙酸乙酯的香气，可用于鉴别。又如，戊酸雌二醇、己酸羟孕酮在碱性条件下水解，再加酸酸化，产生相应的戊酸和己酸的特臭，可供鉴别。

（四）卤素

部分甾体激素类药物分子中含有氟或氯等卤素，可采用有机氟化物或氯化物的鉴别反应进行鉴别。

（五）苯环及酚羟基

雌激素类药物的 A 环为苯环，具有紫外特征吸收，一般在 280nm 附近波长处具有最大吸收，可用于鉴别和含量测定。雌激素类药物的 A 环有 C_3 – 酚羟基，可与重氮苯磺酸反应生成红色偶氮染料，可供鉴别。

此外，甾体激素类药物分子中具有的其他基团，如甾体母核、乙炔基、甲酮基等结构，均可供分析使用。

第二节　鉴　别 微课1

PPT

甾体激素类药物的母核结构相似，本类药物的性状项下，多收载有药物的熔点、比旋度和吸收系数等物理常数测定项目，用于区别不同的药物。

甾体激素类药物的鉴别主要是根据甾体母核和各种官能团的特征反应进行。因红外光谱特征性强，本类药物的原料药几乎都采用红外分光光度法进行鉴别。此外，高效液相色谱法、薄层色谱法等色谱法及紫外 – 可见分光光度法也常用于本类药物的鉴别。

一、化学鉴别法

（一）与强酸的呈色反应

甾体激素类药物能与多种强酸（如硫酸、盐酸、磷酸、高氯酸等）反应呈色，其中与硫酸的呈色反应应用广泛，是各国药典常用的鉴别方法。部分甾体激素类药物与硫酸呈色反应的结果见表 11 – 1。

表 11 – 1　部分甾体激素类药物与硫酸呈色反应

药物名称	加硫酸后颜色	加水稀释后的现象
氢化可的松	棕黄色至红色并显绿色荧光	黄色至橙黄色，微带绿色荧光，有少量絮状沉淀
地塞米松	淡红棕色	颜色消失
雌二醇	黄绿色荧光，加三氯化铁后呈草绿色	红色
炔雌醇	橙红色并显黄绿色荧光	玫瑰红色絮状沉淀
己酸羟孕酮	微黄色	由绿色经红色至带蓝色荧光的红紫色

本法操作简便，反应灵敏，不同的药物形成不同的颜色或荧光，可用于药物间的相互区别。此外，《中国药典》还收载有硫酸 – 乙醇的显色反应鉴别法，如醋酸甲羟孕酮、甲睾酮、炔孕酮等。

【应用实例】炔雌醇的鉴别

取本品 2mg，加硫酸 2ml 溶解后，溶液显橙红色，在反射光线下出现黄绿色荧光；将此溶液倾入 4ml 水中，即生成玫瑰红色絮状沉淀。

（二）官能团的反应

不同的甾体激素类药物具有不同的官能团，利用官能团的反应可以区别不同的药物。甾体激素类药物的官能团及其鉴别反应主要有以下几类。

1. $C_{17}-\alpha-$醇酮基的呈色反应　肾上腺皮质激素类药物 C_{17} 位上的 $\alpha-$醇酮基具有还原性，能还原碱性酒石酸铜试液（斐林试液）生成橙红色的氧化亚铜沉淀；还原氨制硝酸银试液（多伦试液）生成黑色单质银沉淀；还原四氮唑盐试液生成有色的甲臜，可用于鉴别。

【应用实例】醋酸地塞米松的鉴别　📱微课 2

取本品约 10mg，加甲醇 1ml，微温溶解后，加热的碱性酒石酸铜试液 1ml，即生成红色沉淀。

2. 酮基的呈色反应　具有 C_3-酮基和 $C_{20}-$酮基的药物可以和某些羰基试剂，如 2,4 - 二硝基苯肼、硫酸苯肼、异烟肼等反应，形成黄色的腙而用于鉴别。如黄体酮与异烟肼缩合生成异烟腙显黄色，《中国药典》即用此显色反应鉴别黄体酮。

【应用实例】醋酸可的松的鉴别

取本品约 0.1mg，加甲醇 1ml 溶解后，加临用新制的硫酸苯肼试液 8ml，在 70℃ 水浴中加热 15 分钟，即显黄色。

3. 甲酮基的呈色反应　甾体激素类药物分子中含有甲酮基和活泼亚甲基时，能与亚硝基铁氰化钠、间二硝基酚、芳香醛类等反应呈色。其中含有甲酮基的黄体酮可与亚硝基铁氰化钠反应，生成蓝紫色配合物，用于鉴别。这是黄体酮灵敏、专属的鉴别反应。在同一条件下，其他甾体激素类药物与亚硝基铁氰化钠显淡橙色或不显色。

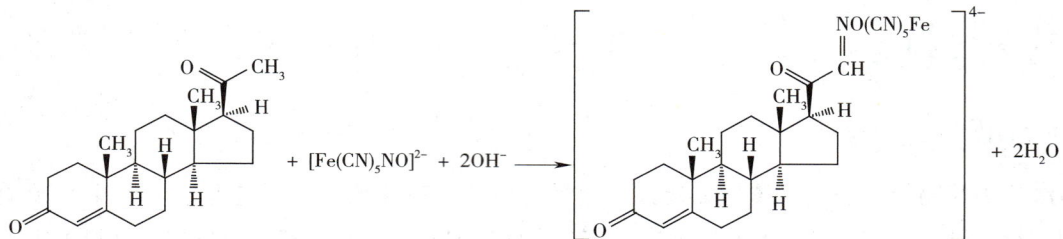

【应用实例】黄体酮的鉴别

取本品约 5mg，加甲醇 0.2ml 溶解后，加亚硝基铁氰化钠的细粉约 3mg、碳酸钠与醋酸铵各约 50mg，摇匀，放置 10 ~ 30 分钟，应显蓝紫色。

4. 炔基的沉淀反应　具有炔基的甾体激素类药物，遇硝酸银试液，即生成白色的炔银沉淀，可用于鉴别。

$$R-C\equiv CH + AgNO_3 \longrightarrow R-C\equiv CAg\downarrow + HNO_3$$

【应用实例】炔雌醇的鉴别

取本品约 10mg，加乙醇 1ml 溶解后，加硝酸银试液 5 ~ 6 滴，即生成白色沉淀。

5. 卤素的反应　有的甾体激素类药物在 C_6、C_9 或其他位置上有氟或氯取代，鉴别时需对取代的卤原子进行确认。可采用氧瓶燃烧法或回流水解法将有机结合的卤原子转化为无机离子后再进行鉴别。如醋酸地塞米松、醋酸氟轻松均是含氟的有机药物，先用氧瓶燃烧法对样品进行有机破坏处理，使有机结合的氟转变成无机的 F^-，再在 pH = 4.3 的条件下与茜素氟蓝试液和硝酸亚铈试液反应，生成蓝紫色的水溶性配合物，以此鉴别。对含有氯原子的药物，若氯原子结合在碳链上，可通过加热水解成为 Cl^-，再与硝酸银反应，生成氯化银的白色沉淀进行鉴别。

【应用实例】丙酸氯倍他索的鉴别

取本品少许，加乙醇 1ml，混合，置水浴上加热 2 分钟，加硝酸（1→2）2ml，摇匀，加硝酸银试液数滴，即生成白色沉淀。

6. 酯的反应　某些甾体激素类药物为 C_{17} 或 C_{21} 位上有羟基的酯，如醋酸地塞米松、醋酸泼尼松、戊酸雌二醇、已酸羟孕酮等。药物中酯结构的鉴别一般先进行水解，生成相应的羧酸，再根据所生成羧酸的性质进行鉴别。如醋酸酯类药物先水解生成醋酸，在硫酸存在下与乙醇形成乙酸乙酯，通过乙酸乙酯的香气进行鉴别；戊酸酯或已酸酯类药物先在碱性溶液中水解，经酸化后加热，产生戊酸、已酸的特臭进行鉴别。

【应用实例】醋酸去氧皮质酮的鉴别

取本品约 50mg，加乙醇制氢氧化钾试液 2ml，置水浴中加热 5 分钟，放冷，加硫酸溶液（1→2）2ml，缓缓煮沸 1 分钟，即发生乙酸乙酯的香气。

即学即练 11-2

答案解析

现有三瓶药物为醋酸泼尼松、甲睾酮和炔诺酮，但瓶上标签脱落，请采用适当的化学方法将三者区分开。

二、光谱鉴别法

1. 紫外-可见分光光度法　甾体激素类药物结构中 Δ^4-3-酮基、苯环和其他共轭结构，在紫外光区有特征吸收，因此可用此法鉴别。可通过核对最大吸收波长、最小吸收波长、最大吸收波长处的吸光度或某两个波长处吸光度的比值进行鉴别。

【应用实例】丙酸倍氯米松的鉴别

取本品，精密称定，加乙醇溶解并定量稀释制成每 1ml 中约含 20μg 的溶液，照紫外-可见分光光度法测定，在 239nm 的波长处有最大吸收，吸光度为 0.57～0.60；在 239nm 与 263nm 的波长处的吸光度比值应为 2.25～2.45。

2. 红外分光光度法　由于甾体激素类药物的结构复杂，有的药物之间结构只有很小的差异，仅靠化学鉴别法难以区别。红外光谱法特征性强，是本类药物鉴别的可靠手段。各国药典将红外分光光度法作为本类药物原料药的鉴别方法。《中国药典》的鉴别方法是标准图谱对照法，即按规定录制供试品的红外吸收光谱图，与相应标准图谱对照，应一致。

三、色谱鉴别法

1. 薄层色谱法　薄层色谱法简便、快速、分离效能较高，适用于甾体激素类药物，特别是甾体激素类药物制剂的鉴别。当进行制剂鉴别时，为排除辅料的干扰，需选择适当溶剂从制剂中提取主药，使主药与辅料分离后，再进行 TLC 鉴别。

【应用实例】醋酸甲羟孕酮片的鉴别

取本品细粉适量（约相当于醋酸甲羟孕酮 10mg），加三氯甲烷 20ml，振摇提取，滤过，取滤液作为供试品溶液；另取醋酸甲羟孕酮对照品，加三氯甲烷溶解并稀释制成每 1ml 中约含 5mg 的溶液，作为对照品溶液。照薄层色谱法试验，吸取上述两种溶液各 10μl 分别点于同一硅胶 G 薄层板上，以三氯甲烷 – 乙酸乙酯（10∶1）为展开剂，展开，晾干，在 120℃加热 30 分钟，放冷，喷以硫酸 – 无水乙醇（1∶1），再在 120℃加热 10 分钟，放冷，置紫外光灯（365nm）下检视。供试品溶液所显主斑点的位置和颜色应与对照品溶液的主斑点相同。

2. 高效液相色谱法　HPLC 法是甾体激素类药物含量测定应用最广泛的方法，同时可进行鉴别。如醋酸氟轻松的鉴别：在含量测定项下记录的色谱图中，供试品溶液主峰的保留时间应与对照品溶液主峰的保留时间一致。

第三节　特殊杂质检查

PPT

甾体激素类药物多是由其他甾体化合物经结构改造而制得，因而在制备过程中可能会引入原料、中间体、异构体、降解产物以及溶剂和试剂等杂质。在甾体激素类药物的杂质检查中，除一般杂质检查外，通常还需进行有关物质的限量检查。此外，根据药物在生产和贮藏过程中可能引入的杂质，有的药物还需进行游离磷酸盐、硒以及残留溶剂等检查。

一、有关物质

有关物质是本类药物中存在的具有甾体结构的其他物质（未反应的原料、中间体、异构体、降解产物等），是多数甾体激素类药物中的主要特殊杂质。由于这类杂质一般具有甾体母核，其结构与药物结构相似，各国药典普遍采用薄层色谱法和高效液相色谱法检查甾体激素类药物中的有关物质。

（一）薄层色谱法

薄层色谱法具有分离效能较高、简便、快速等优点，在各国药典收载的有关物质检查中广泛采用。由于多数有关物质是未知的，且与药物结构相似，一般采用供试品溶液自身稀释对照法，即将供试品制成高、低两种浓度的溶液，高浓度溶液作为供试品溶液、低浓度溶液作为对照溶液。利用供试品溶液谱图中杂质斑点的数目和颜色与对照溶液谱图的主斑点进行比较，通过限定杂质斑点总数和各单一杂质的量（颜色）控制其限量。

【应用实例】炔孕酮中有关物质的检查

取本品适量，加溶剂［三氯甲烷 – 甲醇（3∶1）］溶解并稀释制成每 1ml 中约含 10mg 的溶液，作为供试品溶液；精密量取供试品溶液 1ml，置 200ml 量瓶中，用上述溶剂稀释至刻度，摇匀，作为对照溶液。照薄层色谱法试验，吸取上述两种溶液各 10μl，分别点于同一硅胶 G 薄层板上，以三氯甲烷 – 甲醇（95∶5）为展开剂，展开，晾干，喷以硫酸 – 乙醇（2∶8），在 120℃加热 5 分钟，置紫外光灯（365nm）下检视。供试品溶液如显杂质斑点，其荧光强度与对照溶液的主斑点比较，不得更深（0.5%）。

（二）高效液相色谱法

高效液相色谱法是甾体激素类药物有关物质检查中应用最广泛的方法。《中国药典》中大部分甾体激素类药物采用高效液相色谱法测定含量，一般可在相同的条件下检查有关物质。检查的方法多为供试品溶液自身稀释对照法，即采用供试品溶液的稀释液作为对照，以对照溶液主峰的面积作为参比控制药物中杂质的量。

【应用实例】 黄体酮注射液中有关物质的检查

用内容量移液管精密量取本品适量（约相当于黄体酮 50mg），置 50ml 量瓶中，用乙醚分数次洗涤移液管内壁，洗液并入量瓶中，用乙醚稀释至刻度，摇匀，精密量取 25ml，置具塞离心管中，在温水浴中使乙醚挥散，用甲醇振摇提取 4 次（第 1~3 次每次 5ml，第 4 次 3ml），每次振摇 10 分钟后离心 15 分钟，并将甲醇液移至 25ml 量瓶中，合并提取液，用甲醇稀释至刻度，摇匀，经 0.45μm 滤膜滤过，取续滤液作为供试品溶液；精密量取供试品溶液 1ml，置 100ml 量瓶中，用甲醇稀释至刻度，摇匀，作为对照溶液。照黄体酮有关物质项下的方法试验，供试品溶液色谱图中如有杂质峰，扣除相对保留时间 0.1 之前的峰（如处方中含有苯甲醇，应扣除苯甲醇的色谱峰），单个杂质峰面积不得大于对照溶液主峰面积的 0.5 倍（0.5%），各杂质峰面积的和不得大于对照溶液主峰面积的 2 倍（2.0%），任何小于对照溶液主峰面积 0.05 倍的色谱峰忽略不计。

二、游离磷酸盐

游离磷酸盐是在甾体激素类药物制备或贮藏过程中引入的磷酸盐。《中国药典》采用磷钼酸比色法检查，利用磷酸盐在酸性条件下与钼酸铵 $[(NH_4)_2MoO_4]$ 反应，生成磷钼酸铵，再经 1-氨基-2-萘酚-4-磺酸溶液还原形成磷钼酸蓝（钼蓝），在 740nm 波长处有最大吸收，通过比较供试品溶液与对照品溶液的吸光度控制药物中游离磷酸盐的量。如地塞米松磷酸钠为地塞米松 C_{21} 位上的羟基与磷酸酯化后形成的磷酸酯二钠盐，在药物的生产和贮藏过程中可能引入磷酸盐，因此，需检查其中的游离磷酸盐。

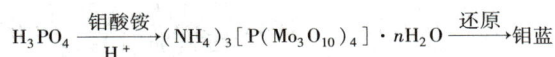

$$H_3PO_4 \xrightarrow[\text{H}^+]{\text{钼酸铵}} (NH_4)_3[P(Mo_3O_{10})_4] \cdot nH_2O \xrightarrow{\text{还原}} \text{钼蓝}$$

【应用实例】 地塞米松磷酸钠中游离磷酸盐的检查

精密称取本品 20mg，置 25ml 量瓶中，加水 15ml 使溶解；另取标准磷酸盐溶液 [精密称取经 105℃ 干燥 2 小时的磷酸二氢钾 0.35g，置 1000ml 量瓶中，加硫酸溶液（3→10）10ml 与水适量使溶解，用水稀释至刻度，摇匀；临用时再稀释 10 倍] 4.0ml，置另一 25ml 量瓶中，加水 11ml；各精密加钼酸铵硫酸试液 2.5ml 与 1-氨基-2-萘酚-4-磺酸溶液（取无水亚硫酸钠 5g、亚硫酸氢钠 94.3g 与 1-氨基-2-萘酚-4-磺酸 0.7g，充分混合，临用时取此混合物 1.5g，加水 10ml 使溶解，必要时滤过）1ml，加水至刻度，摇匀，在 20℃ 放置 30~50 分钟。照紫外-可见分光光度法，在 740nm 的波长处测定吸光度。供试品溶液的吸光度不得大于对照溶液的吸光度。

三、硒

某些甾体激素类药物，如醋酸氟轻松、醋酸地塞米松、醋酸曲安奈德等，在生产工艺中需使用二氧化硒脱氢，在药物中可能引入杂质硒。硒对人体有毒害，所以需进行检查并严格控制其限量。《中国药典》四部收载有"硒检查法"（通则 0804），其检查原理是利用氧瓶燃烧法破坏后，以硝酸溶液（1→30）为吸收液，使硒以无机状态的 Se^{6+} 存在，然后用盐酸羟胺将 Se^{6+} 还原成 Se^{4+}，再于 pH=2 的条件下与 2,3-二氨基萘作用，生成 4,5-苯并硒二唑，经环己烷提取后，在 378nm 波长处测定吸光度。

供试品溶液的吸光度不得大于对照溶液的吸光度。本类药物中硒的限量为 0.005% ~0.01%。

【应用实例】醋酸地塞米松中硒的检查

取本品 0.10g，依硒检查法检查，应符合规定（0.005%）。

四、残留溶剂

某些甾体激素类药物在生产工艺中需使用大量有机溶剂甲醇、乙醇和丙酮。残留的溶剂对人体有害，因此，除另有规定外，第一、第二和第三类溶剂的残留限度应符合《中国药典》四部残留溶剂测定法的规定。《中国药典》采用气相色谱法检查残留溶剂，并规定含甲醇不得过 0.3%，含乙醇与丙酮均不得过 0.5%。

【应用实例】地塞米松磷酸钠中甲醇、乙醇与丙酮的检查

照残留溶剂测定法测定。取正丙醇，用水稀释制成 0.02%（ml/ml）的溶液作为内标溶液。取本品约 1.0g，精密称定，置 10ml 量瓶中，加内标溶液溶解并稀释至刻度，摇匀，精密量取 5ml，置顶空瓶中，密封，作为供试品溶液。取甲醇约 0.3g、乙醇约 0.5g 与丙酮约 0.5g，精密称定，置 100ml 量瓶中，用内标溶液稀释至刻度，摇匀，精密量取 1ml，置 10ml 量瓶中，用内标溶液稀释至刻度，摇匀，精密量取 5ml，置顶空瓶中，密封，作为对照品溶液。色谱条件采用 6% 氰丙基苯基 – 94% 二甲基聚硅氧烷毛细管色谱柱，起始温度为 40℃，以每分钟 5℃ 的速率升温至 120℃，维持 1 分钟，顶空瓶平衡温度为 90℃，平衡时间为 60 分钟。理论板数按正丙醇峰计算不低于 10000，各成分峰之间的分离度均应符合要求。分别量取供试品溶液与对照品溶液顶空瓶上层气体 1μl，注入气相色谱仪，记录色谱图。按内标法以峰面积计算，甲醇、乙醇与丙酮的残留量均应符合规定。

第四节 含量测定

PPT

甾体激素类药物的含量测定方法有高效液相色谱法、紫外 – 可见分光光度法、比色法、荧光分光光度法和气相色谱法等。本节主要介绍高效液相色谱法、紫外 – 可见分光光度法和比色法等常用方法。

一、高效液相色谱法

高效液相色谱法快速、准确、灵敏、取样量少、分离性能好和专属性强。各国药典多采用反相高效液相色谱法测定甾体激素类药物的含量。可采用内标法和外标法。固定相常用十八烷基硅烷键合硅胶；流动相常用各种不同比例的甲醇 – 水、乙腈 – 水等混合溶剂，等度或梯度洗脱。检测器均为紫外检测器。可在 220nm、240nm、254nm、280nm 等波长处检测。下面以炔诺孕酮的含量测定为例。

色谱条件与系统适用性试验　用十八烷基硅烷键合硅胶为填充剂；以乙腈 – 水（70∶30）为流动相；检测波长为 240nm。理论板数按炔诺孕酮峰计算不低于 2000，炔诺孕酮与内标物质峰的分离度应符合要求。

内标溶液的制备　取醋酸甲地孕酮适量，加乙腈溶解并稀释制成每 1ml 中约含 1mg 的溶液，即得。

测定法　取本品约 7.5mg，精密称定，置 50ml 量瓶中，加流动相溶解并稀释至刻度，摇匀；精密量取该溶液与内标溶液各 2ml，混合均匀，取 20μl 注入液相色谱仪，记录色谱图；另取炔诺孕酮对照品适量，同法测定。按内标法以峰面积计算，即得。

首先按照对照品溶液的色谱图计算校正因子（ f ），按式（11 -1）计算：

$$f = \frac{A_S/c_S}{A_R/c_R} = \frac{A_S \times c_R}{A_R \times c_S} \tag{11-1}$$

式中， A_S 为内标物质的峰面积； A_R 为对照品的峰面积； c_S 为内标物质的浓度； c_R 为对照品的浓度。

再依据供试品的色谱图，按式（11 -2）计算含量：

$$c_X = f \times \frac{A_X}{A_S'/c_S'} = f \times \frac{A_X \times c_S'}{A_S'} \tag{11-2}$$

式中， c_X 为供试品中待测物的浓度； A_X 为供试品的峰面积； A_S' 为内标物质的峰面积； c_S' 为内标物质的浓度。

> **实例分析**
>
> **实例**　2019 年 3 月，某知名媒体开展了一项调查活动，对在国内排名前三的某电商平台的 8 款热销宝宝湿疹霜，送检至权威检测机构进行检测，并委托公证处对采购、送检流程进行公证。结果，在这 8 款都号称"纯天然、无激素"的产品中，有 6 款被检出含有激素成分，主要有地塞米松、倍氯米松、氯倍他索、倍他米松等。
>
> **问题**　1. 宝宝霜中添加甾体激素类药物成分有什么危害？
>
> 　　　　2. 如何检测宝宝霜中的甾体激素类药物成分呢？
>
> 答案解析

二、紫外 - 可见分光光度法

具有 Δ^4 -3 -酮基结构的甾体激素类药物在 240nm 附近有最大吸收；具有苯环的雌激素，在 280nm 附近有最大吸收。这些紫外特征吸收均可用于甾体激素类药物的含量测定。紫外 - 可见分光光度法曾经广泛用于甾体激素类药物的含量测定。但专属性不够强，不能区别药物和有关物质的紫外吸收，已逐步被高效液相色谱法所取代。目前仅有少量甾体激素类药物及制剂采用紫外 - 可见分光光度法测定含量。如醋酸可的松片、醋酸泼尼松龙片的含量测定。下面以醋酸可的松片的含量测定为例。

测定方法　取本品 20 片，精密称定，研细，精密称取适量（约相当于醋酸可的松 20mg），置 100ml 量瓶中，加无水乙醇 75ml，时时振摇约 1 小时使醋酸可的松溶解，用无水乙醇稀释至刻度，摇匀，滤过，精密量取续滤液 5ml，置另一 100ml 量瓶中，用无水乙醇稀释至刻度，摇匀，照紫外 - 可见分光光度法，在 238nm 的波长处测定吸光度，按 $C_{23}H_{30}O_6$ 的吸收系数（ $E_{1cm}^{1\%}$ ）为 390 计算，即得。

三、比色法

比色法测定时，影响显色因素较多，很难完全排除有关物质的干扰，目前只有少数药物和制剂采用比色法测定含量。

（一）四氮唑比色法

肾上腺皮质激素药物的 C_{17} - α -醇酮基具有还原性，在强碱性溶液中能将四氮唑盐定量还原为有色甲䐶，此显色反应可用于肾上腺皮质激素类药物的含量测定。

1. 四氮唑盐种类 常用显色剂四氮唑盐有氯化三苯四氮唑和蓝四氮唑（BT）两种。

（1）氯化三苯四氮唑 即2，3，5-三苯基氯化四氮唑（TTC），或称红四氮唑（RT），其还原产物为不溶于水的深红色三苯甲䐶，在480～490nm附近有最大吸收。红四氮唑显色灵敏度较低，空白吸收较小。

（2）蓝四氮唑（BT） 即3，3′-二甲氧苯基-双-4，4′-（3，5-二苯基）氯化四氮唑，其还原产物为暗蓝色的双甲䐶，在525nm附近有最大吸收。蓝四氮唑显色灵敏度较高，但空白吸收较大，对试剂质量要求较高。

TTC和BT的结构式如下：

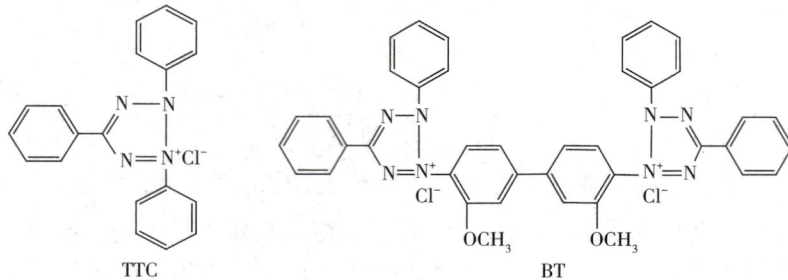

2. 基本原理 肾上腺皮质激素药物的$C_{17}-\alpha-$醇酮基具有还原性，在强碱性溶液中能将四氮唑盐定量还原为有色甲䐶（其反应摩尔比为1:1），而自身失去2个电子被氧化为20-酮-21-醛基，生成的颜色随所用的试剂和条件的不同而不同，在一定波长处有最大吸收，可进行比色测定。

TTC得到电子开环，还原为红色甲䐶的反应式如下：

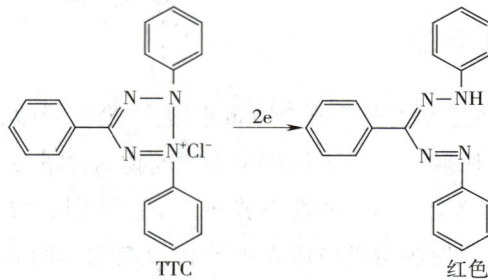

3. 影响因素 本法测定时受药物的结构、溶剂、水分、碱的浓度、反应温度和时间、空气中的氧和光线等各种因素影响，因此在操作中要严格控制实验条件，才能获得准确的测定结果。

（1）药物结构的影响 $C_{11}-$酮基反应速度快于$C_{11}-$羟基取代的甾体；$C_{21}-$羟基酯化后较其母体羟基的反应速度慢；当酯化了的基团为三甲基醋酸酯、磷酸酯或琥珀酸酯时，反应更慢。

（2）溶剂和水分的影响 含水量大时会使显色速率减慢，但含水量不超过5%时，对结果几乎无影响。一般采用无水乙醇作溶剂。另外，因为醛有一定还原性，会使吸光度增大，所以最好采用无醛乙醇作溶剂。

（3）碱的种类和加入顺序的影响 在各类碱中，氢氧化四甲基铵最为常用。为避免肾上腺皮质激素和氢氧化四甲基铵长时间接触后分解，因此，应先加四氮唑盐溶液再加碱液。

（4）光线和氧的影响 反应及其产物对光和氧均敏感，因此必须用避光容器并置于暗处显色，并在加入试剂后往反应容器中充入氮气以除去氧，同时达到最大显色时间后，立即测定吸光度。

（5）温度与时间的影响 显色速率随温度增高而加快。一般以室温或30℃恒温条件下显色，结果重现性较好。《中国药典》多数反应的温度和时间是在25℃暗处反应40～45分钟。

（6）干扰物的影响　某些赋形剂，如聚乙二醇、丙醇、羊毛脂，对显色反应存在较显著的干扰，山梨醇和角鲨烯也有干扰。因此，测定油膏和冷霜等制剂时应先分离后测定。

下面以醋酸去氧皮质酮的含量测定为例。

测定方法　取本品，精密称定，加无醛乙醇溶解并定量稀释制成每1ml中约含35μg的溶液，精密量取10ml，置25ml量瓶中，加氯化三苯四氮唑试液2ml，在氮气流下，迅速加入氢氧化四甲基铵试液2ml，通氮气后，密塞，摇匀，在30℃水浴中放置1小时，迅速冷却，用无醛乙醇稀释至刻度，摇匀，照紫外－可见分光光度法，在485nm的波长处测定吸光度；另取醋酸去氧皮质酮对照品，同法测定，即得。

（二）柯柏反应比色法

1. 基本原理　柯柏（Kober）反应是指雌激素与硫酸－乙醇共热，通过质子化、分子重排、去氢等作用形成共轭多烯而显色。此反应可用于雌激素类药物含量的比色法测定。

雌激素类药物与硫酸－乙醇共热被氧化生成黄色产物，加水或稀硫酸再加热继续氧化，生成红色产物，在515nm附近有最大吸收，照紫外－可见分光光度法测定含量。

本法主要用于雌激素制剂的含量测定，注意控制条件、平行原则，减少误差。本法现已逐渐被HPLC法取代。

2. 影响因素

（1）该方法测定雌激素类药物制剂的含量时，在比色测定前应分离提取，严格控制反应条件，并消除背景干扰，可获得满意结果。

（2）为增加显色稳定性，提高反应速率，并消除反应中产生的荧光，可采用铁－酚试剂替代硫酸－乙醇。

铁－酚试剂又称铁－柯柏试剂，是由硫酸亚铁铵加水溶解后，加硫酸与过氧化氢，再加苯酚混合制成。其优点是：①由于少量铁盐的加入能加速黄色产物形成的速率和强度，并加速黄色产物转变为红色产物，也能加强红色产物的稳定性；②酚可以消除反应产生的荧光，同时加速红色产物的形成。

下面以复方炔诺孕酮滴丸中炔雌醇的含量测定为例。

取本品10丸，除去包衣后，置20ml量瓶中，加乙醇约12ml，微温使炔诺孕酮与炔雌醇溶解，放冷，用乙醇稀释至刻度，摇匀，滤过，取续滤液作为供试品溶液；另取炔雌醇对照品适量，精密称定，加乙腈溶解并定量稀释制成每1ml中约含炔雌醇15μg的溶液，作为对照品溶液。

精密量取供试品溶液与对照品溶液各2ml，分别置具塞锥形瓶中，置冰浴中冷却30秒钟后，各精密加硫酸－乙醇（4：1）8ml（速度必须一致），随加随振摇，加完后继续冷却30秒钟，取出，在室温放置20分钟，照紫外－可见分光光度法，在530nm的波长处分别测定吸光度，计算，即得。

知识链接

肉类食品中甾体激素残留物的控制

动物源食品中残留甾体激素会导致代谢紊乱、生长发育缺陷以及潜在的致癌致畸等健康危害。国家明令规定，化学激素在动物的养殖中是禁止使用的，对可食性动物中的甾体激素类药物残留量进行检测是必要的。目前对可食性动物中甾体激素类药物残留量检测常用的方法有：气相色谱法（GC）、高效液相色谱（HPLC）、高效液相色谱－质谱法（HPLC－MS）、气相色谱－质谱法（GC－MS）、酶联免疫法（ELISA）等。

实践实训

实训十四　高效液相色谱法测定氢化可的松的含量

PPT

一、目的要求

1. 掌握高效液相色谱法外标法测定氢化可的松含量的原理及基本方法。
2. 会熟练称量、溶解、定容等操作；正确使用高效液相色谱仪。
3. 能及时正确记录实验数据，会结果计算和判断。

二、基本原理

高效液相色谱法对于多组分混合物既能分离，又能提供定量数据，定量的精密度为 1% ~ 2%。峰面积与组分的含量成正比，可利用峰面积定量。定量方法分为归一化法、外标法、内标法等。外标法是指按各品种项下的规定，精密称（量）取对照品和供试品，配制成溶液，分别精密量取一定量，注入色谱仪，记录色谱图，测量对照品溶液和供试品溶液中待测成分的峰面积，按下式计算含量：

$$c_X = c_R \times \frac{A_X}{A_R}$$

式中，c_X 为供试品溶液的浓度；c_R 为对照品溶液的浓度；A_X 为供试品溶液的峰面积；A_R 为对照品溶液的峰面积。

三、仪器与试剂

1. 仪器　分析天平（感量为 0.01mg），高效液相色谱仪，超声仪，ODS 柱，流动相过滤器，量瓶（100ml），移液管（5ml），微量进样器等。耗材：0.45μm 滤膜，称量纸等。

2. 试剂　氢化可的松，氢化可的松对照品，泼尼松龙对照品，乙腈（色谱纯），甲醇（色谱纯）等。

四、实训内容

（一）高效液相色谱仪的一般使用方法

1. 操作前准备
（1）准备所需的流动相，用合适的 0.45μm 滤膜过滤，超声脱气 20 分钟。
（2）根据待检样品的需要更换合适的洗脱柱（注意方向）和定量环。
（3）配制样品和标准溶液（也可在平衡系统时配制），用合适的 0.45μm 滤膜过滤。
（4）检查仪器各部件的电源线、数据线和输液管道是否连接正常。
2. 开机　依次接通并打开稳压器电源、控制器、主机、检测器、泵电源，待自检通过。再打开计算机电源，待正常进入 WINXP 操作系统。
3. 排空操作　打开泵排空阀（逆时针 90° 以上，但小于 180°），按 Purge 键，泵开始排空运行。
4. 检查流动相入口 Teflon 管路没有气泡后，再按 Purge 键停止排空。顺时针关闭排液阀。

5. 在计算机中双击 LC SOLUTION 图标，进入工作站。输入实验信息并设定各项方法参数（如流速、检测波长等）后，保存方法文件，然后单击"下载"，将设置的色谱参数传输给仪器主机。

6. 按泵的［pump］键，启动泵，pump 指示灯亮。用检验方法规定的流动相冲洗系统，一般最少需 6 倍柱体积的流动相。

7. 检查各管路连接处是否漏液，如漏液应予以排除。

8. 观察泵控制屏幕上的压力值，压力波动应不超过 0.3MPa。如超过则可初步判断为柱前管路仍有气泡，从柱入口处拆下连接管，放入废液瓶中，设流速为 5ml/min，按［pump］键，冲洗 3 分钟后再按［pump］键停泵，重新接上柱并将流速重设为规定值。

9. 观察基线变化。如果冲洗至基线漂移＜0.01mV/min，噪声＜0.001mV 时，可认为系统已达到平衡状态（一般需 30 分钟），可以进样进行样品检测，采集样品数据、计算结果并打印图谱。

10. 分析完毕后关闭检测器，用流动相冲洗一段时间，最后用有机溶剂封存。

11. 清洗结束后停止系统运行，退出 LC SOLUTION，关系统控制器电源开关、主机、检测器、泵电源开关。

注意：具体仪器在使用前应仔细阅读仪器说明书或操作规程。

（二）氢化可的松的含量测定

1. 色谱条件与系统适用性试验　十八烷基硅烷键合硅胶为填充剂；以乙腈 – 水（28∶72）为流动相；检测波长为 245nm。取氢化可的松与泼尼松龙适量，加甲醇溶解并稀释制成每 1ml 中约含 5μg 的溶液，取 20μl 注入液相色谱仪，记录色谱图，出峰顺序依次为泼尼松龙与氢化可的松，泼尼松龙峰与氢化可的松峰的分离度应符合要求。

2. 测定方法　取本品适量，精密称定，加甲醇溶解并定量稀释制成每 1ml 中约含 0.1mg 的溶液，作为供试品溶液，精密量取 20μl 注入液相色谱仪，记录色谱图；另取氢化可的松对照品适量，同法测定。按外标法以峰面积计算，即得。

五、注意事项

1. 流动相应严格脱气，并经 0.45μm 的滤膜滤过，防止颗粒状物导入系统中。更换流动相时应注意溶剂的互溶性。分析过程中注意流动相的补充，避免贮液瓶内流动相排空。

2. 使用泵时，应设定仪器允许的极限压力和最大流量，防止仪器内部受到损坏。开机时，充泵排气，加大流量，排空系统内气泡，以免因气泡造成无法吸液或脉动过大。流动相中含有缓冲溶液，不应长时间停留于泵内，以免析出盐的晶体及腐蚀泵的密封环和垫片。

3. 色谱柱安装时，应使其进出口位置与流动相的流向一致，以免影响柱效；操作过程中，应避免压力和温度的急剧变化及任何机械震动，以免影响柱内的填充情况。

4. 高压运行过程中，应注意观察泵的异常变化，当泵压急剧波动或无泵压时，应停机检查。泵压波动常与气泡有关。基线噪音增加也往往与检测器流通池的污染，固定相的流失，仪器接地是否良好等有关。

5. 若手动进样，先用样品溶液清洗微量注射器几次，然后吸取过量样品，将微量注射器针尖朝上，赶去可能存在的气泡并将所取样品调至所需数值。用毕，微量注射器用甲醇洗涤数次。由于微量注射器不易精确控制进样量，当采用外标法测定供试品中主成分或杂质含量时，以定量环或自动进样器进样为好。

6. 完成工作任务后，反相色谱柱需用甲醇冲洗 20～30 分钟。若流动相中含盐或缓冲溶液，先用 10% 的甲醇冲洗，再用纯甲醇冲洗，以保护色谱柱。保存时，反相色谱柱应将柱内充满无水甲醇，并拧紧柱接头，防止溶剂挥发干燥。

7. 取样量为 10～100mg 时，选用感量为 0.01mg 的分析天平；取样量小于 10mg 时，选用感量为 0.001mg 的分析天平。

六、思考题

1. 简述外标法定量的原理、方法及特点？

2. 高效液相色谱中如何计算理论板数和分离度？

3. 高效液相色谱法的色谱系统哪些是不得改变的，哪些是可以适当改变的？

4. 高效液相色谱法中，哪些是定性参数，哪些是定量参数？

七、实训评价

表 11－2　高效液相色谱法测定氢化可的松的含量实训评价参考表

评价内容	分值	目标要求	得分
实训态度	5 分	预习充分、实训认真、与他人合作良好	
制备流动相	5 分	正确配制流动相，过滤、超声	
更换流动相脱气	10 分	逆时针打开"排液阀"，"purge"或高流速在线脱气，顺时针关闭排液阀	
色谱参数的设置	10 分	"检测波长"、"泵流速"等色谱参数的设置，并保存方法文件	
待测样品的准备	15 分	正确配制供试品溶液和对照品溶液	
样品的测定	10 分	正确判断"基线"已平整并归零，调取方法文件，保留数据文件等，进样	
解析谱图	10 分	由色谱图及其峰值表查找相应的色谱信息（t_R、A 等）	
洗柱关机	10 分	洗柱、洗泵及进样器、关机、断电	
操作现场整理	10 分	操作台面整洁、仪器洗涤或复原、试剂及时归位	
数据记录及报告	15 分	记录完整、结果正确	
总计	100 分		

目标检测

答案解析

一、单项选择题

1. 甾体激素类药物的基本结构是（　　）

　　A. 酚羟基　　　　　　　B. 芳伯氨基　　　　　　C. 醇酮基　　　　　　D. 环戊烷并多氢菲

2. 可与硝酸银试液生成白色沉淀的药物是（　　）

　　A. 氢化可的松　　　　　B. 炔诺酮　　　　　　　C. 雌二醇　　　　　　D. 甲睾酮

3. 黄体酮的专属反应是（　　）

    A. 与硫酸的反应   B. 与碱性酒石酸铜的反应

    C. 与亚硝基铁氰化钠的反应   D. 与硝酸银的反应

4. 下列药物中，水解产物与乙醇反应生成醋酸乙酯香气的是（　　）

    A. 醋酸可的松   B. 炔雌醇   C. 炔诺孕酮   D. 黄体酮

5. 地塞米松磷酸钠中游离磷酸盐的检查方法是（　　）

    A. 磷钼酸比色法   B. 高效液相色谱法   C. 薄层色谱法   D. 红外分光光度法

6.《中国药典》中甾体激素类药物最常用的含量测定方法是（　　）

    A. 高效液相色谱法   B. 红外分光光度法

    C. 薄层色谱法   D. 紫外－可见分光光度法

二、多项选择题

1. 关于甾体激素类药物的结构，下列说法正确的是（　　）

    A. 醋酸地塞米松 C_{17} 上为 α －醇酮基   B. 黄体酮具有甲酮基

    C. 雌激素的 A 环为苯环   D. 炔雌醇 C_{10} 上有角甲基   E. 雌二醇具有酚羟基

2. 下列试剂中，可与氢化可的松反应呈色用于鉴别的有（　　）

    A. 浓硫酸   B. 2，4－二硝基苯肼   C. 硫酸苯肼

    D. 异烟肼   E. 红四氮唑

3. 甾体激素类药物应检查的特殊杂质有（　　）

    A. 游离磷酸盐   B. 硒   C. 聚合物

    D. 甲醇和丙酮   E. 其他甾体

4. 测定雌二醇的含量可采用的方法有（　　）

    A. 高效液相色谱法   B. 紫外－可见分光光度法   C. 四氮唑比色法

    D. Kober 反应比色法   E. 薄层色谱法

三、简答题

1. 甾体激素类药物常用的呈色鉴别反应有哪些？

2. 甾体激素类药物含量测定的方法有哪些？高效液相色谱法为什么被应用于绝大多数甾体激素类药物的含量测定？

四、计算题

取醋酸可的松片 20 片，精密称定，总重量为 4.3686g，研细，精密称取片粉 0.2434g、0.2402g，分别置 100ml 量瓶中，各加乙醇溶解并稀释至刻度，摇匀，滤过，分别精密量取续滤液 5ml，各置另一 100ml 量瓶中，加乙醇稀释至刻度，摇匀，稀释液在 238nm 测定，吸光度分别为 0.520、0.514。已知醋酸可的松的百分吸收系数（$E_{1cm}^{1\%}$）为 390，该片剂的标示量为每片 25mg，计算本品的标示百分含量。

书网融合……

知识回顾   微课1   微课2   习题

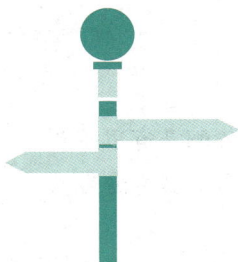

1928 年，英国著名生物学家亚历山大·弗莱明无意间注意到一个与空气接触过的金黄色葡萄球菌培养皿中长出了一团青绿色霉菌，在显微镜下观察霉菌周围的葡萄球菌已经溶解，后鉴定出该霉菌为"青霉菌"，其分泌的抑菌物质即"青霉素"。自青霉素问世以来，抗生素的出现帮助人类解决了很多问题，一些疾病被消灭或控制，但它又是一把双刃剑，只有合理应用才能发挥其独特的作用。

抗菌药物是指对细菌具有抑制和杀灭作用的药物，包括抗生素和人工合成抗菌药。此类药物是临床上使用量最大的一类重要药物。抗菌药物因其结构性质不同，其分析方法亦不相同，本章将介绍临床常用抗菌药物的分析与检测方法。

学习目标

1. **掌握**　β－内酰胺类抗生素、喹诺酮类抗菌药的结构、性质；青霉素钠的分析方法。

2. **熟悉**　抗生素类药物的常规检验项目；氨基糖苷类抗生素、四环素类抗生素、磺胺类抗菌药的结构、性质；硫酸链霉素、盐酸四环素的分析。

3. **了解**　抗菌药物的分类、特点；抗生素类药物含量或效价测定方法的分类情况；磺胺嘧啶、盐酸左氧氟沙星的分析。

第一节　概　述

PPT

根据化学结构分类，通常将抗生素分为β－内酰胺类（青霉素、头孢菌素等）、氨基糖苷类（链霉素、庆大霉素、卡那霉素等）、四环素类（四环素、多西环素、米诺环素、美他环素等）、大环内酯类（红霉素、阿奇霉素等）、多烯大环类（制霉菌素、两性霉素 B）、多肽类（万古霉素、硫酸多黏菌素 B 等）、酰胺醇类（氯霉素、甲砜霉素等）和其他类抗生素。合成抗菌药主要有磺胺类（磺胺嘧啶、磺胺甲噁唑等）、喹诺酮类（诺氟沙星、氧氟沙星、左氧氟沙星等）等。

一、抗生素的特点

抗生素是指在低微浓度下即可对某些生物的生命活动有特异抑制作用的化学物质的总称。临床使用的抗生素类药物主要由微生物发酵、化学提纯、精制和化学修饰等过程，最后制成适当的制剂。与人工合成抗菌药物相比，抗生素的生产过程、结构组成更为复杂，表现为以下特点。

1. 化学纯度较低　药物虽经精制提纯，一般仍含有杂质，主要表现为："三多"，即同系物多，如庆大霉素含有四个主要成分（庆大霉素 C_1、C_2、C_{1a}、C_{2a}）；异构体多，如半合成 β - 内酰胺类抗生素均存在光学异构体；降解产物多，如四环素类存在脱水、差向异构体。

2. 活性组分易发生变异　微生物菌株的变化、发酵条件的改变等导致药物组分的组成或比例改变，从而影响产品质量。

3. 稳定性差　抗生素分子结构中通常含有活泼基团，而这些基团往往是抗生素的活性中心，如青霉素类、头孢菌素类结构中的 β - 内酰胺环，链霉素结构中的醛基等均具有稳定性差的特点，易分解使其疗效降低，或使其失效，有时甚至引起毒副作用。

二、抗生素的质量控制方法

为了保证用药的安全有效，各国药典都制定了抗生素标准，规定了抗生素类药物的鉴别试验方法、杂质检查项目和含量测定方法，从而保证测定结果的可靠性。抗生素类药物的常规检验项目主要包括以下内容。

（一）鉴别试验

用化学方法、仪器分析方法以及生物学方法鉴别其属何种抗生素、何种盐或酯类。

1. 化学方法　根据抗生素类药物分子结构中某些官能团的特性，用适当的试剂与其反应产生明显可辨的现象，加以鉴别。

2. 仪器分析方法　根据抗生素类药物分子结构和其衍生物的特性不同，用不同的仪器依据不同的分析原理和方法进行鉴别。常用的仪器分析方法有紫外 - 可见分光光度法、红外分光光度法、荧光分光光度法、薄层色谱法、气相色谱法、高效液相色谱法等。

3. 生物学方法　利用特异的酶反应或其他反应，对抗生素类药品加以鉴别。

（二）杂质检查

抗生素类药物的杂质检查的主要项目如下。

1. 异常毒性试验　限制药品中引起毒性反应的杂质。

2. 热原试验　限制药品中引起体温异常升高的致热物质。

3. 降压试验　限制药品中含有降低血压的杂质。

4. 无菌试验　检查药品是否无菌，保证产品用药安全。

5. 澄清度检查　限制药品中不溶性杂质。

6. 水分测定　检查药品中水分含量，确保产品稳定。

7. 酸碱度检查　规定产品溶液的酸碱度，使产品稳定且适合临床应用。

此外，某些抗生素，如灰黄霉素，其粒度与疗效有关，故规定控制结晶颗粒的大小。

（三）含量或效价测定

依据抗生素类药物的特点，其有效成分含量或效价的测定方法主要分为抗生素微生物检定法和化学及物理化学法两大类。

1. 抗生素微生物检定法　抗生素微生物检定法是以抗生素抑制细菌生长或杀灭细菌的能力作为衡量抗生素效价的标准。《中国药典》中收录的测定方法为管碟法和浊度法，为抗生素类药物检定的国际通用方法。其优点是：灵敏度高，所需供试品量较少；适用范围广，既适用于较纯的精制品，也适用于纯度较差的产品，对已知分子结构或结构不明确的抗生素均能应用；其测定原理与临床应用的要求一致，更能确定抗生素的医疗价值；对同一类型的抗生素不需分离，可一次测定其总效价。但该法操作步骤繁琐，测定时间较长，误差较大。

2. 化学及物理化学法　对于提纯的、化学结构已确定的抗生素可用化学及物理化学法测定，是根据抗生素的化学结构特点，利用其特有的化学或物理化学性质而进行的。若是利用某一类型抗生素的共同结构进行反应，其测定结果往往只能代表药物的总含量，并不一定能代表抗生素的效价。只有当本法的测定结果与生物效价吻合时，才能用于效价测定。该法操作简便、省时、结果准确，并具有较高的专属性。

3. 抗生素活性表示方法　抗生素的活性以效价单位表示，即指每毫升或每毫克中含有某种抗生素的有效成分的多少。用单位（U）或微克（μg）表示。如 1mg 青霉素钠定为 1670 单位；1mg 庆大霉素定为 590 单位。一种抗生素有一个效价基准，同一种抗生素的各种盐类的效价可根据其分子量与标准盐的分子量进行换算。例如：1mg 青霉素钾的单位（U）= $1670 \times 356.4/372.5 = 1598$（U）。以上为抗生素的理论效价，实际产品往往低于理论效价。

早期很多抗生素效价的测定主要采用抗生素微生物检定法，但随着人们对抗生素类药物结构和理化性质认识的不断深入，以及分离、分析方法的快速发展，化学及物理化学方法已经逐渐取代了抗生素微生物检定法，成为测定抗生素类药物含量的主要方法。但对分子结构复杂、多组分抗生素的效价测定，抗生素微生物检定法仍然是首选方法。

第二节　β – 内酰胺类抗生素的分析

PPT

本类抗生素包括青霉素类和头孢菌素类，它们的分子结构中均含有 β – 内酰胺环，因此该类抗生素统称为 β – 内酰胺类抗生素。

一、结构与性质

（一）化学结构

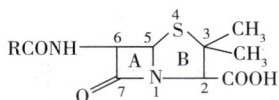

A：β – 内酰胺环；B：氢化噻唑环
青霉素类

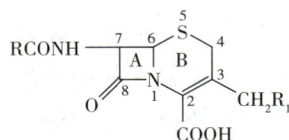

A：β – 内酰胺环；B：氢化噻嗪环
头孢菌素类

青霉素类和头孢菌素类分子中都含有一个游离羧基和酰胺侧链。青霉素类的分子结构是由侧链 RCO— 与母核 6 – 氨基青霉烷酸（简称 6 – APA）两部分组成，母核 6 – APA 为 β – 内酰胺环与氢化噻唑环并合的双杂环。头孢菌素类的分子结构由侧链 RCO— 与母核 7 – 氨基头孢菌烷酸（简称 7 – ACA）两部分组成，母核 7 – ACA 为 β – 内酰胺环与氢化噻嗪环骈合的双杂环。不同的 R 和 R_1，构成了不同的青霉素和头孢菌素，见表 12 – 1、12 – 2。代表性药物有青霉素钠、阿莫西林、头孢氨苄等。

表 12 - 1　《中国药典》收载的部分青霉素类药物

药物名称	R 基	药物名称	R 基
青霉素钠	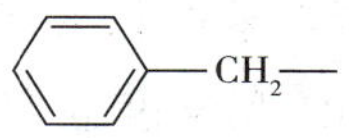	苯唑西林钠	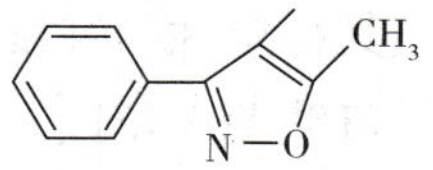
阿莫西林	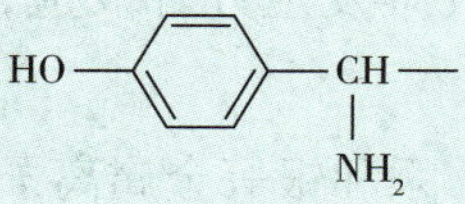	氯唑西林钠	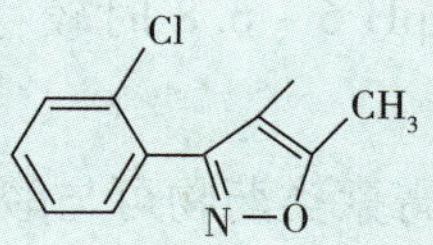
氨苄西林	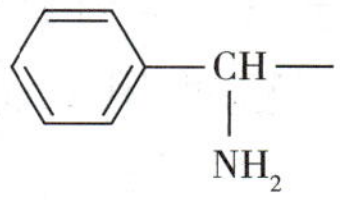	磺苄西林钠	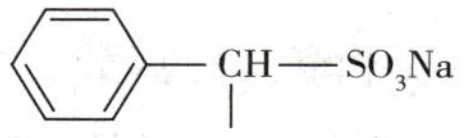

表 12 - 2　《中国药典》收载的部分头孢菌素类药物

药物名称	R 基	R₁ 基
头孢拉定	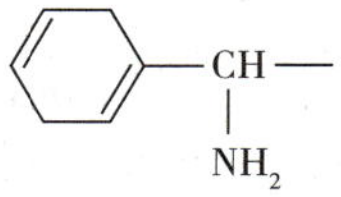	H
头孢氨苄	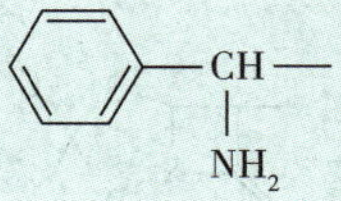	H
头孢羟氨苄	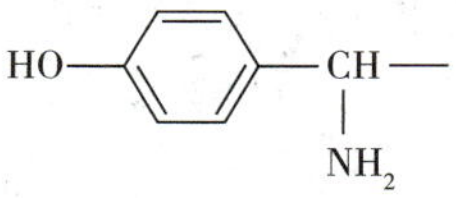	H
头孢噻肟钠	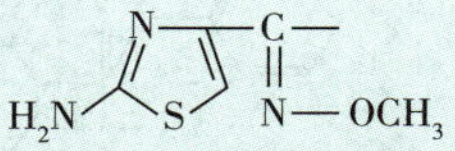	—OCOCH$_3$
头孢唑林钠	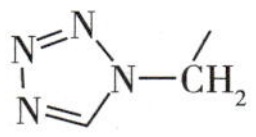	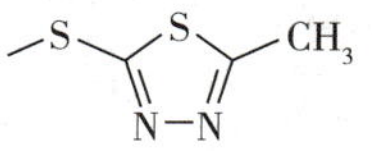

（二）理化性质

1. 酸性　青霉素类和头孢菌素类药物分子中的游离羧基具有较强的酸性（大多数青霉素类药物的 pK_a 值在 2.5～2.8 之间），能与无机碱或某些有机碱形成盐。它们的碱金属盐易溶于水，而有机碱盐则难溶于水，易溶于有机溶剂。青霉素的碱金属盐水溶液遇酸则析出游离体的白色沉淀。

2. 旋光性　青霉素类、头孢菌素类分子中均含有手性碳原子，故具有旋光性。青霉素类分子结构中含有三个手性碳原子 C_2、C_5、C_6，头孢菌素类分子结构中含有两个手性碳原子 C_6、C_7。如苯唑西林钠的比旋度应为 +195°～ +214°，头孢氨苄的比旋度应为 +149°～ +158°。根据此性质，可对这两类药物进行定性、定量分析。

3. 紫外吸收特征　青霉素类分子中的母核部分无共轭结构，但其侧链部分具有苯环或其他共轭系统，则有紫外吸收，如青霉素钠的水溶液在 257nm 和 264nm 处有最大吸收，是由于该药物的 R 基为苄基；头孢菌素类由于母核部分具有 O＝C—N—C＝C 结构，R 取代基具有苯环等共轭系统，故在 260nm

处有强紫外吸收，如头孢氨苄的水溶液在 262nm 处有最大吸收。

4. β – 内酰胺环的不稳定性 β – 内酰胺环是这类抗生素的结构活性中心，是整个分子中最不稳定的部分，其稳定性与纯度和含水量有很大关系。干燥纯净的青霉素类和头孢菌素类药物均稳定，在室温密封保存可贮藏 3 年以上。但它们的水溶液很不稳定，随着 pH 和温度的变化会有很大变化。青霉素水溶液在 pH 6～6.8 时较稳定。与青霉素相比，头孢菌素较难发生开环反应，对青霉素酶和稀酸比较稳定。

青霉素类药物可与酸、碱、青霉素酶、羟胺及铜、铅、汞和银等金属离子或氧化剂作用，易发生水解和分子重排，导致 β – 内酰胺环的破坏而失去抗菌活性。β – 内酰胺环被破坏或发生分子重排后，产生青霉噻唑酸、青霉酸、青霉醛、青霉胺、α – 青霉噻唑酰基羟胺酸和青霉烯酸等一系列的降解产物。青霉素的降解反应见图 12 – 1。

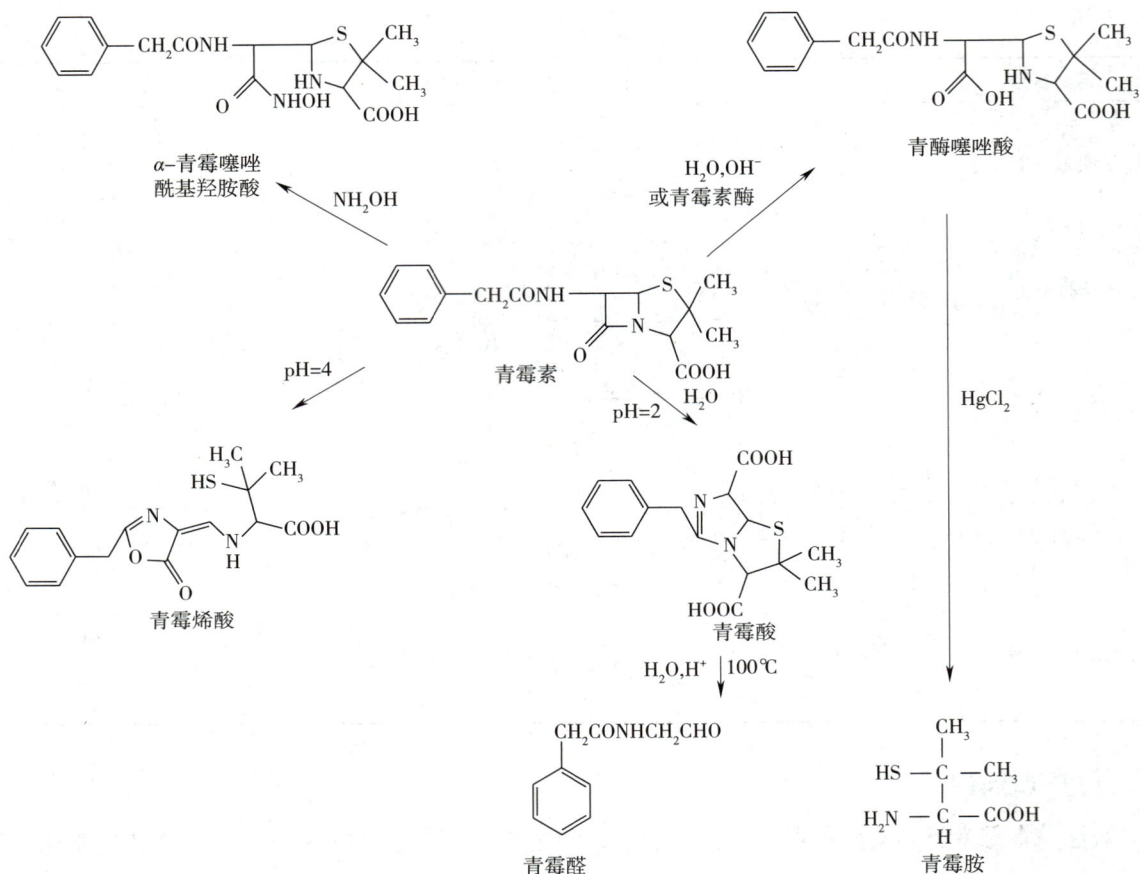

图 12 – 1 青霉素的降解反应

二、鉴别试验

（一）化学鉴别法

1. 钾、钠盐的焰色反应 青霉素类和头孢菌素类抗生素很多是以钾盐或钠盐供临床使用，因而可利用其无机盐特有的焰色反应进行此类药物的鉴别。钠盐在无色火焰中燃烧显鲜黄色。钾盐在无色火焰中燃烧显紫色，为避免钠盐的干扰，应隔蓝色钴玻璃观察。

2. 呈色反应

（1）肽键特征反应　本类药物中含有 – CONH – 结构，一些取代基是 α – 氨基酸结构的药物，可显双缩脲反应和茚三酮反应。如氨苄西林遇茚三酮显蓝紫色。可用于鉴别或薄层色谱法中的显色。

（2）羟肟酸铁反应　β – 内酰胺类抗生素中的 β – 内酰胺环在碱性介质中与盐酸羟胺反应，β – 内酰胺环开环，生成羟肟酸，在稀酸溶液中与三价铁离子作用生成羟肟酸铁配位化合物而呈色。不同的青霉素与头孢菌素形成的配合物显示出不同的颜色。如哌拉西林显红棕色。

3. 其他反应　利用 R 或 R_1 基团的特征反应，可以对一些特定的抗生素进行鉴别。如头孢菌素 7 位侧链含有酚羟基（ – C_6H_5OH ）时，能与重氮苯磺酸试液产生偶合反应，显橙黄色。普鲁卡因青霉素水溶液酸化后，游离出的芳伯氨基，显重氮化 – 偶合反应，生成红色偶氮化合物沉淀。此外，本类药物还可以跟硫酸、硫酸 – 甲醛、硫酸 – 硝酸等试剂反应呈色。

（二）光谱鉴别法

1. 紫外 – 可见分光光度法

（1）利用最大吸收波长进行鉴别　将供试品配成一定浓度的水溶液，直接测定紫外吸收光谱，根据其最大吸收波长或最大波长处的吸光度进行鉴别。《中国药典》收载的头孢唑啉钠、头孢噻肟钠可用本方法鉴别。如每 1ml 约含 16μg 的头孢唑啉钠水溶液，在 272nm 波长处有最大吸收。

（2）利用水解产物的最大吸收波长进行鉴别　将供试品在一定条件下水解，测定水解产物的最大吸收波长与吸光度。

2. 红外分光光度法　物质的红外光谱可以反映其相应的分子结构特征。几乎所有分子结构已知的抗生素原料药都有其特征的红外光谱，专属性较强。《中国药典》规定，在一定的条件下，将供试品的红外吸收图谱与标准图谱进行对照，应一致。《中国药品红外光谱集》收载的头孢唑肟钠的红外光谱图（光谱集 723），见图 12 – 2。

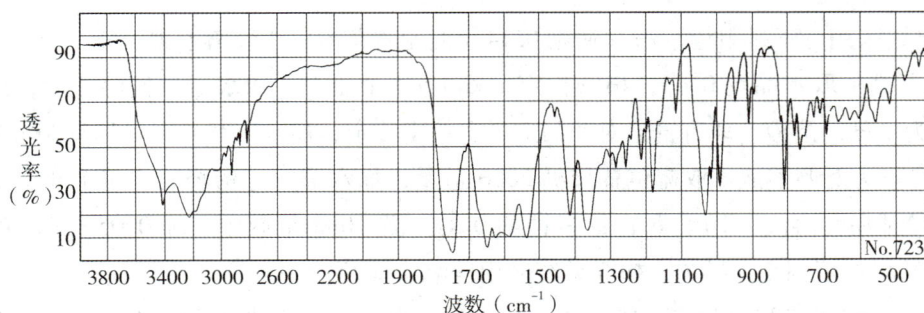

图 12 – 2　头孢唑肟钠的红外光谱图

3. 核磁共振波谱法　该方法是利用构成分子的原子核本身性质差异进行分析，因而专属性很高。一些药物在氘代试剂中的核磁共振谱存在显著特点，利用这一特性，JP 中头孢氨苄、头孢拉定等药物采用此法鉴别。

（三）色谱鉴别法

1. 薄层色谱法　青霉素类和头孢菌素类可采用薄层色谱法鉴别。《中国药典》收载的头孢克洛、头孢拉定等均采用此法鉴别。如头孢克洛的鉴别：取本品和头孢克洛对照品适量，分别加水溶解并稀释制成每 1ml 中约含 2mg 的溶液，作为供试品溶液和对照品溶液；再取本品和头孢克洛对照品适量，加水溶解并稀释制成每 1ml 中各约含 2mg 的溶液，作为混合溶液。照薄层色谱法试验，吸取上述三种溶液各 2μl，分别点于同一硅胶 H 薄层板 [取硅胶 H 2.5g，加 0.1% 羧甲基纤维素钠溶液 8ml，研磨均匀后铺板（10cm×20cm），经 105℃ 活化 1 小时，放入干燥器中备用] 上，以新配制的 0.1mol/L 枸橼酸溶液 – 0.1mol/L 磷酸氢二钠溶液 – 6.6% 茚三酮的丙酮溶液（60:40:1.5）为展开剂，展开，晾干，于 110℃ 加热 15 分钟。混合溶液应显单一斑点，供试品溶液所显主斑点的位置和颜色应与对照品溶液主斑点的位置和颜色相同。

2. 高效液相色谱法 与薄层色谱法类似，HPLC 法也是通过比较供试品与对照品色谱行为的一致性进行鉴别。一般规定：在含量测定项下记录的色谱图中，供试品溶液主峰的保留时间应与对照品溶液主峰的保留时间一致。

三、杂质检查

本类抗生素的特殊杂质主要有高分子杂质、有关物质、异构体等，一般采用 HPLC 法控制其限量，也有采用测定杂质吸光度来对杂质进行控制的。

抗生素药物中的高分子杂质系指药品中分子量大于药物本身的杂质的总称。高分子杂质按其来源可分为外源性杂质和内源性杂质。外源性杂质包括蛋白、多糖、多肽类等杂质或其与抗生素的结合物。这些杂质主要来自发酵工艺，其中蛋白多肽类杂质在抗生素的过敏反应中起着重要作用。内源性杂质系指抗生素的自身聚合物。聚合物来自于生产过程，也可在贮藏过程中形成，甚至也可因使用不当而产生。抗生素聚合物的免疫原性通常较弱，但作为多价半抗原，可引发速发型过敏反应。随着人们对抗生素杂质认识的深入和生产工艺水平的提高，产品中的外源性杂质日趋减少，对内源性杂质的控制是当前抗生素中高分子杂质控制的重点。

（一）青霉素钠中青霉素聚合物的检查

《中国药典》采用分子排阻色谱法（通则 0514）测定青霉素钠中青霉素聚合物。

1. 溶液的配制 取本品约 0.4g，精密称定，置 10ml 量瓶中，加水适量使溶解后，用水稀释至刻度，摇匀，作为供试品溶液。取青霉素对照品适量，精密称定，加水溶解并定量稀释制成每 1ml 中约含 0.1mg 的溶液，作为对照溶液。取蓝色葡聚糖 2000 适量，加水溶解并稀释制成每 1ml 中约含 0.1mg 的溶液，作为系统适用性溶液（1）。取青霉素钠约 0.4g，置 10ml 量瓶中，加 0.05mg/ml 的蓝色葡聚糖 2000 溶液溶解并稀释至刻度，摇匀，作为系统适用性溶液（2）。

2. 色谱条件 用葡聚糖凝胶 G – 10（40~120μm）为填充剂，玻璃柱内径为 1.0~1.4cm，柱长为 30~40cm，流动相 A 为 pH7.0 的 0.1mol/L 磷酸盐缓冲液 [0.1mol/L 磷酸氢二钠溶液 – 0.1mol/L 磷酸二氢钠溶液（61:39）]，流动相 B 为水，流速每分钟 1.5ml，检测波长为 254nm，进样体积 100~200μl。

3. 系统适用性要求 系统适用性溶液（1）分别以流动相 A、B 进行测定，记录色谱图。按蓝色葡聚糖 2000 峰计算，理论板数均不低于 400，拖尾因子均应小于 2.0。在两种流动相系统中，蓝色葡聚糖 2000 峰的保留时间的比值应在 0.93~1.07 之间。系统适用性溶液（2）在以流动相 A 为流动相记录的色谱图中，高聚体的峰高与单体和高聚体之间的谷高比应大于 2.0。对照溶液色谱图中主峰与供试品溶液色谱图中聚合物峰，与相应色谱系统中蓝色葡聚糖 2000 峰的保留时间的比值均应在 0.93~1.07 之间。以流动相 B 为流动相，精密量取对照溶液连续进样 5 次，峰面积的相对标准偏差应不大于 5.0%。

4. 测定法　以流动相 A 为流动相，精密量取供试品溶液，注入液相色谱仪，记录色谱图；以流动相 B 为流动相，精密量取对照溶液，注入液相色谱仪，记录色谱图。

5. 限度　按外标法以青霉素峰面积计算，青霉素聚合物的量不得过 0.08%。

青霉素在流动相 A 中，药物与杂质青霉素聚合物分离开，在流动相 B 中由于分子间的氢键、静电相互作用以及疏水作用等形成缔合物，表观分子量增大，与杂质具有相似的色谱行为，表现为单一峰。

（二）头孢氨苄中有关物质的检查

本品生产中，采用 α-苯甘氨酸和 7-氨基去乙酰氧基头孢烷酸缩合而成，故产品中可能引入这两种物质和其他杂质，《中国药典》用高效液相色谱法控制其限量。

1. 溶液的配制　精密称取本品适量，加流动相 A 溶解并定量稀释制成每 1ml 中约含头孢氨苄（按 $C_{16}H_{17}N_3O_4S$ 计）1.0mg 的溶液，作为供试品溶液；精密量取供试品溶液 1ml，置 100ml 量瓶中，用流动相 A 稀释至刻度，摇匀，作为对照溶液；取 7-氨基去乙酰氧基头孢烷酸对照品和 α-苯甘氨酸对照品各约 10mg，精密称定，置同一 100ml 量瓶中，加 pH7.0 磷酸盐缓冲液约 20ml，超声使溶解，再用流动相 A 稀释至刻度，摇匀，精密量取 2ml，置 20ml 量瓶中，用流动相 A 稀释至刻度，摇匀，作为杂质对照品溶液。取供试品溶液适量，在 80℃ 水浴中加热 60 分钟，冷却，作为系统适用性溶液。

2. 色谱条件　用十八烷基硅烷键合硅胶为填充剂；流动相 A 为 0.2mol/L 磷酸二氢钠溶液（用氢氧化钠试液调节 pH 值至 5.0），流动相 B 为甲醇，按表 12-3 进行线性梯度洗脱；检测波长为 220nm；进样体积 20μl。

表 12-3　头孢氨苄有关物质检查流动相比例表

时间（分钟）	流动相 A（%）	流动相 B（%）
0	98	2
1	98	2
20	70	30
23	98	2
30	98	2

3. 系统适用性要求　杂质对照品溶液色谱图中，7-氨基去乙酰氧基头孢烷酸峰与 α-苯甘氨酸峰之间的分离度应符合要求；系统适用性溶液色谱图中，头孢氨苄峰与相邻杂质峰之间的分离度应符合要求。

4. 测定法　精密量取供试品溶液、对照溶液与杂质对照品溶液，分别注入液相色谱仪，记录色谱图。

5. 限度　供试品溶液色谱图如有杂质峰，7-氨基去乙酰氧基头孢烷酸与 α-苯甘氨酸按外标法以峰面积计算，均不得过 1.0%；其他单个杂质的峰面积不得大于对照溶液主峰面积的 1.5 倍（1.5%），其他各杂质峰面积的和不得大于对照溶液主峰面积的 2.5 倍（2.5%），小于对照溶液主峰面积 0.05 倍的峰忽略不计。

📖 **知识链接** ──

等度洗脱与梯度洗脱

HPLC 法的洗脱方式通常分为等度洗脱和梯度洗脱。等度洗脱即在同一个样品的分析周期中，流动相的组成比例保持恒定不变的洗脱方式。梯度洗脱是指在同一个分析周期中，随着时间的变化按一定程序梯度性地改变洗脱液的比例（浓度配比、成分、离子强度、溶液极性等）或 pH，将色谱柱中不同的组分洗脱出来的方法。梯度洗脱适于同时检测多种复杂成分尤其是各组分的极性差异较大的样品，或是有干扰物的情况，可达到满意的峰形、分离度及分析时间。

四、含量测定

青霉素类和头孢菌素类含量测定可采用抗生素微生物检定法和理化测定法。《中国药典》多采用高效液相色谱法进行含量测定。

（一）青霉素钠的含量测定

1. 溶液的配制　取本品适量，精密称定，加水溶解并定量稀释制成每 1ml 中约含 1mg 的溶液，作为供试品溶液。取青霉素对照品适量，精密称定，加水溶解并定量稀释制成每 1ml 中约含 1mg 的溶液，作为对照品溶液。取青霉素系统适用性对照品适量，加水溶解并稀释制成每 1ml 中约含 1mg 的溶液，作为系统适用性溶液。

2. 色谱条件　用十八烷基硅烷键合硅胶为填充剂；以有关物质项下流动相 A – 流动相 B（85∶15）为流动相；检测波长为 225nm；进样体积 20μl。

3. 系统适用性试验　系统适用性溶液色谱图应与标准图谱一致。

4. 测定法　精密量取供试品溶液与对照品溶液，分别注入液相色谱仪，记录色谱图，按外标法以峰面积计算，其结果乘以 1.0658，即为供试品中 $C_{16}H_{17}N_2NaO_4S$ 的含量。

（二）头孢氨苄的含量测定

1. 溶液的配制　取本品适量（约相当于头孢氨苄，按 $C_{16}H_{17}N_3O_4S$ 计 50mg），精密称定，置 50ml 量瓶中，加流动相溶解并稀释至刻度，摇匀，精密量取 10ml，置 50ml 量瓶中，用流动相稀释至刻度，摇匀，作为供试品溶液。取头孢氨苄对照品适量，精密称定，加流动相溶解并定量稀释制成每 1ml 中约含头孢氨苄（按 $C_{16}H_{17}N_3O_4S$ 计）0.2mg 的溶液，作为对照品溶液。取供试品溶液适量，在 80℃水浴中加热 60 分钟，冷却，作为系统适用性溶液。

2. 色谱条件　用十八烷基硅烷键合硅胶为填充剂；以水 – 甲醇 – 3.86% 醋酸钠溶液 – 4% 醋酸溶液（742∶240∶15∶3）为流动相；检测波长为 254nm；系统适用性溶液进样体积 20μl，其他溶液进样体积 10μl。

3. 系统适用性要求　系统适用性溶液色谱图中，头孢氨苄峰与相邻杂质峰之间的分离度应符合要求。

4. 测定法　精密量取供试品溶液与对照品溶液，分别注入液相色谱仪，记录色谱图。按外标法以峰面积计算供试品中 $C_{16}H_{17}N_3O_4S$ 的含量。

【应用实例】头孢氨苄的含量测定

按《中国药典》方法测定头孢氨苄的含量，供试品取样量为 0.0624g，供试品中含水分 5.0%，头孢氨苄对照品取样量为 0.0584g 置于 250ml 量瓶中，头孢氨苄供试品的峰面积为 4441752，头孢氨苄对照品的峰面积为 4458778。按无水物计算，含 $C_{16}H_{17}N_3O_4S$ 不得少于 95.0%。请计算本品的百分含量并判断结果是否符合标准规定。

解：

$$c_{供} = \frac{c_{对}}{A_{对}} \times A_{供} = \frac{0.0584 \times 1000 \times 4441752}{250 \times 4458778} = 0.23271\,(\text{mg/ml})$$

$$含量（\%） = \frac{c_{供} \times D \times V}{m_{供}} \times 100\% = \frac{0.23271 \times 50 \times 50}{0.0624 \times (1 - 5.0\%) \times 1000 \times 10} \times 100\% = 98.1\%$$

判断：该产品含量为98.1%，符合规定。

第三节　氨基糖苷类抗生素的分析

本类抗生素是由碱性环己多元醇（氨基环醇）与氨基糖缩合而成的苷，故称为氨基糖苷类抗生素。又由于其分子结构中都含有多羟基，故又称为多羟基类抗生素。本类抗生素主要有硫酸链霉素、硫酸庆大霉素、硫酸新霉素、硫酸阿米卡星、硫酸奈替米星、硫酸小诺霉素等。它们的化学结构、性质和抗菌谱都有共同之处。本节主要以链霉素和庆大霉素为例，讨论它们的鉴别和检查方法。

一、结构与性质

（一）化学结构

1. 链霉素　链霉素是由一分子链霉胍和一分子链霉双糖胺以苷键连接而成的碱性苷。其中链霉双糖胺是由链霉糖与 N – 甲基 – L – 葡萄糖胺组成。链霉胍与链霉双糖胺间的苷键结合较弱，链霉糖与 N – 甲基 – L – 葡萄糖胺间的苷键结合较牢。

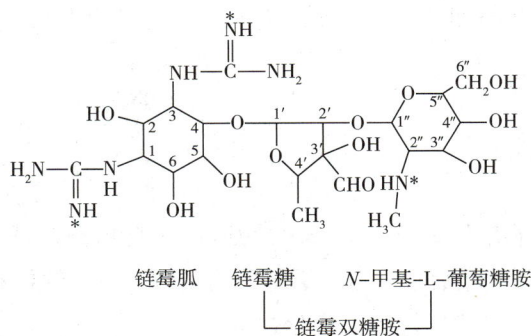

链霉胍　　链霉糖　　　N–甲基–L–葡萄糖胺
链霉双糖胺

2. 庆大霉素　庆大霉素是由绛红糖胺、脱氧链霉胺和加洛糖胺缩合而成的苷，临床常用的是庆大霉素 C 复合物的硫酸盐，主要成分是庆大霉素 C_1、C_{1a}、C_2 和 C_{2a}（表 12 – 4）。庆大霉素 C_1、C_{1a}、C_2 三者结构相似，仅在绛红糖胺 C_6 位上及氨基上甲基化程度不同，C_{2a} 是 C_2 的异构体。

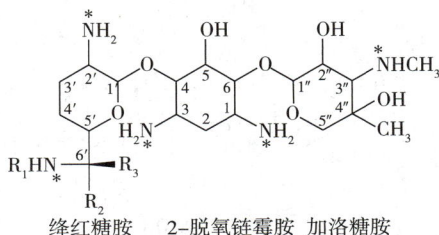

绛红糖胺　　2–脱氧链霉胺　加洛糖胺

表 12 – 4　庆大霉素 C_1、C_{1a}、C_2、C_{2a} 的结构

庆大霉素	R_1	R_2	R_3	分子式
C_1	CH_3	CH_3	H	$C_{21}H_{43}N_5O_7$
C_2	H	CH_3	H	$C_{20}H_{41}N_5O_7$
C_{1a}	H	H	H	$C_{19}H_{39}N_5O_7$
C_{2a}	H	H	CH_3	$C_{20}H_{41}N_5O_7$

（二）理化性质

1. 碱性　链霉素分子中有 3 个碱性中心（结构式中有 * 号处），其中两个强碱性胍基（$pK_a = 11.5$）和一个甲氨基（$pK_a = 7.7$）。因此，可与无机酸或有机酸形成可溶于水的盐，临床上多用其硫酸盐。庆大霉素有 5 个碱性中心（结构式中标有 * 号处），每一中心的碱性相似（$pK_a \approx 8$），能与无机酸或有机酸形成可溶于水的盐，多用其硫酸盐。

2. 水解性　链霉素的硫酸盐水溶液以 pH5.0 ~ 7.5 最为稳定，过酸或过碱条件下均易水解失效。由于链霉胍与链霉双糖胺间的苷键要比链霉糖与 N – 甲基 – L – 葡萄糖胺间的苷键弱，在酸性条件下，链霉素先水解为链霉胍和链霉双糖胺，进一步水解得 N – 甲基 – L – 葡萄糖胺。弱碱性也能使链霉素水解为链霉双糖胺，但随后链霉糖部分发生分子重排，生成麦芽酚。这是链霉素所特有的性质，可用于鉴别。庆大霉素对光、热、空气均较稳定，水溶液亦稳定，pH2.0 ~ 12.0 时，100℃加热 30 分钟活性无明显变化。

3. 旋光性　本类抗生素分子结构中含有多个氨基糖，具有旋光性。如硫酸庆大霉素在水中的比旋度为 $+107° ~ +121°$。

4. 紫外吸收　链霉素在 230nm 处有紫外吸收。但庆大霉素无紫外吸收。

二、鉴别试验

（一）麦芽酚反应

此为链霉素特征反应。麦芽酚为 α – 甲基 – β – 羟基 – γ – 吡喃酮，是链霉素在碱性溶液中，链霉糖经分子重排，环扩大形成六元环，然后消除 N – 甲基葡萄糖胺，再消除链霉胍所生成。麦芽酚在弱酸性溶液中可与三价铁离子（Fe^{3+}）形成紫红色配位化合物。

《中国药典》对硫酸链霉素及注射用硫酸链霉素的鉴别方法是：取本品约 20mg，加水 5ml 溶解后，加氢氧化钠试液 0.3ml，置水浴上加热 5 分钟，加硫酸铁铵溶液（取硫酸铁铵 0.1g，加 0.5mol/L 硫酸溶液 5ml 使溶解）0.5ml，即显紫红色。

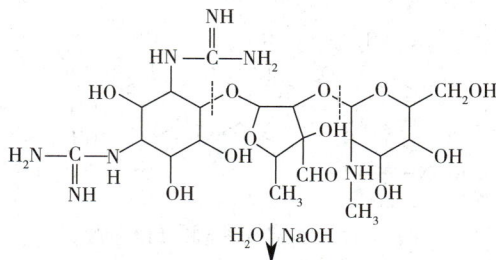

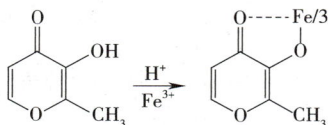

（二）坂口反应

此反应为链霉素水解产物链霉胍的特有反应。硫酸链霉素水溶液加氢氧化钠试液水解生成链霉胍，链霉胍与 8 - 羟基喹啉（或 α - 萘酚）作用，冷却后再加次溴酸钠试液，生成橙红色化合物。

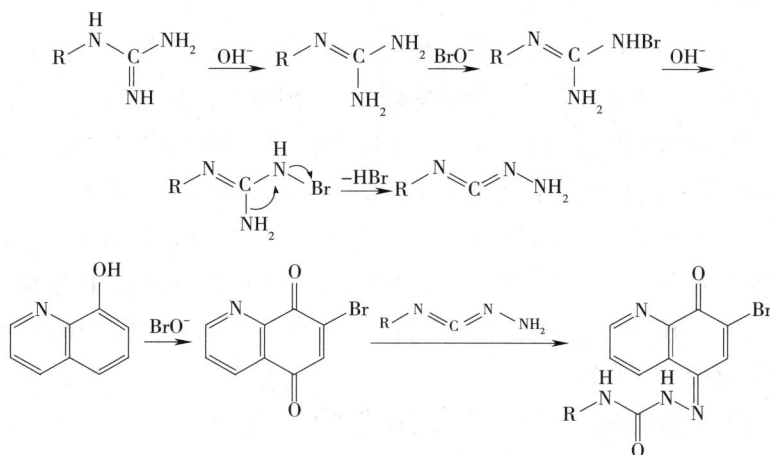

《中国药典》采用该方法对硫酸链霉素及注射用硫酸链霉素进行鉴别：取供试品约 0.5mg，加水 4ml 溶解后，加氢氧化钠试液 2.5ml 与 0.1% 8 - 羟基喹啉的乙醇溶液 1ml，放冷至约 15℃，加次溴酸钠试液 3 滴，即显橙红色。

> **即学即练 12 - 1**
>
> 除硫酸链霉素外，其他氨基糖苷类抗生素是否具有坂口反应或麦芽酚反应？
>
> 答案解析

（三）N - 甲基葡萄糖胺反应

本类抗生素经水解可产生葡萄糖胺衍生物，如链霉素经水解可产生 N - 甲基葡萄糖胺，在碱性溶液中可与乙酰丙酮缩合成吡咯衍生物，再与对二甲氨基苯甲醛的酸性醇溶液（Ehrlich 试剂）反应生成樱桃红色缩合物。《中国药典》采用该方法鉴别硫酸新霉素：取本品约 10mg，加水 1ml 溶解后，加盐酸溶液（9→100）2ml，在水浴中加热 10 分钟，加 8% 氢氧化钠溶液 2ml 与 2% 乙酰丙酮水溶液 1ml，置水浴中加热 5 分钟，冷却后，加对二甲氨基苯甲醛试液 1ml，即显樱桃红色。

（四）茚三酮反应

本类抗生素分子中具有氨基糖苷结构，具有羟基胺类和 α - 氨基酸的性质，可与茚三酮缩合成蓝紫色化合物。

如硫酸小诺霉素、硫酸链霉素、硫酸庆大霉素均可发生茚三酮反应。

（五）硫酸盐反应

本类药物多为硫酸盐，各国药典都将硫酸盐的鉴别试验作为鉴别这类抗生素的一个方法。

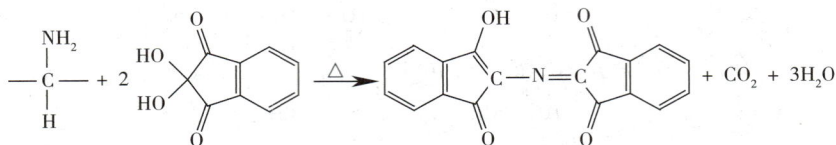

$$\underset{\underset{H}{\overset{NH_2}{\mid}}}{-C-} + 2\;\underset{\overset{HO}{\overset{\quad}{\,}}}{\underset{\bigcirc}{\overset{O}{\parallel}}} \xrightarrow{\triangle} \underset{\bigcirc}{\overset{OH}{\quad}} C = N - C \underset{\bigcirc}{\overset{O}{\quad}} + CO_2 + 3H_2O$$

（六）光谱法

本类药物无共轭双键系统，因此多无紫外吸收，鉴别时很少采用紫外－可见分光光度法。《中国药典》采用红外分光光度法鉴别此类药物，比较供试品的红外吸收图谱和相应对照图谱的一致性。

（七）色谱法

薄层色谱法已广泛用于氨基糖苷类抗生素的鉴别。《中国药典》采用该法鉴别硫酸庆大霉素：取本品与庆大霉素标准品，分别加水制成每 1ml 中含 2.5mg 的溶液，照薄层色谱法试验，吸取上述两种溶液各 2μl，分别点于同一硅胶 G 薄层板（临用前于 105℃活化 2 小时）上；另取三氯甲烷－甲醇－氨溶液（1∶1∶1）混合振摇，放置 1 小时，分取下层混合液为展开剂，展开，取出于 20～25℃晾干，置碘蒸气中显色，供试品溶液所显主斑点数、位置和颜色应与标准品溶液主斑点数、位置和颜色相同。

此外《中国药典》还采用高效液相色谱法鉴别这类抗生素，通过比较供试品和对照品溶液色谱图中相应峰保留时间的一致性进行鉴别。

硫酸庆大霉素采用上述两种方法鉴别，并规定在这两项中选做一种。

三、杂质检查

（一）链霉素中有关物质的检查

《中国药典》采用高效液相色谱法测定硫酸链霉素中有关物质的含量。检查方法如下。

取本品适量，加水溶解并稀释制成每 1ml 中约含链霉素 3.5mg 的溶液，作为供试品溶液；精密量取供试品溶液适量，用水定量稀释制成每 1ml 中约含链霉素 35μg、70μg 和 140μg 的溶液，作为对照溶液①、②和③。照高效液相色谱法测定，用十八烷基硅烷键合硅胶为填充剂，以 0.15mol/L 的三氟醋酸溶液为流动相，流速为 0.5ml/min，用蒸发光散射检测器检测（参考条件：漂移管温度为 110℃，载气流速为 2.8L/min）。取链霉素标准品适量，加水溶解并稀释制成每 1ml 中约含链霉素 3.5mg 的溶液，置日光灯（3000lx）下照射 24 小时，另取妥布霉素标准品适量，用此溶液溶解并稀释制成每 1ml 中约含妥布霉素 0.06mg 的混合溶液作为系统适用性溶液，量取 10μl 注入液相色谱仪，记录色谱图。链霉素峰保留时间为 10～12 分钟，链霉素峰与相对保留时间约为 0.9 处的杂质峰的分离度和链霉素峰与妥布霉素峰的分离度应分别大于 1.2 和 1.5。精密量取对照溶液①、②和③各 10μl，分别注入液相色谱仪，记录色谱图。以对照溶液浓度的对数值与相应峰面积的对数值计算线性回归方程，相关系数（r）应不小于 0.99。另取供试品溶液，同法测定，记录色谱图至主成分峰保留时间的 2 倍，供试品溶液色谱图中如有杂质峰（硫酸根峰除外），用线性回归方程计算，单个杂质不得过 2.0%，杂质总量不得过 5.0%。

（二）庆大霉素 C 组分的测定

临床应用的庆大霉素是 C 组分的混合物，主要组分为 C_1、C_{1a}、C_2 和 C_{2a}。不同抗生素生产厂家的庆大霉素发酵工艺相近，但由于发酵菌种差异，精制和提炼过程略有不同，各厂产品 C 组分含量比例不完全一致。这一差异对微生物的活性无明显影响，但其毒副作用和耐药性有所不同，从而影响产品的效价和临床疗效，故各国药典均规定控制各个组分的相对百分含量。《中国药典》采用高效液相色谱法控制庆大霉素 C 各组分的相对百分含量。

1. 色谱条件与系统适用性试验　用十八烷基硅烷键合硅胶为填充剂（pH 值适应范围 0.8 ~ 8.0）；以 0.2mol/L 三氟醋酸溶液 – 甲醇（96：4）为流动相；流速为每分钟 0.6 ~ 0.8ml；蒸发光散射检测器（高温型不分流模式：漂移管温度为 105 ~ 110℃，载气流量为 2.5L/min；低温型分流模式：漂移管温度为 45 ~ 55℃，载气压力为 350kPa）测定。取庆大霉素标准品、小诺霉素标准品和西索米星对照品各适量，分别加流动相溶解并稀释制成每 1ml 中约含庆大霉素总 C 组分 2.5mg、小诺霉素 0.1mg 和西索米星 25μg 的溶液，分别量取 20μl 注入液相色谱仪，庆大霉素标准品溶液色谱图应与标准图谱一致，西索米星峰与庆大霉素 C_{1a} 峰之间，庆大霉素 C_2 峰、小诺霉素峰与庆大霉素 C_{2a} 峰之间的分离度均应符合规定；西索米星对照品溶液色谱图中主成分峰峰高的信噪比应大于 20；精密量取小诺霉素标准品溶液 20μl，连续进样 5 次，峰面积的相对标准偏差应符合要求。

2. 测定方法　精密称取庆大霉素标准品适量，加流动相溶解并定量稀释制成每 1ml 中约含庆大霉素总 C 组分 1.0mg、2.5mg、5.0mg 的溶液，作为标准品溶液①、②和③。精密量取上述三种溶液各 20μl，分别注入液相色谱仪，记录色谱图，计算标准品溶液各组分浓度对数值与相应峰面积对数值的线性回归方程，相关系数（r）应不小于 0.99；另精密称取本品适量，加流动相溶解并定量稀释制成每 1ml 中约含庆大霉素 2.5mg 的溶液，同法测定，用庆大霉素各组分的线性回归方程分别计算供试品中对应组分的量（C_{tC_x}），并按式（12 – 1）计算出各组分的含量（%，mg/mg），C_1 应为 14% ~ 22%，C_{1a} 应为 10% ~ 23%，$C_{2a} + C_2$ 应为 17% ~ 36%，四个组分总含量不得低于 50.0%。

$$C_x(\%) = \frac{C_{tC_x}}{\dfrac{m_t}{V_t}} \times 100\% \qquad\qquad (12-1)$$

式中，C_x 为庆大霉素各组分的含量（%，mg/mg）；C_{tC_x} 为由回归方程计算出的各组分的含量，mg/ml；m_t 为供试品重量，mg；V_t 为体积，ml。根据所得组分的含量，按式（12 – 2）计算出庆大霉素各组分的相对比例。C_1' 应为 25% ~ 50%，C_{1a}' 应为 15% ~ 40%，$C_{2a}' + C_2'$ 应为 20% ~ 50%。

$$C_x'(\%) = \frac{C_x}{C_1 + C_{1a} + C_2 + C_{2a}} \times 100\% \qquad\qquad (12-2)$$

式中，C_x' 为庆大霉素各组分的相对比例。

（三）溶液的澄清度与颜色

硫酸链霉素和硫酸庆大霉素均应检查溶液的澄清度与颜色，以控制生产中引入的杂质、菌丝体、培养基、降解产物和色素等的限量。如硫酸链霉素成品中混有某些杂质或受热均可加速链霉素的变质反应；链霉素的分解产物链霉双糖胺是色素原，其本身无色，但在 pH 4 ~ 8 的条件下放置即产生红色。链霉素水溶液的颜色受温度和放置时间的影响很大，因此在测定色号时，应严格控制温度在 25℃ 左右，并且溶解后立即观察。《中国药典》规定硫酸链霉素的溶液澄清度与颜色检查方法：取本品 5 份，各 1.5g，分别加水 5ml，溶解后，溶液应澄清无色；如显浑浊，与 2 号浊度标准液比较，均不得更浓；如显色，与各色 5 号标准比色液比较，均不得更深。

（四）硫酸盐测定

本类抗生素临床应用的主要为其硫酸盐，各国药典多采用配位滴定法测定硫酸盐含量。

四、含量测定

《中国药典》采用抗生素微生物检定法和高效液相色谱法测定本类药物的含量。《中国药典》测定链霉素原料及制剂的含量方法如下：精密称取本品适量，加灭菌水定量制成每 1ml 中约含 1000 单位的溶液，照抗生素微生物检定法测定。1000 链霉素单位相当于 1mg 的 $C_{21}H_{39}N_7O_{12}$。

第四节　四环素类抗生素的分析

PPT

本类抗生素分子结构都是由四个环组成，具有氢化四并苯母环，故称为四环素类抗生素。包括四环素、多西环素、金霉素等。

一、结构与性质

（一）化学结构

四环素类抗生素可以看作四并苯或萘并萘的衍生物，由 A、B、C、D 四个环组成。根据结构中各取代基 R_1、R_2、R_3、R_4 的不同构成不同的四环素类抗生素。其结构特点为母核 C_4 位有二甲氨基〔$-N(CH_3)_2$〕、C_2 位有酰胺基（$-CONH_2$）、C_{10} 位有酚羟基（$Ar-OH$）和两个含有酮基和烯醇基的共轭双键（结构式中虚线部分）。常见的本类抗生素见表 12-5。

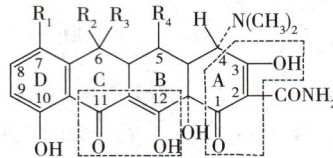

表 12-5　四环素类分子中的取代基及药品外观和溶解性

药物名称	R_1	R_2	R_3	R_4	外观和溶解性
盐酸四环素	H	OH	CH_3	H	黄色结晶性粉末。在水中溶解，在乙醇中微溶
盐酸金霉素	Cl	OH	CH_3	H	金黄色或黄色结晶。在水或乙醇中微溶
盐酸土霉素	H	OH	CH_3	OH	黄色结晶性粉末。在水中易溶，在乙醇中略溶
盐酸多西环素	H	H	CH_3	OH	淡黄色至黄色结晶性粉末。在水或甲醇中易溶，在乙醇或丙酮中微溶
盐酸美他环素	H	$=CH_2$		OH	黄色结晶性粉末。在水或甲醇中略溶
盐酸米诺环素	$N(CH_3)_2$	H	H	H	黄色结晶性粉末。在甲醇中溶解，水中略溶，乙醇中微溶，乙醚中几乎不溶

（二）理化性质

1. 引湿性　此类抗生素均为结晶性物质，具有引湿性。

2. 酸碱性　分子中的酚羟基、烯醇型羟基显弱酸性，同时分子中含有二甲氨基显碱性，故为两性化合物，遇酸或碱均可生成相应的盐，临床上多使用其盐酸盐。

3. 不稳定性　干燥的四环素类游离碱及其盐较稳定，但在贮藏中遇光氧化颜色变深。在酸性溶液中会发生差向异构化反应及降解反应；在碱性溶液中会发生降解反应。

（1）差向异构化反应　四环素类抗生素在弱酸性（pH 2~6）溶液中，由于 A 环上手性碳原子 C_4 构型的改变，发生差向异构化，形成差向异构体即 4 - 差向四环素（ETC）。反应是可逆的，达到平衡时溶液中差向化合物的含量可达 40% ~ 60%。溶液中若存在磷酸根、枸橼酸根、醋酸根等阴离子，能使差向化速度增大，加速异构化反应的进行。四环素的差向异构化反应如下：

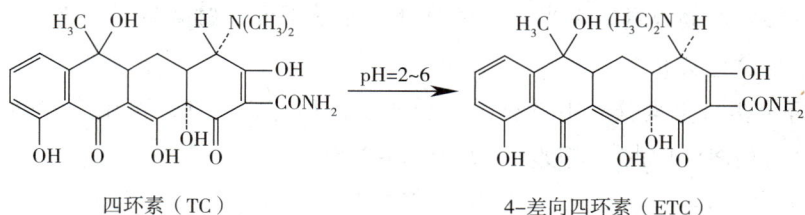

四环素（TC）　　　pH=2~6　　　4-差向四环素（ETC）

（2）酸性条件下的降解反应　四环素类抗生素如四环素和金霉素，在 pH < 2 的溶液中，特别是在加热的情况下极易脱水，生成脱水四环素和脱水金霉素。这是由于 C 环 C_6 上羟基易脱落与 C_{5a} 上的氢生成水，而在 $C_{5a} - C_6$ 之间形成双键，导致 $C_{11} - C_{11a} - C_{12}$ 上双键发生转移，C 环发生芳构化，共轭双键数目增加，颜色加深，对光的吸收程度也增大。橙黄色的脱水四环素和脱水金霉素分别在 445nm 及 435nm 处有最大吸收。

四环素的降解反应可表示如下：

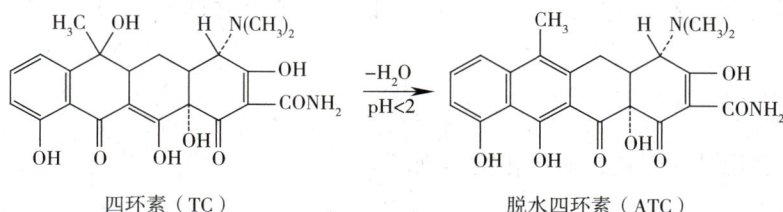

四环素（TC）　　　$-H_2O$　pH<2　　　脱水四环素（ATC）

（3）碱性条件下的降解反应　四环素类抗生素在碱性溶液中，C 环开环，生成无活性的具有内酯结构的异四环素。若在强碱性溶液中加热，几乎可以定量的转化为异四环素。异四环素在紫外光照射下，具有强烈荧光。

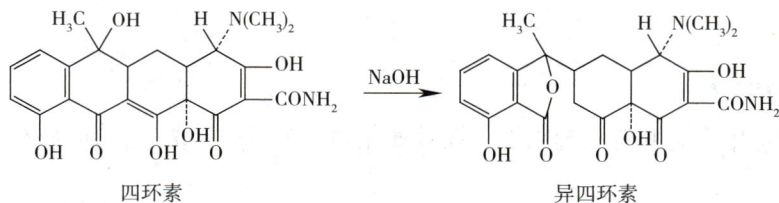

四环素　　　NaOH　　　异四环素

4 - 脱水四环素，可形成差向异构体，称 4 - 差向脱水四环素（EATC）。脱水四环素和 4 - 差向脱水四环素的细胞毒性比四环素大 250 倍，4 - 差向脱水四环素的细胞毒性比四环素大 70 倍，而抗菌活性只有四环素的 3% ~ 6%，故应控制四环素成品中这些特殊杂质的限量。

4 - 差向四环素为淡黄色，因其不稳定又易变成黑色。脱水四环素为橙红色，4 - 差向脱水四环素为砖红色，四环素外观色泽变深往往是脱水杂质含量较高。

即学即练 12 - 2

四环素类抗生素发生差向异构化的条件是（　　）。
A. pH = 1 ~ 2　　　B. pH = 2 ~ 6　　　C. pH = 6 ~ 8　　　D. pH = 8 ~ 10

答案解析

4. 与金属离子形成螯合物　四环素类抗生素分子中具有酚羟基、烯醇羟基以及羰基，在近中性条件下，能与多种金属离子形成不溶性螯合物。如与钙离子、镁离子形成不溶性的钙盐或镁盐，与铁离子形成红色配位化合物，与铝离子形成黄色配位化合物。可用于鉴别。

5. 紫外吸收和荧光特性　本类抗生素分子内含有共轭双键系统，在紫外光区有吸收，在紫外光照射下能产生荧光，其降解产物也具有荧光，可供鉴别。如金霉素经碱降解后，在紫外光下呈蓝色荧光，四环素经碱降解后呈现黄色荧光。

6. 旋光性　四环素类抗生素分子中具有手性碳原子，具有旋光性，可用于定性定量分析。如盐酸四环素在 0.01mol/L 盐酸溶液中的比旋度为 −240° ～ −258°。

二、鉴别试验

（一）硫酸反应

四环素类抗生素遇硫酸反应，立即产生不同颜色，可用于鉴别和区别各种四环素类药物。如：盐酸四环素显深紫色；盐酸金霉素显蓝色后又转变为橄榄绿色；盐酸土霉素显朱红色。

（二）三氯化铁反应

四环素类抗生素分子结构中具有酚羟基，遇三氯化铁试液立即产生颜色。如：盐酸四环素显红棕色。

（三）氯化物反应

本类抗生素临床多用其盐酸盐，显氯化物鉴别反应。

（四）紫外 – 可见分光光度法

四环素类抗生素分子中含有共轭双键系统，在紫外光区有吸收，故可采用紫外 – 可见分光光度法鉴别。如盐酸多西环素的鉴别：取本品适量，加甲醇溶解并稀释制成每 1ml 中含 20μg 的溶液，照紫外 – 可见分光光度法测定，在 269nm 和 354nm 的波长处有最大吸收，在 234nm 和 296nm 的波长处有最小吸收。

（五）荧光分光光度法

本类药物分子结构中含有共轭双键系统，在紫外光照射下可产生荧光，其降解产物也具有荧光，可供鉴别。

（六）红外分光光度法

《中国药典》收载的四环素类抗生素除土霉素外，均采用了红外分光光度法鉴别。方法是测定其红外吸收图谱后，与药品的标准图谱进行比对，判断其真伪。

（七）薄层色谱法

薄层色谱法设备简单、操作方便，《中国药典》和许多国外药典均采用本法鉴别此类抗生素。如盐酸土霉素的鉴别：取本品与土霉素对照品，分别加甲醇溶解并稀释制成每 1ml 中约含 1mg 的溶液，作为供试品溶液与对照品溶液；另取土霉素与盐酸四环素对照品，加甲醇溶解并稀释制成每 1ml 中各约含 1mg 的混合溶液，照薄层色谱法试验，吸取上述三种溶液各 1μl，分别点于同一硅胶 G（H）F$_{254}$ 薄层板上，以水 – 甲醇 – 二氯甲烷（6：35：59）为展开剂，展开，晾干，置紫外光灯（365nm）下检视，混合溶液应显两个完全分离的斑点，供试品溶液所显主斑点的位置和荧光应与对照品溶液主斑点的位置和荧光相同。

说明：（1）土霉素与盐酸四环素对照品的混合溶液应显两个完全分离的斑点，是考察色谱系统的有效性。

（2）硅胶 G（H）F$_{254}$ 薄层板的处理：用 10% 乙二胺四醋酸二钠（EDTA）溶液（10mol/L 氢氧化钠溶液调节 pH 值至 7.0）10ml 均匀喷在板上，平放晾干，110℃ 干燥 1 小时备用。用 EDTA 溶液处理薄层板可以克服因痕量金属离子存在而引起的拖尾现象。

（八）高效液相色谱法

《中国药典》和其他国家的药典都采用高效液相色谱法作为四环素类抗生素的鉴别方法。鉴别方法：在含量测定项下记录的色谱图中，供试品溶液主峰的保留时间应与对照品溶液主峰的保留时间一致。

三、杂质检查

（一）盐酸四环素中有关物质的检查

盐酸四环素中的有关物质，主要是指在生产和贮藏过程中易形成的异构杂质、降解杂质（ETC、ATC、EATC）和金霉素（CTC）等。临床上因服用变质四环素可引起病人出现恶心、呕吐、酸中毒、蛋白尿、糖尿等现象。动物试验证明，差向脱水四环素无论静脉注射或口服给药，尿中均可出现大量糖及蛋白质。因此，各国药典采用不同的方法控制有关物质的限量。《中国药典》、《美国药典》和《英国药典》均采用 HPLC 法控制盐酸四环素中有关物质的限量。《中国药典》检查方法如下。

1. 溶液的制备　临用新制。①供试品溶液：取本品，加 0.01mol/L 盐酸溶液溶解并定量稀释制成每 1ml 中约含 0.8mg 的溶液。②对照溶液：精密量取供试品溶液 2ml，置 100ml 量瓶中，用 0.01mol/L 盐酸溶液稀释至刻度，摇匀。③系统适用性溶液：取 4 – 差向四环素对照品、土霉素对照品、差向脱水四环素对照品、盐酸金霉素对照品及脱水四环素对照品各约 3mg 与盐酸四环素对照品约 48mg，置 100ml 量瓶中，加 0.1mol/L 盐酸溶液 10ml 使溶解后，用水稀释至刻度，摇匀。④灵敏度溶液：精密量取对照溶液 2ml，置 100ml 量瓶中，用 0.01mol/L 盐酸溶液稀释至刻度，摇匀。

2. 色谱条件与系统适用性试验　用十八烷基硅烷键合硅胶为填充剂；以醋酸铵溶液 [0.15mol/L 醋酸铵溶液 – 0.01mol/L 乙二胺四醋酸二钠溶液 – 三乙胺（100：10：1），用醋酸调节 pH 值至 8.5] – 乙腈（83：17）为流动相；检测波长为 280nm；进样体积为 10µl。系统适用性溶液色谱图中，出峰顺序为：4 – 差向四环素、土霉素、差向脱水四环素、四环素、金霉素、脱水四环素，四环素峰的保留时间约为 14 分钟；4 – 差向四环素峰、土霉素峰、差向脱水四环素峰、四环素峰、金霉素峰各峰间的分离度均应符合要求。金霉素峰与脱水四环素峰之间的分离度应大于 1.0。灵敏度溶液色谱图中，主成分峰峰高的信噪比应大于 10。

3. 测定方法　精密量取供试品溶液与对照溶液，分别注入液相色谱仪，记录色谱图至主成分峰保留时间的 2.5 倍。供试品溶液色谱图中如有杂质峰，土霉素、4 – 差向四环素、盐酸金霉素、脱水四环素、差向脱水四环素按校正后的峰面积（分别乘以校正因子 1.0、1.42、1.39、0.48 和 0.62）分别不得大于对照溶液主峰面积的 0.25 倍（0.5%）、1.5 倍（3.0%）、0.5 倍（1.0%）、0.25 倍（0.5%）、0.25 倍（0.5%），其他各杂质峰面积的和不得大于对照溶液主峰面积的 0.5 倍（1.0%），小于灵敏度试验用溶液主峰面积的峰忽略不计。

（二）盐酸多西环素中杂质吸光度的检查

杂质吸光度越大，四环素类药物的脱水物及差向脱水物的含量也越高。各国药典均规定了杂质吸光度限量。《中国药典》采用紫外－可见分光光度法检查盐酸多西环素中的杂质吸光度。检查方法：取本品，精密称定，加盐酸溶液（9→100）的甲醇溶液（1→100）溶解并定量稀释制成每1ml中含10mg的溶液，照紫外－可见分光光度法，在490nm波长处测定，吸光度不得过0.12。

四、含量测定

对于四环素类抗生素的含量测定，目前各国药典多采用高效液相色谱法。《中国药典》已全部采用高效液相色谱法测定其含量。如盐酸四环素的含量测定方法如下。

1. 色谱条件与系统适用性试验　同盐酸四环素中有关物质的检查。

2. 测定方法　取本品约25mg，精密称定，置50ml量瓶中，加0.01mol/L盐酸溶液溶解并稀释至刻度，摇匀，精密量取5ml，置25ml量瓶中，用0.01mol/L盐酸溶液稀释至刻度，摇匀，作为供试品溶液，精密量取10μl注入液相色谱仪，记录色谱图；另取盐酸四环素对照品适量，同法测定。按外标法以峰面积计算，即得。

第五节　喹诺酮类药物的分析

PPT

喹诺酮类药物是一类化学合成抗菌药，由于具有抗菌谱广、抗菌作用强、使用安全、易于制造及不易产生耐药性等优点，自1962年第一个喹诺酮类药物萘啶酸发明以来，得到了迅速发展。按发明先后和抗菌性能，喹诺酮类药物分为四代。第一代主要有萘啶酸，第二代主要有吡哌酸，第三代主要有诺氟沙星、环丙沙星、培氟沙星及氧氟沙星等，第四代主要有加替沙星、莫西沙星、左氧氟沙星及司帕沙星等。

一、结构与性质

（一）化学结构

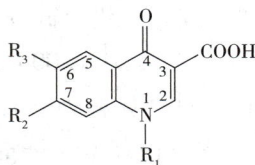

大多数喹诺酮类药物具有1，4－二氢－4－氧代喹啉（或氮杂喹啉）－3－羧酸母核结构。本类药物的结构特点是在其母核结构上，通常1位为取代的氮原子，3位羧基，4位为酮羰基，第三代和第四代喹诺酮类抗菌药6位为氟原子取代，5、7、8位可有不同的取代基。

典型药物结构如下。

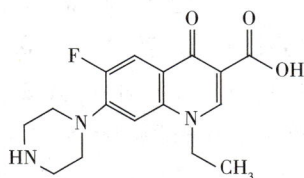

诺氟沙星

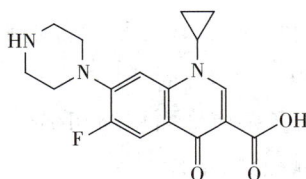

环丙沙星

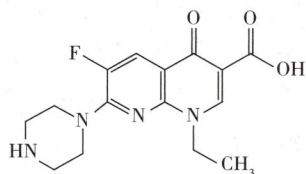

依诺沙星

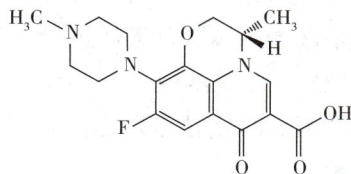

左氧氟沙星

（二）理化性质

1. 溶解性　喹诺酮类药物一般为白色或类白色或微黄色至黄色结晶性粉末；极微溶或微溶于水及乙醇，略溶于二甲基甲酰胺。

2. 酸碱两性　本类药物因含有酸性的羧基和碱性氮原子，呈酸碱两性，易溶于醋酸、盐酸和氢氧化钠溶液中。有哌嗪基的药物还可与丙二酸、醋酐作用，生成有色产物，故可供鉴别。

3. 还原性　本类药物分子结构中的哌嗪基具有还原性，遇光易被氧化，颜色渐变深。

4. 与金属离子反应　结构中 3、4 位为羧基和酮羰基的喹诺酮类药物，极易和金属离子，如钙、镁、铁和锌等形成螯合物，从而降低药物的抗菌活性。所以这类药物不宜和牛奶等含钙和铁离子的食物或药品同时服用。另外，长时间使用会使体内的金属离子流失，尤其是老人、妇女和儿童会引起缺钙、缺锌和贫血等副作用。

5. 紫外吸收光谱特征　本类药物分子结构中均有共轭体系，在紫外光区有特征吸收，可供鉴别和测定含量。

二、鉴别试验

（一）丙二酸反应

叔胺化合物与丙二酸在醋酐中共热时，有棕色、红色、紫色或蓝色呈现。此反应对叔胺有选择性，但反应机理尚不清楚。

（二）氟元素反应

含氟的药物如诺氟沙星经氧瓶燃烧法处理后，使有机氟转化为无机氟，用氢氧化钠溶液吸收，吸收液中氟离子在醋酸盐缓冲溶液中，与茜素氟蓝及硝酸亚铈试液作用显蓝紫色。

（三）紫外 - 可见分光光度法

利用喹诺酮类药物结构中的共轭体系，在紫外区有最大吸收波长进行鉴别。《中国药典》采用紫外 - 可见分光光度法对多种喹诺酮类药物进行鉴别，如氧氟沙星片的鉴别：取本品细粉适量，加 0.1mol/L 盐酸溶液溶解并稀释制成每 1ml 中约含氧氟沙星 6μg 的溶液，滤过，滤液照紫外 - 可见分光光度法测定，在 294nm 的波长处有最大吸收。

（四）红外分光光度法

利用喹诺酮类药物的红外吸收特征峰，可对喹诺酮类药物进行鉴别。《中国药典》对氧氟沙星、左氧氟沙星、吡哌酸等均采用红外分光光度法鉴别，供试品的吸收图谱应与对照的图谱一致。

（五）薄层色谱法

《中国药典》对诺氟沙星、氟罗沙星、氧氟沙星及其滴眼液、片剂等均用本法鉴别。以诺氟沙星为例：取本品与诺氟沙星对照品适量，分别加三氯甲烷－甲醇（1∶1）制成每 1ml 中含 2.5mg 的溶液，作为供试品溶液与对照品溶液，照薄层色谱法试验，吸取上述两种溶液各 10μl，分别点于同一硅胶 G 薄层板上，以三氯甲烷－甲醇－浓氨溶液（15∶10∶3）为展开剂，展开，晾干，置紫外灯（365nm）下检视，供试品溶液所显主斑点的位置与荧光应与对照品溶液主斑点的位置与荧光相同。

（六）高效液相色谱法

利用高效液相色谱图中药物的保留时间，可以对喹诺酮类药物进行真伪鉴别。如司帕沙星及其片剂和胶囊的鉴别：在含量测定项下记录的色谱图中，供试品溶液主峰的保留时间应与对照品溶液主峰的保留时间一致。

三、杂质检查

（一）溶液澄清度的检查

该项检查是为了控制碱不溶性杂质的限量。喹诺酮类药物在碱溶液中易溶，而其中间体吡哌酸中可能带入双吡哌酸甲酯或吡哌酸甲酯，均为碱中不溶物。检查吡哌酸时要注意，吡哌酸甲酯虽不溶于氢氧化钠试液，但时间稍长，可分解而溶，所以进行检查时，要迅速观察。

如诺氟沙星的溶液澄清度检查：取本品 5 份，各 0.50g，分别加氢氧化钠试液 10ml 溶解后，溶液应澄清；如显浑浊，与 2 号浊度标准液比较，均不得更浓。

（二）有关物质的检查

喹诺酮类药物原料 12 个品种均规定检查有关物质，制剂 34 个品种除 6 个品种外，其余品种均检查有关物质。检查方法多采用 HPLC 法。下面以诺氟沙星中有关物质的检查为例。

1. 溶液的配制 ①供试品溶液：取本品适量，精密称定，加 0.1mol/L 盐酸溶液适量（每 12.5mg 诺氟沙星加 0.1mol/L 盐酸溶液 1ml）使溶解，用流动相 A 定量稀释制成每 1ml 中约含诺氟沙星 0.15mg 的溶液。②对照溶液：精密量取供试品溶液适量，用流动相 A 定量稀释制成每 1ml 中约含诺氟沙星 0.75μg 的溶液。③杂质 A 对照品溶液：取杂质 A 对照品约 15mg，精密称定，置 200ml 量瓶中，加乙腈溶解并稀释至刻度，摇匀，精密量取适量，用流动相 A 定量稀释制成每 1ml 中约含 0.3μg 的溶液。④系统适用性溶液：称取诺氟沙星对照品、环丙沙星对照品和依诺沙星对照品各适量，加 0.1mol/L 盐酸溶液适量使溶解，用流动相 A 稀释制成每 1ml 含诺氟沙星 0.15mg、环丙沙星和依诺沙星各 3μg 的混合溶液。

2. 色谱条件 用十八烷基硅烷键合硅胶为填充剂；以 0.025mol/L 磷酸溶液（用三乙胺调节 pH 值至 3.0±0.1）－乙腈（87∶13）为流动相 A，乙腈为流动相 B，按表 12-6 进行线性梯度洗脱；检测波长为 278nm 和 262nm；进样体积为 20μl。

表 12-6　诺氟沙星中有关物质检查流动相比例表

时间（分钟）	流动相 A（%）	流动相 B（%）
0	100	0
10	100	0
20	50	50
30	50	50
32	100	0
42	100	0

3. 系统适用性要求　系统适用性溶液色谱图（278nm）中，诺氟沙星峰的保留时间约为9分钟。诺氟沙星峰与环丙沙星峰和诺氟沙星峰与依诺沙星峰间的分离度均应大于2.0。

4. 测定法　精密量取供试品溶液、对照溶液与杂质A对照品溶液，分别注入液相色谱仪，记录色谱图。供试品溶液色谱图中如有杂质峰，杂质A（262nm）按外标法以峰面积计算，不得过0.2%。其他单个杂质（278nm）峰面积不得大于对照溶液主峰面积（0.5%）；其他各杂质峰面积的和（278nm）不得大于对照溶液主峰面积的2倍（1.0%）；小于对照溶液主峰面积0.1倍的峰忽略不计。

四、含量测定

喹诺酮类药物的含量测定方法，国内外文献报道较多，有酸碱滴定法、非水溶液滴定法、四苯硼钠法、荧光分光光度法、紫外－可见分光光度法、毛细管电泳法、高效液相色谱法等，目前《中国药典》主要采用非水溶液滴定法、紫外－可见分光光度法和高效液相色谱法。

（一）非水溶液滴定法

喹诺酮类药物具有酸碱两性，常用非水碱量法测定含量，采用高氯酸滴定，用指示剂或电位法指示终点。如吡哌酸的含量测定。

1. 测定方法　取本品约0.2g，精密称定，加冰醋酸20ml溶解后，加结晶紫指示液1滴，用高氯酸滴定液（0.1mol/L）滴定至溶液显纯蓝色，并将滴定的结果用空白试验校正。每1ml高氯酸滴定液（0.1mol/L）相当于30.33mg的$C_{14}H_{17}N_5O_3$。

2. 注意事项

（1）配制高氯酸标准溶液和用冰醋酸做溶剂时，需严格控制醋酐的加入量，并用水分测定法调节至滴定液含水量为0.01%～0.2%。否则结果明显偏低。

（2）亦可在二甲基甲酰胺溶液中，以麝香草酚蓝为指示剂用甲醇钠标准溶液滴定。但由于受空气中二氧化碳的影响较大，标准溶液不够稳定且甲醇毒性大，故实际应用较少。

> **》》 实例分析**
>
> **实例**　肖晓在实验室接到吡哌酸含量测定任务，用高氯酸滴定。按无水物计算，含$C_{14}H_{17}N_5O_3$不得少于98.5%。按《中国药典》方法测定，平行测定两次，实验数据如下：$m_1 = 0.2082g$，$m_2 = 0.2065g$，$V_1 = 5.78ml$，$V_2 = 5.74ml$，$V_0 = 0.02ml$，$F = 1.005$，干燥失重为15.0%。
>
> 答案解析
>
> **问题**　肖晓需要准备哪种规格的滴定管进行实验，试计算并判断含量是否符合规定？

（二）紫外－可见分光光度法

喹诺酮类药物分子结构中具有共轭体系，在紫外区具有特征性吸收，可利用吸收系数法或对照品比较法进行含量测定。本法具有灵敏度高、专属性较强的特点，可用于本类药物制剂的含量测定和溶出度测定。如诺氟沙星乳膏的含量测定方法如下。

精密称取本品适量（约相当于诺氟沙星5mg），置分液漏斗中，加三氯甲烷15ml，振摇后，用氯化钠饱和的0.1%氢氧化钠溶液25ml、20ml、20ml和10ml分次提取，合并提取液，置100ml量瓶中，加0.1%氢氧化钠溶液稀释至刻度，摇匀，滤过，精密量取续滤液10ml，用0.4%氢氧化钠溶液定量稀释制成每1ml中约含诺氟沙星5μg的溶液，照紫外-可见分光光度法，在273nm波长处测定吸光度；另取诺氟沙星对照品适量，精密称定，加0.4%氢氧化钠溶液溶解并定量稀释制成每1ml约含5μg的溶液，同法测定，计算，即得。

（三）高效液相色谱法

喹诺酮类药物是具有氨基和羧基的两性化合物，能在水中解离，用常规高效液相色谱法的流动相，如甲醇-水或乙腈-水进行洗脱时，常出现色谱峰拖尾严重、对称性差，分离度低和保留值不稳定等问题，采用离子抑制或离子对色谱等技术可克服上述缺点。《中国药典》几乎所有喹诺酮类药物均采用HPLC法测定含量。如左氧氟沙星含量采用高氯酸钠离子对HPLC法测定。

1. 溶液的配制　①供试品溶液：取本品约50mg，精密称定，置50ml量瓶中，加0.1mol/L盐酸溶液溶解并稀释至刻度，摇匀，精密量取5ml，置50ml量瓶中，用0.1mol/L盐酸溶液稀释至刻度，摇匀。②对照品溶液：取左氧氟沙星对照品适量，精密称定，加0.1mol/L盐酸溶液溶解并定量稀释制成每1ml中含0.1mg的溶液。③系统适用性溶液：取左氧氟沙星对照品、环丙沙星对照品和杂质E对照品各适量，加0.1mol/L盐酸溶液溶解并稀释制成每1ml中约含左氧氟沙星0.1mg，环丙沙星和杂质E各5μg的混合溶液。

2. 色谱条件与系统适用性试验　用十八烷基硅烷键合硅胶为填充剂；以醋酸铵高氯酸钠溶液（取醋酸铵4.0g和高氯酸钠7.0g，加水1300ml使溶解，用磷酸调节pH值至2.2）-乙腈（85∶15）为流动相；检测波长为294nm。进样体积为10μl。左氧氟沙星峰保留时间约15分钟，左氧氟沙星峰与杂质E峰和左氧氟沙星峰与环丙沙星峰之间的分离度应分别大于2.0与2.5。

3. 测定方法　精密量取供试品溶液与对照品溶液，分别注入液相色谱仪，记录色谱图。按外标法以峰面积计算供试品中的$C_{18}H_{20}FN_3O_4$的量。

第六节　磺胺类药物的分析 🅔 微课2

PPT

磺胺类药物是对氨基苯磺酰胺的衍生物，是一类用于治疗细菌性感染的化学合成药物。临床应用较广泛的磺胺类药物有磺胺甲噁唑、磺胺嘧啶、磺胺异噁唑和磺胺醋酰钠等。磺胺类药物与增效剂配伍的制剂在临床上占有较重要地位。

一、结构与性质

（一）化学结构

磺胺类药物都具有对氨基苯磺酰胺的基本结构：

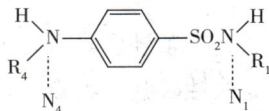

通常规定其母体结构中磺酰氨基上的氮为N_1，芳氨基上的氮为N_4。磺酰氨基上的氢原子被其他基团取代后的衍生物，称为N_1取代物；芳氨基上的氢被取代的衍生物称为N_4取代物。临床上使用的主要是N_1取代物，本节以N_1取代的衍生物为代表进行讨论。

典型药物结构如下：

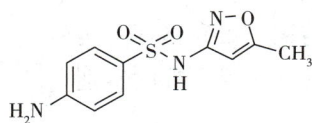

磺胺甲噁唑

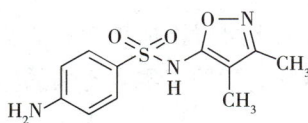

磺胺异噁唑

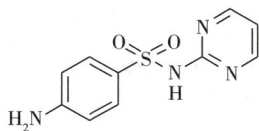

磺胺嘧啶

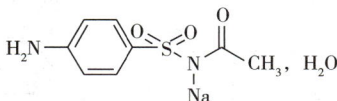

磺胺醋酰钠

（二）理化性质

1. 溶解性 本类药物多为白色或类白色结晶性粉末；在水中几乎不溶，溶于稀盐酸或氢氧化钠溶液。

2. 酸碱两性 磺胺类药物分子结构中的芳香第一胺显弱碱性，磺酰氨基显弱酸性，为酸碱两性化合物（磺胺脒除外）。由于磺酰氨基上的氢原子受磺酰基吸电子效应的影响，比较活泼，使其具有一定的酸性，可以和某些金属离子生成难溶性盐的沉淀，常用于本类药物的鉴别。

3. 芳伯氨基的特性 磺胺嘧啶、磺胺甲噁唑、磺胺醋酰钠、磺胺异噁唑的 N_4 上均无取代基，分子结构中有游离的芳伯氨基，在酸性条件下可与亚硝酸钠发生重氮化 – 偶合反应，可用于鉴别、含量测定；芳伯氨基也可与多种芳醛（对二甲氨基苯甲醛、香草醛和水杨醛等）在酸性条件下缩合成有色的希夫碱，可用于鉴别和薄层色谱显色。

4. 取代杂环的特性 主要是 N_1 上取代基的反应，取代基为含氮杂环具有碱性，可与生物碱沉淀试剂反应生成沉淀，可用于鉴别。

二、鉴别试验

（一）芳伯氨基的反应

1. 重氮化 – 偶合反应 具有芳伯氨基的药物可在盐酸存在下与亚硝酸钠溶液于低温下发生重氮化反应，生成重氮盐；重氮盐再与碱性 β – 萘酚偶合生成粉红色至猩红色偶氮染料。

2. 与芳醛的缩合反应 本类药物的芳伯氨基可与芳醛在酸性溶液中缩合为有色的希夫碱，可供鉴别。如与对二甲氨基苯甲醛在酸性溶液中生成黄色希夫碱。

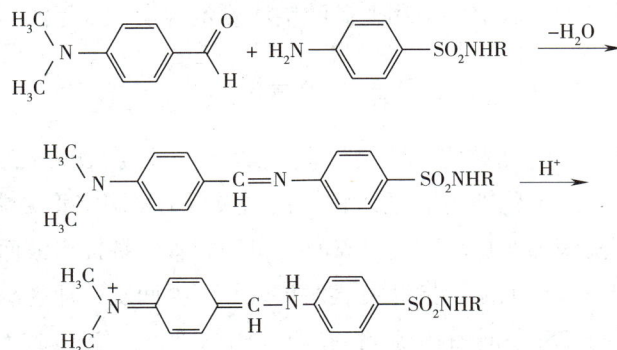

（二）与硫酸铜成盐反应

磺胺类药物在碱性溶液中可以生成钠盐，这些钠盐与铜、银和钴等金属离子反应，生成金属取代物的沉淀。其中与硫酸铜的反应常用于本类药物的鉴别。如磺胺甲噁唑的鉴别。

$$2H_2N-\!\!\!\!\!\!\underset{}{\bigcirc}\!\!\!\!\!\!-SO_2NHR \xrightarrow{NaOH} 2H_2N-\!\!\!\!\!\!\underset{}{\bigcirc}\!\!\!\!\!\!-SO_2NR\!\!\downarrow_{Na}$$

$$\xrightarrow[pH8\sim9]{CuSO_4} \begin{matrix} H_2N-\!\!\!\!\!\!\underset{}{\bigcirc}\!\!\!\!\!\!-SO_2NR \\ \quad \quad \quad \quad \quad Cu \\ H_2N-\!\!\!\!\!\!\underset{}{\bigcirc}\!\!\!\!\!\!-SO_2NR \end{matrix} \downarrow + Na_2SO_4$$

鉴别方法　取本品约 0.1g，加水与 0.4% 氢氧化钠溶液各 3ml，振摇使溶解，滤过，取滤液，加硫酸铜试液 1 滴，即生成草绿色沉淀。

铜盐沉淀的颜色随 N_1 取代基的不同而异，有的在放置过程中还进一步发生变化，可以根据此性质鉴别或区别不同的磺胺类药物。常见磺胺类药物铜盐沉淀的颜色见表 12 – 7。

表 12 –7　常见磺胺类药物与铜盐反应现象

药物名称	加入硫酸铜试液后的现象
磺胺甲噁唑	草绿色沉淀
磺胺异噁唑	显淡棕色，放置析出暗绿色絮状沉淀
磺胺嘧啶	黄绿色沉淀，放置后变为紫色
磺胺醋酰钠	蓝绿色沉淀

（三）红外分光光度法

磺胺类药物具有相同的基本母核，它们的红外光谱特征吸收峰也十分相似：在 $3500\sim3300cm^{-1}$ 区间有伯氨基的两个伸缩振动峰；在 $1650\sim1600cm^{-1}$ 区间有一个较强的伯氨基面内弯曲振动峰；在 $1610\sim1450cm^{-1}$ 区间有苯环骨架振动峰；在 $1370\sim1300cm^{-1}$ 和 $1180\sim1140cm^{-1}$ 附近有两个强的吸收峰，此为磺酰基特征峰。

三、含量测定

（一）亚硝酸钠滴定法

磺胺类药物的 N_1 取代物分子中有芳伯氨基，可在盐酸酸性介质中与亚硝酸钠发生重氮化反应，可用亚硝酸钠滴定法测定含量。如磺胺嘧啶采用亚硝酸钠法测定含量，永停法指示终点。

$$H_2N-\!\!\!\!\!\!\underset{}{\bigcirc}\!\!\!\!\!\!-SO_2NHR + NaNO_2 + 2HCl \longrightarrow N\!\!\equiv\!\!\overset{+}{N}-\!\!\!\!\!\!\underset{}{\bigcirc}\!\!\!\!\!\!-SO_2NHR \cdot Cl^- + NaCl + 2H_2O$$

测定方法　取本品约 0.5g，精密称定，置烧杯中，加水 40ml 与盐酸溶液（1→2）15ml，然后置电磁搅拌器上，搅拌使溶解，再加溴化钾 2g，插入铂－铂电极后，将滴定管尖端插入液面下约 2/3 处，用亚硝酸钠滴定液迅速滴定，随滴随搅拌。至近终点时，将滴定管尖端提出液面，用少量水淋洗，将洗液并入溶液中，继续缓慢滴定，直至电流计指针突然偏转，并不再回复，即为滴定终点。每 1ml 的亚硝酸钠滴定液（0.1mol/L）相当于 25.03mg 的磺胺嘧啶（$C_{10}H_{10}N_4O_2S$，分子量为 250.28）。

（二）非水溶液滴定法

《中国药典》采用非水酸量法测定磺胺异噁唑的含量，以二甲基甲酰胺为溶剂，偶氮紫为指示剂，用甲醇钠滴定液滴定。

测定方法　取供试品约0.5g，精密称定，加 N，N – 二甲基甲酰胺40ml使溶解，加偶氮紫指示液3滴，用甲醇钠滴定液（0.1mol/L）滴定至溶液恰显蓝色，并将滴定的结果用空白试验校正。每1ml甲醇钠滴定液（0.1mol/L）相当于26.73mg的磺胺异噁唑（$C_{11}H_{13}N_3O_3S$，分子量为267.30）。

（三）高效液相色谱法

高效液相色谱法具有样品用量小、灵敏度高、专属性强、快速等许多优点，可用于磺胺嘧啶片、磺胺嘧啶混悬液及磺胺类药物复方制剂的含量测定。《中国药典》采用反相HPLC法测定复方磺胺嘧啶片的含量，将甲氧苄啶和磺胺嘧啶分离后测定，按外标法以峰面积计算含量。

1. 色谱条件与系统适用性试验　用十八烷基硅烷键合硅胶为填充剂；以乙腈 – 0.3%醋酸铵溶液（20∶80）为流动相；检测波长为220nm。理论板数按甲氧苄啶峰计算不低于3000，磺胺嘧啶峰与甲氧苄啶峰间的分离度应符合要求。

2. 测定方法　取供试品10片，精密称定，研细，精密称取适量（约相当于磺胺嘧啶80mg），置100ml量瓶中，加0.1mol/L氢氧化钠溶液10ml，振摇使磺胺嘧啶溶解，再加甲醇适量，振摇使甲氧苄啶溶解，用甲醇稀释至刻度，摇匀，滤过，精密量取续滤液5ml，置50ml量瓶中，用流动相稀释至刻度，摇匀，作为供试品溶液，精密量取20μl，注入液相色谱仪，记录色谱图；另取磺胺嘧啶对照品80mg和甲氧苄啶对照品10mg，精密称定，置同一100ml量瓶中，加0.1mol/L氢氧化钠溶液10ml，振摇使磺胺嘧啶溶解，再加甲醇适量，振摇使甲氧苄啶溶解，用甲醇稀释至刻度，摇匀，精密量取适量，用流动相定量稀释制成每1ml中约含磺胺嘧啶80μg与甲氧苄啶10μg的溶液，同法测定。按外标法以峰面积计算，即得。

实践实训

实训十五　高效液相色谱法测定阿莫西林胶囊的含量 ⓔ 微课3

PPT

一、目的要求

1. 掌握外标法测定阿莫西林胶囊含量的原理、方法及操作，会结果计算和判断。
2. 能及时正确记录原始数据和书写检验报告。

二、基本原理

阿莫西林，是一种最常用的半合成青霉素类广谱 β – 内酰胺类抗生素，杀菌作用强，是目前应用较为广泛的口服半合成青霉素之一。阿莫西林胶囊内容物为白色至黄色粉末或颗粒。

本实验利用高效液相色谱法的高选择性、高灵敏度等特点，通过记录已知浓度的阿莫西林对照品的色谱峰面积，并测定未知浓度的阿莫西林胶囊的色谱峰面积，根据外标法计算胶囊中阿莫西林标示量的百分含量。

三、仪器与试剂

1. 仪器 高效液相色谱仪，电子天平（感量 0.01mg），色谱柱（内径一般为 4.6mm × 150mm，5μm），过滤装置，滤膜（0.45μm），真空泵，超声仪，微量进样器，量瓶（50ml），镊子，棉花等。

2. 试剂 阿莫西林对照品，乙腈（色谱纯），2mol/L 氢氧化钾溶液，磷酸二氢钾（分析纯），阿莫西林胶囊，无水乙醇等。

四、实训内容

1. 色谱条件与系统适用性试验 用十八烷基硅烷键合硅胶为填充剂；以 0.05mol/L 磷酸二氢钾溶液（用 2mol/L 氢氧化钾溶液调节 pH 值至 5.0）-乙腈（97.5∶2.5）为流动相；流速为 1.0ml/min；检测波长为 254nm。进样体积为 20μl。理论板数按阿莫西林峰计算不低于 2000。

2. 对照品溶液的制备 取阿莫西林对照品约 25mg，精密称定，置 50ml 量瓶中，用流动相溶解并稀释制成每 1ml 中约含阿莫西林 0.5mg 的溶液，摇匀。

3. 供试品溶液的制备 取阿莫西林胶囊的内容物，混合均匀，精密称取适量（约相当于阿莫西林 $C_{16}H_{19}N_3O_5S$ 计 0.125g），加流动相溶解并定量稀释成每 1ml 中约含阿莫西林（按 $C_{16}H_{19}N_3O_5S$ 计）0.5mg 的溶液，滤过，取续滤液。

4. 测定法 精密量取供试品溶液与对照品溶液，分别注入液相色谱仪，记录色谱图。按外标法以峰面积计算供试品中阿莫西林的标示百分含量，计算公式如下。

$$标示量(\%) = \frac{A_X \times c_R \times V \times 平均装量}{A_R \times m_S \times 标示量} \times 100\%$$

式中，A_X 为供试品峰面积；A_R 为对照品峰面积；c_R 为对照品浓度，mg/ml；m_S 为供试品重，g；V 为供试品溶液体积，ml；

《中国药典》规定：本品含阿莫西林（按 $C_{16}H_{19}N_3O_5S$ 计）应为标示量的 90.0% ~ 110.0%。

五、注意事项

1. 流动相配制时，应按比例量取并进行抽滤再混合，配好的流动相脱气后再使用。
2. 使用微量注射器进样时，应注意每次进样的准确性、一致性。

六、思考题

1. 阿莫西林胶囊为何能够采用高效液相色谱法进行含量测定？
2. 高效液相色谱法在操作过程中应注意什么？

七、实训评价

表 12-8 高效液相色谱法测定阿莫西林胶囊的含量实训评价参考表

评价内容	分值	目标要求	得分
实训态度	10 分	预习充分、实训认真、与他人合作良好	
仪器试剂准备	5 分	正确选用仪器、试剂，数量足够而不浪费	

续表

评价内容	分值	目标要求	得分
称量、配液	30分	称量、定容、过滤等操作正确、熟练	
仪器操作	30分	操作熟练、读数正确、计算正确	
操作现场整理	10分	操作台面整洁、仪器洗涤或复原、试剂及时归位	
数据记录及报告	15分	记录完整、结果正确	
总计	100分		

目标检测

答案解析

一、单项选择题

1. 抗生素类药物的活性表示方法是（　）

　　A. 百分含量　　　　　　B. 标示量百分含量　　　C. 浓度　　　　　　　D. 效价单位

2. 青霉素和头孢菌素都属于（　）

　　A. β - 内酰胺类　　　B. 氨基糖苷类　　　　　C. 四环素类　　　　　D. 喹诺酮类

3. 《中国药典》（2020年版）对β - 内酰胺类药物进行高分子聚合物的检查方法是（　）

　　A. 薄层色谱法　　　　　　　　　　　　　B. 高效液相色谱法

　　C. 分子排阻色谱　　　　　　　　　　　　D. 紫外 - 可见分光光度法

4. 《中国药典》（2020年版）检查β - 内酰胺类药物高分子聚合物的色谱填充剂是（　）

　　A. 硅胶 H　　　　　　　　　　　　　　　B. 十八烷基硅烷键合硅胶

　　C. 氧化铝　　　　　　　　　　　　　　　D. 葡聚糖凝胶 G - 10

5. 下述哪种药物可用坂口反应来鉴别（　）

　　A. 阿莫西林　　　　　B. 链霉素　　　　　　　C. 盐酸金霉素　　　　D. 头孢氨苄

6. 链霉素在碱性条件下，经扩环水解生成麦芽酚，该化合物与Fe^{3+}作用生成（　）

　　A. 蓝色化合物　　　　B. 绿色化合物　　　　　C. 紫红色络合物　　　D. 棕色化合物

7. 《中国药典》测定庆大霉素 C 组分的方法是（　）

　　A. GC 法　　　　　　　B. HPLC 法　　　　　　C. TLC 法　　　　　　D. 容量分析法

8. 目前各国药典测定硫酸庆大霉素含量的方法是（　）

　　A. HPLC 法　　　　　　B. GC 法　　　　　　　C. TLC 法　　　　　　D. 抗生素微生物检定法

9. 诺氟沙星具有（　）

　　A. 碱性　　　　　　　　B. 酸性　　　　　　　　C. 中性　　　　　　　D. 酸碱两性

10. 复方磺胺嘧啶片的含量测定，《中国药典》（2020年版）采用的方法是（　）

　　A. UV 法　　　　　　　B. 非水溶液滴定法　　　C. HPLC 法　　　　　　D. 亚硝酸钠法

11. 与硫酸铜试液生成黄绿色沉淀的药物是（　）

　　A. 磺胺甲噁唑　　　　B. 磺胺嘧啶　　　　　　C. 青霉素钠　　　　　D. 硫酸链霉素

12. 下列不属于磺胺类药物的鉴别试验是（　）

　　A. 铜盐反应　　　　　B. 银盐反应　　　　　　C. 重氮化 - 偶合反应　D. 红外分光光度法

二、判断题

1. 青霉素分子中，母核有紫外吸收特性。（ ）
2. 青霉素、头孢菌素分子中均含有手性碳原子，故具有旋光性。（ ）
3. 青霉素钠中青霉素聚合物的检查采用高效液相色谱法。（ ）
4. 麦芽酚反应是链霉胍的特征反应。（ ）

三、问答题

1. 庆大霉素为什么要进行庆大霉素 C 组分的测定？《中国药典》采用哪种方法检查？
2. 磺胺类药物的酸性来源于何种基团？如何应用此性质进行鉴别？

四、计算题

1. 取标示量为 0.5g 的磺胺甲噁唑片 10 片，总重为 5.4363g，研细，精密称取两份片粉 0.5365g、0.5346g，照永停滴定法，用亚硝酸钠滴定液（0.1011mol/L）滴定，至终点，分别用去滴定液 19.62ml 和 19.34ml。每 1ml 亚硝酸钠滴定液（0.1mol/L）相当于 25.33mg 的 $C_{10}H_{11}N_3O_3S$，求该片剂的标示百分含量。

2. 称取盐酸环丙沙星供试品 25.2mg 及盐酸环丙沙星对照品 24.8mg，分别置于 50ml 量瓶中，用流动相溶解，设进样量为 10μl，用外标法进行测定，测得供试品的峰面积 $A_X = 1802mm^2$，对照品的峰面积 A_R 为 $1798mm^2$，求供试品的百分含量。

书网融合……

| 知识回顾 | 微课1 | 微课2 | 微课3 | 习题 |

第十三章　制剂分析

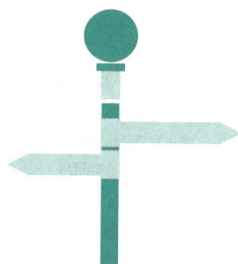

学习引导

为了充分发挥药物疗效，降低毒副作用，便于贮存、运输及使用，药物必须制成制剂。制剂质量的优劣直接影响药物的疗效和患者的安全，因此，控制药物制剂质量非常重要。制剂分析和原料药分析有何区别？不同制剂的分析又有何不同？

本章重点介绍片剂及注射剂的分析。

学习目标

1. **掌握**　片剂、注射剂中常见辅料的干扰及排除方法；溶出度及含量均匀度的计算；片剂、注射剂的含量计算。
2. **熟悉**　制剂分析的特点；片剂、注射剂的常规检查项目及方法。
3. **了解**　片剂、注射剂的组成；复方制剂分析。

PPT

第一节　制剂分析的特点

《中国药典》制剂通则中收载了42种剂型，如片剂、注射剂、胶囊剂、颗粒剂、酊剂、栓剂、丸剂等。由于辅料、共存药物的干扰，药物含量低，剂型检查等原因，制剂与原料药的分析相比，具有以下特点。

一、制剂分析的复杂性

制剂分析需考虑药物、辅料及剂型等多种因素的干扰，一般需选择专属性强、灵敏度高的分析方法。同一药物的不同制剂，由于辅料、工艺及给药途径的不同，其检测项目、指标、分析方法及样品前处理方法也有所区别。一些新剂型如脂质体、微球、骨架型制剂等，由于药物存在于一定的"载体"中，测定时需采用适当的方法使药物完全释放。总之，在进行药物制剂的分析时，应根据剂型、附加剂的种类、药物的理化性质及含量的多少，综合考虑，选择和设计适当的方法。如《中国药典》中阿司匹林及其部分制剂的分析见表13-1。

表 13-1　阿司匹林及其部分制剂的分析

项目	阿司匹林	阿司匹林片	阿司匹林肠溶片	阿司匹林栓
性状	（1）本品为白色结晶或结晶性粉末；无臭或微带醋酸臭；遇湿气即缓缓水解 （2）溶解度	本品为白色片	本品为肠溶包衣片，除去包衣后显白色	本品为乳白色或微黄色栓
鉴别	（1）酯基中性条件水解后，与 $FeCl_3$ 显紫堇色 （2）酯基碱性条件水解后，加酸析出白色沉淀，并有醋酸的臭气 （3）IR 法	（1）酯基中性条件水解后，与 $FeCl_3$ 显紫堇色 （2）HPLC 法	（1）酯基中性条件水解后，与 $FeCl_3$ 显紫堇色 （2）HPLC 法	乙醇微温溶解，置冰浴中冷却，滤过，蒸干滤液，取残渣照阿司匹林（1）、（2）法鉴别
检查项目及限度	（1）溶液的澄清度 （2）游离水杨酸，限度不得过0.1% （3）易炭化物 （4）有关物质 （5）干燥失重 （6）炽灼残渣 （7）重金属	（1）游离水杨酸，限度不得过标示量的0.3% （2）溶出度 （3）重量差异	（1）游离水杨酸，限度不得过标示量的1.5% （2）溶出度（酸及缓冲液中溶出量） （3）重量差异	（1）游离水杨酸，限度不得过标示量的3.0% （2）重量差异 （3）融变时限 （4）微生物限度
样品前处理（含量测定）	无	滤过	滤过	滤过
含量测定方法及限度	直接酸碱滴定法；按干燥品计算，含 $C_9H_8O_4$ 不得少于99.5%	HPLC 外标法；应为标示量的95.0%～105.0%	HPLC 外标法；应为标示量的93.0%～107.0%	HPLC 外标法；应为标示量的90.0%～110.0%

二、分析项目和要求与原料药不同

制剂与原料药的分析项目都包括性状、鉴别、检查及含量测定。但二者要求不同。

1. 性状　原料药的性状包括药品的外观、臭、味、溶解度及物理常数等。物理常数对药品具有鉴别意义，也可反映药品的纯度。

制剂的性状包括样品的外形和颜色。如片剂的性状描述为什么颜色的压制片或包衣片（薄膜衣或糖衣），除去包衣后片芯的颜色，以及片子的形状（长条形、椭圆形或三角形等），片面有无印字或刻痕或商标记号等；硬胶囊剂的性状描述为内容物的颜色、形状等；注射液的性状描述为什么颜色的澄明液体（水溶液）、混悬液或黏稠性溶液等。

2. 鉴别　原料药的鉴别一般采用化学法、光谱法和色谱法。《中国药典》中原料药的鉴别，一般收载 3～5 种方法。一般情况下 IR 是必不可少的，同时兼顾官能团的化学法和光谱法、色谱法。如阿司匹林原料药利用酯基水解的性质和 IR 法鉴别。

制剂的鉴别一般采用化学法、UV－Vis 法和色谱法，部分制剂采用了 IR 法。用化学法、UV－Vis 法鉴别固体制剂时需采用提取或过滤的方法排除辅料的干扰。《中国药典》中制剂的鉴别，一般收载 2～3 种方法。由于辅料的干扰，制剂一般不采用 IR 法鉴别。若制剂的含量测定采用了 HPLC 法，则制剂鉴别项下一般有 HPLC 法。如阿司匹林制剂一般选用化学法和 HPLC 法。

3. 检查　原料药的检查包括杂质检查及安全性检查。制剂的检查包括杂质检查、制剂常规检查和安全性检查。

（1）杂质检查　原料药的杂质检查主要包括一般杂质及特殊杂质的检查。原料药检查了的杂质原则上制剂一般不再检查。若制剂生产过程中，杂质的量有变化，制剂仍需检查该杂质，但杂质限量比原料药宽。如阿司匹林原料药检查 7 项杂质，而其各制剂均只检查游离水杨酸，且其限量均比原料药宽，见表 13 - 1。

（2）制剂常规检查和安全性检查　为了保证药物制剂的稳定性、均一性、有效性和安全性，《中国药典》"制剂通则"中规定了不同剂型的检查及安全性检查项目。如阿司匹林片需检查溶出度、重量差异、脆碎度等；阿司匹林肠溶片需检查释放度、重量差异等；阿司匹林栓剂需检查重量差异、融变时限、微生物限度等。

4. 含量测定　原料药由于纯度高，一般选用容量分析法测定含量。制剂由于组成复杂、干扰物质多，且含量限度一般较宽，其含量测定方法强调方法的灵敏度和专属性，多采用具有分离能力的色谱分析法。辅料及共存药物无干扰或经溶解过滤或溶剂提取等简单处理后即可消除干扰时，也可采用光学分析法。如阿司匹林原料药用酸碱滴定法测定含量；制剂用 HPLC 法。

三、含量测定结果的表示及限度与原料药要求不同

原料药以百分含量表示；制剂以相对标示量的百分含量表示。原料药的含量限度一般要求低限接近于 100.0% ，高限除另有规定外，均为 101.0% 。如阿司匹林含量限度要求，按干燥品计算，含 $C_9H_8O_4$ 不得少于 99.5% 。

制剂的含量以相对标示量的百分量表示。如阿司匹林片含量限度为标示量的 95.0% ~ 105.0% ，肠溶片含量限度为标示量的 93.0% ~ 107.0% ，栓剂含量限度为标示量的 90.0% ~ 110.0% ，均宽于原料药。

即学即练 13 - 1

制剂分析与原料药分析的不同之处在于（　　）

答案解析

A. 制剂含量测定要考虑附加成分的影响　　　　　B. 制剂要做常规检查

C. 含量表示方法和含量限度不同　　　　　D. 性状检查不同

第二节　片剂的分析

PPT

片剂系指药物与适宜的辅料混匀压制而成的圆片状或异形片状的固体制剂。片剂以口服普通片为主，另有含片、舌下片、口腔贴片、咀嚼片、分散片、可溶片、泡腾片、阴道片、阴道泡腾片、缓释片、控释片与肠溶片等。

一、片剂的组成及分析步骤

片剂由主药和填充剂（稀释剂）、崩解剂、润湿剂或黏合剂及润滑剂等辅料组成。片剂的分析步骤为性状检查、鉴别、杂质检查、常规检查及安全性检查、含量测定。片剂的质量要求，除外观完整光洁、色泽均匀，有适宜的硬度和耐磨性，还要求符合《中国药典》品种项下的规定。

二、常规检查项目

片剂的常规检查项目包括重量差异、崩解时限。

（一）重量差异

片剂的重量差异系指每片重量与平均片重之间的差异。在片剂生产中，由于颗粒的均匀度和流动性，以及工艺、设备和管理等原因，常引起片剂重量的差异。因此，需检查片剂的重量差异，以控制各片重量的一致性，保证用药剂量的准确。

1. 检查方法 取 20 片供试品，精密称定 20 片的总重。求出平均片重（$\bar{m}$，保留 3 位有效数字）。将 $\bar{m}$ 修约至两位有效数字，选择重量差异限度：平均片重 <0.30g 时，选择 ±7.5%；平均片重 ≥0.30g 时，选择 ±5%。再分别精密称定每片的重量。

2. 结果判断 每片重量均未超出允许片重范围（$\bar{m} \pm \bar{m} \times$ 重量差异限度）；或与平均片重相比（凡无含量测定的片剂，每片重量应与标示片重相比较），均未超出规定的重量差异限度；或超出重量差异限度的药片不多于 2 片，且均未超出重量差异限度的 1 倍，均判为符合规定。

3. 注意事项

（1）平均片重 <0.30g 时，选用精度 0.1mg 的分析天平；平均片重 ≥0.30g 时，选用精度 1mg 的分析天平。

（2）称量过程中，避免用手直接接触供试品；已取出的药片，不得放回供试品原包装容器内。超出重量差异限度的药片另器保存。

（3）糖衣片在包衣前检查片芯的重量差异，符合规定后包衣，包衣后不再检查重量差异；薄膜衣片在包衣前、后均检查重量差异。

（4）超出允许片重范围并处于边缘的药片，与平均片重比较，计算该片的重量差异，再与规定的重量差异限度比较。

【应用实例】阿司匹林肠溶片重量差异检查

按《中国药典》方法测定阿司匹林肠溶片重量差异，检查结果如下：20 片的总重为 1.4800g，20 片的重量分别为 0.0747、0.0736、0.0736、0.0747、0.0734、0.0733、0.0741、0.0748、0.0734、0.0754、0.0737、0.0746、0.0742、0.0724、0.0744、0.0740、0.0753、0.0732、0.0735、0.0761。判断阿司匹林肠溶片的重量差异是否符合规定？

解：平均片重 = 1.4800g/20 = 0.0740g

允许片重范围：0.0740g ± 7.5% × 0.0740g

允许片重范围：0.0684 ~ 0.0796g

结果判定：该阿司匹林肠溶片重量差异符合规定。

（二）崩解时限

崩解时限系指口服固体制剂在规定时间内，于规定条件下全部崩解溶散或成碎粒，除不溶性包衣材料或破碎的胶囊壳外，应全部通过筛网。如有少量不能通过筛网，应已软化或轻质上漂且无硬芯。

1. 检查方法

（1）将温度低于 37℃ 的纯化水加入崩解仪的水箱，保持水箱内水位高于烧杯内的水位。打开电源开关，检查气泵是否工作。仪器温度设为 37℃，打开加热开关。将吊篮通过上端的不锈钢轴悬挂于金属支架上，保证吊篮下降至最低处时，筛网距烧杯底部 25mm。烧杯内加入温度为 37℃ ±1℃ 的纯化水（或规定介质），液面高度按仪器说明书执行，保证吊篮上升至最高点时，筛网在液面下 15mm 处。按要求设定好时间：口服普通片 15 分钟，糖衣片 1 小时，含片 10 分钟，舌下片 5 分钟，中药浸膏片、半浸膏片 1 小时，中药全粉片 30 分钟，化药薄膜衣片 30 分钟，中药薄膜衣片（加挡板）1 小时。

（2）用温度计测定烧杯内纯化水（或规定介质）的温度，待温度达到 37℃ ±1℃ 时，取供试品 6 片，分别置吊篮的玻璃管中，每管各加 1 片，立即启动崩解仪。

（3）观察并记录各片崩解的时间。

（4）到规定时限后，如有 1 片不能完全崩解，应另取 6 片复试。复试时将烧杯及吊篮清洗干净，并重新换水（或规定介质），另取 6 片供试品重复上述操作。

2. 结果判断

（1）初试时，6 片供试品均在规定时限内崩解；或有少量不能通过筛网，但已软化或轻质上浮且无硬芯者均判为符合规定。

（2）复试时，6 片在规定时限内全部崩解判为符合规定。

3. 注意事项

（1）凡规定检查溶出度的制剂均不再检查崩解时限。

（2）用崩解仪检查滴丸剂的溶散时限时更换细筛网。

（3）检查中药胶囊剂崩解时限时，需加挡板。检查化药胶囊剂崩解时限时，如胶囊上浮，可加挡板。

三、含量均匀度检查法和溶出度测定法

（一）含量均匀度检查法

含量均匀度系指小剂量或单剂量的固体制剂、半固体制剂和非均相液体制剂的每片（粒、个）含量符合标示量的程度。检查含量均匀度可以控制每片（个）含量的均一性，保证用药剂量的准确，确保人民用药安全、有效。

小剂量制剂需检查含量均匀度。《中国药典》中，除另有规定外，片剂、硬胶囊剂、颗粒剂、散剂等，每片（粒、个）标示量小于 25mg 或主药含量小于每片（粒、个）重量 25% 者；药物间或药物与辅料间采用混粉工艺制成的注射用无菌粉末、内容物非均一溶液的软胶囊、单剂量包装的口服混悬液、透皮贴剂、吸入剂和栓剂等，均应检查含量均匀度。复方制剂仅检查符合上述条件的组分。凡检查含量均匀度的制剂，不再检查重（装）量差异。

1. 检查方法

（1）取样　初试取供试品 10 片；复试取 20 片。

（2）测单剂含量　照《中国药典》正文中各品种项下规定的方法，分别测定每片的响应值（如吸光度或峰面积等）或含量。

（3）结果计算　根据测得的响应值，分别计算出每片以标示量为 100 的相对含量 X，求其均值 $\bar{X}$、标准差 S、标示量与均值之差的绝对值 A（$A = |100 - \bar{X}|$）及 $A + 2.2S$、$A + S$，复试时计算 30 片的均值 $\bar{X}$、标准差 S、A 及 $A^2 + S^2$ 或 $A + 1.7S$。X、$\bar{X}$、S、A 值均保留至小数点后 2 位；$A + 2.2S$、$A + S$、$A^2 + S^2$ 及 $A + 1.7S$ 计算结果修约至小数点后 1 位。

2. 结果判断　设含量差异限度为 L。

（1）初试判断方法

①若 $A + 2.2S \leq L$（含量差异限度），即判为符合规定。

②若 $A + S > L$，即判为不符合规定。

③若 $A + 2.2S > L$，且 $A + S \leqslant L$，则应另取 20 片（个）复试。

（2）复试判断方法　根据初、复试结果，计算 30 片（个）的均值 $\overline{X}$、标准差 S 和标示量与均值之差的绝对值 A。再按下述公式计算并判断。

①当 $A \leqslant 0.25L$ 时，若 $A^2 + S^2 \leqslant 0.25L^2$，即判为符合规定；若 $A^2 + S^2 > 0.25L^2$，则判为不符合规定。

②当 $A > 0.25L$ 时，若 $A + 1.7S \leqslant L$，即判为符合规定；若 $A + 1.7S > L$，则判为不符合规定。

除另有规定外，L 为 15.0。如该品种项下规定含量均匀度的限度为 ±20% 或其他数值时，应将上述各判定式中的 L 为 20.0 或其他相应的数值，但各判定式中的系数不变。

当各品种正文项下含量限度规定的上下限的平均值（T），大于 100.0（%），若 $\overline{X} < 100.0$，则 $A = 100 - \overline{X}$；若 $100.0 \leqslant \overline{X} \leqslant T$，则 $A = 0$；$\overline{X} > T$，则 $A = \overline{X} - T$，同上法计算和判定结果。当 $T < 100.0$（%）时，应在正文中规定 A 的计算方法。

【应用实例】盐酸三氟拉嗪片含量均匀度的检查

避光操作。取本品 1 片（规格 1mg），置乳钵中，加盐酸溶液（1→20）适量，研磨，使盐酸三氟拉嗪溶解，除去不溶物，用盐酸溶液（1→20）定量稀释至 100ml，照紫外-可见分光光度法，在 256nm 的波长处测定吸光度，测得 10 片的吸光度值分别为 0.641、0.634、0.629、0.627、0.631、0.625、0.622、0.643、0.612、0.619。按 $C_{21}H_{24}F_3N_3S \cdot 2HCl$ 的吸收系数（$E_{1cm}^{1\%}$）为 630 计算。请判断该产品含量均匀度是否符合规定。

$$解：标示量（\%）= \frac{A \times 1\% \times 100}{E_{1cm}^{1\%} \times l \times 1 \times 10^{-3}} \times 100\%$$

$$= \frac{0.641 \times 1\% \times 100}{630 \times 1 \times 1 \times 10^{-3}} \times 100\%$$

$$= 101.75\%$$

其余 9 片的相对标示量含量分别为：100.63%、99.84%、99.52%、100.16%、99.21%、98.73%、102.06%、97.14%、98.25%。

利用 Excel 的统计功能得 $\overline{X} = 99.73$，$S = 1.52$。

$$A = \left| 100 - \overline{X} \right| = 0.27$$

$$A + 2.2S = 0.27 + 2.2 \times 1.52 = 3.6 < 15.0$$

结论：该产品含量均匀度符合规定。

（二）溶出度测定法 📱 微课 1

溶出度系指活性药物从片剂、胶囊剂或颗粒剂等普通制剂在规定条件下溶出的速率和程度，在缓释制剂、控释制剂、肠溶制剂及透皮贴剂等制剂中也称释放度。《中国药典》中收载 7 种方法：第一法（篮法）、第二法（桨法）、第三法（小杯法）、第四法（桨碟法）、第五法（转筒法）、第六法（流池法）和第七法（往复筒法）。小杯法为缩小的桨法，为《中国药典》特有的方法，适用于小剂量固体制剂的检查。下面仅介绍前 3 种方法。

凡检查溶出度、融变时限或分散均匀性的制剂以及咀嚼片，不再检查崩解时限。

1. 检查方法

（1）开机　将溶出仪水槽注入纯化水至标记位置，打开电源开关。

（2）转轴的安装　扬起机头，插入转轴，溶出杯中放入调节高度的专用装置，放下机头。调整转篮或桨叶底部距溶出杯内底部的距离 25mm ± 2mm（小杯法的距离为 15mm ± 2mm），固定好离合器。拔起转轴，扬起机头，取出转篮及调节高度的专用装置。

（3）仪器参数的设置　按仪器说明书设置参数（温度、转速）。仪器温度设为 37.0℃（一般应根据室温情况，可稍高于 37℃，以使溶出杯中溶出介质的温度保持在 37.0℃ ± 0.5℃）。篮法转速一般为 100r/min，桨法和小杯法转速一般为 50r/min。打开加热器开关。

（4）溶出介质的制备及脱气　按要求制备溶出介质，然后脱气。溶出介质的脱气采用在缓慢搅拌下加热至约 41℃，并在真空条件下不断搅拌 5 分钟以上；或采用煮沸、超声、抽滤等方法。分别量取经脱气后的溶出介质，放入 6 个溶出杯内。

（5）检查温度　用温度计逐一测量溶出杯中温度，使溶出介质的温度保持在 37.0℃ ± 0.5℃ 范围内，且六个溶出杯之间的差异在 0.5℃ 之内。

（6）溶出　当溶出介质温度恒定在 37.0℃ ± 0.5℃ 时，取 6 片供试品投药：篮法分别放入 6 个干燥的转篮中，立即将转篮降入溶出杯中，同时按下"转动"、"计时"键，仪器开始转动并计时；桨法及小杯法分别投入 6 个溶出杯中，立即按下"转动"、"计时"键，仪器开始转动并计时。

（7）取样及过滤　到达规定的时间，按仪器说明书选择取样针及注射器，在仪器开动的情况下，在规定位置吸取适量溶出介质。实际取样时间与规定时间的差异不得过 ±2%。取样后立即用微孔滤膜滤过（每个容器自取样至滤过应在 30s 内完成，6 杯中完成取样的时间一般应在 1 分钟内），滤液应澄清。

篮法要求在转篮顶端至液面的中点，并距溶出杯内壁不小于 10mm 处取样；桨法要求在桨叶顶端至液面的中点，并距溶出杯内壁不小于 10mm 处取样；小杯法要求在桨叶顶端至液面的中点，并距溶出杯内壁不小于 6mm 处取样。

（8）计算溶出量　取澄清滤液，按该品种项下规定的方法测定响应值，计算每片的溶出量。计算公式见式（13-1）。

$$溶出量\% = \frac{溶出质量}{标示量} \times 100\% \qquad (13-1)$$

溶出质量为溶出介质中所含药物的质量。

2. 结果判断

（1）初试时，6 片的溶出量均不低于规定限度（Q）；或 6 片中有 1~2 片低于 Q，但不低于 Q-10%，且平均溶出量不低于 Q，均判为符合规定。6 片中有 1~2 片低于 Q，其中仅有 1 片低于 Q-10%，且不低于 Q-20%，且其平均溶出量不低于 Q 时，另取 6 片复试。

（2）复试时，初、复试的 12 片中有 1~3 片低于 Q，其中仅有 1 片低于 Q-10%，且不低于 Q-20%，且平均溶出量不低于 Q，判为符合规定。

【应用实例】盐酸环丙沙星片溶出度的检查

取本品（规格 0.25g），照溶出度测定法（通则 0931 第二法），以 0.1mol/L 盐酸溶液 900ml 为溶出介质，转速为每分钟 50 转，依法操作。经 30 分钟时，取溶液 10ml，滤过，精密量取续滤液 5ml，用 0.1mol/L 盐酸溶液定量稀释至 200ml，照紫外-可见分光光度法，在 277nm 的波长处测定吸光度，6 片的吸光度值分别为：0.715、0.719、0.720、0.718、0.714 和 0.712。按 $C_{17}H_{18}FN_3O_3$ 的吸收系数（$E_{1cm}^{1\%}$）为 1278 计算每片的溶出量，限度为标示量的 80%。请判断该产品溶出度是否符合规定。

解：溶出量 $\% = \dfrac{溶出质量}{标示量} \times 100\%$

$$= \dfrac{A \times 1\% \times 200 \times 900}{E_{1cm}^{1\%} \times l \times 5 \times 0.25} \times 100\%$$

$$= \dfrac{0.715 \times 1\% \times 200 \times 900}{1278 \times 1 \times 5 \times 0.25} \times 100\% = 80.6\%$$

其余 5 片的溶出量分别为：81.0%、81.1%、80.9%、80.5% 和 80.2%。

6 片的平均溶出量为 81%。

结论：该产品溶出度符合规定。

四、片剂的含量测定

（一）片剂中常见辅料的干扰及排除

片剂中的稀释剂、润湿剂与黏合剂、崩解剂、润滑剂等辅料常干扰片剂的含量测定，需排除干扰或采用专属性强的方法测定含量。

1. 糖类 片剂中常加入淀粉、糊精、蔗糖、乳糖等糖类辅料作为稀释剂，其中淀粉、糊精、蔗糖水解可产生还原性的葡萄糖，乳糖为还原糖，均可干扰氧化还原滴定法，特别是氧化性强的滴定液，如高锰酸钾、溴酸钾等。因此，片剂中有糖类辅料时，要避免采用强氧化性的滴定液，同时做阴性对照试验（以空白辅料进行的试验）。若阴性对照试验消耗滴定剂，需改用其他方法。如《中国药典》中硫酸亚铁原料药采用高锰酸钾法测定含量，而其片剂由于糖类辅料的干扰，采用氧化性较弱的硫酸铈法。

2. 硬脂酸镁 硬脂酸镁是片剂中常用的润滑剂，具弱碱性，在水、乙醇或乙醚中不溶，可干扰配位滴定法和非水碱量法。

（1）配位滴定法 硬脂酸镁的 Mg^{2+} 对配位滴定法有干扰。当溶液 pH 值约为 10 时，Mg^{2+} 与 EDTA 可形成稳定的配位化合物。若被测离子与 EDTA 形成的配位化合物更稳定，则 Mg^{2+} 的干扰可忽略不计，否则需加入掩蔽剂、改变 pH 值或选择合适的指示剂排除干扰。

加入掩蔽剂：加入掩蔽剂草酸、硼酸或酒石酸，其中酒石酸效果最佳。如碳酸钙咀嚼片的含量测定，加酒石酸排除硬脂酸镁的干扰。

改变 pH 值和选择合适的指示剂：pH<9 时，Mg^{2+} 与 EDTA 不反应；pH>12 时，Mg^{2+} 生成 $Mg(OH)_2$ 沉淀。因此，pH<9 或 pH>12 时，硬脂酸镁无干扰，可直接测定。如《中国药典》中氢氧化铝片、二甲硅油片中氧化铝的含量测定，要求控制 pH 值 6.0，选择二甲酚橙指示剂；枸橼酸铋钾片的含量测定，要求加入 5ml 硝酸溶液（1→5），控制 pH 值 2~3，选择二甲酚橙指示剂，直接用 EDTA 滴定液滴定。

（2）非水碱量法 硬脂酸镁具弱碱性，对非水碱量法有干扰。若片剂中硬脂酸镁的含量低，其干扰可忽略不计，否则需排除干扰或选用其他方法。

忽略不计的：如《中国药典》中枸橼酸哌嗪片、硫酸奎尼丁片，其干扰可忽略不计，均直接采用非水碱量法测定含量。

排除干扰：对于脂溶性药物，可用合适的有机溶剂提取药物，排除干扰后再测定含量。如《中国药典》中硫酸奎宁片采用先加氯化钠与 0.1mol/L 的氢氧化钠溶液，使其生成奎宁，再用三氯甲烷提取，排除硬脂酸镁的干扰后，再用非水碱量法测定含量；枸橼酸乙胺嗪片，采用加掩蔽剂酒石酸的方法，排除硬脂酸镁的干扰后，再用非水碱量法测定含量。

选用其他方法：如盐酸氯丙嗪片采用了紫外 – 可见分光光度法测定含量。

> **即学即练 13 –2**
>
> 《中国药典》对硫酸亚铁原料药用高锰酸钾法测定，而对硫酸亚铁片用硫酸铈法，其原因是（　　）
>
> A. 糖衣中的色素影响高锰酸钾法终点的观察
>
> B. 蔗糖本身还原高锰酸钾
>
> C. 蔗糖水解产生的果糖还原高锰酸钾
>
> D. 蔗糖水解产生的葡萄糖不会还原硫酸铈而会还原高锰酸钾

答案解析

（二）片剂含量测定方法及计算

1. 含量测定方法　片剂的含量测定方法较多，常用方法有容量分析法、紫外 – 可见分光光度法、高效液相色谱法、电位法、荧光法、抗生素微生物检定法等方法。

2. 含量计算方法　片剂的含量以标示百分含量表示，见式（13 – 2）所示：

$$标示量(\%) = \frac{每片含量}{标示量} \times 100\% \qquad (13-2)$$

第三节　注射剂的分析

注射剂是指原料药物与适宜的辅料制成的供注入体内的无菌制剂。注射剂包括注射液（溶液型、乳状液型或混悬型）、注射用无菌粉末与注射用浓溶液。

一、注射剂的组成及分析步骤

注射剂一般由药物、溶剂和附加剂（抗氧剂、抑菌剂、pH 值调节剂、等渗调节剂等）组成。注射剂的分析步骤为性状检查，鉴别，杂质检查，常规检查及安全性检查，含量测定。注射剂的质量应符合《中国药典》品种项下的规定。

二、常规检查项目

注射剂的常规检查项目和安全性检查项目包括装量或装量差异、可见异物、不溶性微粒和渗透压摩尔浓度、无菌、热原或细菌内毒素等。溶液型注射液应澄明；混悬型注射液，除另有规定外，药物粒径应控制在 15μm 以下，含 15 ~ 20μm（间有个别 20 ~ 50μm）者，不应超过 10%，若有可见沉淀，振摇时应容易分散均匀；乳状液型注射液不得有相分离现象；静脉用乳状液型注射液中 90% 的乳滴粒径应在 1μm 以下，并不得有大于 5μm 的乳滴。

（一）装量检查法

为了保证单剂量注射液的注射用量不少于标示量，符合临床用药剂量要求，标示装量≤50ml 的单剂量注射液需检查装量；标示装量为 50ml 以上的注射液和注射用浓溶液需检查最低装量。凡检查含量均匀度的注射液可不检查装量。

1. 检查方法

（1）取样　标示装量≤2ml 的单剂量注射液取 5 支；2ml 以上至 50ml 的取 3 支。

（2）检查　取供试品，擦净瓶外壁，轻弹瓶颈部使液体全部落下，小心开启，将每支内容物分别用相应体积的干燥注射器（包括注射器针头）抽尽，注入量入式量筒（In）内，在室温下检视。

2. 结果判断　每支注射液的装量均不少于其标示装量（准确至标示装量的 1%）时判为符合规定。

3. 注意事项

（1）所用注射器及量入式量筒必须洁净、干燥并定期校正；量筒最大容量应与供试品的标示装量一致，或待测体积至少占量筒体积的 40%。

（2）如供试品为油溶液或混悬液，检查前应先微温摇匀，立即按上述方法操作，并冷至室温后检视。

（二）装量差异检查法

为了控制注射用无菌粉末装量的一致性，保证使用剂量准确，注射用无菌粉末需检查装量差异。凡规定检查含量均匀度的注射用无菌粉末可不检查装量差异。

1. 检查方法

（1）取样及处理　取供试品 5 瓶，除去标签（纸标签用水润湿后除去纸屑；直接在玻璃上的印字标签用有机溶剂擦除字迹），容器外壁用乙醇擦净，置干燥器内干燥 1～2 小时，除去铝盖，分别编号依次放于固定位置。

（2）称重　轻扣橡皮塞或安瓿颈，使其上附着的粉末全部落下。开启容器，分别迅速精密称定每瓶的重量，倾出内容物。容器用水、乙醇洗净，依次放回原固定位置，在适当条件下干燥后，再分别精密称定每一容器的重量。求出每瓶的装量和平均装量（$\overline{m}$，保留 3 位有效数字）。平均装量≤0.15g 时选择感量 0.1mg 的分析天平；平均装量 >0.15g 时选择感量 1mg 的分析天平。

（3）选择装量差异限度　平均装量≤0.05g 时，装量差异限度为 ±15%；平均装量在 0.05g 以上至 0.15g 时，为 ±10%；平均装量在 0.15g 以上至 0.50g 时，为 ±7%；平均装量 >0.50g 时，为 ±5%。

（4）计算　计算允许装量范围（$\overline{m} \pm \overline{m} ×$ 装量差异限度）。

2. 结果判断

（1）初试时，每瓶中的装量均未超出允许装量范围；或其装量差异均未超过规定时均判为符合规定。每瓶中的装量与平均装量相比，超过装量差异限度多于 1 瓶时，判为不符合规定。仅有 1 瓶的装量差异超过装量差异限度时，另取 10 瓶复试。遇有超出允许装量范围并处于边缘者，应再与平均装量相比较，计算出该瓶装量差异的百分比，再根据规定的装量差异限度判断。

（2）复试时，每瓶的装量差异与装量差异限度相比，均未超出时判为符合规定；若仍有 1 瓶或 1 瓶以上超出时，判为不符合规定。

（三）可见异物检查法 🅔 微课 2

可见异物是指存在于注射剂、眼用液体制剂和无菌原料药中，在规定条件下目视可以观测到的不溶性物质，其粒径或长度通常大于 50μm。注射液中如有可见异物，使用后可引起过敏反应、堵塞毛细血管、静脉炎等，影响用药安全。所以，出厂前应逐一检查，剔除不合格品；临用前在自然光下（避免阳光直射）目视检查，不得有可见异物。

《中国药典》中收载的可见异物检查方法有 2 种：第一法（灯检法）和第二法（光散射法）。灯检法为常用方法，此外，灯检法还用于光散射法检出可见异物供试品的复核确认。下面介绍注射液的灯检法。

1. 检查方法

（1）可见异物检查人员的条件及环境要求　远距离和近距离视力测验均应为 4.9 及以上（矫正后视力应为 5.0 及以上），无色盲。实验室环境要求避光室或暗处。

（2）调节光照度　打开仪器电源开关，将感光器置于遮光板边缘，调节光照度。无色透明容器包装的无色供试品的光照度调至 1000～1500lx；透明塑料容器或棕色透明容器包装的供试品溶液或有色供试品溶液的光照度调至 2000～3000lx，混悬型供试品或乳状液的光照度调至约 4000lx。

（3）取样及处理　除另有规定外，取供试品 20 支（瓶），除去容器标签，用湿酒精棉擦净容器外壁。

（4）检视　供试品置于遮光板边缘处，在明视距离（供试品至人眼的距离 25cm），手持供试品颈部轻轻旋转和翻转，使药液中可能存在的可见异物悬浮，但不要产生气泡。分别在黑色和白色背景下，目视检测，重复 3 次，总时限为 20 秒。供试品装量≤10ml 时，每次检查可手持 2 支（瓶）。50ml 或 50ml 以上注射液按直、横、倒三步法旋转检视。

2. 结果判断　各类注射剂在静置一定时间后，轻轻旋转时不得检出烟雾状微粒柱、无法计数的微粒群、摇不散的沉淀、以及在规定时间内较难计数的蛋白质絮状物，且不得检出金属屑、玻璃屑、长度或最大粒径超过 2mm 的纤维（毛）和块状物等明显可见异物。混悬型注射液亦不得检出色块等可见异物。

溶液型静脉用注射液、注射用浓溶液如仅有 1 支（瓶）检出微细可见异物（如点状物、2mm 以下的短纤维或块状物等），另取 20 支（瓶）复试。复试时均不得检出微细可见异物。

溶液型非静脉用注射液如有 1～2 支（瓶）检出微细可见异物，另取 20 支（瓶）复试。初、复试的供试品中，检出微细可见异物的供试品不得超过 2 支（瓶）。

（四）不溶性微粒检查法

不溶性微粒检查是在可见异物检查符合规定后，用以检查静脉用注射剂及供静脉注射用无菌原料药中不溶性微粒的大小及数量。《中国药典》中收载了光阻法和显微计数法。除另有规定外，一般先采用光阻法。当光阻法测定结果不符合规定或供试品不适于光阻法时，再采用显微计数法，并以显微计数法的测定结果作为判定依据。下面介绍注射液的光阻法。

光阻法检查用的仪器包括取样器、传感器和数据处理器三部分。光阻法是当一定体积的供试品溶液通过窄小的检测区时，与液体流向垂直的入射光，由于被供试品溶液中的微粒阻挡而减弱，由传感器输出的信号降低。这种信号变化与微粒的截面积大小相关，再根据通过检测区注射液的体积，计算出每 1ml 供试品溶液中≥10μm 及≥25μm 的不溶性微粒数。

1. 实验环境及仪器试剂要求　实验操作环境不得引入外来微粒，测定前的操作应在洁净工作台中进行。玻璃仪器和其他所需用品应洁净、无微粒。检查用水或其他溶剂使用前须经不大于 1.0μm 的微孔滤膜滤过，并需符合要求。

2. 检查方法

（1）溶剂不溶性微粒的要求　取微粒检查用水 50ml 测定，每 10ml 微粒检查用水中≥10μm 的不溶性微粒应在 10 粒以下，≥25μm 的不溶性微粒应在 2 粒以下。

（2）处理供试品　除去供试品外包装，用试验用水冲洗外壁至干净，置适宜环境中备用。

（3）检查 标示装量≥25ml 的静脉注射液，除另有规定外，取供试品 1 瓶（支），小心翻转 20 次，使混合均匀，立即小心开启容器。先倒出部分供试品溶液冲洗开启口及取样杯后，再将供试品溶液倒入取样杯中，静置 2 分钟或适当时间脱气后，置于取样器上。开启搅拌器，缓慢搅拌避免产生气泡（或将供试品容器直接置于取样器上），依法测定不少于 3 次，每次取样应不少于 5ml。第一次数据不计，取后续测定结果的平均值。另取供试品（不少于 3 个容器），按上述操作方法重复测定。由各容器测定后得到的平均值计算出该品种每 1ml 中所含的微粒数。

标示装量 <25ml 的静脉注射液，除另有规定外，取适当数量的供试品（不少于 4 个容器），同上操作，分别测定。第一个供试品的数据不计，取后续供试品（至少 3 个）测定结果的平均值，计算每个容器所含的微粒数。也可采用合并至少 4 个以上供试品的内容物，使总体积不少于 25ml，按标示装量 ≥ 25ml 的静脉注射液的方法检查。

3. 结果判断

（1）标示装量≥100ml 的静脉注射液，除另有规定外，每 1ml 中含 10μm 及 10μm 以上的微粒不得过 25 粒，含 25μm 及 25μm 以上的微粒不得过 3 粒，判为符合规定。

（2）标示装量为 <100ml 的静脉注射液及注射用浓溶液，除另有规定外，每个供试品容器中含 10μm 及 10μm 以上的微粒不超过 6000 粒，含 25μm 及 25μm 以上的微粒不超过 600 粒，判为符合规定。

4. 注意事项
光阻法不适于黏度过高或易析出结晶的制剂，如乳剂、胶体溶液、混悬液、脂肪乳、甘露醇注射液等，也不适于进入传感器时容易产生气泡的制剂，如碳酸盐缓冲液制成的制剂。溶解性差的样品在管道中与水相混时，可能会在局部析出沉淀，会使检查结果偏高，并造成管路堵塞，此时应考虑采用显微计数法。

实例分析

> **实例** 肖伟在实习岗位对维生素 C 注射液（规格：2ml：0.5g）进行不溶性微粒检查，结果每 1ml 中含 10μm 以上的微粒有 112 粒，含 25μm 以上的微粒有 96 粒，判断为符合规定。
>
> **问题** 该同学的判断正确吗？
>
> 答案解析

（五）渗透压摩尔浓度测定法

溶剂通过半透膜由低浓度溶液向高浓度溶液扩散的现象称为渗透，阻止渗透所需施加的压力，称为渗透压。在涉及溶质的扩散或通过生物膜的液体转运各种生物过程中，渗透压起着极其重要的作用。因此，在制备注射剂、眼用液体制剂时，必须关注其渗透压。溶液的渗透压通常以渗透压摩尔浓度表示，渗透压摩尔浓度反映了溶液中各种溶质对溶液渗透压贡献的总和。渗透压摩尔浓度的单位通常以每千克溶剂中溶质的毫渗透压摩尔（mOsmol/kg）表示。正常人体血液的渗透压摩尔浓度为 285～310mOsmol/kg。

《中国药典》规定凡处方添加了渗透压调节剂的制剂，均应控制渗透压摩尔浓度。

1. 检查方法

（1）溶液的制备 标准溶液的制备：取基准氯化钠，于 500～650℃ 干燥 40～50 分钟，置干燥器（硅胶）中放冷至室温。根据需要，按表 13－2 所列数据精密称取适量，溶于 1kg 水中，摇匀，即得。

表 13 - 2 标准溶液中 NaCl 的量

每 1kg 水中 NaCl 的重量（g）	毫渗透压摩尔浓度（mOsmol/kg）	冰点下降温度 ΔT（℃）
3.087	100	0.186
6.260	200	0.372
9.463	300	0.558
12.684	400	0.744
15.916	500	0.930
19.147	600	1.116
22.380	700	1.302

供试品溶液的制备：液体供试品可直接测定；如其渗透压摩尔浓度 >700mOsmol/kg 或为浓溶液、固体供试品，可采用药品标签或说明书中规定的溶剂，溶解并稀释至表 13 - 2 中规定的范围。

（2）校零　打开仪器电源开关预冷。测试管中装入新沸放冷的纯化水，按"零校准"键。重新测定一次，测试结果应符合（0±3）mOsmol/kg H_2O 的标准，否则重新校零。

（3）校准　根据供试品溶液的渗透压摩尔浓度选择 2 种标准溶液，要求供试品溶液的渗透压摩尔浓度介于 2 种标准溶液之间。先用与供试品渗透压摩尔浓度相近的标准液校准，按"校准键"使仪器显示数据与标准溶液数值相符。再测第 2 个标准液的渗透压摩尔浓度，测试结果应符合渗透压摩尔浓度≤300mOsmol/kg H_2O 时差值在 ±3mOsmol/kg 以内；渗透压摩尔浓度 >300mOsmol/kg H_2O 时差值在 ±1.0% 以内的标准，否则重新校准。

（4）测定　测试管中装入供试品溶液，按"测试"键，得供试品溶液的毫渗透压摩尔浓度。重复测定 2 次，以平均值报告结果。

2. 注意事项

（1）为了使测定结果准确并有良好的重现性，应按各仪器说明书规定的取样体积准确取样至测定管中，避免测定溶液中存在气泡。在每次测定后应用水清洗热敏探头并用滤纸吸干。

（2）如重复测定一份样品，需重新取样至另一干净的测定管中，因为降至冰点再融化的溶液，溶质可能已不是均匀分布于溶剂中，易导致过早结晶，影响测定结果的重现性。

三、注射剂的含量测定

（一）注射剂中常见辅料的干扰及排除

注射剂中的溶剂与附加剂等辅料常干扰注射剂的含量测定。注射剂中的溶剂包括注射用水、注射用油、其他注射用非水溶剂；附加剂包括渗透压调节剂、pH 调节剂、增溶剂、乳化剂、助悬剂、抗氧剂、抑菌剂及止痛剂等。测定注射剂含量时，如加入的溶剂和附加剂无干扰，则采用原料药的方法直接测定。否则，需排除干扰或采用专属性强的方法测定含量。下面讨论抗氧剂、溶剂水及溶剂油对含量测定的干扰及排除方法。

1. 抗氧剂　还原性药物的注射剂中需加抗氧剂，常用的抗氧剂包括亚硫酸钠、亚硫酸氢钠、焦亚硫酸钠、硫代硫酸钠、维生素 C 等。抗氧剂的强还原性干扰氧化还原滴定法，排除干扰的方法如下。

（1）加掩蔽剂　当抗氧剂为亚硫酸钠、亚硫酸氢钠、焦亚硫酸钠时，对碘量法、铈量法及亚硝酸钠法有干扰，使测定结果偏高，可加入掩蔽剂丙酮或甲醛排除干扰。氧化性较强的滴定液不宜采用甲醛。如《中国药典》中维生素 C 注射液、硫代硫酸钠注射液，先加入丙酮排除干扰，再用直接碘量法测定含量。

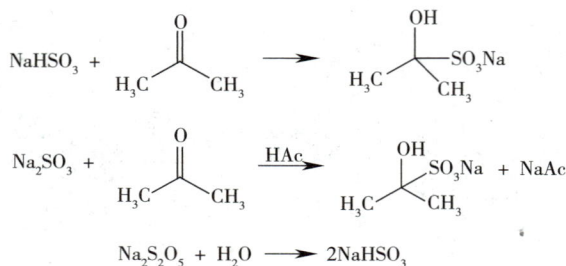

$$NaHSO_3 + \underset{H_3C\quad CH_3}{\overset{O}{\|}} \longrightarrow \underset{H_3C\quad CH_3}{\overset{OH}{\underset{SO_3Na}{|}}}$$

$$Na_2SO_3 + \underset{H_3C\quad CH_3}{\overset{O}{\|}} \xrightarrow{HAc} \underset{H_3C\quad CH_3}{\overset{OH}{\underset{SO_3Na}{|}}} + NaAc$$

$$Na_2S_2O_5 + H_2O \longrightarrow 2NaHSO_3$$

（2）加酸分解　当抗氧剂为焦亚硫酸钠、亚硫酸钠、硫代硫酸钠、亚硫酸氢钠时，可加入强酸使抗氧剂分解。如《中国药典》中盐酸去氧肾上腺素注射液加稀盐酸煮沸后再用原料药的方法测定含量；磺胺嘧啶钠注射液利用亚硝酸钠法的强酸条件分解抗氧剂，因此，可直接采用亚硝酸钠法测定其含量。

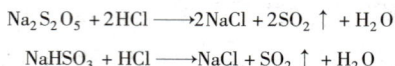

$$Na_2S_2O_5 + 2HCl \longrightarrow 2NaCl + 2SO_2\uparrow + H_2O$$
$$NaHSO_3 + HCl \longrightarrow NaCl + SO_2\uparrow + H_2O$$

即学即练 13 - 3

当注射剂中含有亚硫酸氢钠或焦亚硫酸钠干扰测定时，可以消除干扰的是（　　）
A. 加入丙酮作掩蔽剂　　　　　　B. 加入甲酸作掩蔽剂
C. 加入甲醛作掩蔽剂　　　　　　D. 加盐酸酸化，加热使分解
E. 加入氢氧化钠，加热使分解

答案解析

2. 溶剂水　溶剂水干扰非水碱量法，可采用蒸干水、有机溶剂提取法排除干扰，或采用其他方法（如 UV - Vis 法或 HPLC 法）测定含量。

（1）蒸干水　热稳定性好的药物可采用蒸干水排除干扰后，再用非水碱量法测定含量。如羟丁酸钠注射液、磷酸可待因注射液均采用水浴蒸干，105℃干燥，放冷后，再用非水碱量法测定含量。

（2）有机溶剂提取法　采用适当有机溶剂提取药物，蒸干有机溶剂，再用非水碱量法测定含量。如《中国药典》中二盐酸奎宁注射液采用加氨试液使成碱性，使二盐酸奎宁生成奎宁，用三氯甲烷提取奎宁，蒸干三氯甲烷，再用非水碱量法测定其含量；奋乃静注射液采用加氢氧化钠试液使成碱性，用三氯甲烷提取，蒸干三氯甲烷，再用非水碱量法测定含量。

3. 溶剂油　某些脂溶性药物的注射液以植物油为溶剂。植物油主要为供注射用的大豆油，干扰以水为溶剂的分析方法。可采用有机溶剂稀释法、萃取法等方法排除干扰。

（1）有机溶剂稀释法　对于药物含量高的注射液，可用有机溶剂稀释供试品，降低油的干扰。如二巯丙醇注射液采用无水乙醇 - 三氯甲烷（3：1）稀释后，用碘量法测定含量；苯甲酸雌二醇注射液采用无水乙醇稀释后，用 HPLC 法测定含量；复方己酸羟孕酮注射液采用甲醇稀释后，用 HPLC 法测定含量。

（2）萃取法　采用适当的溶剂提取药物，排除油的干扰。如丙酸睾酮注射液、十一酸睾酮注射液、己烯雌酚注射液、戊酸雌二醇注射液、苯丙酸诺龙注射液、黄体酮注射液等采用乙醚稀释甲醇提取药物，排除油的干扰，然后测定含量。

（二）注射剂含量测定方法及计算

1. 含量测定方法

（1）注射剂含主药量大，附加成分不干扰测定者，可按原料药相同的方法测定。如酸碱滴定法测定碳酸氢钠注射液。

（2）注射剂含主药量较小，可选用微量、灵敏的方法，如马来酸氯苯那敏原料药采用非水溶液滴定法测定，而马来酸氯苯那敏注射液采用高效液相色谱法测定。

（3）若附加成分对主药的含量测定有干扰时，应排除干扰后再进行测定。

2. 含量计算　注射剂的含量以标示百分含量表示，计算公式见式（13-3）。

$$标示量(\%) = \frac{实测浓度}{标示量} \times 100\% \qquad (13-3)$$

第四节　复方制剂的分析

复方制剂是指含有2种或2种以上药物的制剂。复方制剂由于辅料及共存药物的干扰，比单方制剂更复杂。如果辅料和共存药物的影响不存在或可忽略，直接进行分析；否则，需适当分离后，再进行分析。目前为了提高检验效率，大多采用了多组分同时测定的色谱法。

一、复方制剂分析的特点

1. 复方制剂的鉴别　复方制剂的鉴别一般选用化学法、TLC法、HPLC法。选用化学法鉴别时，如果辅料和共存药物无干扰，则直接鉴别；否则，排除干扰后鉴别。一般选用合适的溶剂将鉴别对象与辅料和共存药物分离。

2. 复方制剂的检查　复方制剂的杂质检查、安全性检查同各单方制剂；复方制剂的剂型检验，按各剂型检查项下的要求进行，且只检查制剂中符合要求的组分。如含量均匀度的检查，只检查复方制剂中标示量低于25mg的组分，对其他组分仍进行重量（装量）差异检查。

3. 复方制剂的含量测定　如果复方制剂中各有效成分之间不发生干扰，就可以不经分离直接测出各成分的含量；如果各有效成分之间相互有干扰，则可根据它们的理化性质，采取适当的分离处理后，再分别进行测定。高效液相色谱法同时具有分离和定量的功能，是复方制剂含量测定的首选方法。

二、复方制剂分析实例

（一）复方卡托普利片的分析

本品每片中含卡托普利（$C_9H_{15}NO_3S$）应为 9.0～11.0mg，含氢氯噻嗪（$C_7H_8ClN_3O_4S_2$）应为 5.4～6.6mg。

1. 性状　本品为白色或类白色片。

2. 鉴别

（1）取本品 1 片，研细，加水 5ml，摇匀，加碱性亚硝基铁氰化钠试液适量，即显紫红色。

利用卡托普利含巯基，与亚硝基铁氰化钠作用显紫红色鉴别，由于氢氯噻嗪与辅料都无干扰，所以直接检验。

（2）取本品 3 片，研细，加水 15ml，振摇使卡托普利溶解，滤过，取滤渣烘干，置试管中，加氢氧化钠试液 10ml，振摇使氢氯噻嗪溶解，滤过，取滤液 3ml，煮沸 5 分钟，放冷，加变色酸试液 5ml，置水浴上加热，应显蓝紫色。

利用卡托普利在水中溶解；而氢氯噻嗪在水中不溶，在碱性条件下溶解的特点，先加水使卡托普利溶解，滤过后，取残渣，再加入氢氧化钠试液振摇，使氢氯噻嗪溶解。氢氯噻嗪分子结构中含有磺酰胺，在碱性条件下迅速水解，产生 5 - 氯 - 2，4 - 二氨磺酰基苯胺和甲醛。甲醛可与变色酸反应显蓝紫色。

（3）在含量测定项下记录的色谱图中，供试品溶液两主峰的保留时间应与对照品溶液相应的两主峰保留时间一致。

3. 检查　本品需检查卡托普利二硫化物、含量均匀度、溶出度及其他。

卡托普利二硫化物　卡托普利结构中含有巯基，具有还原性，其水溶液易发生氧化还原反应，生成卡托普利二硫化物。因此，《中国药典》中采用 HPLC 法检查卡托普利二硫化物的限量。检查时为了防止卡托普利继续氧化，要求避光操作，供试品溶液在 8 小时内用完。

含量均匀度　本品中卡托普利与氢氯噻嗪的含量均低于 25mg，因此，均需检查含量均匀度。采用 HPLC 外标法检查。

4. 含量测定

（1）色谱条件与系统适用性试验　以十八烷基硅烷键合硅胶为填充剂；0.01mol/L 磷酸二氢钠溶液 - 甲醇 - 乙腈（70∶25∶5）（用磷酸调节 pH 值至 3.0）为流动相；检测波长为 215nm；柱温 40℃。

（2）测定方法　取本品 20 片，精密称定，研细，精密称取适量（约相当于卡托普利 10mg），置 100ml 量瓶中，加流动相适量，超声处理 20 分钟使卡托普利与氢氯噻嗪溶解，放冷，加流动相稀释至刻度，摇匀，滤过，精密量取续滤液 10μl，注入液相色谱仪，记录色谱图；另取卡托普利与氢氯噻嗪对照品，精密称定，加流动相溶解并定量稀释制成每 1ml 中约含卡托普利 0.1mg 与氢氯噻嗪 0.06mg 的溶液，同法测定。按外标法以峰面积计算，即得。

（二）复方乳酸钠葡萄糖注射液的分析

本品为乳酸钠、氯化钠、氯化钾、氯化钙与无水葡萄糖的灭菌水溶液。

1. 性状　本品为无色至微黄色的澄明液体。

2. 鉴别

（1）取本品 5ml，缓缓滴入温热的碱性酒石酸铜试液中，即发生氧化亚铜的红色沉淀。

利用制剂中只有葡萄糖具还原性，其余成分无干扰，可以直接与碱性酒石酸铜发生氧化还原反应，生成红色沉淀来鉴别。

（2）本品显钠盐、钾盐、钙盐、乳酸盐与氯化物的鉴别反应。

3. 检查　本品需检查 pH 值、5 – 羟甲基糠醛、重金属、渗透压摩尔浓度、砷盐、热原及其他（最低装量、可见异物、不溶性微粒、无菌等）。

5 – 羟甲基糠醛　本品在高温灭菌时，葡萄糖易分解产生 5 – 羟甲基糠醛、羟基乙酰丙酸和甲酸，5 – 羟甲基糠醛对人体有害，其量可反映出葡萄糖分解情况，故对该杂质进行限量检查。5 – 羟甲基糠醛具有共轭双键，在 284nm 的波长处有最大吸收，而药物在此波长处无吸收，通过测定一定浓度药物溶液在此波长处的吸光度值控制 5 – 羟甲基糠醛限量。检查方法：精密量取本品 5ml，置 50ml 量瓶中，用水稀释至刻度，摇匀，照紫外 – 可见分光光度法，在 284nm 的波长处测定，吸光度不得大于 0.25。

4. 含量测定　利用专属性强的原子吸收分光光度法直接测定氯化钾、氯化钠及氯化钙的含量，测定波长分别为 767nm、589nm 及 422.7nm。各组分互不干扰，因此直接测定。

（1）氯化钾　取经 105℃ 干燥 2 小时的氯化钾适量，精密称定，加水溶解并定量稀释制成每 1ml 中约含 15μg 的溶液，作为对照品溶液。

精密量取本品 10ml，置 100ml 量瓶中，用水稀释至刻度，摇匀，精密量取 10ml，置 100ml 量瓶中，用水稀释至刻度，摇匀，作为供试品溶液。

测定法　精密量取对照品溶液 15ml、17.5ml、20ml、22.5ml 与 25ml，分别置 100ml 量瓶中，各精密加混合溶液（取乳酸钠 0.31g、氯化钠 0.60g、二水合氯化钙 0.02g 及无水葡萄糖 5.00g，置 100ml 量瓶中，加水溶解并稀释至刻度，摇匀）1.0ml，用水稀释至刻度，摇匀。取上述各溶液与供试品溶液，照原子吸收分光光度法，在 767nm 的波长处测定，计算，即得。

（2）乳酸钠　利用磺酸型阳离子交换树脂与供试品溶液中所有阳离子交换后，采用酸碱滴定法测得供试品溶液中所有阴离子的含量；再减去溶液中氯离子的含量，得溶液中乳酸根离子和游离酸的总含量；再减去供试品溶液中游离酸的含量，即得乳酸根离子的含量。由此可计算出乳酸钠的含量。

测定法　精密量取本品 25ml，移入钠盐状态磺酸型离子交换柱中，静置 5 分钟，用 250ml 锥形瓶作接收器，开启活塞，保持每分钟约 2ml 的流量流出，待样品全部进入树脂柱后，以同样的流量用水洗涤 2 次，每次 20ml，合并流出液与洗涤液，加酚酞指示液 3 ~ 5 滴，用氢氧化钠滴定液（0.1mol/L）滴定，减去供试量中氯所消耗的硝酸银滴定液（0.1mol/L）的量（ml），再减去滴定游离酸所消耗的氢氧化钠滴定液（0.1mol/L）的量（ml），计算，即得。每 1ml 氢氧化钠滴定液（0.1mol/L）相当于 11.21mg 的 $C_3H_5NaO_3$。

氯（Cl^-）　精密量取本品 25ml，加水 30ml，加铬酸钾指示液 1ml，用硝酸银滴定液（0.1mol/L）滴定，至溶液由黄色变为红褐色，即得。

游离酸　精密量取本品 25ml，加酚酞指示液 3 ~ 5 滴，用氢氧化钠滴定液（0.1mol/L）滴定，即得。

（3）无水葡萄糖　取本品，在 25℃ 依法测定旋光度，与 1.8958 相乘，即得供试量中 $C_6H_{12}O_6$ 的重量（g）。

本品中只有葡萄糖具旋光性，其他组分无干扰。因此采用旋光法直接测定葡萄糖的含量。《中国药典》中糖类物质测定旋光度时，温度均为 25℃。1.8958 为旋光度为 1°时，每 100ml 溶液中无水葡萄糖的重量（g）。

实践实训

实训十六 配位滴定法测定葡萄糖酸钙片的含量 微课 3

PPT

一、目的要求

1. 掌握配位滴定法测定葡萄糖酸钙片含量的原理。
2. 熟练掌握配位滴定的操作和终点判断。
3. 能及时正确记录实验数据，会计算和判断结果。

二、基本原理

葡萄糖酸钙片中含有钙元素，可通过配位滴定法测定钙元素含量来测定葡萄糖酸钙的含量。主要反应式如下。

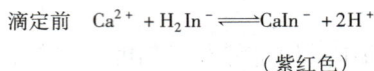

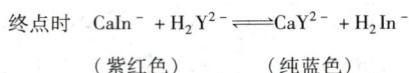

$$滴定前\quad Ca^{2+} + H_2In^- \rightleftharpoons CaIn^- + 2H^+$$
$$（紫红色）$$
$$终点前\quad Ca^{2+} + H_2Y^{2-} \rightleftharpoons CaY^{2-} + 2H^+$$
$$终点时\quad CaIn^- + H_2Y^{2-} \rightleftharpoons CaY^{2-} + H_2In^-$$
$$（紫红色）\qquad\qquad（纯蓝色）$$

三、仪器与试剂

1. 仪器 电子天平，锥形瓶（250ml），烧杯，量筒（100ml、15ml），量瓶（100ml），胶头滴管、移液管（25ml），洗耳球，酸式滴定管（25ml），漏斗，玻璃棒，药匙，研钵等。耗材：滤纸，称量纸。

2. 试剂 纯化水，0.05mol/L EDTA 滴定液，葡萄糖酸钙样品，氢氧化钠试液，钙紫红素。无钙紫红素指示剂时采用辅助指示剂的方法，即用铬黑 T（EBT）指示剂加少量 MgY^{2-}，氨 – 氯化铵缓冲溶液（pH 10.0）。

四、实训内容

取本品 20 片，精密称定，研细，精密称取适量（约相当于葡萄糖酸钙 1g），加水约 50ml，微热使其溶解，放冷，转移至 100ml 量瓶中，用水稀释至刻度，摇匀。滤过，精密量取续滤液 25ml，加水 75ml，加氢氧化钠试液 15ml 与钙紫红素指示剂 0.1g，用乙二胺四醋酸二钠滴定液（0.05mol/L）滴定至溶液自紫色转变为纯蓝色。每 1ml 乙二胺四醋酸二钠滴定液（0.05mol/L）相当于葡萄糖酸钙 22.42mg。

$$标示量(\%) = \frac{TVF \times 平均片重}{m_s \times \dfrac{25}{100} \times 标示量} \times 100\%$$

式中，T 为滴定度，mg/ml；V 为滴定液消耗的体积，ml；F 为浓度校正因数；m_s 为供试品取样量，g。

五、注意事项

1. 加氢氧化钠试液 15ml 后加钙紫红素指示剂约 0.1g，加入过多容易引起终点观察困难。
2. 滴定至终点时颜色应为纯蓝色，不应夹杂紫红色。

六、思考题

1. 配位滴定中钙紫红素指示剂对 pH 值有什么要求？
2. 实验中加入缓冲液的目的是什么？
3. 如果使用铬黑 T 指示剂，能否测定 Ca^{2+} 的含量？如何测定？为什么要加入氨 – 氯化铵缓冲溶液？

七、实训评价

表 13 – 3 配位滴定法测定葡萄糖酸钙片的含量实训评价参考表

评价内容	分值	目标要求	得分
实训态度	10 分	预习充分、实训认真、与他人合作良好	
仪器试剂准备	5 分	正确选用仪器、试剂，数量足够而不浪费	
称量、配液	30 分	称量、定容、过滤、移液等操作正确、熟练	
滴定操作	30 分	操作熟练、读数正确、计算正确	
操作现场整理	10 分	操作台面整洁、仪器洗涤或复原、试剂及时归位	
数据记录及报告	15 分	记录完整、结果正确	
总计	100 分		

实训十七 对乙酰氨基酚片的质量检测

PPT

一、目的要求

1. 掌握对乙酰氨基酚片性状、鉴别、检查和含量测定的原理及操作，并能进行有关计算。
2. 学会仪器、试药的选用及试液的配制。
3. 能够规范书写检验原始记录及检验报告书。

二、基本原理

1. **鉴别原理** 对乙酰氨基酚结构中具有酚羟基，可与三氯化铁试液反应生成蓝紫色配位化合物，用于鉴别；本品在酸性条件下加热水解，生成对氨基酚，具有芳伯氨基结构，能与亚硝酸钠反应生成重氮盐，再与碱性 β – 萘酚试液作用生成红色偶氮化合物。

2. **含量测定原理** 药物分子结构中含有苯环，在 0.04% 氢氧化钠溶液中，在 257nm 波长处有最大吸收，可用紫外 – 可见分光光度法测定其含量。

三、仪器与试剂

1. 仪器 溶出仪，恒温水浴箱，紫外－可见分光光度计，红外分光光度计，减压干燥器，高效液相色谱仪，电子天平（感量 0.1mg），托盘天平，称量瓶，小试管，小烧杯（50ml、10ml），量筒（1000ml、50ml、10ml），胶头滴管，刻度吸管（5ml、1ml），量瓶（250ml、100ml、50ml、10ml），注射器（10ml），漏斗，玻璃棒，研钵，药匙等。耗材：称量纸，滤纸，滤膜。

2. 试剂 稀盐酸，三氯化铁试液，亚硝酸钠试液，碱性 β －萘酚试液，0.4% 氢氧化钠溶液，0.04% 氢氧化钠溶液，乙醇，丙酮，甲醇，对氨基酚对照品和对乙酰氨基酚对照品，对乙酰氨基酚片（规格：0.1g、0.3g 或 0.5g）等。

四、实训内容

1. 性状 本品为白色片、薄膜衣或明胶包衣片，除去包衣后显白色。

2. 鉴别

（1）化学鉴别法 取本品的细粉适量（约相当于对乙酰氨基酚 0.5g），用乙醇 20ml 分次研磨使对乙酰氨基酚溶解，滤过，合并滤液，蒸干，残渣分别做 2 项试验：①残渣的水溶液加三氯化铁试液，即显蓝紫色。②取残渣适量（约相当于对乙酰氨基酚 0.1g），加稀盐酸 5ml，置水浴中加热 40 分钟，放冷；取 0.5ml，滴加亚硝酸钠试液 5 滴，摇匀，用水 3ml 稀释后，加碱性 β －萘酚试液 2ml，振摇，即显红色。

（2）红外分光光度法 取本品细粉适量（约相当于对乙酰氨基酚 100mg），加丙酮 10ml，研磨溶解，滤过，滤液水浴蒸干，残渣经减压干燥，依法测定。本品的红外光吸收图谱应与对照的图谱（光谱集 131 图）一致。

2. 检查

（1）对氨基酚 临用新制。取本品细粉适量（约相当于对乙酰氨基酚 0.2g），精密称定，置 10ml 量瓶中，加溶剂［甲醇－水（4∶6）］适量，振摇使对乙酰氨基酚溶解，加溶剂稀释至刻度，摇匀，滤过，取续滤液作为供试品溶液；另取对氨基酚对照品与对乙酰氨基酚对照品各适量，精密称定，加上述溶剂制成每 1ml 中各约含 20μg 的混合溶液，作为对照品溶液。照对乙酰氨基酚中对氨基酚及有关物质项下的色谱条件测定。供试品溶液色谱图中如有与对照品溶液中对氨基酚保留时间一致的色谱峰，按外标法以峰面积计算，含对氨基酚不得过对乙酰氨基酚标示量的 0.1%。

（2）溶出度 取本品，照溶出度与释放度测定法（第一法），以稀盐酸 24ml 加水至 1000ml 为溶出介质，转速为每分钟 100 转，依法操作，经 30 分钟时，取溶液滤过，精密量取续滤液适量，用 0.04% 氢氧化钠溶液稀释成每 1ml 中含对乙酰氨基酚 5～10μg 的溶液，照紫外－可见分光光度法（通则 0401），在 257nm 波长处测定吸光度，按 $C_8H_9NO_2$ 的吸收系数（$E_{1cm}^{1\%}$）为 715 计算每片的溶出量。限度为标示量的 80%，应符合规定。

按下式计算结果：

$$溶出量\% = \frac{A \times 1\% \times D \times V}{E_{1cm}^{1\%} \times l \times 标示量} \times 100\%$$

式中，A 为吸光度；D 为稀释倍数；V 为溶出介质体积，ml；l 为吸收池厚度，cm。

（3）其他 应符合片剂项下有关的各项规定，如重量差异检查和微生物限度检查等。

（四）含量测定 📱微课4

取本品 20 片，精密称定，研细，精密称取适量（约相当于对乙酰氨基酚 40mg），置 250ml 量瓶中，加 0.4% 氢氧化钠溶液 50ml 与水 50ml，振摇 15 分钟，用水稀释至刻度，摇匀，滤过，精密量取续滤液 5ml，置 100ml 量瓶中，加 0.4% 氢氧化钠溶液 10ml，加水至刻度，摇匀，照紫外 - 可见分光光度法，在 257nm 波长处测定吸光度，按 $C_8H_9NO_2$ 的吸收系数（$E_{1cm}^{1\%}$）为 715 计算，即得。本品含对乙酰氨基酚应为标示量的 95.0% ~ 105.0%。结果计算：

$$标示量(\%) = \frac{A \times 1\% \times V \times D \times 平均片重}{E_{1cm}^{1\%} \times m_S \times 标示量} \times 100\%$$

式中，A 为吸光度；V 为初配溶液体积，ml；D 为稀释倍数；m_S 为供试品取样量，g。

五、注意事项

1. 溶出介质在使用前需经过脱气处理，气泡的存在可产生干扰，影响测定结果。每个溶出杯里的溶出介质温差不得超过 0.5℃。投放每一个药片间隔时间是 30 秒，注意排气泡。在仪器开启的状态下取样，自取样至过滤应在 30 秒内完成。

2. 滤膜应浸渍在蒸馏水中，至少浸泡 24 小时。溶出实验结束后，用水冲洗篮轴、篮体。转篮必要时可用水或其他溶剂超声处理、洗净。

3. 称量应按《中国药典》规定要求。配制测定溶液时稀释转移次数应尽可能少，转移稀释时所取容积一般应不少于 5ml。含量测定时供试品应称取 2 份，平行操作。

4. 供试品溶液的吸光度以在 0.3 ~ 0.7 之间为宜，吸光度在此范围内误差较小。

六、思考题

1. 简述对乙酰氨基酚片鉴别的方法与原理。
2. 溶出度测定取样时，自取样至过滤为什么应在 30 秒钟内完成？

七、实训评价

表 13 - 4　对乙酰氨基酚片的质量检测实训评价参考表

评价内容	分值	目标要求	得分
实训态度	5 分	预习充分、实训认真、有安全防护意识、与他人合作良好	
仪器试剂准备	5 分	正确选用仪器、试剂，数量足够而不浪费	
性状	5 分	认真观察，正确记录	
鉴别	15 分	掌握定性实验的基本操作，熟悉红外分光光度计的基本操作方法，学会看红外吸收图谱	
检查	20 分	学会片剂重量差异检查的操作，熟悉高效液相色谱仪和溶出度仪的基本操作方法	
含量测定	30 分	正确取样，规范使用量瓶、移液管，熟练操作紫外 - 可见分光光度计，计算结果正确	
操作现场整理	5 分	操作台面整洁、仪器洗涤或复原、试剂及时归位	
数据记录及报告	15 分	记录及时完整，结果正确，按要求书写检验报告	
总计	100 分		

实训十八　维生素 C 注射液的质量检测 微课 5

PPT

一、目的要求

1. 掌握维生素 C 的鉴别、杂质检查和含量测定的原理及操作，并能进行有关计算。

2. 熟练掌握滴定管和移液管的使用。

3. 了解注射液含量测定时排除附加剂干扰的常用方法和操作技能。

二、基本原理

维生素 C 分子结构中的烯二醇基具有较强的还原性，可将亚甲蓝还原而褪色，可用于鉴别。在酸性溶液中，维生素 C 被碘定量氧化，可以用直接碘量法测定其含量。

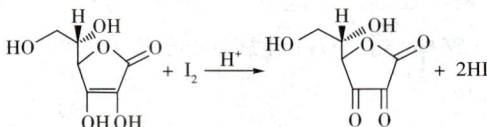

三、仪器与试剂

1. 仪器　恒温水浴箱，试管，展开缸，微量注射器，GF_{254} 薄层板，紫外灯（254nm），量筒（10ml、50ml、100ml 等），胶头滴管，刻度吸管（1ml），移液管（1ml、5ml、10ml），量瓶（25ml、50ml），酸式滴定管（25ml），碘量瓶（250ml），小烧杯，酸度计，饱和甘汞电极及玻璃电极，澄明度检测仪，电子天平（感量为 0.1mg），紫外 – 可见分光光度计，1cm 吸收池，量筒（量入型，规格 1ml、2ml、5ml 等，均应预经标化），注射器（2ml）及注射针头。

2. 试剂　0.1mol/L 盐酸溶液，0.05% 亚甲蓝乙醇溶液，乙酸乙酯，乙醇，磷酸盐标准缓冲液，苯二甲酸盐标准缓冲液，稀醋酸，氯化钙试液，丙酮，淀粉指示液，维生素 C 对照品，碘滴定液（0.05mol/L），草酸，维生素 C 注射液（规格为 1ml：0.25g、2ml：0.25g 或 2ml：0.1g）等。

四、实训内容

1. 性状　本品为无色至微黄色的澄明液体。

2. 鉴别

（1）取本品，用水稀释制成 1ml 含维生素 C 10mg 的溶液，取 4ml，加 0.1mol/L 的盐酸溶液 4ml，混匀，加 0.05% 亚甲蓝乙醇溶液 4 滴，置 40℃ 水浴中加热，3 分钟内溶液应由深蓝色变为浅蓝色或完全褪色。

（2）取本品，用水稀释制成 1ml 中约含维生素 C 1mg 的溶液，作为供试品溶液；另取维生素 C 对照品，加水溶解并稀释制成 1ml 中约含 1mg 的溶液，作为对照品溶液。照薄层色谱法试验，取上述两种溶液各 2μl，分别点于同一硅胶 GF_{254} 薄层板上，以乙酸乙酯 – 乙醇 – 水（5：4：1）为展开剂，展开，晾干，立即（1 小时内）置紫外光灯（254nm）下检视。供试品溶液所显主斑点的位置和颜色应与对照品溶液主斑点相同。

3. 检查

（1）pH 值　酸度计测定维生素 C 注射液的 pH 值应为 5.0 ~ 7.0。

（2）颜色　取本品，用水稀释制成每 1ml 含维生素 C 50mg 的溶液，照紫外 – 可见分光光度法（通则 0401），在 420nm 波长处测定，吸光度不得过 0.06。

（3）草酸　取本品，用水稀释制成每 1ml 中约含维生素 C 50mg 的溶液，精密量取 5ml，加稀醋酸 1ml 与氯化钙试液 0.5ml，摇匀，放置 1 小时，作为供试品溶液；精密称取草酸 75mg，置 500ml 量瓶中，加水溶解并稀释至刻度，摇匀，精密量取 5ml，加稀醋酸 1ml 与氯化钙试液 0.5ml，摇匀，放置 1 小时，作为对照溶液。供试品溶液产生的浑浊不得浓于对照溶液（0.3%）。

（4）细菌内毒素　取本品，依细菌内毒素检查法检查，每 1mg 维生素 C 中含内毒素量应小于 0.020EU。

（5）其他　应符合注射剂项下有关的各项规定，包括装量、可见异物、不溶性微粒、无菌检查等。

（四）含量测定

精密量取本品适量（约相当于维生素 C 0.2g），加水 15ml 与丙酮 2ml，摇匀，放置 5 分钟，加稀醋酸 4ml 与淀粉指示液 1ml，用碘滴定液（0.05mol/L）滴定，至溶液显蓝色并持续 30 秒钟不褪。每 1ml 碘滴定液（0.05mol/L）相当于 8.806mg 的 $C_6H_8O_6$。《中国药典》（2020 年版）规定本品含维生素 C（$C_6H_8O_6$）应为标示量的 93.0% ~ 107.0%。

平行操作 2 份，按下式计算本品含维生素 C 的标示百分含量。

$$标示量(\%) = \frac{TVF \times 10^{-3}}{V_S \times c_{标示}} \times 100\%$$

式中，T 为滴定度，mg/ml；V 为供试品消耗滴定液的体积，ml；F 为滴定液浓度校正因数；V_S 为供试品取样量，ml；$c_{标示}$ 为标示量，g/ml。

五、注意事项

1. 焦亚硫酸钠、亚硫酸氢钠或亚硫酸钠等抗氧剂可与丙酮或甲醛反应生成加成物，从而排除抗氧剂对测定的干扰。放置 5 分钟是为了使丙酮与供试品中的附加剂反应完全。

2. 虽然在酸性溶液中维生素 C 受空气中氧的氧化速度减慢，较为稳定，但供试品加稀醋酸后仍需立即滴定。

3. 用碘量瓶进行滴定操作，放置 5 分钟时应将碘量瓶瓶塞盖住，以避免空气中氧氧化维生素 C。

六、思考题

1. 维生素 C 注射液含量测定中加入丙酮的作用是什么？

2. 维生素 C 注射液全面质量分析包括哪些内容？

3. 若维生素 C 注射液的规格为 1ml : 0.25g，含量测定中规定精密量取本品适量（约相当于维生素 C 0.2g），如何操作？

七、实训评价

表 13-5　维生素 C 注射液的质量检测实训评价参考表

评价内容	分值	目标要求	得分
实训态度	5分	预习充分、实训认真、有安全防护意识、与他人合作良好	
仪器试剂准备	5分	正确选用仪器、试剂，数量足够而不浪费	
性状	5分	认真观察，正确记录	
鉴别	20分	掌握定性实验的基本操作，掌握薄层色谱鉴别的方法	
检查	20分	掌握注射剂的常规检查，掌握 pH 计的使用	
含量测定	25分	正确取样，滴定操作规范，计算和判断正确	
操作现场整理	5分	操作台面整洁、仪器洗涤或复原、试剂及时归位	
数据记录及报告	15分	记录及时完整，结果正确，按要求书写检验报告	
总计	100分		

目标检测

答案解析

一、单项选择题

1. 复方制剂的含量测定方法首选（　　）。

　　A. TLC 法　　　　　　　B. UV - Vis 法　　　　　C. HPLC 法　　　　　　D. GC 法

2.《中国药典》（2020 年版）中采用旋光法测定含量的药物是（　　）。

　　A. 葡萄糖注射液　　　B. 阿司匹林　　　　　C. 维生素 E　　　　　　D. 盐酸普鲁卡因

3. 片剂的标示量即（　　）。

　　A. 规格量　　　　　　B. 相对百分含量　　　C. 百分含量　　　　　D. 每片平均含量

4. 检查溶出度时，每个溶出杯内溶出液的温度应为（　　）。

　　A. 室温　　　　　　　B. 25℃　　　　　　　C. 30℃　　　　　　　　D.（37.0 ± 0.5）℃

5. 碘量法测定维生素 C 注射液时，如何消除抗氧剂亚硫酸氢钠的影响。（　　）

　　A. 滴定前加丙酮　　　B. 滴定前加乙醇　　　C. 滴定前加草酸　　　D. 滴定前加甲醛

6.《中国药典》规定，凡检查溶出度的制剂，可不再检查（　　）。

　　A. 主药含量测定　　　B. 崩解时限　　　　　C. 释放度　　　　　　D. 含量均匀度

二、配伍选择题

（1~4 共用备选答案）

　　片剂崩解时限要求：

　　A. 15 分钟崩解　　　B. 1 小时崩解　　　　C. 30 分钟崩解　　　D. 2 小时崩解

　　E. 在盐酸溶液（9→1000）中检查 2 小时，不得有裂缝、崩解或软化现象，在磷酸盐缓冲液（pH 6.8）中进行检查，1 小时内应全部崩解

1. 肠溶衣片（　　）

2. 糖衣片（　　）

3. 化药薄膜衣片（　　）

4. 普通片（　　）

（5～7 共用备选答案）

片剂或注射剂中常见辅料的干扰：

A. 糖类　　　　　　　　B. 溶剂水　　　　　　　　C. 硬脂酸镁

D. 溶剂油　　　　　　　E. 枸橼酸

5. 对高锰酸钾法有干扰（　　）

6. 对 EDTA 法有干扰（　　）

7. 对中和法有干扰（　　）

三、多项选择题

1. 测定含有亚硫酸氢钠等抗氧剂的制剂含量时，（　　）容量分析方法受干扰。

A. 中和法　　　　　　　B. 碘量法　　　　　　　　C. 铈量法

D. 重氮化法　　　　　　E. 配位滴定法

2. 用非水碱量法测定片剂含量时，排除硬脂酸镁的干扰可采用（　　）

A. 有机溶剂提取　　　　B. 加入还原剂　　　　　　C. 加入掩蔽剂

D. 加入氧化剂　　　　　E. 加有机碱中和

3. 片剂的常规检测项目有（　　）

A. 澄明度　　　　　　　B. 一般杂质检查　　　　　C. 崩解时限

D. 制剂生产和贮藏过程中引入的杂质　　　　　　　E. 重量差异

4. 《中国药典》（2020 年版）四部通则中收载的可见异物检查方法有（　　）

A. 显微计数法　　　　　B. 灯检法　　　　　　　　C. 目视检查法

D. 光阻法　　　　　　　E. 光散射法

四、计算题

1. 避光操作。取奋乃静片 1 片（规格 2mg），除去包衣后，置乳钵中，加水 5 滴，湿润后，研细，加溶剂（取乙醇 500ml，加 HCl 10ml，加水至 1000ml，摇匀）适量，研磨均匀，用溶剂定量转移至 50ml 量瓶中，充分振摇使奋乃静溶解，用溶剂稀释至刻度，摇匀，滤过，精密量取续滤液 1ml，置 10ml 量瓶中，用溶剂稀释至刻度，摇匀，作为供试品溶液。另取奋乃静对照品，精密称定，用上述溶剂溶解并定量稀释成每 1ml 中约含 4.0μg 的溶液，作为对照品溶液。取上述两种溶液，照紫外 – 可见分光光度法，在 255nm 的波长处分别测定吸光度。对照品溶液的吸光度值 0.368；10 片供试品的吸光度值分别为 0.351、0.365、0.358、0.371、0.362、0.354、0.363、0.355、0.369 和 0.361。判断该供试品的含量均匀度是否符合规定？

2. 取对乙酰氨基酚片（规格 0.3g），照溶出度测定法（第一法），以稀盐酸 24ml 加水至 1000ml 为溶出介质，转速为每分钟 100 转，依法操作，经 30 分钟时，取溶液滤过，精密量取续滤液 1ml，用 0.04% 氢氧化钠溶液稀释至 50ml，照紫外 – 可见分光光度法，在 257nm 的波长处测定吸光度，测得的吸光度值分别为：0.362、0.348、0.351、0.339、0.343、0.350。对乙酰氨基酚的百分吸收系数为 715。判断该供试品的溶出度是否符合规定？对乙酰氨基酚片的溶出限度为标示量的 80%。

3. 取阿司匹林肠溶片（规格 25mg）20 片，精密称定总重为 1.738g。充分研细，精密称取细粉 2 份，分别为 0.0348g、0.0354g，置 100ml 量瓶中，加 1% 冰醋酸甲醇溶液适量，强烈振摇使溶解，并稀释至刻度，滤过，精密量取续滤液 10μl，注入液相色谱仪，记录色谱图，供试品的峰面积分别为 310，314；另取阿司匹林对照品，精密称定，加 1% 冰醋酸甲醇溶液溶解并定量稀释制成每 1ml 中含 0.1mg 的溶液，同法测定。测得对照品平均峰面积为 301。按外标法以峰面积计算。本品含阿司匹林（$C_9H_8O_4$）应为标示量的 93.0% ~ 107.0%。判断阿司匹林肠溶片的含量是否符合规定。

书网融合……

| 知识回顾 | 微课1 | 微课2 | 微课3 | 微课4 | 微课5 | 习题 |

第十四章　中药制剂分析

学习引导

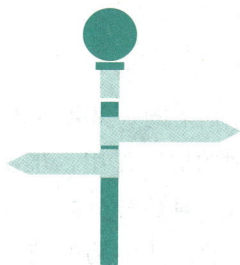

中药及其制剂是我国传统医学中独具特色的瑰宝，同时也契合国家卫生健康委员会近年来提出的大健康理念。但由于其组方复杂、有效成分难以确定、缺乏明确可控的质量标准，很少应用于世界发达国家的临床。2020年新冠肺炎疫情发生以来，中药及其制剂在此次疫情中起到积极有效的治疗作用，能缩短病人痊愈的时间、减少重症的转化率，为我国中医药国际化迎来了前所未有的历史机遇。这就意味着要尽早建立一个科学的、能够与国际标准接轨的中药质量标准，让中药成分和疗效"看得见、摸得着、说得清"。对抗新冠病毒，可以选用哪些中药制剂？如何控制这些中药制剂的质量？

本章介绍中药制剂分析的目的、意义及特点，中药制剂分析的基本程序和实例。

学习目标

1. **掌握**　中药制剂分析的目的及意义；中药制剂分析的特点。
2. **熟悉**　中药制剂的分类；中药制剂分析的基本程序。
3. **了解**　中药制剂分析实例。

第一节　概　述

PPT

一、中药制剂分析的目的和意义

中药制剂是指在中医药理论的指导下，以中药材为原料，按照规定的处方和制法加工成具有一定规格、剂型及功能主治的药品，中药制剂一般又称为中成药。中药制剂分析是以中医药理论为指导，应用现代分析理论和方法（包括化学、物理学、生物学和微生物学）研究和发展中药制剂质量控制的一门应用学科，是药物分析学科中的一个重要组成部分，也是药物分析学科中一个独具特色的分支学科。中药制剂质量的优劣，直接影响预防和治疗疾病的效果，关系人民的健康和生命安全。中药制剂分析的目的是保证中药制剂临床使用安全、合理有效。通过中药制剂的研究、生产、保管、供应及临床使用过程中，进行严格的分析检验，全面控制药品质量。中药制剂分析技术对于保证中药制剂安全、有效，促进中药质量控制标准化，中药成分、疗效清晰化，中药运用国际化具有重要意义。

二、中药制剂分类

《中国药典》一部将中药制剂分为两大类，分别是成方制剂和单味制剂。

（一）成方制剂

成方制剂指由两种或两种以上中药材（饮片）组成的制剂，《中国药典》中绝大多数中成药为成方制剂。

（二）单味制剂

单味制剂指只有一种中药材或饮片组成的制剂，《中国药典》中单味制剂有板蓝根颗粒、三七片、小儿敷脐止泻散、五味子糖浆等。

三、中药制剂分析的特点

1. 有效成分的非单一性 中药制剂一般由几味或十几味中药饮片组成，所产生的疗效不是某一单一成分作用的结果，也不是多个单一成分作用简单罗列的加和，而是各成分之间的协同作用，难以用某一种成分作为衡量其质量优劣的指标。因此，中药制剂的质量分析，应当是综合多种成分分析其质量。

2. 组方的原则性和规律性 中药制剂是严格按照中医理论和用药原则组方的，从中药的药性理论到组方配伍理论，始终体现着中医的整体观和辨证施治的理论原则。中药制剂各味药材在处方中所处的地位不同，有君、臣、佐、使之别。君药是组方中针对主病或主证起主要治疗作用，且药力居首的药物；臣药是辅助君药加强治疗主病或主证或是针对兼病或兼证起治疗作用的药物；佐药是协助君、臣药以加强治疗作用，或直接治疗次要兼证的药物；使药是引经药和调和药，能引方中诸药以达病所和调和诸药的作用，其在方中之药力较小，用量亦轻。中药制剂质量分析时，首先选择君药、贵重药及毒剧药着重进行分析，当君药无明显特征或有效成分难以确定时，才考虑分析臣药和其他药。其次对毒药、剧药成分进行检测，确保临床用药安全可靠。

3. 原料药材质量的差别性 同一中药制剂，所用原料药材的品种、规格、产地、生长环境、药用部位、采收季节、加工方法等均会影响中药有效成分的含量，从而影响中药制剂的质量。

4. 化学成分的复杂性及剂型的多样性 中药成分复杂多样，包括各类型的有机和无机化合物，不同成分的含量高低差别大，高者可达百分之几十，低者可至百万分之几，而且各成分之间还会相互影响，发生变化，另外，有一些中药的有效成分目前尚不十分清楚，给质量分析增加难度。中药制剂的剂型较多，各剂型制备方法不同，物理状态不同，决定了质量分析方法的多样性。在质量分析过程中除了考虑分析方法的专属性、灵敏度外，还需注意原料药材在制剂中的存在形式、各成分之间的干扰及辅料对测定的影响。如中药制剂中含有植物药材粉末，应用显微鉴别法观察组织特征；中药制剂中含有动植物药材提取物或浸出物，理化分析法是其主要分析方法；大多数中药制剂为了排除干扰，需要针对不同待测组分性质、剂型、辅料对供试品进行提取、分离、净化等预处理。

5. 分析方法的先进性 中药制剂的成分很复杂，因此对其分析方法要求专属性强、灵敏度高。《中国药典》（2020 年版）主要采用色谱法、液质联用技术、分子生物学检测技术及中药指纹图谱技术进行质量控制。目前，大多数中药制剂采用高效液相色谱法测定有效成分的含量。

HPLC 法与中药指纹图谱

中药指纹图谱是指某些中药经适当处理后，采用一定的分析手段（光谱、色谱等技术），得到能够表示其组分特征的色谱图和光谱图。中药指纹图谱就像人的指纹一样，是一种综合性的、可量化的鉴别手段，主要用于评价中药材、中药饮片以及中药制剂质量的真实性、优良性和稳定性，"整体性"和"特征性"为其显著特点。中药指纹图谱的系统性和特征性分析能有效地鉴别中药的品种、真伪、产地等，通过量化指纹图谱主要特征峰的面积、比例、吸收峰的强度、相似度等指标，确保中药及其制剂质量的相对一致性。目前，HPLC 法以其广泛的适应性、良好的分离效果、分析速度快、可以多种方法联用等特点，成为最常用的指纹图谱技术。

第二节　中药制剂分析的基本程序 微课1

中药制剂分析工作的基本程序包括：取样、供试品溶液的制备、鉴别、检查、含量测定、原始检验记录及检验报告书等六个步骤。

一、取样

1. 取样必须有科学性、真实性、代表性　取样的原则是均匀、合理。取样前应核对中药制剂的品名、生产厂家、规格等信息，检查包装的完好性，并填写取样记录。

2. 取样件数计算原则　按批取样，取样件数计算原则与化学药品检验原则一致。

3. 取样数量　一般取样的供试品数量应为完成检验项目所需数量的 3 倍。1/3 供检验项目，1/3 供复核用，1/3 为留样保存。留样保存一般至产品有效期后一年。

4. 取样方法　当药品包装为箱、袋且数量较大时，可随机抽取部分箱或袋，再用取样器从各箱（袋）的上、中、下等各部位取样。当药品为少量的粉末状或颗粒状，可采用四分法取样。将样品充分混匀后，摊成正方形或圆形，中间划"×"，使样品分为四等份，去对角的两份样品，反复数次至最后的取样量达到需求量即可。

二、供试品溶液的制备

中药制剂成分复杂，辅料也具有多样性，各成分之间往往存在干扰，具体必须根据待测成分的性质、中药制剂剂型特点选择合适的提取、分离纯化方法，保证在供试品溶液的制备过程中，待测成分不被破坏损失，以达到提取、分离、纯化、富集待测成分的目的。供试品溶液的制备大致遵循样品粉碎或分散、提取、纯化等操作步骤。

（一）样品粉碎或分散

中药制剂的剂型多为固体，一般应进行粉碎，增大比表面积，增加固体制剂与提取溶剂的接触面积，有利于待测成分的提取。粉碎方法见表 14-1。

表 14-1 部分中药固体制剂的粉碎方法

剂型		预处理方法
丸剂	蜜丸	剪碎或切碎，可加适量硅藻土研磨使分散
	水蜜丸、糊丸、浓缩丸	研碎或粉碎
	水丸	研细
	蜡丸	切碎，置烧杯中，加水 50ml 煮沸，保持微沸 10 分钟，置冰浴中放置 30 分钟，取出，除去蜡层，过滤
	滴丸	研碎
片剂		研细；若包衣有干扰，可去除包衣后再研细
锭剂		研碎或研细
栓剂		剪碎或切碎
颗粒剂、散剂、硬胶囊剂		本身颗粒较小，一般不需要研磨，可直接提取

即学即练 14-1

大蜜丸在粉碎时，为使其分散需加入（　　）

A. 硅胶　　　　　　　B. 硅藻土　　　　　　C. 细砂　　　　　　D. 氧化铝

答案解析

（二）提取方法

常用的提取方法有溶剂提取法、水蒸气蒸馏法和升华法。

1. 溶剂提取法　溶剂提取法是根据供试品中各待测成分的溶解性质，选用对待测成分溶解度大的溶剂，将其溶解分离出来的方法。包括：浸渍法、回流提取法、连续回流提取法、超声提取法等。溶剂的选择要注意以下三点：溶剂对待测成分溶解度大（相似相溶），对杂质溶解度小；溶剂不能与供试品中的成分起化学反应；溶剂要价廉、易得、使用安全。常用具体方法如下。

（1）浸渍法　分为冷浸法和温浸法。冷浸法是指将中药粉末或碎块加入适宜的溶剂，用合适的容器进行长时间浸渍，溶出其中有效成分的方法。本法比较简单易行，但提取效率低，分离效果较差，溶剂消耗较多，时间较长。温浸法是在一定温度下进行浸渍提取，提取效率较高，提取时间可以缩短。

（2）回流提取法　将样品置圆底烧瓶中，加入一定量的提取溶剂，连接回流冷凝器，进行加热回流提取的方法。回流时，溶剂浸过药材表面 1~2cm，在水浴中加热使溶剂回流，需保持溶剂沸腾，一般可更换溶剂重复提取 2~3 次，直至基本提尽有效成分。此法提取效率较浸渍法高，溶剂消耗较少。

（3）连续回流提取法　通常指采用索氏提取器进行提取的方法。将样品置于索氏提取器中，选用低沸点的溶剂（例如：乙醇、甲醇等）进行反复提取，蒸发的溶剂经冷凝流回样品管，因其中不含待测组分，可以重复使用。该方法提取效率高、节省溶剂，且操作简便，但是被提取成分应具有一定的热稳定性。

（4）超声提取法　是将样品置于适宜的容器中，加入提取溶剂，放入超声振动器中进行提取。超声波频率高于 2000Hz，有助溶作用，加速药物的溶出。超声提取法具有操作简单、提取时间短、提取效率高、可常温提取等优点，一般样品提取时间不超过 30 分钟，避免高温加热对有效成分的破坏。《中国药典》已广泛采用，绝大多数供试品溶液的制备采用超声波提取法，并对不同品种的提取功率、时间和频率做了相关规定。

2. 水蒸气蒸馏法　适用于提取具有挥发性，能随水蒸气蒸馏而不被破坏的成分。例如：水蒸气蒸馏法提取薄荷中的挥发油成分。

3. 升华法　固体物质受热直接变成气态的过程称为升华。适用于提取具有升华性质的成分，例如樟脑、咖啡因、冰片、部分香豆素类、有机酸类成分等。

（三）分离纯化方法

中药制剂样品提取液大多仍成分复杂，干扰大，被测成分含量低，还需进一步分离纯化。常用的分离纯化方法有萃取法、沉淀法、色谱法、超临界流体萃取法等。

1. 萃取法　萃取法不仅用于待测组分的提取，也可用于纯化。是利用溶质在互不相溶的两种溶剂中溶解度的不同，用一种溶剂把溶质从另一溶剂所组成的溶液里提取出来的方法。萃取时，使用分液漏斗，装置和操作简单，但提取效率低，须通过多次萃取提高提取效率。主要用于液体制剂中待测成分的提取。

2. 沉淀法　利用某些中药成分在某些溶剂中不溶解或与某试剂生成沉淀的特性，使其沉淀出来，过滤达到提取分离的目的。常用铅盐沉淀法、溶剂沉淀法。例如：橙皮苷、芦丁、黄芩苷等中药成分结构均属于黄酮类成分，结构中具有酚羟基，呈弱酸性，均易溶于碱性溶液，加入酸后可使之沉淀析出。

3. 色谱法　中药制剂分析中普遍使用柱色谱法进行分离纯化。《中国药典》（2020 年版）常用的吸附剂为中性氧化铝、D101 型大孔吸附树脂和聚酰胺，并对吸附剂的目数、重量、色谱柱内径、洗脱剂的种类和用量做了明确规定。

4. 超临界流体萃取法　是一种将超临界流体作为萃取剂，把一种成分从混合物中分离出来的技术。超临界流体是指当温度和压力到达物质的临界点时所形成的单一相态。最常用的超临界流体是二氧化碳（CO_2）。与传统的提取分离法相比较，该方法可在近常温常压条件下提取分离不同极性、不同沸点的化合物，几乎保留产品中全部有效成分，减少有机溶剂残留；产品纯度高，提取效率高，操作简单，节能；通过改变萃取压力、温度或添加适当的夹带剂，提高对有效成分的溶解性和选择性。适用于提取对热不稳定或易被氧化的成分。可广泛应用于中药生物碱、醌类、黄酮类、皂苷、多糖及挥发油等成分的提取分离。例如：超临界 CO_2 流体萃取法提取红豆杉中的紫杉醇。

三、鉴别　微课2

中药制剂的鉴别是利用中药制剂中各单味药材的形态、组织特征及所含化学成分的结构特性、物理化学性质等，采用多种方法来判断中药制剂的真伪。主要包括性状鉴别、显微鉴别、理化鉴别。

（一）性状鉴别

性状是指中药制剂除去包装后的颜色、形态、气味等特征，能初步反映制剂的质量。片剂、丸剂还应包括除去包衣后的片心、丸心的性状。例如：牛黄解毒丸应为棕黄色大蜜丸；有冰片香气，味微甜而后苦、辛。复方丹参片除去糖衣后，片心呈棕色至棕褐色、气芳香，味微苦。中药制剂的物理常数测定，也属于性状检验，例如折光率、比旋度、凝点、熔点、相对密度等。

（二）显微鉴别

显微鉴别是利用显微镜来观察中药制剂中原药材的组织构造、细胞形状或内含物等微观特征，从而鉴别制剂的处方组成，适用于包含原药材粉末的中药制剂。一般应先将中药制剂经过适当的处理后制成显微片进行观察。在选择某个制剂的显微鉴别特征时，通常选择易于观察，且与处方中其他药味无交叉干扰的显微特征作为鉴别依据。例如：《中国药典》银翘解毒片的显微鉴别：金银花特征：花粉粒类球形，直径约 $76\mu m$，外壁有刺状雕纹，具 3 个萌发孔；草酸钙簇晶成片，直径 $5\sim17\mu m$，存在于薄壁细胞中；桔梗特征：联结乳管直径 $14\sim25\mu m$，含淡黄色颗粒状物。

（三）理化鉴别

理化鉴别法是根据中药制剂中所含有效成分的理化性质，利用物理、化学或物理化学的方法对其进行定性鉴别。主要方法包括：化学鉴别法、升华法、光谱法、色谱法、X 射线衍射分析、指纹图谱技术等。

1. 化学鉴别法 是利用中药制剂中单一药味中的化学成分或成分群与适宜试剂发生化学反应，根据生成沉淀、颜色变化、气体、荧光等现象来判断该药味或成分（群）的存在，以此判断该制剂的真伪。由于中药制剂成分复杂、色泽较深，通常必须先对供试品进行预处理。如七厘散的化学鉴别：取本品 0.2g，加乙醇 2ml，振摇，滤过。取滤液 5 滴，置白瓷皿中，加 1% 盐酸溶液 3 滴与 0.5% 对二甲氨基苯甲醛的乙醇溶液 2ml，置水浴上加热，溶液周围应显紫色或紫红色。

2. 光谱法 利用中药制剂中的化学成分具有吸收或发射特定波长光的性质，通过测定其吸收或发射光谱，对其进行鉴别。包括荧光法、紫外 – 可见分光光度法、红外分光光度法等。例如：血脂康片的鉴别：取〔含量测定〕项下的供试品溶液 1ml，置 10ml 量瓶中，加甲醇稀释至刻度，摇匀。照紫外 – 可见分光光度法测定，在 230nm、237nm 与 246nm 的波长处有最大吸收。

3. 色谱法 包括纸色谱法、薄层色谱法、气相色谱法、高效液相色谱法等，其中薄层色谱法由于装置简易、操作简单、快速，最为常用。薄层色谱虽具有一定的分离能力，但是由于中药制剂成分复杂，故一般需选择合适的预处理方法，对待鉴别的成分进行提取分离后再制备成供试品溶液。《中国药典》中利用薄层色谱法鉴别中药制剂时，根据选用对照品的方法不同，分为以下 3 种。

（1）对照品法 利用中药制剂中某一药材的某一有效成分或指标性的对照品来鉴别中药制剂中是否含有此药材。该法不适用于几种药材含有同一有效成分。例如：可利用黄连中含小檗碱，将含有黄连的中药制剂制成供试品溶液，与小檗碱对照品溶液点于同一薄层板上，展开。通过判断供试品溶液是否含有与对照品溶液颜色、R_f 值相同的斑点，判断供试品是否含有黄连。若供试品中同时含有黄柏，则此法不可用。

（2）对照药材法 将供试品溶液与对照药材制成的溶液点于同一薄层板上。将两者的薄层色谱进行对比，来鉴别中药制剂中是否含有此药材。此方法体现了中药整体性的特点，极大地提高了中药制剂鉴别的专属性。

（3）对照品和对照药材同时对照法 将供试品溶液、有效成分或指标性成分对应的化学对照品、对照药材溶液点于同一薄层板上。要求供试品的色谱图不但要含有与化学对照品一致的斑点，还要与对照药材的色谱图一致，进一步提高了鉴别的专属性。

例如《中国药典》香砂六君丸的薄层色谱法鉴别：对照品（橙皮苷）法鉴别陈皮，对照药材法鉴别炒白术、木香、党参,对照品(甘草苷)和对照药材(甘草)同时对照法鉴别炙甘草。

四、检查

中药制剂的检查,分为杂质检查和常规检查。

(一)杂质检查

中药制剂的杂质是指中药制剂中存在的无治疗作用且或影响中药制剂疗效和稳定性甚至对人体健康有害的物质。杂质的种类和含量高低与中药制剂的安全性有密切关系,是评价其质量的重要指标之一。

中药制剂的杂质也分为一般杂质和特殊杂质。《中国药典》四部的限量检查法对一般杂质的检查方法进行了详细规定。特殊杂质是指在中药制剂的生产、贮藏过程中,由中药原材料带入,受生产工艺、药材稳定性、贮藏条件等因素影响而产生的杂质。例如:附子理中丸中的乌头碱、三黄片中的土大黄苷均属于特殊杂质。

《中国药典》收载的中药制剂的一般杂质检查项目主要有灰分、重金属、砷盐、农药残留量等。

1. 灰分测定法 包括总灰分测定法和酸不溶性灰分测定法。中药制剂经粉碎加热后,高温炽灼,有机物全部氧化分解成二氧化碳、水等,无机物灰化而残留成为总灰分。总灰分除包含药物本身所含无机盐(即生理灰分)外,还包含外来掺杂物,如泥土、砂石等无机杂质。同一种中药材,在无外来掺杂物时,有相对固定的总灰分含量范围,检查中药制剂的总灰分,对于保证中药制剂的纯度有一定意义。总灰分加盐酸处理,得到不溶于酸的灰分,即为酸不溶性灰分。酸不溶性灰分适用于生理灰分含量差异较大,特别是含草酸钙结晶较多的中药制剂,草酸钙结晶能溶于酸,而外来掺杂物泥土、砂石不溶于酸。因此,酸不溶性灰分能准确表明中药制剂中泥土、砂石等的掺杂程度。

(1)总灰分测定法 供试品须粉碎,使能通过二号筛,混合均匀后,取供试品2~3g(如须测定酸不溶性灰分,可取供试品3~5g),置炽灼至恒重的坩埚中,称定重量(准确至0.01g),缓缓炽热,注意避免燃烧,至完全炭化时,逐渐升高温度至500~600℃,使完全灰化并至恒重。根据残渣重量,计算供试品中总灰分的含量(%)。如供试品不易灰化,可将坩埚放冷,加热水或10%硝酸铵溶液2ml,使残渣湿润,然后置水浴上蒸干,残渣照前法炽灼,至坩埚内容物完全灰化。

(2)酸不溶性灰分测定法 取上项所得的灰分,在坩埚中小心加入稀盐酸约10ml,用表面皿覆盖坩埚,置水浴上加热10分钟,表面皿用热水5ml冲洗,洗液并入坩埚中,用无灰滤纸滤过,坩埚内的残渣用水洗于滤纸上,并洗涤至洗液不显氯化物反应为止。滤渣连同滤纸移置同一坩埚中,干燥,炽灼至恒重。根据残渣重量,计算供试品中酸不溶性灰分的含量(%)。

2. 农药残留量测定法 中药制剂中的农药残留主要来源于中药原材料种植期间人工喷洒、土壤残留。《中国药典》规定用气相色谱法和质谱法测定药材、饮片及制剂中部分农药残留量。分为4种方法。

第一法为有机氯类农药残留量测定法(色谱法),例如:六六六、滴滴涕、五氯硝基苯等。

第二法为有机磷类农药残留量测定法(色谱法),例如:对硫磷、甲基对硫磷、乐果、氧化乐果、甲胺磷、久效磷、二嗪磷、乙硫磷、马拉硫磷、杀扑磷、敌敌畏、乙酰甲胺磷等。

第三法为拟除虫菊酯类农药残留量测定法(色谱法),例如:氯氰菊酯、氰戊菊酯及溴氰菊酯等。

第四法为农药多残留量测定法(质谱法),包括气相色谱-串联质谱法、液相色谱-串联质谱法。

(二)常规检查

常规检查是根据中药制剂剂型特点进行的检查项目。目的是保证中药制剂的安全性、稳定性、有效性。主要项目包括：水分、重量差异、崩解时限、pH 值、相对密度、乙醇含量、可见异物等十多项。不同中药制剂常规检查的项目、标准要求均不同，在《中国药典》四部制剂通则（0100）中，详细列出了各种制剂对应的检查项目，并作出了相应的规定。

五、含量测定

含量测定是评价中药制剂内在质量的重要方法，应用化学分析法或仪器分析法对制剂中有效成分或指标性成分进行定量分析，以保证临床用药的有效性。《中国药典》中成方制剂和单味制剂的含量，除另有规定外，一般按每一计量单位（1 丸、1 片、1 袋、1ml 等）的重量计，单位为毫克（mg）。

凡是可用于化学药品含量测定的方法均可用于中药制剂含量测定。分为化学分析法、仪器分析法。

1. 化学分析法 包括：滴定分析法、重量分析法。所用仪器简单、结果准确、灵敏度较仪器分析方法差。适用于测定含量较高的组分，如有机酸、生物碱类。如止喘灵注射液（处方：麻黄、洋金花、苦杏仁、连翘）的总生物碱含量测定：精密量取本品 10ml，加 1mol/L 氢氧化钠溶液 0.5ml，用三氯甲烷提取 4 次（10ml，10ml，5ml，5ml），合并三氯甲烷液，置具塞锥形瓶中，精密加硫酸滴定液（0.01mol/L）10ml 及新沸过的冷水 10ml，充分振摇，加茜素磺酸钠指示液 1~2 滴，用氢氧化钠滴定液（0.02mol/L）滴定至淡红色，并将滴定结果用空白试验校正。每 1ml 硫酸滴定液（0.01mol/L）相当于 3.305mg 的麻黄碱（$C_{10}H_{15}NO$）。

本品每 1ml 含总生物碱以麻黄碱（$C_{10}H_{15}NO$）计，应为 0.50~0.80mg。

2. 仪器分析法 包括光谱法、色谱法、电化学法、质谱法、联用技术等，仪器分析法具有灵敏度高、结果较准确、快速、仪器自动化程度高等优点，在中药制剂分析中应用越来越广泛。

▶▶ 实例分析

实例 复方丹参丸采用高效液相色谱法测定丹参酮 II_A 的含量。色谱条件为以十八烷基硅烷键合硅胶为填充剂；以甲醇 – 水（73：27）为流动相；检测波长为 270nm。取丹参酮 II_A 对照品适量，精密称定，置棕色量瓶中，加甲醇制成每 1ml 含 20μg 的溶液，即得对照品溶液。取本品适量，研细，取约 0.2g，精密称定，置具塞棕色瓶中，精密加入甲醇 25ml，密塞，称定重量，超声处理（功率 250W，频率 33kHz）15 分钟，放冷，再称定重量，用甲醇补足减失的重量，摇匀，滤过，取续滤液，即得供试品溶液。分别精密吸取对照品溶液与供试品溶液各 10μl，注入液相色谱仪，测定，即得。本品每 1g 含丹参以丹参酮 II_A（$C_{19}H_{18}O_3$）计，不得少于 0.60mg 或 0.86mg。

问题 1. 高效液相色谱法测定复方丹参丸中丹参酮 II_A 的含量用的是内标法还是外标法？

2. 应如何配制每 1ml 含 20μg 对照品溶液？

答案解析

六、检验记录与检验报告书

与化学药品检测一样，中药制剂分析的过程中也要进行实时、真实、无误、完整、齐全的记录，并保存各检验项目的原始检验记录，包括打印的图谱、保存的照片等，并根据原始检验记录出具检验报告书。检验报告书是对中药制剂质量作出的技术鉴定，具有法律效力。原始检验记录与检验报告书数据修约、记录、填写、修改、复核等具体原则均与化学药品一致，并保存至药品有效期后 1 年。

第三节 中药制剂分析实例

PPT

一、六味地黄丸的质量分析

1. 处方 熟地黄 160g、酒萸肉 80g、牡丹皮 60g、山药 80g、茯苓 60g、泽泻 60g。

2. 制法 以上六味，粉碎成细粉，过筛，混匀。用乙醇泛丸，干燥，制成水丸；或每 100g 粉末加炼蜜 35～50g 与适量的水，制丸，干燥，制成水蜜丸；或加炼蜜 80～110g 制成小蜜丸或大蜜丸，即得。

3. 性状 本品为棕黑色的水丸、水蜜丸、棕褐色至黑褐色的小蜜丸或大蜜丸；味甜而酸。

4. 鉴别

（1）取本品，置显微镜下观察：淀粉粒三角状卵形或矩圆形，直径 24～40μm，脐点短缝状或人字状（山药）。不规则分枝状团块无色，遇水合氯醛试液溶化；菌丝无色，直径 4～6μm（茯苓）。薄壁组织灰棕色至黑棕色，细胞多皱缩，内含棕色核状物（熟地黄）。草酸钙簇晶存在于无色薄壁细胞中，有时数个排列成行（牡丹皮）。果皮表皮细胞橙黄色，表面观类多角形，垂周壁连珠状增厚（酒萸肉）。薄壁细胞类圆形，有椭圆形纹孔，集成纹孔群；内皮层细胞垂周壁波状弯曲，较厚，木化，有稀疏细孔沟（泽泻）。

（2）取本品水丸 3g，水蜜丸 4g，研细；或取小蜜丸或大蜜丸 6g，剪碎。加甲醇 25ml，超声处理 30 分钟，滤过，滤液蒸干，残渣加水 20ml 使溶解，用正丁醇 - 乙酸乙酯（1∶1）混合溶液振摇提取 2 次，每次 20ml，合并提取液，用氨溶液（1→10）20ml 洗涤，弃去氨液，正丁醇液蒸干，残渣加甲醇 1ml 使溶解，作为供试品溶液。另取莫诺苷对照品、马钱苷对照品，加甲醇制成每 1ml 各含 2mg 的混合溶液，作为对照品溶液。照薄层色谱法试验，吸取供试品溶液 5μl，对照品溶液 2μl，分别点于同一块硅胶 G 薄层板上，以三氯甲烷 - 甲醇（3∶1）为展开剂，展开，取出，晾干，喷以 10% 硫酸乙醇溶液，在 105℃加热至斑点显色清晰，紫外光灯（365nm）下检视。供试品色谱中，在与对照品色谱相应位置上显相同颜色的荧光斑点。

（3）取本品水丸 4.5g，水蜜丸 6g，研细；或取小蜜丸或大蜜丸 9g，剪碎，加硅藻土 4g 研匀。加乙醚 40ml，回流 1 小时，滤过，滤液挥去乙醚，残渣加丙酮 1ml 使溶解，作为供试品溶液。另取丹皮酚对照品，加丙酮制成每 1ml 含 1mg 的溶液，作为对照品溶液。照薄层色谱法试验，吸取上述两种溶液各 10μl，分别点于同一硅胶 G 薄层板上，以环己烷 - 乙酸乙酯（3∶1）为展开剂，展开，取出，晾干，喷以盐酸酸性 5% 三氯化铁乙醇溶液，加热至斑点显色清晰。供试品色谱中，在与对照品色谱相应位置上，显相同颜色的斑点。

（4）取本品水丸 4.5g，水蜜丸 6g，研细；或取小蜜丸或大蜜丸 9g，剪碎，加硅藻土 4g，研匀。加乙酸乙酯 40ml，加热回流 20 分钟，放冷，滤过，滤液浓缩至约 0.5ml，作为供试品溶液。另取泽泻对照药材 0.5g，加乙酸乙酯 40ml，同法制成对照药材溶液。照薄层色谱法试验，吸取上述两种溶液各 5～10μl，分别点于同一硅胶 G 薄层板上，以三氯甲烷 - 乙酸乙酯 - 甲酸（12∶7∶1）为展开剂，展开，取出，晾干，喷以 10% 硫酸乙醇溶液，在 105℃加热至斑点显色清晰。供试品色谱中，在与对照药材色谱相应位置上，显相同颜色的斑点。

5. 检查 应符合丸剂项下有关的各项规定（通则 0108）。

6. 含量测定 照高效液相色谱法测定。

（1）色谱条件与系统适用性试验 以十八烷基硅烷键合硅胶为填充剂；以乙腈为流动相A，以0.3%磷酸溶液为流动相B，按表14-2中的规定进行梯度洗脱；莫诺苷和马钱苷检测波长为240nm，丹皮酚检测波长为274nm；柱温为40℃。理论板数按莫诺苷、马钱苷峰计算均应不低于4000。

表14-2 六味地黄丸含量测定流动相比例表

时间（分钟）	流动相A（%）	流动相B（%）
0~5	5→8	95→92
5~20	8	92
20~35	8→20	92→80
35~45	20→60	80→40
45~55	60	40

（2）对照品溶液的制备 取莫诺苷对照品、马钱苷对照品和丹皮酚对照品适量，精密称定，加50%甲醇制成每1ml含莫诺苷与马钱苷各20μg、含丹皮酚45μg的混合溶液，即得。

（3）供试品溶液的制备 取水丸研细，取约0.5g，或取水蜜丸研细，取约0.7g，精密称定；或取小蜜丸或重量差异项下的大蜜丸，剪碎，取约1g，精密称定。置具塞锥形瓶中，精密加入50%甲醇25ml，密塞，称定重量，加热回流1小时，放冷，再称定重量，用50%甲醇补足减失的重量，摇匀，滤过。取续滤液，即得。

（4）测定法 分别精密吸取对照品溶液与供试品溶液各10μl，注入液相色谱仪，测定，即得。

本品含酒萸肉以莫诺苷（$C_{17}H_{26}O_{11}$）和马钱苷（$C_{17}H_{26}O_{10}$）的总量计，水丸每1g不得少于0.90mg；水蜜丸每1g不得少于0.75mg；小蜜丸每1g不得少于0.50mg；大蜜丸每丸不得少于4.5mg。含牡丹皮以丹皮酚（$C_9H_{10}O_3$）计，水丸每1g不得少于1.3mg；水蜜丸每1g不得少于1.05mg；小蜜丸每1g不得少于0.70mg；大蜜丸每丸不得少于6.3mg。

7. 六味地黄丸质量标准解析

（1）组方分析 六味地黄丸是滋阴补肾的经典名方。其中，熟地黄为君药，滋阴补肾；辅以山茱萸（臣药），主入肝经，补养肝肾；辅以山药（臣药），主入脾经，补益脾阴，共为臣药。三药配伍，滋补肝脾肾，为"三补"。泽泻（佐药）配熟地黄泻肾降浊；丹皮（佐药）配山茱萸清泻肝火；茯苓（佐药）配山药淡渗脾湿，为"三泻"。六药相配，三补三泻，补泻并用，相辅相成，补药用量重于泻药，是以滋补为主。

（2）薄层色谱鉴别 《中国药典》（2020年版）对丹皮中的丹皮酚、泽泻、莫诺苷和马钱苷进行薄层鉴别。莫诺苷和马钱苷是酒萸肉（山茱萸炮制品）中主要的环烯醚萜类成分，也是其主要的活性成分，不稳定，故采用甲醇超声提取，正丁醇-乙酸乙酯萃取的方法提取后进行薄层鉴别。

（3）含量测定 《中国药典》（2020年版）采用高效液相色谱梯度洗脱的方法同时测定莫诺苷、马钱苷和丹皮酚三个活性成分，但是含量测定方法仍旧缺乏对君药"熟地黄"中活性成分的质量控制方法，仍需进一步完善。

二、板蓝根颗粒的质量分析

1. 处方 板蓝根1400g。

2. 制法　取板蓝根，加水煎煮二次，第一次 2 小时，第二次 1 小时，煎液滤过，滤液合并，浓缩至相对密度约为 1.20（50℃）的清膏，加乙醇使含醇量达 60%，静置使沉淀，取上清液，回收乙醇并浓缩至适量，加入适量的蔗糖粉和糊精，制成颗粒，干燥，制成 1000g；或加入适量的糊精、或适量的糊精和甜味剂，制成颗粒，干燥，制成 600g；或回收乙醇并浓缩至相对密度约为 1.25（60～65℃）的清膏，干燥，取干膏加入适量的甜味剂，制成颗粒，干燥，制成 500g；或回收乙醇并浓缩至相对密度约为 1.10（50℃）的清膏，喷雾干燥，取干浸膏粉加入适量的麦芽糊精、糊精和甜菊素，混匀，制成颗粒，干燥，制成 360g；或回收乙醇并浓缩至相对密度为 1.32～1.35（60℃），干燥，粉碎，加入适量的淀粉及湿润剂，混匀，制成颗粒，干燥，制成 200g，即得。

3. 性状　本品为浅棕黄色至棕褐色的颗粒；味甜、微苦，或味微苦。

4. 鉴别

（1）取本品适量（相当于饮片 2.8g），研细，加乙醇 10ml，超声处理 30 分钟，滤过，滤液浓缩至 2ml，作为供试品溶液。另取板蓝根对照药材 0.5g，加乙醇 20ml，同法制成对照药材溶液。再取 L－脯氨酸对照品、精氨酸对照品、亮氨酸对照品，分别加乙醇制成每 1ml 各含 1mg 的溶液，作为对照品溶液。照薄层色谱法试验，吸取上述五种溶液各 2～5μl，分别点于同一硅胶 G 薄层板上，以正丁醇－冰醋酸－水（19：5：5）为展开剂，展开，取出，晾干，喷以茚三酮试液，在 105℃加热至斑点显色清晰，置日光下检视。供试品色谱中，在与对照药材色谱和对照品色谱相应的位置上，显相同颜色的斑点。

（2）取尿苷对照品、鸟苷对照品、（R，S）－告依春对照品及腺苷对照品，加 5% 甲醇制成每 1ml 含尿苷、鸟苷、（R，S）－告依春各 20μg 及腺苷 25μg 的混合溶液，作为对照品溶液。照〔含量测定〕项下的方法试验，吸取上述对照品溶液及〔含量测定〕项下的供试品溶液各 5～10μl，注入液相色谱仪，记录色谱图。供试品色谱中，应呈现与对照品色谱峰保留时间相对应的色谱峰。

5. 检查　应符合颗粒剂项下有关的各项规定。

6. 含量测定　照高效液相色谱法测定。

（1）色谱条件与系统适用性试验　以十八烷基硅烷键合硅胶为填充剂；以甲醇为流动相 A，以水为流动相 B，按《中国药典》规定进行梯度洗脱；流速为每分钟 0.8ml；柱温为 30℃，检测波长为 254nm。理论板数按尿苷峰计算应不低于 10000。

（2）对照品溶液的制备　取尿苷对照品、鸟苷对照品及腺苷对照品适量，精密称定，加 5% 甲醇制成每 1ml 含尿苷 20μg、鸟苷 20μg 及腺苷 25μg 的混合溶液，即得。

（3）供试品溶液的制备　取装量差异项下的本品，研细，取适量（约相当于饮片 1.4g），精密称定，置具塞锥形瓶中，精密加入 5% 甲醇 10ml，密塞，称定重量，超声处理（功率 500W，频率 40kHz）5 分钟，放冷，再称定重量，用 5% 甲醇补足减失的重量，摇匀，滤过，取续滤液，即得。

（4）测定法　分别精密吸取对照品溶液与供试品溶液各 5～10μl，注入液相色谱仪，测定，即得。

本品每袋含板蓝根以尿苷（$C_9H_{12}N_2O_6$）、鸟苷（$C_{10}H_{13}N_5O_5$）、腺苷（$C_{10}H_{13}N_5O_4$）的总量计，不得少于 0.70mg 或 1.4mg。

7. 板蓝根颗粒的质量标准解析

（1）有效成分的鉴别和含量测定　板蓝根，作为板蓝根颗粒中唯一的一味药材，具有清热解毒，凉血利咽功效。板蓝根原药材的质量直接关系到制剂质量的好坏。研究表明，板蓝根中的氨基酸类成分（R，S）－告依春是其抗病毒的有效成分。《中国药典》（2015 年版）采用薄层色谱鉴别法，仅对板蓝根中的亮氨酸、精氨酸和对照药材进行鉴别，成品质量控制性不强。《中国药典》（2020 年版）在氨基酸鉴别项下增加了对 L-脯氨酸的鉴别,同时又通过高效液相色谱法对制剂中具有抗炎作用的成分腺苷及板蓝根专属抗病毒成分(R, S)-告依春进行了鉴别,进一步增强了鉴别的专属性。

(2)检查 要求应符合颗粒剂项下有关的各项规定。主要包括:粒度、水分、溶化性、装量差异(单剂量包装者)或装量(多剂量包装者)、微生物限度(以动物、植物、矿物质来源的非单体成分制成的颗粒剂)。按此规定,板蓝根颗粒应检查全部项目。

(3)含量测定 《中国药典》(2020年版)新增含量测定,采用高效液相色谱法测定尿苷、鸟苷、腺苷的含量,并以尿苷、鸟苷、腺苷的总量计算含量。该含量测定方法的建立完善了板蓝根颗粒的质量标准,进一步提升了中药制剂的安全性和有效性。

三、牛黄解毒片的质量分析

1. 处方 人工牛黄 5g,雄黄 50g,石膏 200g,大黄 200g,黄芩 150g,桔梗 100g,冰片 25g,甘草 50g。

2. 制法 以上八味,雄黄水飞成极细粉;大黄粉碎成细粉;人工牛黄、冰片研细;其余黄芩等四味加水煎煮二次,每次 2 小时,滤过,合并滤液,滤液浓缩成稠膏或干燥成干浸膏,加入大黄、雄黄粉末,制粒,干燥,再加入人工牛黄、冰片粉末,混匀,压制成 1000 片(大片)或 1500 片(小片),或包糖衣或薄膜衣,即得。

3. 性状 本品为素片、糖衣片或薄膜衣片,素片或包衣片除去包衣后显棕黄色;有冰片香气,味微苦、辛。

4. 鉴别

(1)取本品,置显微镜下观察:草酸钙簇晶大,直径 60~140μm(大黄)。不规则碎块金黄色或橙黄色,有光泽(雄黄)。

(2)取本品 2 片(包衣片除去包衣),研细,加入石油醚(60~90℃)20ml,超声处理 30 分钟,滤过,滤液自然挥干(滤渣备用),残渣加乙酸乙酯 1ml 使溶解,作为供试品溶液。另取冰片对照品,加甲醇制成每 1ml 含 1mg 的溶液,作为对照品溶液。照薄层色谱法试验,吸取供试品溶液 2μl,对照品溶液 5μl,分别点于同一硅胶 G 薄层板上,以环己烷-乙酸乙酯(17∶3)为展开剂,展开,取出,晾干,喷以 5% 香草醛硫酸溶液,在 105℃加热至斑点显色清晰,供试品色谱中,在与对照品色谱相应的位置上,显相同颜色的斑点。

(3)取〔鉴别〕(2)项下的备用滤渣,挥干溶剂,加二氯甲烷 20ml,超声处理 30 分钟,滤过,滤液蒸干(滤渣备用),残渣加乙酸乙酯 1ml 使溶解,作为供试品溶液。另取大黄对照药材 0.1g,加二氯甲烷 20ml,同法制成对照药材溶液。照薄层色谱法试验,吸取上述两种溶液各 4μl,分别点于同一硅胶 G 薄层板上,以石油醚(60~90℃)-甲酸乙酯-甲酸(15∶5∶1)的上层溶液为展开剂,展开,取出,晾干,置紫外光灯(365nm)下检视。供试品色谱中,在与对照药材色谱相应的位置上,显相同的 4 个橙黄色荧光斑点。

(4)取〔鉴别〕(3)项下的备用滤渣,挥干溶剂,加甲醇 20ml,超声处理 30 分钟,滤过,滤液蒸干,残渣加甲醇 2ml 使溶解,作为供试品溶液。另取人工牛黄对照药材 5mg,加甲醇 20ml,同法制成对照药材溶液;取胆酸对照品和黄芩苷对照品,分别加甲醇制成每 1ml 含 1mg 的溶液,作为对照品溶液。照薄层色谱法试验,吸取上述四种溶液各 2μl,分别点于同一硅胶 G 薄层板上,以二氯甲烷-乙酸乙酯-甲醇-甲酸-水(7∶3∶1.3∶1∶1)的下层溶液为展开剂,展开,取出,晾干,置日光下检视。

供试品色谱中，在与黄芩苷对照品色谱相应的位置上，显相同颜色的斑点；然后喷以 10% 硫酸乙醇溶液，在 105℃ 加热约 10 分钟，置紫外光灯（365nm）下检视。供试品色谱中，在与人工牛黄对照药材色谱和胆酸对照品色谱相应的位置上，显相同颜色的荧光斑点。

5. 检查

（1）三氧化二砷　取本品适量（包衣片除去包衣），研细，精密称取 1.52g，加稀盐酸 20ml，时时搅拌 1 小时，滤过，残渣用稀盐酸洗涤 2 次，每次 10ml，搅拌 10 分钟，洗液与滤液合并，置 500ml 量瓶中，加水稀释至刻度，摇匀。精密量取 5ml，置 10ml 量瓶中，加水至刻度，摇匀。精密量取 2ml，加盐酸 5ml 与水 21ml，照砷盐检查法检查，所显砷斑颜色不得深于标准砷斑。

（2）其他　应符合片剂项下有关的各项规定。

6. 含量测定　照高效液相色谱法测定。

（1）色谱条件与系统适用性试验　以十八烷基硅烷键合硅胶为填充剂；以甲醇 – 水 – 磷酸（45：55：0.2）为流动相；检测波长为 315nm。理论板数按黄芩苷峰计算应不低于 3000。

（2）溶液的制备

①对照品溶液　取黄芩苷对照品适量，精密称定，加甲醇制成每 1ml 含 30μg 的溶液，即得。

②供试品溶液　取本品 20 片（包衣片除去包衣），精密称定，研细，取约 0.6g，精密称定，置具塞锥形瓶中，加 70% 乙醇 30ml，超声处理（功率 250W，频率 33kHz）20 分钟，放冷，滤过，滤液置 100ml 量瓶中，用少量 70% 乙醇分次洗涤容器和残渣，洗液滤入同一量瓶中，加 70% 乙醇至刻度，摇匀，精密量取 2ml，置 10ml 量瓶中，加 70% 乙醇至刻度，摇匀，滤过，即得。

（3）测定法　分别精密吸取对照品溶液 5μl 与供试品溶液 10μl，注入液相色谱仪，测定，即得。

本品每片含黄芩以黄芩苷（$C_{21}H_{18}O_{11}$）计，小片不得少于 3.0mg；大片不得少于 4.5mg。

7. 牛黄解毒片质量标准解析

（1）组方分析　牛黄解毒片属于临床需求量大的重点品种。方中牛黄善清热凉心解毒，为君药。辅以生石膏，清热泻火；黄芩清热燥湿；大黄泻下通便，导热外出，三者共为臣药，清中上焦热毒。雄黄、冰片清热解毒，消肿散结；桔梗宣肺利咽，共为佐药。甘草味甘性平，调和诸药，为使药。诸药相配，共奏清热解毒泻火之效。

（2）鉴别　在《中国药典》（2015 年版）中牛黄解毒片鉴别项下收录了 5 个薄层色谱鉴别项目，用于鉴别方中的 5 味中药材及其有效成分（冰片、胆酸、大黄、人工牛黄、黄芩），需要分别制备 5 份供试液用于相应的鉴别项目，还用到了大量的三氯甲烷。《中国药典》（2020 年版）对薄层色谱鉴别法进行了优化，仅需取样一次，按不同极性分步提取处理，就可以用于 3 个鉴别项目中，能达到同样的鉴别效果，既简化了操作，又提高了检测效率。

（3）检查　牛黄解毒片组方含有雄黄成分，制备工艺中要求直接加入雄黄粉末，混匀压片而成。雄黄的化学成分为二硫化二砷，对于含有雄黄类制剂的中成药，砷盐检查尤为必要。牛黄解毒片质量标准中收载三氧化二砷的检查项目，以砷斑颜色深浅进行质量控制。

📄 **知识链接**

毒性矿物药雄黄

雄黄是中药制剂中常用的含有毒性成分的矿物药，主要含有二硫化二砷，具有解毒杀虫、燥湿祛痰、截疟、定惊的功效，《中国药典》中含有雄黄的中药制剂有安宫牛黄丸、牛黄清心丸、六神丸等。

雄黄既能用于治疗疾病，也能遇热分解转化成剧毒的三氧化二砷，从而对人体造成危害。过量服用雄黄可导致砷在骨骼、肝脏和肾内蓄积，可导致肝硬化、肾功能损伤、血液和神经系统病变等。《中国药典》严格控制雄黄在中药制剂中的剂量，必要时对砷盐进行检查，保证用药安全。

目标检测

答案解析

一、单项选择题

1. 中医药理论在中药制剂分析中的作用是（ ）
   - A. 指导制定合理的质量分析方法
   - B. 指导合理撰写说明书
   - C. 指导检测有毒物质
   - D. 指导检测贵重药材

2. 中药制剂的质量分析是指（ ）
   - A. 对中药制剂的定性鉴别
   - B. 对中药制剂的性状鉴别
   - C. 对中药制剂的鉴别、检查和含量测定等方面的评价
   - D. 对中药制剂的含量测定

3. 取样的原则是（ ）
   - A. 具有一定的数量
   - B. 在效期内取样
   - C. 均匀、合理
   - D. 不能被污染

4. 中药制剂分析中最常用的提取方法是（ ）
   - A. 回流提取法
   - B. 超临界流体萃取
   - C. 升华法
   - D. 超声波提取法

5. 中药制剂分析中最常用的鉴别方法是（ ）
   - A. 光谱分析法
   - B. 化学分析法
   - C. 色谱分析法
   - D. 联用分析法

6. 适用于对热不稳定及含大量淀粉、树胶、果胶的待测成分的提取方法（ ）
   - A. 回流提取法
   - B. 浸渍法
   - C. 连续回流提取法
   - D. 升华法

二、简答题

1. 中药制剂分析的基本程序包括哪些步骤？
2. 中药制剂取样分析时，取样数量为什么应为完成检验项目的所需数量的 3 倍？
3. 《中国药典》中利用薄层色谱法鉴别中药制剂时，有哪几种方法？

书网融合……

知识回顾　　　微课1　　　微课2　　　习题

第十五章　药品生物检定技术

学习引导

学习引导

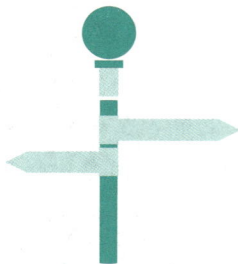

2020 年，面对严峻的新冠肺炎疫情，我国一直处于研发新冠病毒疫苗的"第一方阵"，仅一年时间，疫苗研发成功并迅速全民普及，成功阻止了新冠肺炎疫情的不断蔓延，这也得益于近些年我国在控制药品微生物方面取得的重大突破。药品中微生物的控制非常重要，若产品质量受到影响，不仅给企业带来巨大的经济损失，还会对人民的生命安全造成威胁。通过本章的学习，能够为药品中微生物的控制（如无菌检查、微生物限度检查等）提供理论和实践基础。

学习目标

1. **掌握**　无菌检查的原理、操作方法和结果判断。
2. **熟悉**　微生物限度检查的原理、操作方法和结果判断。
3. **了解**　热原检查和内毒素检查方法；药品生物检定的意义。

第一节　概　述

PPT

药品生物检定是利用生物体包括整体动物、离体组织、器官、细胞和微生物等评价药物的药理作用和毒性作用，测定药品的生物效价，检查药品中有害物质以及对药品进行微生物限度或无菌检查的技术方法。药品生物检定可以看作为一种测量手段。它贯穿于药品生产的全过程中，生物检定的数据决定药品生产的每一阶段，从新药研发到生产中试、工艺验证、产品质量控制，包括鉴别、纯度、效价、安全、稳定性等。因此，生物检定在药品（主要是化学药物、中药）、生物制品（疫苗、血液制品）的质量控制和药品安全性检查中发挥着极为重要的作用。

一、药品污染

药品从原料到成品的生产过程中，任何一个环节都有可能导致药品受污染而出现不合格药品。药品生产与存储过程的各个环节都是影响药品质量的重要要素。在药品生产中，常见的污染有微生物、粉尘、微粒、腐蚀、差错及交叉污染等。为了保证药品质量，必须做好防止药品污染的各项准备。

二、药品中污染的微生物类型

药品成分的多样性导致许多药品容易受到不同的微生物污染，例如某些营养丰富的药物，如葡萄糖注射液、糖浆、人参、血液制品等；某些微生物代谢物为原料的药物，如氨基酸、酶类制剂等；含有金属离子的药物则可以促进微生物的生长，如 K^+、Na^+、Ca^{2+} 等。

药品中污染的微生物类型主要有细菌、酵母菌、霉菌，其中许多是致病菌属，如葡萄球菌、链球菌、假单胞菌、大肠埃希菌等。中药材中检出的螨类，真菌类如酵母菌、青霉菌、曲霉菌、毛霉菌等。

被微生物污染的药品会直接或间接地危害人类健康。药品的微生物污染来源很多，其主要是来自于生产环节。因此，为保证药品卫生质量和人民健康，任何药品在出厂前都要按照国家药品卫生标准进行卫生学检查，即药品无菌检查、微生物限度检查及螨类检查。

知识链接

中国新冠病毒疫苗面世

2020 年底，国家药品监督管理局批准中国生物的灭活新冠病毒疫苗附条件上市。在新冠灭活疫苗临床试验中，累计有几万名入组受试者接种疫苗，其中很多是药学人员。2021 年 1 月，国务院联防联控机制发布会介绍，我国已累计开展重点人群新冠病毒灭活疫苗接种超 1000 万剂次，证明新冠病毒灭活疫苗具有良好的安全性。这充分展现了药学人员对研发和生产技术的自信以及他们的实力与担当。

第二节　药品生物检定的一般程序

PPT

一、检验前准备

药品生物检定前需做好如下准备。
（1）准备好所需的各种仪器。
（2）按技术要求将各种玻璃仪器进行清洗、烘干、包扎、灭菌，冷却后送无菌室备用。
（3）准备好所用的各种试剂、药品，做好培养基的准备。
（4）做好无菌室或超净工作台的灭菌工作，提前 1 小时灭菌 30~60 分钟。
（5）工作服、口罩、鞋、帽等灭菌后备用。
（6）工作人员必须将手清洗消毒，穿戴好无菌工作衣、帽和鞋，才能进入无菌室，且在实验没有完成之前不得随便出入无菌室。

二、样品的采集

药品生物检定的采样除了与理化分析法的抽样一样，遵循随机、客观、均匀、合理的抽样原则外，还必须对抽样过程实施有效防止微生物污染的措施，以保证微生物检测结果的代表性、真实性、有效性。为此，采样应由专门的无菌采样员或微生物检验员进行具体的采样工作或实施采样的监管工作。

三、样品的处理

抽检的样品要注意保持完整性和有效性。完整性是指检测样品的最小包装应完好无缺，没有任何破损和污染，可以用消毒液对其外表进行消毒处理而不会影响其内在微生物状况。有效性是指检测样品编号的唯一性和可追溯性以及样品内在的微生物能保持其原始数量和原始状态。样品送入无菌室前，应用适宜的消毒液对其外表进行消毒处理，在物流中（传递窗）经紫外线照射 30 分钟后进入无菌室，检验中注意及时将样品的唯一性编号转移到最小包装及传递到每一步骤的容器上（可用适宜防水笔），保证实验结果的唯一性和正确性。

四、样品的检验

样品的微生物检验应当依据国家标准，按照标准操作规程进行检验操作，边工作边做好原始记录，同时防止操作过程中引入污染源。所有检验项目完成后，检验人员应及时清理工作台面并做好清洁工作。

五、检验记录和检验报告

检验记录是出具检验报告书的重要依据。样品检验完成后，应及时记录并出具检验报告。检验记录必须真实、完整、齐全，不得随意涂改。微生物检验的记录中应有实验环境检测情况，包括无菌室的温度、湿度；无菌室、工作台面的浮游菌、沉降菌数；培养基、稀释液、实验用品的配制或灭菌批号；阳性对照菌的编号、名称；所用耗材的批号等，以便必要时作为对实验结果分析的依据。

第三节 无菌检查

PPT

无菌检查法用于检查《中国药典》要求无菌的药品、生物制品、医疗器械、原料、辅料及其他品种是否无菌的一种方法。若供试品符合无菌检查法的规定，仅表明供试品在该检验条件下未发现微生物污染。无菌检查的项目包括需氧菌、厌氧菌及真菌检查。无菌检查法的目的是为了保证药品的卫生质量，保证药品在临床上的使用安全。

一、常规技术要求

1. 应在无菌条件下进行，试验环境应在洁净度 B 级背景下的局部 A 级单向流空气区域内或隔离系统中进行。全过程应严格遵守无菌操作，防止微生物污染，防止污染的措施不得影响供试品中微生物的检出。

2. 单向流空气区、工作台面及环境应定期按《医药工业洁净室（区）悬浮粒子、浮游菌和沉降菌的测试方法》的现行国家标准进行洁净度确认。隔离系统应按相关的要求进行验证，其内部环境的洁净度须符合无菌检查的要求。

二、培养基

无菌检查需按照《中国药典》规定选择适合需氧菌、厌氧菌或真菌生长的培养基，按规定处方（亦可使用符合规定的脱水培养基或者成品培养基）制备及灭菌，制备好的培养基应置于无菌密闭容器，保存在 20～25℃、避光的环境。试验前需做适用性检查。

1. 培养基的种类 《中国药典》无菌检查法规定的培养基有以下几种：硫乙醇酸盐流体培养基（主要用于厌氧菌培养，也可用于需氧菌培养）、胰酪大豆胨液体培养基（适用于真菌和需氧菌的培养）；选择性培养基则包括 0.5% 葡萄糖肉汤培养基（用于硫酸链霉素等抗生素的无菌检查）、胰酪大豆胨琼脂培养基、沙氏葡萄糖液体培养基、沙氏葡萄糖琼脂培养基等。

即学即练 15 -1

无菌检查时适用于需氧菌、厌氧菌检查的培养基是（　　）

A. 硫乙醇酸盐流体培养基　　　　　　　　B. 改良马丁培养基

C. 胰酪大豆胨液体培养基　　　　　　　　D. 营养肉汤培养基

答案解析

2. 培养基适用性检查　硫乙醇酸盐流体培养基等，在供试品的无菌检查进行前或检查的同时，应做适用性检查，包括无菌性检查及灵敏度检查，检查合格后方可进行无菌检查方法验证试验和供试品的无菌检查。

（1）无菌性检查　每批培养基随机取不少于 5 支（瓶），培养 14 天，应无菌生长。

（2）灵敏度检查　用已知的标准菌种来检定培养基的敏感度，以确认在进行无菌检查时，能够在培养基中生长良好。灵敏度检查的菌种有金黄色葡萄球菌、铜绿假单胞菌、枯草芽孢杆菌、生孢梭菌、白色念珠菌和黑曲霉等。

检查方法　取每管装量为 12ml 的硫乙醇酸盐流体培养基 7 支，分别接种不大于 100cfu 的金黄色葡萄球菌、铜绿假单胞菌、生孢梭菌各 2 支，另 1 支不接种作为空白对照，在 30～35℃ 培养 3 天；取每管装量为 9ml 的胰酪大豆胨液体培养基 7 支，分别接种不大于 100cfu 的白色念珠菌、枯草芽孢杆菌、黑曲霉各 2 支，另 1 支不接种作为空白对照，20～25℃ 培养 5 天。逐日观察结果。

结果判断：空白对照管无菌生长，加菌培养基管均生长良好，判该培养基的灵敏度检查符合规定。

知识链接

标准菌株需有明确的来源，应溯源至中国医学微生物菌种保藏中心（CMCC）的菌株编号。标准菌株购得后，由专人负责接收，检查菌种的数量、名称及每一支包装的完整性，并在相应的菌种接收登记表上记录菌种尽可能多的信息。培养基灵敏度检查所用的菌株传代次数不得超过 5 代（从菌种保存中心获得的干燥菌种为第 0 代），并采用适宜的菌种保藏技术进行保存，以保证试验菌株的生物学特性。每一个环节均有据可依，细节决定成败，高度的责任心在药品生物检定工作中必不可少。

三、方法适用性试验 微课1

当进行产品无菌检查时，应进行方法适用性试验，以确认所采用的方法适合于该产品的无菌检查。若检验程序或产品发生变化可能影响检验结果时，应重新进行方法适用性试验。

方法适用性试验按"供试品的无菌检查"的规定及相关要求进行操作。对每一试验菌应逐一进行方法确认。

四、供试品的无菌检查

无菌检查法包括薄膜过滤法和直接接种法。薄膜过滤法适用性广，准确性强，适合于任何类型的药品，尤其适用于具有抑菌作用的供试品。只要供试品性质允许，应选择薄膜过滤法，供试品无菌检查采用的方法和检验条件应与方法适用性试验确认的方法相同。

（一）检验数量和检验量

检验数量是指一次试验所用供试品最小包装容器的数量。《中国药典》在通则列出了出厂产品及上市产品监督抽验样品的最少检验数量。以注射液为例，批产量≤100时，接种培养基所需要的最小检验数量为10%或者4个（取较多者）；100＜批产量≤500，取10个；批产量＞500，取2%或者20个（取较少者）。检验量是指供试品每个最小包装接种至每份培养基的最小量（g或者ml）。以液体制剂为例，如供试品装量＜1ml，接种培养基的最少量为全量；1ml≤供试品装量≤40ml，取半量，但不得少于1ml；40ml＜供试品装量≤100ml，取20ml；供试品装量＞100ml，取10%但不少于20ml。

（二）对照试验

供试品在做无菌检查的同时还需作对照试验，包括阳性对照和阴性对照。如试验中需使用表面活性剂、灭活剂、中和剂等试剂，还应证明其有效性，且对微生物无毒性。

1. 阳性对照　阳性对照试验用以证明微生物确实可在应用的试验条件下生长。应根据供试品特性选择阳性对照菌。如无抑菌作用和抗革兰阳性菌为主的供试品，以金黄色葡萄球菌为对照菌；抗革兰阴性菌为主的供试品，以大肠埃希菌为对照菌；抗厌氧菌的供试品，以生孢梭菌为对照菌；抗真菌的供试品，以白色念珠菌为对照菌。阳性对照的菌液制备同方法适用性试验，加菌量不大于100cfu。供试品用量同供试品无菌检查时每份培养基接种的样品量。阳性对照管培养不超过5天，应生长良好。

2. 阴性对照　取试验所用的相应溶剂和稀释液、冲洗液同法操作，作为阴性对照。阴性对照不得有菌生长。

（三）检查方法

1. 薄膜过滤法 🅔微课2　薄膜过滤法一般采用封闭式薄膜过滤器。无菌检查用的滤膜孔径应不大于0.45μm。直径约为50mm。该法通过滤膜过滤，将供试品中可能存在的微生物富集于滤膜上，再冲洗掉滤膜上的抑菌成分后，在薄膜过滤器滤筒内加入培养基，在所需温度下培养，观察是否有菌生长。供试液经薄膜过滤后，若需要用冲洗液冲洗滤膜，每张滤膜每次冲洗量一般为100ml，总冲洗量一般不超过500ml，最高不得超过1000ml，以避免滤膜上的微生物受损伤。

2. 直接接种法 🅔微课3　适用于无法用薄膜过滤法进行无菌检查的供试品，即取规定量供试品分别等量接种至硫乙醇酸盐流体培养基和胰酪大豆胨液体培养基中。一般样品无菌检查时两种培养基接种的支/瓶数相等。除另有规定外，每个容器中培养基的用量应符合接种的供试品体积不得大于培养基体积的10%，同时，硫乙醇酸盐流体培养基每管装量不少于15ml，胰酪大豆胨液体培养基每管装量不少于10ml。供试品检查时，培养基的用量和高度同方法适用性试验。

3. 培养及结果观察　将接种供试品后的培养基容器在规定的温度培养14天，逐日观察并记录是否有菌生长。如在加入供试品后或在培养过程中，培养基出现浑浊，培养14天后，不能从外观上判断有无微生物生长，可取该培养液不少于1ml转种至同种新鲜培养基中，将原始培养物和新接种的培养基继续培养不少于4天，观察接种的同种新鲜培养基是否再出现浑浊；或取培养液涂片，染色，镜检，判断是否有菌。

4. 结果判断

（1）阳性对照管应生长良好，阴性对照管不得有菌生长。否则试验无效。

（2）若供试品管均澄清或虽显浑浊但经确证无菌生长，判定供试品符合规定。

（3）若供试品管中任何一管显浑浊并确证有菌生长，判定供试品不符合规定，除非能充分证明试验结果无效，即生长的微生物非供试品本身含有。

（4）试验若确认无效，需依法重试。

> **实例分析**
>
> **实例** 某企业生产"葡萄糖注射液（规格 500ml）"50000 支，现要对其进行无菌检查，小明是该岗位检验人员，在抽检样品的时候，抽检样品的数量为 18 支。并观察到结果中，阴性管有浑浊，判断该供试品不符合规定。
>
> **问题** 小明的抽检数量和判断正确吗？
>
> 答案解析

第四节　微生物限度检查

PPT

微生物限度检查法系用于检查非无菌制剂及原、辅料是否符合规定的微生物限度标准的方法。对于非规定灭菌制剂必须限制微生物的数量在一定范围内，并不含有特定的控制菌。对保证药品质量和评价药品生产过程卫生状况具有重要意义。

《中国药典》规定，药品微生物限度检查包括微生物计数法（需氧菌总数、霉菌和酵母菌总数）检查，控制菌（耐胆盐革兰阴性菌、大肠埃希菌、沙门菌、铜绿假单胞菌、金黄色葡萄球菌、梭菌、白色念珠菌）检查。

> **即学即练 15 - 2**
>
> 下列属于非规定灭菌制剂的是（　　）
>
> 答案解析　A. 片剂　　　　B. 注射剂　　　　C. 注射用粉末　　　D. 眼用水

一、需氧菌总数、霉菌和酵母菌总数检查

（一）常规技术要求及检验量

1. 常规技术要求　此处同无菌检查技术要求，或参见"非无菌产品微生物限度检查：微生物计数法"（通则 1105）。

2. 检验量　检验量即一次试验所用的供试品量（g、ml 或 cm^2）。除另有规定外，一般供试品的检验量为 10g 或 10ml；膜剂为 100cm^2；贵重药品、微量包装药品的检验量可以酌减。一般应随机抽取不少于 2 个最小包装的供试品，混合，取规定量供试品进行检验。

（二）供试液的制备

根据供试品的理化特性和生物学特性，采用适宜的方法制备供试液。供试液制备若需加温时，应均匀加热，且温度不超过 45℃。供试液从制备至加入检验用培养基，不得超过 1 小时。

（三）菌种及菌液制备

计数培养基适用性检查和计数方法适用性试验用菌种包括金黄色葡萄球菌、铜绿假单胞菌、枯草芽

孢杆菌、白色念珠菌和黑曲霉。菌液的制备详见表 15 - 1。

表 15 - 1 试验菌液的制备和使用

试验菌株	试验菌液的制备	计数培养基适用性检查		计数方法适用性试验	
		需氧菌总数计数	霉菌和酵母菌总数计数	需氧菌总数计数	霉菌和酵母菌总数计数
金黄色葡萄球菌〔CMCC（B）26003〕	胰酪大豆胨琼脂培养基或胰酪大豆胨液体培养基，培养温度 30 ~ 35℃，培养时间 18 ~ 24 小时	胰酪大豆胨琼脂培养基和胰酪大豆胨液体培养基，培养温度 30 ~ 35℃，培养时间不超过 3 天，接种量不大于 100cfu		胰酪大豆胨琼脂培养基或胰酪大豆胨液体培养基（MPN 法），培养温度 30 ~ 35℃，培养时间不超过 3 天，接种量不大于 100cfu	
铜绿假单胞菌〔CMCC（B）10104〕	胰酪大豆胨琼脂培养基或胰酪大豆胨液体培养基，培养温度 30 ~ 35℃，培养时间 18 ~ 24 小时	胰酪大豆胨琼脂培养基和胰酪大豆胨液体培养基，培养温度 30 ~ 35℃，培养时间不超过 3 天，接种量不大于 100cfu		胰酪大豆胨琼脂培养基或胰酪大豆胨液体培养基（MPN 法），培养温度 30 ~ 35℃，培养时间不超过 3 天，接种量不大于 100cfu	
枯草芽孢杆菌〔CMCC（B）63501〕	胰酪大豆胨琼脂培养基或胰酪大豆胨液体培养基，培养温度 30 ~ 35℃，培养时间 18 ~ 24 小时	胰酪大豆胨琼脂培养基和胰酪大豆胨液体培养基，培养温度 30 ~ 35℃，培养时间不超过 3 天，接种量不大于 100cfu		胰酪大豆胨琼脂培养基或胰酪大豆胨液体培养基（MPN 法），培养温度 30 ~ 35℃，培养时间不超过 3 天，接种量不大于 100cfu	
白色念珠菌〔CMCC（F）98001〕	沙氏葡萄糖琼脂培养基或沙氏葡萄糖液体培养基，培养温度 20 ~ 25℃，培养时间 2 ~ 3 天	胰酪大豆胨琼脂培养基，培养温度 30 ~ 35℃，培养时间不超过 5 天，接种量不大于 100cfu	沙氏葡萄糖琼脂培养基，培养温度 20 ~ 25℃，培养时间不超过 5 天，接种量不大于 100cfu	胰酪大豆胨琼脂培养基（MPN 法不适用），培养温度 30 ~ 35℃，培养时间不超过 5 天，接种量不大于 100cfu	沙氏葡萄糖琼脂培养基，培养温度 20 ~ 25℃，培养时间不超过 5 天，接种量不大于 100cfu
黑曲霉〔CMCC（F）98003〕	沙氏葡萄糖琼脂培养基或马铃薯葡萄糖琼脂培养基，培养温度 20 ~ 25℃，培养时间 5 ~ 7 天，或直到获得丰富的孢子	胰酪大豆胨琼脂培养基，培养温度 30 ~ 35℃，培养时间不超过 5 天，接种量不大于 100cfu	沙氏葡萄糖琼脂培养基，培养温度 20 ~ 25℃，培养时间不超过 5 天，接种量不大于 100cfu	胰酪大豆胨琼脂培养基（MPN 法不适用），培养温度 30 ~ 35℃，培养时间不超过 5 天，接种量不大于 100cfu	沙氏葡萄糖琼脂培养基，培养温度 20 ~ 25℃，培养时间不超过 5 天，接种量不大于 100cfu

注：当需用玫瑰红钠琼脂培养基测定霉菌和酵母菌总数时，应进行培养基适用性检查，检查方法同沙氏葡萄糖琼脂培养基。

（四）方法的适用性试验

建立微生物限度检查法时，同样应先进行方法适用性试验，以确认所采用的方法适合于该药品的微生物计数。方法适用性试验时需选择法定试验菌按照规定的方法及要求进行。计数方法包括平皿法、薄膜过滤法和最可能数法（MPN 法）。MPN 法用于微生物计数时精确度较差，但对于某些微生物污染量很小的供试品，则比较适宜。

1. 培养基适用性检查 微生物计数用的成品培养基、由脱水培养基或按处方配制的培养基均应进行培养基适用性检查。培养基适用性检查按表 15 - 1 规定进行。

2. 计数方法适用性试验

按表 15 - 1 规定及下列要求进行供试液的接种和稀释，制备微生物回收试验用供试液。所加菌液的体积应不超过供试液体积的 1% 。为确认供试品中的微生物能被充分检出，首先应选择最低稀释级的供试液进行计数方法适用性试验。

试验组　取上述制备好的供试液，加入试验菌液，混匀，使每 1ml 供试液或每张滤膜所滤过的供试液中含菌量不大于 100cfu。

供试品对照组　取制备好的供试液，以稀释液代替菌液同试验组操作。

菌液对照组　取不含中和剂及灭活剂的相应稀释液替代供试液，按试验组操作加入试验菌液并进行微生物回收试验。

试验组的菌数回收率计算公式见式（15 - 1）。

$$试验组的菌数回收率\% = \frac{试验组平均菌落数 - 供试品对照组平均菌落数}{菌液对照组的平均菌落数} \times 100\% \qquad (15-1)$$

3. 结果判定　计数方法适用性试验中，采用薄膜过滤法或平皿法时，试验组菌落数减去供试品对照组菌落数的值与菌液对照组菌落数的比值应在 0.5 ~ 2（即回收率 50% ~ 200%）范围内；采用 MPN 法，试验组菌数应在菌液对照组菌数的 95% 置信限内。若各试验菌的回收试验均符合要求，照所用的供试液制备方法及计数方法进行该供试品的需氧菌总数、霉菌和酵母菌总数计数。

方法适用性确认时，若采用上述方法还存在一株或多株试验菌的回收率达不到要求，那么选择回收率最接近要求的方法和试验条件进行供试品的检查。

（五）供试品检查

按计数方法适用性试验确认的计数方法进行供试品中需氧菌总数、霉菌和酵母菌总数的测定。胰酪大豆胨琼脂培养基或胰酪大豆胨液体培养基用于测定需氧菌总数；沙氏葡萄糖琼脂培养基用于测定霉菌和酵母菌总数。

1. 平皿法　平皿法包括倾注法和涂布法。除另有规定外，取规定量供试品，按方法适用性试验确认的方法进行供试液制备和菌数测定，每稀释一级每种培养基至少制备 2 个平皿。

培养和计数　除另有规定外，胰酪大豆胨琼脂培养基平板在 30 ~ 35℃ 培养 3 ~ 5 天，沙氏葡萄糖琼脂培养基平板在 20 ~ 25℃ 培养 5 ~ 7 天，观察菌落生长情况，点计平板上生长的所有菌落数，计数并报告。菌落蔓延生长成片的平皿不宜计数。点计菌落数后，计算各稀释级供试液的平均菌落数，按菌数报告规则报告菌数。若同稀释级两个平皿的菌落数平均值不小于 15，则两个平皿的菌落数不能相差 1 倍或以上。

菌数报告规则　需氧菌总数测定宜选取平均菌落数小于 300cfu 的稀释级、霉菌和酵母菌总数测定宜选取平均菌落数小于 100cfu 的稀释级，作为菌数报告（取两位有效数字）的依据。取最高的平均菌落数，计算 1g、1ml 或 10cm² 供试品中所含的微生物数。

如各稀释级的平皿均无菌落生长，或仅最低稀释级的平板有菌落生长，但平均菌落数小于 1 时，以 <1 乘以最低稀释倍数的值报告菌数。

【应用实例】

表 15 – 2　平皿法菌数报告

各稀释级需氧菌总数 1：10	平均菌落计数（cfu） 1：100	菌落报告数（cfu/g, ml, 10cm²）
54	8	540
320	65	6500
0.5	0	<10

2. 薄膜过滤法　除另有规定外，按计数方法适用性试验确认的方法进行供试液制备。取相当于 1g、1ml 或 10cm² 供试品的供试液，若供试品所含的菌数较多时，可取适宜稀释级的供试液，照方法适用性试验确认的方法加至适量稀释液中，立即过滤，冲洗，冲洗后取出滤膜，菌面朝上贴于胰酪大豆胨琼脂培养基或沙氏葡萄糖琼脂培养基上培养。

培养和计数　同平皿计数法，每张滤膜上的菌落数应不超过 100cfu。

菌数报告规则　以相当于 1g、1ml 或 10cm² 供试品的菌落数报告菌数；若滤膜上无菌落生长，以 <1 报告菌数（每张滤膜过滤 1g、1ml 或 10cm² 供试品），或 <1 乘以最低稀释倍数的值报告菌数。

3. MPN 法　取规定量供试品，按方法适用性试验确认的方法进行供试液制备和供试品接种，所有试验管在 30~35℃ 培养 3~5 天，如果需要确认是否有微生物生长，按方法适应性试验确定的方法进行。记录每一稀释级微生物生长的管数。

4. 结果判定　需氧菌总数是指胰酪大豆胨琼脂培养基上生长的总菌落数（包括真菌菌落数）；霉菌和酵母菌总数是指沙氏葡萄糖琼脂培养基上生长的总菌落数（包括细菌菌落数）。若因沙氏葡萄糖琼脂培养基上生长的细菌使霉菌和酵母菌的计数结果不符合微生物限度要求，可使用含抗生素（如氯霉素、庆大霉素）的沙氏葡萄糖琼脂培养基或其他选择性培养基（如玫瑰红钠琼脂培养基）进行霉菌和酵母菌总数测定。使用选择性培养基时，应进行培养基适用性检查。若采用 MPN 法，测定结果为需氧菌总数。

若供试品的需氧菌总数、霉菌和酵母菌总数的检查结果均符合该品种项下的规定，判供试品符合规定；若其中任何一项不符合该品种项下的规定，判供试品不符合规定。

二、控制菌检查

控制菌检查法系用于在规定的试验条件下，检查供试品中是否存在特定的微生物（可疑致病菌），《中国药典》控制菌检查项目有耐胆盐革兰阴性菌、大肠埃希菌、沙门菌、铜绿假单胞菌、金黄色葡萄球菌、梭菌和白色念珠菌。供试品检出控制菌或其他致病菌时，规定按一次检出结果为准，不再复试。

（一）常规技术要求及检验量

检验量、供试液制备及实验环境同前面微生物计数法。

（二）菌种及菌液制备

试验用菌种包括大肠埃希菌、乙型副伤寒沙门菌、铜绿假单胞菌、金黄色葡萄球菌、生孢梭菌和白色念珠菌等。按《中国药典》通则（1106）规定制备菌液。

（三）培养基适用性检查

控制菌检查用培养基的适用性检查项目包括促生长能力、抑制能力及指示特性的检查。促生长能力检查用以保证在相应控制菌检查规定的培养温度及最短培养时间内试验菌生长良好（液体培养基），菌落大小、形态特征与对照菌一致（固体培养基）。抑制能力检查用以保证其他试验菌无法生长。指示特性的检查用以保证培养基上试验菌生长的菌落大小、形态特征、指示剂反应情况等应与对照培养基一致。

（四）控制菌检查方法适用性试验

按控制菌检查法，取规定量供试液及不大于 100cfu 的试验菌接入规定的培养基中；采用薄膜过滤法时，取规定量供试液，过滤，冲洗，在最后一次冲洗液中加试验菌，过滤后，注入规定的培养基或取出滤膜接入规定的培养基中。依相应的控制菌检查方法，在规定的温度及最短时间下培养，应能检出所加试验菌相应的反应特征。如果检出试验菌，按此供试液制备法和控制菌检查法进行供试品检查。如果未检出试验菌，应采用培养基稀释法、薄膜过滤法、中和法等方法消除供试品的抑菌活性，并重新进行方法适用性试验。

（五）供试品控制菌检查

控制菌检查应按经方法适用性试验确认的方法进行。阳性对照试验方法同供试品的控制菌检查，对照菌的加量应不大于 l00cfu。阳性对照试验应检出相应的控制菌。阴性对照试验以稀释剂代替供试液照相应控制菌检查法检查，阴性对照试验应无菌生长。如果阴性对照有菌生长，应进行偏差调查。

1. 耐胆盐革兰阴性菌

（1）供试液制备和预培养　取供试品，用胰酪大豆胨液体培养基作为稀释剂照"非无菌产品微生物限度检查：微生物计数法"（通则 1105）制成 1：10 供试液，混匀，在 20～25℃培养，培养时间应使供试品中的细菌充分恢复但不增殖（约 2 小时）。

（2）定性试验　除另有规定外，取相当于 1g 或 1ml 供试品的上述预培养物接种至适宜体积（经方法适用性试验确定）的肠道菌增菌液体培养基中，30～35℃培养 24～48 小时后，划线接种于紫红胆盐葡萄糖琼脂培养基平板上，30～35℃培养 18～24 小时。如果平板上无菌落生长，判供试品未检出耐胆盐革兰阴性菌。

（3）定量试验　选择和分离培养：取相当于 0.1g、0.01g 和 0.001g（或 0.1ml、0.01ml 和 0.001ml）供试品的预培养物或其稀释液分别接种至适宜体积肠道菌增菌液体培养基中，30～35℃培养 24～48 小时。上述每一培养物分别划线接种于紫红胆盐葡萄糖琼脂培养基平板上，30～35℃培养 18～24 小时。

（4）结果判断　若紫红胆盐葡萄糖琼脂培养基平板上有菌落生长，则对应培养管为阳性，否则为阴性。根据各培养管检查结果，从表 15-3 中查 1g 或 1ml 供试品中含有耐胆盐革兰阴性菌的可能菌数。

表 15-3　耐胆盐革兰阴性菌的可能菌数（N）

各供试品量的检查结果			每 1g（或 1ml）供试品中可能的菌数（cfu）
0.1g 或 0.1ml	0.01g 或 0.01ml	0.001g 或 0.001ml	
+	+	+	$N > 10^3$
+	+	−	$10^2 < N < 10^3$
+	−	−	$10 < N < 10^2$
−	−	−	$N < 10$

注：（1）+ 代表紫红胆盐葡萄糖琼脂平板上有菌落生长；− 代表紫红胆盐葡萄糖琼脂平板上无菌落生长。
（2）若供试品量减少 10 倍（0.01g 或 0.01ml，0.001g 或 0.001ml，0.0001g 或 0.0001ml），则每 1g（或 1ml）供试品中可能的菌数 N 应相应增加 10 倍。

2. 大肠埃希菌

（1）供试液制备和增菌培养　取供试品，照"非无菌产品微生物限度检查：微生物计数法"制成1∶10供试液。取相当于1g或1ml供试品的供试液，接种至适宜体积（经方法适用性试验确定）的胰酪大豆胨液体培养基中，混匀，30～35℃培养18～24小时。

（2）选择和分离培养　取上述培养物1ml接种至100ml麦康凯液体培养基中，42～44℃培养24～48小时。取麦康凯液体培养物划线接种于麦康凯琼脂培养基平板上，30～35℃培养18～72小时。

（3）结果判断　若麦康凯琼脂培养基平板上有菌落生长，应进行分离、纯化及适宜的鉴定试验，确证是否为大肠埃希菌；若麦康凯琼脂培养基平板上没有菌落生长，或虽有菌落生长但鉴定结果为阴性，判供试品未检出大肠埃希菌。

3. 沙门菌

（1）供试液制备和增菌培养　取10g或10ml供试品直接或处理后接种至适宜体积（经方法适用性试验确定）的胰酪大豆胨液体培养基中，混匀，30～35℃培养18～24小时。

（2）选择和分离培养　取上述培养物0.1ml接种至10ml RV沙门菌增菌液体培养基中，30～35℃培养18～24小时。取少量RV沙门菌增菌液体培养物划线接种于木糖赖氨酸脱氧胆酸盐琼脂培养基平板上，30～35℃培养18～48小时。

沙门菌在木糖赖氨酸脱氧胆酸盐琼脂培养基平板上生长良好，菌落为淡红色或无色、透明或半透明、中心有或无黑色。用接种针挑选疑似菌落于三糖铁琼脂培养基高层斜面上进行斜面和高层穿刺接种，培养18～24小时，或采用其他适宜方法进一步鉴定。

（3）结果判断　若木糖赖氨酸脱氧胆酸盐琼脂培养基平板上有疑似菌落生长，且三糖铁琼脂培养基的斜面为红色、底层为黄色，或斜面黄色、底层黄色或黑色，应进一步进行适宜的鉴定试验，确证是否为沙门菌。如果平板上没有菌落生长，或虽有菌落生长但鉴定结果为阴性，或三糖铁琼脂培养基的斜面未见红色、底层未见黄色；或斜面黄色、底层未见黄色或黑色，判供试品未检出沙门菌。

4. 铜绿假单胞菌

（1）供试液制备和增菌培养　同大肠埃希菌。

（2）选择和分离培养　取上述培养物划线接种于溴化十六烷基三甲铵琼脂培养基平板上，30～35℃培养18～72小时。

取上述平板上生长的菌落进行氧化酶试验，或采用其他适宜方法进一步鉴定。

（3）氧化酶试验　将洁净滤纸片置于平皿内，用无菌玻棒取上述平板上生长的菌落涂于滤纸片上，滴加新配制的1%二盐酸N，N-二甲基对苯二胺试液，在30秒钟内若培养物呈粉红色并逐渐变为紫红色为氧化酶试验阳性，否则为阴性。

（4）结果判断　若溴化十六烷基三甲铵琼脂培养基平板上有菌落生长，且氧化酶试验阳性，应进一步进行适宜的鉴定试验，确证是否为铜绿假单胞菌。如果平板上没有菌落生长，或虽有菌落生长但鉴定结果为阴性，或氧化酶试验阴性，判供试品未检出铜绿假单胞菌。

5. 金黄色葡萄球菌

（1）供试液制备和增菌培养　同大肠埃希菌。

（2）选择和分离培养　取上述培养物划线接种于甘露醇氯化钠琼脂培养基平板上，30～35℃培养18～72小时。

（3）结果判断　若甘露醇氯化钠琼脂培养基平板上有黄色菌落或外周有黄色环的白色菌落生长，应进行分离、纯化及适宜的鉴定试验，确证是否为金黄色葡萄球菌；若平板上没有与上述形态特征相符或疑似的菌落生长，或虽有相符或疑似的菌落生长但鉴定结果为阴性，判供试品未检出金黄色葡萄球菌。

6. 梭菌

（1）供试液制备和热处理　取供试品，照"非无菌产品微生物限度检查：微生物计数法"制成1∶10供试液。取相当于1g或1ml供试品的供试液2份，其中1份置80℃保温10分钟后迅速冷却。

（2）增菌、选择和分离培养　将上述2份供试液分别接种至适宜体积（经方法适用性试验确定）的梭菌增菌培养基中，置厌氧条件下30～35℃培养48小时。取上述每一培养物少量，分别涂抹接种于哥伦比亚琼脂培养基平板上，置厌氧条件下30～35℃培养48～72小时。

（3）过氧化氢酶试验　取上述平板上生长的菌落，置洁净玻片上，滴加3%过氧化氢试液，若菌落表面有气泡产生，为过氧化氢酶试验阳性，否则为阴性。

（4）结果判断　若哥伦比亚琼脂培养基平板上有带或不带芽孢的厌氧杆菌生长，且过氧化氢酶反应阴性，应进一步进行适宜的鉴定试验，确证是否为梭菌；如果哥伦比亚琼脂培养基平板上没有厌氧杆菌生长，或虽有相符或疑似的菌落生长但鉴定结果为阴性，或过氧化氢酶反应阳性，判供试品未检出梭菌。

7. 白色念珠菌

（1）供试液制备和增菌培养　取供试品，照"非无菌产品微生物限度检查：微生物计数法"制成1∶10供试液。取相当于1g或1ml供试品的供试液接种至适宜体积的沙氏葡萄糖液体培养基中，混匀，30～35℃培养3～5天。

（2）选择和分离　取上述预培养物划线接种于沙氏葡萄糖琼脂培养基平板上，30～35℃培养24～48小时。

白色念珠菌在沙氏葡萄糖琼脂培养基上生长的菌落呈乳白色，偶见淡黄色，表面光滑有浓酵母气味，培养时间稍久则菌落增大，颜色变深、质地变硬或有皱褶。挑取疑似菌落接种至念珠菌显色培养基平板上，培养24～48小时（必要时延长至72小时），或采用其他适宜方法进一步鉴定。

（3）结果判断　若沙氏葡萄糖琼脂培养基平板上有疑似菌落生长，且疑似菌在念珠菌显色培养基平板上生长的菌落呈阳性反应，应进一步进行适宜的鉴定试验，确证是否为白色念珠菌；若沙氏葡萄糖琼脂培养基平板上没有菌落生长，或虽有菌落生长但鉴定结果为阴性，或疑似菌在念珠菌显色培养基平板上生长的菌落呈阴性反应，判供试品未检出白色念珠菌。

📱 知识链接

微生物限度检查结果判断

各品种项下规定的微生物限度标准解释如下：10^1 cfu：可接受的最大菌数为20；10^2 cfu：可接受的最大菌数为200；10^3 cfu：可接受的最大菌数为2000；以此类推。

第五节　热原与细菌内毒素检查

PPT

一、热原的检查

热原是指能引起恒温动物和人体的体温异常升高的致热性物质，主要来源于细菌内毒素。当污染热原的注射液进入人体后，可引起发冷、寒战、发热，有时体温可升至 40℃ 以上，严重时可出现昏迷、虚脱，甚至死亡。热原检查法是将一定剂量的供试品，静脉注入家兔体内，在规定时间内观察家兔体温升高的情况，以判定供试品中所含热原是否符合限度规定。

热原检查需选取健康合格的家兔 3 只，测定正常体温后 15 分钟内，自耳静脉缓缓注入规定剂量并温热至约 38℃ 的供试品溶液，然后每隔 30 分钟测量体温 1 次，共测 6 次，以 6 次体温中最高的一次减去正常体温为该兔体温的升高温度（℃）。如果 3 只家兔中有 1 只体温升高 0.6℃ 或高于 0.6℃，或 3 只家兔体温升高的总和达 1.3℃ 或高于 1.3℃，应另取 5 只家兔复试。在初试的 3 只家兔中，体温升高均低于 0.6℃，并且 3 只家兔体温升高总和低于 1.3℃；或在复试的 5 只家兔中，体温升高 0.6℃ 或高于 0.6℃ 的家兔不超过 1 只，并且初试、复试合并 8 只家兔的体温升高总和为 3.5℃ 或低于 3.5℃，均判定供试品的热原检查符合规定。

测量家兔体温应使用精度为 ±0.1℃ 的测温装置，测温探头或肛温计插入肛门的深度和时间各兔应相同，深度一般约 6cm，时间不得少于 1.5 分钟。当家兔升温为负值时，均以 0℃ 计。

二、细菌内毒素的检查

细菌内毒素检查法是利用鲎试剂与内毒素的凝聚反应来检测或量化由革兰阴性菌产生的细菌内毒素，以判断供试品中细菌内毒素的限量是否符合规定的一种方法。内毒素是革兰阴性菌细胞壁成分，具有致热作用，是主要的热原物质。《中国药典》中细菌内毒素检查方法包括凝胶法和光度测定法。凝胶法系通过鲎试剂与内毒素产生凝集反应的原理来检测或半定量内毒素的方法，分为凝胶限度试验和凝胶半定量试验。光度测定法分为浊度法和显色基质法。可使用其中任何一种方法进行试验，当测定结果有争议时，以凝胶限度试验结果为准。

知识链接

鲎试剂

鲎试剂是由海洋节肢动物鲎的血液变形细胞溶解物制成的无菌冷冻干燥品，含有能被微量细菌内毒素和真菌葡聚糖激活的凝固酶原，通过凝固酶的酶解作用将凝固蛋白原转变为凝固蛋白，凝固蛋白又通过交联酶作用互相聚合而形成牢固的凝胶，能够准确、快速地定性或定量检测样品中是否含有细菌内毒素。

目标检测

答案解析

一、单项选择题

1. 以下不属于生物检定法的是（　）
   - A. 内毒素的检查
   - B. 无菌检查
   - C. 微生物限度检查
   - D. 铁盐的检查

2. 无菌检查应在环境洁净度（　）级下的局部洁净度（　）级的单向流空气区域内或隔离系统中进行。
   - A. B 或 A
   - B. D 或 B
   - C. C 或 D
   - D. B 或 D

3. 微生物限度检查法中一般供试品的检验量为（ ）

A. 1g 或 1ml　　　　　　　　B. 2g 或 2ml　　　　　　　　C. 1g 或 5ml　　　　　　　　D. 10g 或 10ml

二、多项选择题

1. 培养基的适用性检查包括（ ）

A. 无菌性检查　　　　　　　B. 方法学检查　　　　　　　C. 特异性检查　　　　　　　D. 灵敏度检查

2. 下列必须进行无菌检查的药物是（ ）

A. 注射剂　　　　　　　　　　　　　　　　　B. 大面积烧伤创面外用制剂

C. 眼科创伤用药　　　　　　　　　　　　　　D. 口服药物

3. 微生物限度检查的项目有（ ）

A. 需氧菌总数检查　　　　　　　　　　　　　B. 霉菌和酵母菌总数检查

C. 真菌数检查　　　　　　　　　　　　　　　D. 控制菌检查

三、简答题

1. 什么是无菌检查？哪些药物需要进行无菌检查？

2. 写出薄膜过滤法进行药品无菌检查的流程图。

3. 简述大肠埃希菌的检查过程。

书网融合……

| 知识回顾 | 微课1 | 微课2 | 微课3 | 习题 |

第十六章　体内药物分析

学习引导

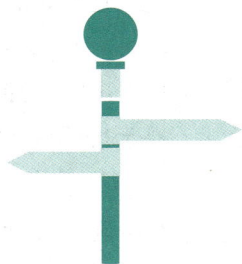

在相当长的时期内，人们对于药物质量的认识和控制注重于药物的鉴别、检查和含量测定等理化指标及其分析手段的研究，但是随着临床药学领域相关研究的深入和发展，人们对于药物在体内的吸收、分布和代谢过程与医疗效用的关系有了进一步的认识，从而诞生了药物分析学的分支学科——体内药物分析。药物在体内的动力学研究和探讨依赖于体内药物质和量的准确分析，体内药物分析中使用的样品有哪些？如何采集和制备？体内药物分析有哪些应用？

本章介绍体内药物分析的性质、任务、特点，体内样品的种类、采集储存及制备方法，体内样品的预处理方法，及体内药物分析应用简介。

学习目标

1. **掌握**　体内样品的种类、采集、储存及制备方法；体内样品的预处理方法。
2. **熟悉**　体内药物分析的性质、任务、特点及发展趋势。
3. **了解**　体内药物分析的应用。

第一节　概　述

体内药物分析涉及到分析化学、临床医学、临床药学、药物动力学和生物药剂学等多门学科，对临床合理用药和新药研究开发有重要指导意义，目前已成为药学前沿学科之一。

一、体内药物分析的性质与任务

（一）体内药物分析的性质

体内药物分析是指通过体内药物浓度的分析，了解药物在体内的数量和质量的变化，获得药物动力学参数以及药物在体内的吸收、分布、代谢和排泄等信息，从而为药物生产、医疗临床、实验研究等方面对所研究的药物做出估计与评价。它直接关系到药物的体内作用机制探讨与质量评价和药物临床使用的安全、有效与合理。体内药物分析在药物使用的安全、有效、合理用药以及开发新药等方面有着重要作用。特别是在新药开发中，要开展药物动力学研究，首先要解决的问题就是体内微量药物及其代谢物的分离分析方法。

（二）体内药物分析的任务

1. 进行分析方法学研究　体内药物分析的首要任务是进行分析方法的研究与开发，可对各种分析方法在体内药物分析中的应用规律进行探讨，从而可对各种分析方法的灵敏度、专属性、准确度等性能指标进行评估，最终为生物样品的常规测定提供合理的、最佳的分析条件。

2. 为新药体内研究提供数据　在新药研制过程中，按照国家新药注册审批有关规定，应提供药物在动物和人体内的有关药物动力学参数。对于已经应用于临床的药物，仍有必要再进行深入的体内研究。这些研究工作要靠体内药物分析提供数据。

3. 为临床合理用药提供参考　分析结果为临床治疗药物监测提供准确的血药浓度测定值，可对血药浓度进行具体分析和合理解释，提供药学情报和信息，参与指导临床科学用药、确定最佳剂量、制定药物治疗方案。

4. 内源性药物的测定和研究　体内内源性物质如激素、儿茶酚胺和尿酸等，在机体正常生理条件下均处在一定的浓度范围内，如果这些物质在体内的含量发生明显变化或出现异常，提示机体发生了病变。因此，测定内源性物质的含量，对某些疾病的诊断及治疗具有重要作用。

5. 滥用药物的检测　麻醉药品和精神药品的滥用问题在世界范围内日益严重，如何确证嫌疑人存在药物滥用现象，如对于吸毒者体内的毒品（海洛因等）和运动员体内的违禁药品（兴奋剂）的测定，也必须使用体内药物分析方法和技术才能完成。

📖 知识链接

《世界反兴奋剂条例》

2019 年 11 月 5 日至 7 日，第五届世界反兴奋剂大会在波兰卡托维兹召开，会议通过了《世界反兴奋剂条例》的修订案，通过了《签约方遵守条例的国际标准》《检查与调查国际标准》《用药治疗豁免国际标准》《隐私与个人信息保护国际标准》《实验室国际标准》五个反兴奋剂国际标准的修订案，并通过了最新制定的《结果管理国际标准》与《教育国际标准》。此外，会议还颁布了最新制定的《反兴奋剂运动员权利规则》，这些规则于 2021 年 1 月 1 日起生效实施。

二、体内药物分析的特点与发展趋势

（一）体内药物分析的特点

凡是生物体内药物到达之处，如体液、器官、组织、排泄物等都是体内药物分析的对象，所以，体内药物分析的样本有血液、尿液、唾液、粪便、胆汁、乳汁、脊髓液、精液、泪液、胆汁、各种器官以及呼出的气体等。

体内样品大都有以下特点：①采样量少，体内样本量一般为数十微升至数毫升，特别是在连续测定过程中，很难重新获得完全相同的样品，这就使得测得结果难以阐明。②被测药物和代谢物的浓度极低，且波动范围大，一般 $10^{-9} \sim 10^{-6} \mathrm{g/ml}$，有的甚至低达 $10^{-12} \mathrm{g/ml}$。因此，常需采用高灵敏度的检测器或将样品浓度富集后才能检出待测组分。③生物样品组成复杂，干扰杂质多，大多需要分离和净化。生物样品中除了所含的待测药物及其代谢产物外，还有大量内源性物质如蛋白质、脂肪、尿素等有机杂质以及钾、钠、钙、镁、铁、铜等无机杂质。

因此，体内药物分析由于分析对象的特殊性，与常规药物分析相比，在方法的灵敏度和选择性以及分析项目上有许多差异。体内药物分析具有以下特点：①体内样品通常需经过分离与浓集或者化学衍生法处理后才能进行分析。②对分析方法的专属性和灵敏度要求较高。③工作量大，测定数据的处理和结果的阐明较为繁杂，常需要相关学科的参与。④实验室应具有现代化仪器设备，应有多种检测手段，可进行多项分析工作以便开展体内药物分析工作。

（二）体内药物分析的发展趋势

随着新药研究要求的提高，人们对用药安全、有效、合理性的认识，在体内药物分析方法学的研究与改进中，对方法的灵敏度、选择性、准确度以及分析效率等方面提出了更多的要求。

高灵敏度定量方法的应用，高选择性分离分析方法的建立以及分析方法类型的多样化和综合性，使体内药物分析的要求越来越向"高通量、高选择、自动化、在线化、低污染化"方向发展。

第二节　体内样品的种类、采集与储存

PPT

一、体内样品的种类

体内样品包括各种体液和组织。其中最为常用的样本是血液、尿液和唾液。血液能够较为准确地反映药物在体内的状况。尿液中常含有丰富的药物代谢物，也被较多地使用。唾液因采集便利，且有时与血浆游离药物浓度具有相关性而时有使用。在一些特殊情况下也可以采用脏器组织、头发、乳汁、脑脊液、泪液、汗液、胆汁、胃液、精液、羊水、粪便等作为样品。

二、常用体内样品的采集与制备

（一）血液 微课1

血液包括血浆、血清和全血，是体内药物分析中最常用的体内样品，其中选用最多的是血浆。一般认为，当药物在体内达到稳定状态时，血浆中药物浓度与药物在作用点的浓度紧密相关，即血浆中的药物浓度反映了药物在体内的状况，因而血浆浓度可作为作用部位药物浓度的可靠指标。

1. 血样的采集　供测定的血样应能代表整个血药浓度，因而应待药物在血液中分布均匀后取样。动物实验时，可直接从静脉、动脉或心脏取血，但采血量不宜超过动物总血量的1/10；对于病人，通常采取静脉血，一般每次取血量为1～5ml。有时也可用毛细管采血用于临床化验。由采集的血液制备血浆或血清。

2. 血浆的制备　将采集的血液置于含有抗凝剂（如肝素、草酸盐、枸橼酸盐、EDTA、氟化钠等）的离心管中，混合后，以每分钟2500～3000r离心5～10分钟，使血浆与血细胞分离，分取淡黄色上清液即为血浆，其量为全血的50%～60%。

3. 血清的制备　将采集的血样在室温下放置30分钟至1小时，待凝结出血饼后，用细竹棒或玻璃棒轻轻剥去血饼，然后以每分钟2500～3000r离心5～10分钟，分取上清液即为血清，其量为全血的20%～40%。

血浆比血清分离快，而且制取量多，所以血浆更常被选用。若血浆中含有的抗凝剂对药物浓度测定

有影响时，则需使用血清样品。因血清和血浆基本成分相同，血清是除去血纤维蛋白原的血浆，而血纤维蛋白原几乎不与药物结合，那么血清与含有血纤维蛋白原的的血浆中的药物浓度通常是相同的。

4. 全血的制备　将采集的血液置于含有抗凝剂的试管中，但不经离心操作，保持血浆和血细胞混合在一起，则称为全血。全血样品可冷冻贮存或直接分析。若需专门测定平均分布于细胞内外的药物浓度，则应使用全血样品。某些情况下由于血浆内药物浓度波动太大，且又难以控制，或因血浆药物浓度很低而影响测定，也应考虑使用全血样品。

血样主要用于药物动力学、生物利用度及生物等效性试验、临床治疗药物监测等研究与实际工作中，大都测定原形药物的总量。

即学即练 16 - 1

将采集的血液置于含有抗凝剂的离心管中，混合后离心分离，淡黄色上清液为（　　）

答案解析　　A. 血清　　　　　B. 血浆　　　　　C. 血细胞　　　　　D. 全血

实例分析

实例　小明在实习岗位采集血清样品时的操作为：大鼠造模 24 小时后，腹腔注射 10% 水合氯醛水溶液（3ml/kg）麻醉，腹主动脉取血，置于离心管中，加入肝素混合，离心（4℃，13000×g）15 分钟，分取上清液，于 -80℃ 保存待测。

问题　小明的操作正确吗？

答案解析

（二）尿液

体内药物的清除主要是通过尿液排出，药物可以原形或代谢物及缀合物等形式排出。尿液中药物浓度较高，采集方便，采集量可以很大（健康成人一日排尿量为 1~2.5L）。尿药测定主要用于药物剂量回收研究、肾清除率、生物利用度的研究，并可推断患者是否违反医嘱用药，同时根据药物剂量回收研究可以预测药物的代谢过程及测定药物的代谢类型（代谢速率，MR）等。

采集的尿是自然排尿，包括随时尿、晨尿、白天尿、夜间尿和时间尿（一定时间区间的尿）等几种。测定尿中药物浓度时应采用时间尿；测定尿中药物的总量时，应收集用药后的一定时间内（如 8 小时、12 小时或 24 小时等）排泄的全部尿液进行测定。

尿液中，水占 96%~97%，其他为尿素、尿酸、肌酐、氨等非蛋白氮化合物、硫酸盐等。健康人排出的尿呈淡黄色或黄褐色，比重 1.015~1.025，pH 值 4.8~8.0。放置后会析出盐类，可因细菌繁殖等原因而变浑浊，因此必须加入防腐剂保存。

（三）唾液

1. 唾液的组成　唾液是由腮腺、颌下腺、舌下腺和口腔黏膜内许多散在的小腺体分泌的，在口腔内并合成混合唾液。唾液的分泌量每日 1~1.5L，其个体差异较大，同一人也有变化，此外还受到一些其他因素的影响，如有无刺激，刺激的类型、强度与持续时间以及年龄、性别、疾病、药物等的影响。唾液中含有体液中的电解质（如 Na^+、K^+、Cl^-、HCO_3^- 等），主要成分是黏液质和淀粉酶。唾液的 pH 值在 6.2~7.6 之间，当分泌量增加，pH 会增高。

2. 唾液的采集　唾液的采集应尽可能在刺激少的安静状态下进行，一般是在漱口后 15 分钟，收集口内自然流出或经舌在口内搅动后流出的混合唾液（吸管内吸附的少量唾液用稀释液洗出），也可采用物理（嚼石蜡片、小块聚四氟乙烯等）或化学的（将柠檬酸或维生素 C 放于舌尖上）方法刺激，在短时间内可得到大量唾液，但药物浓度也可能会受到影响。

3. 唾液的制备 唾液样品采集后，应立即测量其除去泡沫部分的体积，经放置后分为三层，即泡沫层、透明部分、乳白色沉淀。分层后，以每分钟 3000r 离心 10 分钟，吸取上清液作为药物浓度测定的样品。

三、体内样品的储存与处理

（一）冷藏与冷冻

由于实验设计的要求，如药物动力学研究时要做血药浓度－时间（$C-t$）曲线，在规定时间内必须采集大量样本，受分析速度的限制，通常不能做到边采样边测定，这样部分样本需要适当贮存。冷藏与冷冻保存是最常用的方法。

1. 血样的储存 血浆或血清均应在采血后及时分离，一般不超过 2 小时，分离后再置冰箱（4℃时，短时间）或冷冻柜（－20℃或－70～－80℃，长时间）中保存，保存时应置硬质的玻璃管或聚乙烯塑料离心管（EP）中完全密塞。若不预先分离，血凝后冷冻保存，则可因冰冻引起细胞溶解，妨碍血浆或血清的分离；或因溶血而引起药物浓度变化。

2. 尿液的储存 采集的尿液应立即测定。若不立即测定，应加入防腐剂置冰箱中保存。常用的防腐剂有：甲苯、二甲苯、三氯甲烷，以及醋酸、浓盐酸等。保存时间为 24～36 小时，可置冰箱（4℃）中；长时间保存时，应冰冻（－20℃）。

3. 唾液的储存 唾液中含有黏蛋白，影响唾液的黏度，为了阻止黏蛋白的生成，唾液应在 4℃以下保存。若唾液需要冷冻保存时，解冻后需将容器内唾液充分搅匀后再用，否则会影响测定结果。

（二）去活性

为防止含酶样品在采样后酶对被测组分进一步代谢，采样后必须立即终止酶的活性。常用的方法有：液氮快速冷冻法、微波照射、匀浆及沉淀、加入酶活性阻断剂（如氟化钠、四氢尿苷、三氯醋酸等）或者抗氧剂（如维生素 C）、样品煮沸等。

第三节 体内样品的预处理 微课2

一、体内样品预处理的目的与原则

在进行体内药物及其代谢物测定时，样品的前处理是十分重要的，除了极少数情况是将体液经简单处理后直接测定外，通常是在测定之前，采取恰当的方法进行样品处理。体内样品预处理的目的主要是为了对样品进行分离、净化、浓集，必要时进行化学衍生化，从而为药物的测定创造良好的条件。样品的预处理是体内药物分析中非常重要的环节，通常也是整个分析过程中最为困难而又繁琐的工作。

（一）体内样品预处理的目的

体内样品预处理的目的主要有：①使待测药物游离。药物在体内的存在形式不同而且待测药物类型众多，需先经预处理，将待测药物从结合物或缀合物中释放出来，以测定药物的总浓度。②使样品适合分析方法。生物样品组成复杂、干扰多、待测药物浓度低，必须先经预处理，使其纯化、富集后测定，使符合分析方法所要求的专属性、灵敏度等。③防止污染分析仪器。将生物样品中的蛋白质等去除，可防止分析仪器被污染，延长使用寿命。

（二）预处理方法选择的一般原则

生物样品的预处理涉及很多方面，但主要应考虑样品的种类、被测定药物的性质和测定方法3个方面的问题。在样品制备时，方法的选择应综合考虑以下几方面。

1. 生物样品的种类 血浆或血清常需去除蛋白质后提取分离待测组分；唾液则可采用离心沉淀除去黏蛋白；尿液常需采用酸水解法或酶水解法使药物从缀合物中游离后提取；头发常需进行有机破坏，使微量元素释放出来后测定。

2. 药物的理化性质和浓度范围 样品的分离、净化依赖于待测药物及其代谢物的理化性质。例如，药物的酸碱性、溶解度等，涉及药物的提取分离手段；药物的化学稳定性涉及样品制备时条件的选择。不同药物在生物样品中的浓度相差很大，浓度大的样品，对处理要求可稍低；浓度越低，则样品制备要求越高。

3. 药物测定的目的 药物测定的目的不同，样品预处理的要求也不同。对急性中毒病例，则要求快速鉴定所怀疑的药物，应在尽可能短的时间内获得其浓度数据，因此，对样品预处理的要求可以放宽些。如果测定药物及代谢物，要求使药物及其代谢物从结合物或缀合物中释放出来，并加以分离后测定，这对样品制备的要求就应全面考虑。

4. 样品预处理与分析技术的关系 样品预处理和需分离净化的程度，与所用分析方法的专属性、分离能力、检测系统对不纯样品玷污的耐受程度及测定效率等密切相关。

二、样品预处理的方法

（一）去蛋白质法

在测定血样时，首先应去除蛋白质。去除蛋白质可使蛋白结合型的药物释放出来，以便测定药物的总浓度。去除蛋白质也可预防提取过程中蛋白质发泡产生乳化，保护仪器性能，延长使用期限。去除蛋白质的方法主要有以下几种。

1. 加入沉淀剂和变性试剂 通常去除蛋白质的方法是加入沉淀剂或变性试剂，其作用机制是使蛋白质形成不溶性盐而沉淀。

（1）加入中性盐 样品中加入中性盐，如硫酸铵、硫酸钠、硫酸镁、枸橼酸盐、磷酸盐等，使溶液的离子强度发生变化。中性盐能将与蛋白质水合的水分子置换出来，从而使蛋白质脱水而沉淀。操作时，按血清与饱和硫酸铵溶液的比例为1∶2混合，离心（10000r/min）1~2分钟，即可除去90%以上的蛋白质。

（2）加入强酸 当溶液 pH 低于蛋白质的等电点时，蛋白质以阳离子形式存在。此时加入强酸，其阴离子可与蛋白质阳离子形成不溶性盐而沉淀。常用的强酸有：10% 三氯醋酸、6% 高氯酸、硫酸－钨酸混合液及5% 偏磷酸等。含药物血清与强酸的比例为1∶0.6（V/V）混合，离心（10000r/min）1~2分钟，取上清液作为样品。在酸性条件下分解的药物不宜用本法除蛋白。

（3）加入金属离子 当溶液 pH 高于蛋白质的等电点时，金属阳离子与蛋白质分子中带负电荷的羧基形成不溶性盐而沉淀。常用的沉淀剂有 $CuSO_4$ – Na_2WO_4、$ZnSO_4$ – $NaOH$ 等。含药血清与沉淀剂的比例为 1：1～3 时，离心（10000r/min）1～2 分钟，可以除去90%以上的蛋白质。

2. 加入与水混溶的有机溶剂 加入水溶性的有机溶剂，可使蛋白质的分子内及分子间的氢键发生变化而使蛋白质凝聚，使与蛋白质结合的药物释放出来。常用的水溶性有机溶剂有：乙腈、甲醇、丙酮、四氢呋喃等。含药物的血浆或血清与水溶性有机溶剂的体积比为 1：(1～3) 时，可以将90%以上的蛋白质除去。

3. 酶消化法 在测定一些酸不稳定及蛋白结合牢固的药物时，尤其是测定组织中的药物时，常采用酶消化法，此法不仅可使组织分解，并可使药物释放出来。最常用的酶是蛋白水解酶中的枯草菌溶素，枯草菌溶素是一种细菌性碱性蛋白分解酶，可在较宽的pH范围（pH 7.0～11.0）内使蛋白质的肽链降解，在 50～60℃ 时具有最大的活力。

（1）测定方法 先将待测组织加 Tris 缓冲液（pH 10.5）和酶，60℃培养1小时，随后用玻璃棉过滤，得澄清滤液，即可供药物提取用。

（2）优点 ①酶消化条件温和、平稳，可避免某些药物在酸性条件和较高温度时水解引起的降解；②对与蛋白质结合强的药物，可提高回收率；③可用有机溶剂直接提取消化液，无乳化现象；④当用高效液相色谱法进行检测时，无需再进行过多的净化操作。

（3）缺点 不适用于在碱性条件下易水解的药物。

即学即练 16－2

当溶液 pH 值高于蛋白质的等电点时，去除蛋白质的方法是（ ）
A. 加入中性盐
B. 加入强酸
C. 加入金属离子
D. 加入与水混溶的有机溶剂

答案解析

（二）缀合物的水解

药物或其代谢物与体内的内源性物质结合生成的产物称为缀合物。尿中药物多数呈缀合状态。一些含羟基、羧基、氨基和巯基的药物，可与内源性物质葡萄糖醛酸形成葡萄糖酸苷缀合物；还有一些含酚羟基、芳胺及醇类药物与内源性物质硫酸形成硫酸酯缀合物。由于缀合物较原型药物具有较大的极性，不易被有机溶剂提取。为了测定尿液中药物总量，需将缀合物中的药物释放。常用酸水解或酶水解的方法。

酸水解时，可加入适量的盐酸溶液进行水解。至于酸的用量和浓度、反应时间及温度等条件，随药物的不同而异，需通过实验来确定。

对于遇酸及受热不稳定的药物，可用酶水解法。常用葡萄糖醛酸苷酶或硫酸酯酶或二者的混合物。酶水解很少使被测药物或共存物发生水解，且专属性强。酶水解法的主要问题是耗时长，以及由酶制剂带入的黏蛋白可能导致乳化和色谱柱阻塞，但仍被优先选用。

（三）萃取分离法

萃取分离法是应用最多的分离、纯化方法。提取的目的是为了从大量共存物中分离出所需要的微量药物及其代谢物，并通过溶剂的蒸发使样品得到浓集。

1. 液－液萃取法 多数药物是亲脂性的，在适当有机溶剂中的溶解度大于水相中的溶解度，而血样或尿样中含有的大多数内源性杂质是强极性的水溶性物质。因此，用有机溶剂提取一次即可除去大部分杂质，从大量的样品中提取药物经浓集后作为分析用样品。

应用本法时要考虑所选有机溶剂的特性、有机溶剂相和水相的体积及水相的 pH 值等。

对所选用的有机溶剂，要求对被测组分的溶解度大，沸点低，易挥散、浓集；与水不相混溶以及无毒、化学稳定性好、不易乳化等；在满足提取需要的前提下，尽可能选择极性小的溶剂，最常用的溶剂是乙醚和三氯甲烷等。提取时所用的有机溶剂要适量。一般有机相与水相（体液样品）容积比为 1∶1 或 2∶1。根据被测药物的性质及方法需要，可从实验中考察其用量与测定响应之间的关系，来确定有机溶剂的最佳用量。

溶剂提取时，样品溶液（水相）pH 值的选择主要由待测药物的 pK_a确定。对于碱性药物最佳 pH 值要高于药物 pK_a值 1 ~ 2 个 pH 单位，对于酸性药物则要低于药物 pK_a值 1 ~ 2 个 pH 单位，这样就可使 90% 的药物以非电离形式存在而更易被有机溶剂提取。作为一般规则，碱性药物在碱性 pH 值、酸性药物在酸性 pH 值介质中萃取。但生物样品一般多在碱性介质中萃取，以减少内源性物质（多是酸性的）干扰，一些碱性药物在碱性 pH 不稳定，可在近中性 pH 条件下用三氯甲烷和异丙醇萃取。

2. 液 – 固萃取法 液 – 固萃取法是近十几年来在纯化生物样品时被广泛采用的方法。也可以认为是规模缩小的柱色谱法。这种方法是应用液相色谱法原理处理样品。将具有吸附、分配及离子交换性质的、表面积大的载体作为萃取剂填入小柱，以溶剂淋洗，药物或杂质被保留在固定相上而达到分离。有两种洗脱方式，一种是药物比杂质与固定相之间的亲和力更强，因而被保留，然后用一种比药物与固定相亲和力更强的溶剂洗脱；另一种是杂质较药物与固定相之间亲和力更强，则药物被直接洗脱。通常使用的为前一种模式。

常用于填充柱的载体可分为亲脂型（大孔吸附树脂、亲脂性键合硅胶）、亲水型（硅胶、硅藻土、棉纤维）和离子交换型三类，其中亲脂型用得最多，以十八烷基硅烷键合硅胶（ODS 或 C$_{18}$）最为常用。亲脂型键合硅胶容易吸附水中的非极性物质，易用有机溶剂洗脱，适用于萃取纯化水基质体液中疏水性药物。如填充离子交换树脂，可用于高极性、能电离药物的分离。

（四）经有机破坏的方法

有机破坏的方法，一般包括湿法破坏、干法破坏和氧瓶燃烧三种。

1. 湿法破坏 常采用硝酸 – 高氯酸法。本法破坏能力强，反应较激烈。故进行破坏时，必须严密注意勿将容器中的溶液蒸干，以免发生爆炸。本法适用于血、尿、组织等生物样品的破坏，经本法破坏后所得的无机金属离子一般为高价态。但本法对含氮杂环药物的破坏不够完全，此时宜选用干法进行破坏。

2. 干法破坏 有高温电阻炉灰化法和低温等离子灰化法，均适合人发样品的破坏。低温等离子灰化法是：取适量人发放入烧杯中放在低温等离子灰化盘内，2 天，完全变成白灰，关机后取出，定容。

3. 氧瓶燃烧法 本法是快速分解有机物的简单方法，不需要复杂设备，就能使有机化合物中的待测元素定量分解呈离子型。本法适合破坏血样、人发样品等。

（五）化学衍生化法

大多数生物样品经过适当的预处理或经提取浓集后即可进行测定。但有些药物或代谢产物极性大，挥发性低或对检测器不够灵敏，使用常规的 HPLC 或 GC 难以有效测定，需要先进行化学衍生化后，再测定。将药物进行化学衍生化的目的是：使药物变成具有能被分离的性质；提高检测灵敏度；增强药物的稳定性；提高对光学异构体分离的能力等。

药物分子中含有—COOH、—OH、—NH$_2$、—NH—、—SH 等活泼氢者，均可被化学衍生化。气相色谱法中主要的衍生化反应有：烷基化、酰基化、硅烷化等，其中以硅烷化应用最广泛。当采用高效液相色谱法时，化学衍生化包括柱前衍生化和柱后衍生化两种方法。

第四节　体内药物分析的应用

PPT

一、药物动力学参数测定

血药浓度在临床药物动力学研究方面的应用最为广泛，而由不同时间的血药浓度绘制的血药浓度－时间曲线（图 16－1）和模拟计算的药物动力学参数，更是广泛地用于阐述药物在体内的作用规律，成为评价临床合理用药的重要手段。

（一）药－时曲线

以时间为横坐标，以血药浓度为纵坐标绘制的曲线，称为血药浓度－时间曲线，简称药－时曲线。见图 16－1 所示，药－时曲线动态地反映了药物的吸收、分布、代谢和排泄的体内过程，通过用数学模型进行曲线的模拟可以获得相关的药物动力学参数。

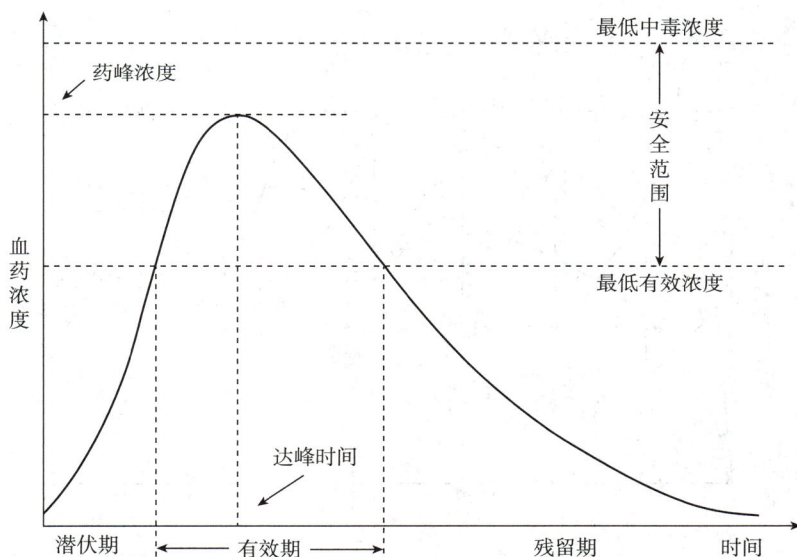

图 16－1　单次口服给药后血药浓度－时间曲线图

（二）药－时曲线下面积和药峰浓度

药－时曲线与横坐标之间所围成的面积称为药－时曲线下面积（AUC）。它代表单次给药后机体对药物的吸收总量，反映药物的吸收程度。AUC 值可用于评价药品的生物利用度。药峰浓度（C_{max}）是指药－时曲线上的最大血药浓度值，即用药后所达到的最高血浆药物浓度。药峰浓度常用于阐述血药浓度水平与毒性反应之间的关系。

（三）达峰时间

血管外给药时，达到药峰浓度（C_{max}）所需时间称为达峰时间（T_{max}）。达峰时间常用于判断血管外给药后机体对药物吸收的快慢。

（四）表观分布容积

表观分布容积（V_d）是药物在体内分布达到动态平衡时体内药物总量与血药浓度的比值，意为体内药物按血浆中浓度分布时所需的体液总容积，并不代表具体的生理空间。V_d用于推测药物在体液中分布的广泛程度和组织对药物的摄取量。

（五）半衰期

药物半衰期（$t_{1/2}$）是指药物在体内的量或血药浓度降低一半所需的时间。药物半衰期是判断药物在体内消除快慢的重要药动学参数。

（六）稳态血药浓度

临床用药绝大多数都是多剂量给药，若以一定的时间间隔，用相同的剂量多次给药，则在给药过程中血药浓度将逐次叠加。当药物的吸收速率与消除速率达到平衡时，血药浓度可维持在一定水平内上下波动，该波动范围定义为稳态血药浓度（C_{ss}）。C_{ss}有一个稳态最高血药浓度（$C_{ss,max}$）和最低血药浓度（$C_{ss,min}$），见图 16 – 2 所示。稳态血药浓度常用于判断治疗药物监测时血样的采集时间、毒副反应和疗效。

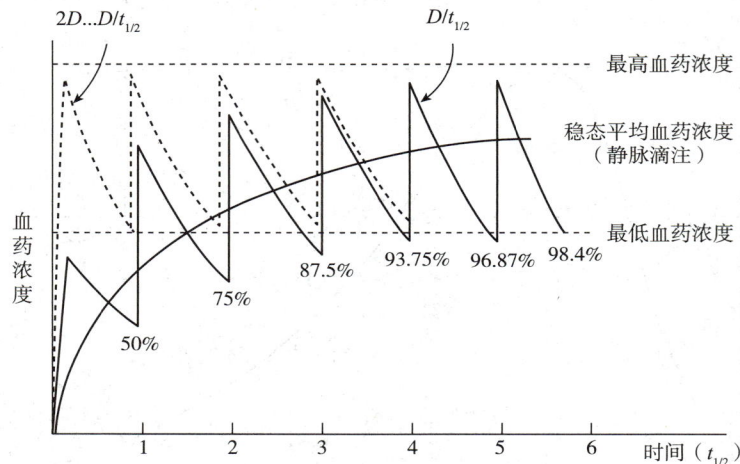

图 16 – 2　多剂量给药达到稳态血药浓度的药 – 时曲线图

二、生物利用度与生物等效性评价

（一）生物利用度与生物等效性评价的意义

生物利用度和生物等效性是评价制剂质量的重要参数，通过测定血药浓度获得一些药物动力学参数：药时曲线下面积、达峰浓度、达峰时间等，比较不同制剂的这些参数是否落在预定的范围内，从而评价药物不同制剂的体内一致性，因此生物利用度与生物等效性评价也是体内药物分析的任务之一。

在仿制药质量和疗效一致性评价过程中，应采用体内生物等效性试验的方法进行一致性评价。

1. 生物利用度　生物利用度（BA）是指活性物质从药物制剂中释放并被吸收到达作用部位的速度

和程度。一般分为绝对生物利用度和相对生物利用度。绝对生物利用度（Fabs）是指进入体循环的药量占总给药剂量的分数，一般是在单位剂量下，以静脉剂型为参比（通常认为静脉剂型生物利用度为100%），求算药物制剂中活性成分吸收进入体循环的量与之相比的比值。相对生物利用度（Frel）则是在单位剂量下，以其他非静脉途径给药的制剂（如片剂和口服溶液）为参比制剂后获得的药物活性成分吸收进入体循环的相对量。

2. 生物等效性　生物等效性（BE）是指药学等效的制剂，或者不同制剂在相同的给药条件下，给予相同剂量后，药物制剂中的活性成分到达作用部位的速度和程度无统计学差异。通常意义的生物等效性研究是指用生物利用度的研究方法，在预先确定的等效标准和限度的前提下，通过统计学分析比较受试制剂与参比制剂之间的药物动力学参数的差异是否在标准限度内，而确定是否生物等效。

3. 生物利用度与生物等效性评价在药物研究中的作用　在药物研究过程中，生物利用度与生物等效性是评价药物制剂质量的重要参数，但是侧重点有所不同。生物利用度强调的是药物制剂中的活性成分到达体循环的相对速度和量，生物等效性则是比较具有相同活性成分的不同制剂的生物利用度，并依据预先确定的等效标准和限度评价不同制剂体内过程的一致性。

（二）生物利用度与生物等效性评价的基本方法

生物利用度的研究方法有血药浓度法、尿药浓度法和药理效应法等，方法选择取决于研究目的、测定药物的分析方法和药物的体内动力学特征。其中，血药浓度法是生物利用度研究最常用的方法，受试者分别给予试验制剂和参比制剂后，测定血药浓度，估算生物利用度。

生物等效性研究方法主要包括药物动力学研究、药效动力学研究、临床比较研究和体外研究方法。其中药物动力学研究是采用生物利用度比较研究的方法，通过测量不同时间生物样本的药物浓度，获得药物浓度-时间曲线来反映药物从制剂中释放并吸收到体循环的动态过程。

（三）生物利用度与生物等效性评价的指导原则

国家药品监督管理局（NMPA），美国食品药品管理局（FDA）以及欧洲药品管理局（EMEA）均对药物制剂的生物利用度和生物等效性评价列出了基本规定和指导原则。《中国药典》（2020年版）四部通则中的《药物制剂人体生物利用度和生物等效性试验指导原则》、FDA《口服制剂的生物利用度和生物等效性研究：一般性考虑》、EMEA《生物等效性研究指导原则》中均详细列出了生物利用度和生物等效性研究的具体方法。

目标检测

答案解析

一、单项选择题

1. 唾液的 pH 值约在（　　）

A. 6.2～7.6　　　　　　B. 6.0～8.0　　　　　　C. 6.9～7.1　　　　　　D. 4.0～4.6

2. 进行体内药物分析血样采集时，一般取血量为（　　）

A. 1ml　　　　　　　　B. 1～2ml　　　　　　　C. 1～5ml　　　　　　　D. 2ml

3. 体内兴奋剂检测的样品主要是（　　）

A. 血浆　　　　　　　　B. 血清　　　　　　　　C. 唾液　　　　　　　　D. 尿液

4. 溶剂提取药物及其代谢物时，碱性药物在（　　）中提取。

    A. 酸性 pH   B. 近中性 pH   C. 弱酸性 pH   D. 弱碱性 pH

5. 提取溶剂的一般选择原则是在满足提取需要的前提下（　　）

    A. 尽可能选用极性大的溶剂   B. 选择极性适中的溶剂

    C. 选用极性溶剂   D. 尽可能选用极性小的溶剂

二、多项选择题

1. 体内药物分析采集的样品一定要具有（　　）

    A. 代表性   B. 可靠性   C. 典型性

    D. 可信性   E. 优先性

2. 体内药物分析样品的种类有（　　）

    A. 血浆   B. 唾液   C. 尿液

    D. 粪便   E. 泪液

3. 生物样品制备方法的选择需要考虑的因素（　　）

    A. 药物的酸碱性   B. 药物的浓度范围   C. 药物的挥发性

    D. 生物样品类型   E. 分析方法专属性

4. 常用的有机溶剂蛋白沉淀剂有（　　）

    A. 甲醇   B. 乙腈   C. 三氯甲烷

    D. 乙醚   E. 乙酸乙酯

三、问答题

1. 与常规药物分析相比，体内药物分析的特点有哪些？

2. 简述常用的体内药物分析样品。

3. 体内药物分析样品预处理的目的有哪些？

4. 简述去除蛋白质的常用方法。

书网融合……

        知识回顾   微课1   微课2   习题

附录

附录一

有关样品和取样的规定

1. 取样是指从一批产品中，按取样规则抽取一定数量具有代表性的样品。样品是指为了检验药品的质量，从整批产品中采取足够检验用量的部分。

2. 药品生产所抽取的样品，应包括进厂原料、中间体（半成品）及成品。

3. 取样量：按批取样。设批总件数（桶、袋、箱）为 n，

（1）$n \leqslant 3$ 时，逐件取样；

（2）$3 < n \leqslant 300$ 时，按 $\sqrt{n} + 1$ 取样量随机取样；

（3）$n > 300$ 时，按 $\dfrac{\sqrt{n}}{2} + 1$ 取样量随机取样。

取样要有代表性（全批取样、分部位取样），一次取得的样品量最少可供 3 次化验用量。

4. 取样时应先检查品名、批号、数量及包装情况等，确认无误后方可取样。取样用容器应清洁、干燥，在使用或贮藏过程中能防止受潮和异物混入。

5. 取样时必须填写取样记录，内容应包括品名、规格、批号、数量、来源、编号、取样日期，必要的取样说明和取样人签名等。每件取样容器和被取样包装上都应贴有取样标志。

6. 样品处理：一般样品不经制备，等量混合后直接用于检验。

7. 样品保管：凡检验后的样品，必须按规定要求按批留样。留样应贴好标签，写清品名、批号、日期、留样人等，并根据药品性质特点，分别在不同贮存条件保存。一般样品留样保存期限至少为一年，有"失效期"或"厂负责期"的药品保存至失效期或"厂负责期"为止。

附录二

标准操作规程示例

题目	工艺用水取样操作规程		编码：SOP - JY - 15 - 001		共 2 页
起草人		审核人		批准人	
起草日期		审核日期		批准日期	
颁发部门	GMP 办	颁发数量	份	执行日期	
分发单位	质保部 [　] 份	总工办 [　] 份		中心化验室 [　] 份	

目的：建立工艺用水检验取样操作程序，保证工艺用水取样具有代表性。

依据：《药品生产质量管理规范》（2010 年）。

范围：适用于工艺用水（包括饮用水、纯化水）检验取样。

责任：质量检验员、经授权取样员负责本标准的执行，QA 主管负责监督检查本规程的执行。

工艺用水取样操作规程正文：

1. 取样前的准备工作

1.1　质量保证室取样员按饮用水、纯化水的取样计划做好取样准备。

1.2　依据饮用水、纯化水的化学检测量和微生物检测量确定取样量。

1.3　取样量：理化检测用样品取样量为一次全检量的二倍，微生物限度样品取样量为一次全检量。

1.4　样品盛装容器为广口瓶。

1.4.1　化学检测用样品盛装容器为洁净的广口瓶。

1.4.2　微生物检测用样品盛装容器为灭菌的广口瓶。将广口瓶按《无菌检查法》中器具的灭菌方法灭菌后，在标签上注明"已灭菌"字样，在验证的有效期内使用。

2. 取样

2.1　微生物检验用样品的取样。

2.1.1　取样时，应带上取样工具（酒精灯、消毒酒精棉球和盛装样品的无菌瓶等）到工艺用水点取样。

2.1.2　工艺用水需进行微生物学检验，应按无菌操作的基本要求进行取样，并保证在运送过程中不受污染。

2.1.3　先用酒精灯将水龙头烧灼灭菌，或用消毒酒精棉球擦拭 2 遍。

2.1.4　将工艺用水阀门完全打开，放水 3~5 分钟，以排除管道内积存的死水。

2.1.5　调节阀门，使工艺用水流量调整至适宜流量。

2.1.6　用 75% 酒精消毒棉球擦拭手掌内外和手指及指甲缝，擦拭洁净无菌瓶外壁和瓶塞的外露部分。

2.1.7　打开无菌瓶塞（注意瓶塞的瓶内部位不要碰任何物品），将瓶口对准管口水流，再使水落入瓶内，接够检验 1 倍量后（注意瓶内水面与塞底部应留一段空隙，以便在检验时可充分振摇混匀水样），移开瓶口，立即旋紧瓶塞，关闭阀门。

2.1.8　填写样品标签，内容包括样品名称、取样地点、编号、取样日期及时间、检验项目、取样人等，贴在瓶外，将样品瓶放在有盖的样品箱内。

2.1.9　在同一个取样点，同时采取数个水样时，用作微生物学检验的水样应先采取，以免采样点被污染。

2.2　化学检验用样品的取样。

2.2.1　打开取样点水龙头，放流 1~2 分钟。

2.2.2　打开广口瓶瓶塞，将瓶口对准水龙头，接取取样水，用取样水冲洗瓶内壁 2 次，接取样水至所需取样量，移开瓶口，盖上瓶塞，关闭水龙头。

2.2.2　取样时，水龙头应开适量不可开启过大以防水流喷出瓶外。

2.2.3　贴上取样标签，注明品名、数量、检验项目、取样点、取样日期、取样人。

2.3　取样结束后填写取样记录。

2.4　将所取样品送中心化验室主任按《取样与送样管理规程》办理交接手续。

附录三

试液的制备

1. 酚酞指示液 取酚酞 1g，加乙醇 100ml 使溶解，即得。变色范围 pH8.3 ~ 10.0（无色→红色）。

2. 中性乙醇 取 95% 乙醇加酚酞指示液，用氢氧化钠滴定液（0.1mol/L）滴定至呈微红色，即得。

3. 稀硝酸 取硝酸 105ml，加水稀释至 1000ml，即得。本液含 HNO_3 应为 9.5% ~ 10.5%。

4. 碘试液 可取用碘滴定液（0.05mol/L）。

5. 稀盐酸 取盐酸 234ml，加水稀释至 1000ml，即得。本液含 HCl 应为 9.5% ~ 10.5%。

6. 25% 氯化钡溶液 取氯化钡的细粉 25g，加水溶解使成 100ml。

7. 磺基水杨酸溶液（1→5） 取磺基水杨酸 20.0g，加水溶解使成 100ml。

8. 硫氰酸铵溶液（30→100） 取硫氰酸铵 30.0g，加水溶解使成 100ml。

9. 三氯化铁试液 取三氯化铁 9g，加水溶解使成 100ml，即得。

10. 碳酸钠试液 取一水合碳酸钠 12.5g 或无水碳酸钠 10.5g，加水溶解使成 100ml，即得。

11. 稀硫酸 取硫酸 57ml，加水稀释至 1000ml，即得。本液含 H_2SO_4 应为 9.5% ~ 10.5%。

12. 醋酸盐缓冲液（pH 3.5） 取醋酸铵 25g，加水 25ml 溶解后，加 7mol/L 盐酸溶液 38ml，用 2mol/L 盐酸溶液或 5mol/L 氨溶液准确调节 pH 值至 3.5（电位法指示），用水稀释至 100ml，即得。

13. 硫代乙酰胺试液 ①取硫代乙酰胺 4g，加水使溶解成 100ml，置冰箱中保存。②由 1mol/L 氢氧化钠溶液 15ml、水 5.0ml 及甘油 20ml 组成。临用前取②液 5.0ml，加①液 1.0ml，置水浴上加热 20 秒钟，冷却，立即使用。

14. 含锌碘化钾淀粉指示液 取水 100ml，加碘化钾溶液（3→20）5ml 与氯化锌溶液（1→5）10ml，煮沸，加淀粉混悬液（取可溶性淀粉 5g，加水 30ml 搅匀制成），随加随搅拌，继续煮沸 2 分钟，放冷，即得。本液应在凉处密闭保存。

15. 浓氨试液 可取浓氨溶液应用。

16. 碱性 β – 萘酚试液 取 β – 萘酚 0.25g，加氢氧化钠溶液（1→10）10ml 使溶解，即得。本液应临用新制。

17. 亚硝酸钠试液 取亚硝酸钠 1g，加水溶解使成 100ml，即得。

18. 甲基红指示液 取甲基红 0.1g，加 0.05mol/L 氢氧化钠溶液 7.4ml 使溶解，加水稀释至 200ml，即得。变色范围 pH 4.2 ~ 6.3（红色→黄色）。

19. 中性稀乙醇 取乙醇 529ml，加水稀释至 1000ml，摇匀。取此溶液加酚酞指示液，用氢氧化钠滴定液（0.1mol/L）滴定至呈微红色，即得。

20. 氯化钙试液 取氯化钙 7.5g，加水溶解使成 100ml，即得。

21. 淀粉指示液 取可溶性淀粉 0.5g，加水 5ml 搅匀后，缓缓倾入 100ml 沸水中，随加随搅拌，继续煮沸 2 分钟，放冷，倾取上层清液，即得。本液应临用新制。

22. 稀醋酸 取冰醋酸 60ml，加水稀释至 1000ml，即得。

23. 盐酸溶液（9→1000） 取盐酸 9.0ml，加水稀释使成 1000ml，即得。

24. 标准氯化钠溶液 称取氯化钠 0.165g，置 1000ml 量瓶中，加水适量使其溶解并稀释至刻度，摇匀，作为贮备液。临用前，精密量取贮备液 10ml，置 100ml 量瓶中，加水稀释至刻度，摇匀，即得（每 1ml 相当于 10μg 的 Cl）。

25. 标准硫酸钾溶液　称取硫酸钾 0.181g，置 1000ml 量瓶中，加水适量使溶解并稀释至刻度，摇匀，即得（每 1ml 相当于 100μg 的 SO_4）。

26. 标准铁溶液　称取硫酸铁铵 $[FeNH_4(SO_4)_2·12H_2O]$ 0.863g，置 1000ml 量瓶中，加水溶解后，加硫酸 2.5ml，用水稀释至刻度，摇匀，作为贮备液。临用前，精密量取贮备液 10ml，置 100ml 量瓶中，加水稀释至刻度，摇匀，即得（每 1ml 相当于 10μg 的 Fe）。

27. 过氧化氢试液　取浓过氧化氢溶液（30%），加水稀释成 3% 的溶液。临用时配制。

28. 亚铁氰化钾试液　取亚铁氰化钾 1g，加水 10ml 使溶解，即得。本液应临用新制。

29. 氢氧化钠试液　取氢氧化钠 4.3g，加水使溶解成 100ml，即得。

30. 硫氰酸铵试液　取硫氰酸铵 8g，加水使溶解成 100ml，即得。

31. 氯化钡试液　取氯化钡细粉 5g，加水使溶解成 100ml，即得。

32. 醋酸铅试液　取醋酸铅 10g，加新沸过的冷水溶解后，滴加醋酸使溶液澄清，再加新沸过的冷水使成 100ml，即得。

33. 醋酸铵试液　取醋酸铵 10g，加水使溶解成 100ml，即得。

34. 硫酸亚铁试液　取硫酸亚铁结晶 8g，加新沸过的冷水 100ml 使溶解，即得。本液应临用新制。

35. 钙紫红素指示剂　取钙紫红素 0.1g，加无水硫酸钠 10g，研磨均匀，即得。

36. 二氯靛酚钠试液　取 2，6 - 二氯靛酚钠 0.1g，加水 100ml 溶解后，滤过，即得。

附录四

滴定液制备与标定记录示例

滴定液名称：氢氧化钠滴定液　　　　　配制数量：1000ml　　　　配制日期：2021 年 3 月 26 日
基准试剂名称：邻苯二甲酸氢钾（批号：20201126）　　　　　　来源：国家标准研究中心
指示剂名称：酚酞
标定温度：20.1℃　　　　　　　　　　　　　　　　　　　标定日期：2021 年 3 月 26 日
复标温度：20.1℃　　　　　　　　　　　　　　　　　　　复标日期：2021 年 3 月 26 日

配制方法：
取澄清的氢氧化钠饱和溶液 5.6ml，加新沸过的冷水使成 1000ml，摇匀。

配制人：

标定记录：
取在 105℃ 干燥至恒重的基准邻苯二甲酸氢钾约 0.6g，精密称定，加新沸过的冷水 50ml，振摇，使其尽量溶解；加酚酞指示液 2 滴，用本液滴定；在接近终点时，应使邻苯二甲酸氢钾完全溶解，滴定至溶液显粉红色。每 1ml 氢氧化钠滴定液（0.1mol/L）相当于 20.42mg 的邻苯二甲酸氢钾。根据本液的消耗量与邻苯二钾酸氢钾的取用量，计算出本液的浓度，即得。

电子天平型号：

样品称量值（g）	滴定液体积（ml）	浓度（mol/L）	平均值	相对偏差	两人平均值	两人相对偏差
0.6012	29.38	0.1002				
0.6042	29.84	0.1004	0.1003	0.07%		
0.6035	29.46	0.1003				
					0.1003	0
0.6177	30.12	0.1004				
0.6151	30.02	0.1003	0.1003	0.04%		
0.6245	30.48	0.1003				

结论：氢氧化钠滴定液浓度为 0.1003mol/L。

标定者：　　　　　　　　　　　　　　　　　　　　　　　　复标者：

附录五

药品检验原始记录示例

编号：

××××检验记录			
品名		规格	
编号		数量	
批号		取样量	
样品来源		取样日期	年　月　日
检验依据		报告日期	年　月　日
检验结论			

【性状】

结果：＿＿＿＿＿＿＿＿＿＿＿＿　　　　　　单项结论：＿＿＿＿＿＿＿＿＿

检验人及时间：＿＿＿＿＿＿＿＿＿　　　　　复核人及时间：＿＿＿＿＿＿＿

【鉴别】

检验结果：＿＿＿＿＿＿＿＿＿＿＿　　　　　单项结论：＿＿＿＿＿＿＿＿＿

检验人及时间：＿＿＿＿＿＿＿＿＿　　　　　复核人及时间：＿＿＿＿＿＿＿

【检查】

检验结果：＿＿＿＿＿＿＿＿＿＿＿　　　　　单项结论：＿＿＿＿＿＿＿＿＿

检验人及时间：＿＿＿＿＿＿＿＿＿　　　　　复核人及时间：＿＿＿＿＿＿＿

【含量测定】

单项结论：＿＿＿＿＿＿＿＿＿＿＿＿＿＿＿＿＿＿＿＿＿＿＿

检验人及时间：＿＿＿＿＿＿＿＿＿　　　　　复核人及时间：＿＿＿＿＿＿＿

附录六

药品检验报告示例

×××公司　×××检验报告单

检验编号：　　　　　　　　　　　　　　　　　　　　　　　　编号：

品名		规格	
来源		批号	
检验项目		包装规格	
有效期		检验日期	
包装		报告日期	
检验依据			

检验项目　　　　　　　　　　标准规定　　　　　　　　　　检验结果

【性状】

【鉴别】

【检查】

【含量测定】

结论：

检验人：＿＿＿＿＿＿＿　　　　　复核人：＿＿＿＿＿＿＿　　　　　审核人：＿＿＿＿＿＿＿

参考文献

［1］国家药典委员会．中华人民共和国药典［M］.2020 年版．北京：中国医药科技出版社，2020.

［2］欧阳卉，唐倩．药物分析［M］.3 版．北京：中国医药科技出版社，2017.

［3］欧阳卉，梁颖．药物分析［M］.2 版．北京：中国医药科技出版社，2013.

［4］中国药品生物制品检定所，中国药品检验总所．中国药品检验标准操作规范［M］.2019 年版．北京：中国医药科技出版社，2019.

［5］杭太俊．药物分析［M］.8 版．北京：人民卫生出版社，2016.

［6］刘文英．药物分析［M］.6 版．北京：人民卫生出版社，2007.

［7］国家药典委员会．药品红外光谱集第五卷（2015）［M］.北京：中国医药科技出版社，2010.

［8］国家职业分类大典修订委员会．中华人民共和国职业分类大典［M］.北京：中国劳动社会保障出版社，中国人事出版社，2015.

［9］刘丽芳．中药分析学［M］.3 版．北京：中国医药科技出版社，2019.

［10］孙莹，刘燕．药物分析［M］.3 版．北京：人民卫生出版社，2018.

［11］金虹，杨元娟．药物分析技术［M］.北京：中国医药科技出版社，2015.

［12］张郴．药物分析［M］.北京：世界图书出版社，2021.

［13］杨元娟．药品生物检定技术［M］.2 版．北京：人民卫生出版社，2018.